医学生学习笔记

——外科学

阿虎医考研究中心

主　编　王　昕　吴春虎

编　委（以姓氏笔画为序）

王　昕（中国医学科学院肿瘤医院）

王　亮（北京同仁医院）

王健仰（中国医学科学院肿瘤医院）

李晗歌（北京协和医学院）

吴春虎（阿虎医考研究中心）

陈　博（北京协和医院）

蔺　晨（北京协和医院）

人民卫生出版社

·北　京·

图书在版编目（CIP）数据

外科学 / 王昕，吴春虎主编 . —北京：人民卫生
出版社，2021.9

（医学生学习笔记）

ISBN 978-7-117-32041-2

Ⅰ. ①外…　Ⅱ. ①王…　②吴…　Ⅲ. ①外科学–医学
院校–教学参考资料　Ⅳ. ①R6

中国版本图书馆 CIP 数据核字（2021）第 178905 号

人卫智网　www.ipmph.com	医学教育、学术、考试、健康，	
	购书智慧智能综合服务平台	
人卫官网　www.pmph.com	人卫官方资讯发布平台	

医学生学习笔记
——外科学
Yixuesheng Xuexi Biji
——Waikexue

主　　编：王　昕　吴春虎
出版发行：人民卫生出版社（中继线 010-59780011）
地　　址：北京市朝阳区潘家园南里 19 号
邮　　编：100021
E - mail：pmph @ pmph.com
购书热线：010-59787592　010-59787584　010-65264830
印　　刷：三河市潮河印业有限公司
经　　销：新华书店
开　　本：787 × 1092　1/16　印张：43
字　　数：939 千字
版　　次：2021 年 9 月第 1 版
印　　次：2021 年 10 月第 1 次印刷
标准书号：ISBN 978-7-117-32041-2
定　　价：118.00 元
打击盗版举报电话：010-59787491　E-mail：WQ @ pmph.com
质量问题联系电话：010-59787234　E-mail：zhiliang @ pmph.com

前　言

医学是保护人类健康的科学。随着现代医学不断发展,对于立志投身于医学事业的医学生也提出了更高的要求。外科学是临床医学的一门重要学科,如何能够在有限的时间内充分地从书本中汲取知识,融会贯通,以更好地适应医学实践的发展现状,成为医学生面临的一大考验。因此,为了帮助广大医学生更好地理解和掌握外科学的理论知识,我们结合临床的实际需要,集思广益,编写了《医学生学习笔记——外科学》。

首先,《医学生学习笔记——外科学》具有高度的实用性。本书以全国高等学校五年制本科临床医学专业规划教材《外科学》(第9版)的内容为基础,以力求涵盖所有高频考点为原则,做到删繁就简、重点突出。我们在编写本书时统筹规划,以医学生的学习目标为导向,并由北京协和医学院毕业的临床一线医生结合临床实践对重点内容进行提炼,做到图文并茂,使广大医学生能更直观、更准确地理解相应知识点。

其次,《医学生学习笔记——外科学》采用双色印刷,使用不同标记突出显示西医考研和临床执业(助理)医师考试的历年重点内容。

另外,本书具有3大编写特色,能帮助医学生轻松、高效地学习。

1. 紧贴临床考试。学习是为了更好地实践,医学考试便是医学生进入实践的第一步。在本书编写过程中,对历年的全国硕士研究生入学统一考试和临床执业(助理)医师考试的高频考点进行归纳,对相应内容运用不同的形式进行标注:以蓝色标注研究生考试的历年考点内容,以下划线标注执业医师考试的历年考点内容,把考试内容带入平时的学习中,有助于学生更好地把握学习重点。

2. 精选经典试题。医学生应重视基础知识和技能的学习,做到理论和实践良好地结合。为了帮助医学生检验自己阶段性的学习成果,同时熟悉医学研究生考试和临床执业(助理)医师考试的考试模式,我们在相应章节的末尾,精心选取了部分具有代表性的题目[注:对应题目分别标有(研)(执)],这些题目从考点设置和出题模式上均十分接近真实考试,同时对有难度的题目进行了详细解析,能帮助医学生巩固学习效果。

3. 时时温故知新。在相应章节末尾,采用思维导图的形式,对内容进行系统性梳理,清晰地呈现重点和难点,医学生能借此从整体上建立知识的框架,不断地"顺藤摸瓜",以达到思维发散、举一反三的目的。

总之,《医学生学习笔记——外科学》精选第9版《外科学》的核心知识,兼顾了理论性和实践性,在学习中能使读者掌握重点和难点,在学习后帮助读者整理知识要点。希望本书能为医学生充实自己的知识尽一份力量,尤其是成为求学、备考路上的有利助手,帮助医学生坚定地迈向更高的医学殿堂。

本书在编写过程中难免存在疏漏,如果在使用过程中发现问题或错误,敬请读者批评指正。

欢迎各位读者关注阿虎医考公众号,将为大家提供更多的免费学习资料。

阿虎医考研究中心

2021 年 7 月

目 录

第一篇 外 科 总 论

第二篇　神经外科疾病

第三篇　普通外科、心脏及胸部外科疾病

第四篇　泌尿、男性生殖系统外科疾病

第一篇　外　科　总　论

第一章

无 菌 术

一、概述

1. 灭菌　是指杀灭一切活的微生物,包括芽孢。

2. 消毒　是指杀灭病原微生物和其他有害微生物,但并不要求清除或杀灭所有微生物。

二、手术器械、物品的灭菌、消毒法(表 1-1-1)

表 1-1-1　手术器械、物品的灭菌、消毒法

方法		条件	适用范围	备注
高压蒸汽灭菌法	下排气式	温度(T)121℃,压强(P)102.9kPa,敷料 30 分钟,器械 20 分钟	大多数医用物品,包括手术器械、消毒衣巾及布类辅料等	有效日期常为 2 周
	预真空式	T 132~134℃,P 205.8kPa,器械、敷料 4 分钟		
化学气体灭菌法	环氧乙烷气体法	450~1 200mg/L,T 37~63℃,1~6 小时	不耐高温、湿热的医疗材料,如电子仪器、光学仪器、心导管、导尿管及其他橡胶制品等	残留气体应设置专用的排气系统排放
	过氧化氢等离子低体温法	>6mg/L,T 45~65℃,28~75 分钟		灭菌前物品应充分干燥
煮沸法	杀灭一般细菌	T 100℃,15~20 分钟	金属器械、玻璃制品及橡胶类物品	简单易行,效果肯定
	杀灭芽孢	T 100℃,1 小时		
	压力锅杀菌	P 127.5kPa,T 124℃,10 分钟		
药液浸泡法		2% 中性戊二醛,30 分钟消毒,10 小时灭菌	锐利手术器械、内镜等	其他药液,如 10% 甲醛、70% 乙醇、1∶1 000 苯扎溴铵和 1∶1 000 氯己定等

续表

方法	条件	适用范围	备注
干热灭菌法	T 160℃ 2 小时，T 170℃ 1 小时，T 180℃ 30 分钟	耐热、不耐湿，蒸汽或气体不能穿透物品	如玻璃、粉剂、油剂等
电离辐射法	^{60}Co 释放的 γ 射线，加速器产生的电子射线	无菌医疗耗材（如一次性注射器、丝线）和某些药品	属于工业化灭菌法

三、手术人员和患者手术区域的准备

1. 手术人员的术前准备

（1）一般准备：手术人员进入手术室后，先要换穿手术室准备的清洁鞋和衣裤，戴好帽子和口罩。帽子要盖住全部头发，口罩要盖住鼻孔。剪短指甲，并去除甲缘下的积垢。手或臂部有破损或有化脓性感染时，不能参加手术。

（2）外科手消毒：手臂消毒法能清除皮肤表面几乎所有暂居菌，和少部分常居细菌。手臂的消毒包括清洁和消毒两个步骤：先用皂液或洗手液，按"六步洗手法"彻底清洗手臂，去除表面各种污渍，然后用消毒剂作皮肤消毒。

（3）手臂消毒完成后，需按无菌术要求，穿上无菌手术衣，戴无菌手套。

2. 患者手术区的准备

（1）消毒规范：①涂擦消毒剂时，应由手术区中心部向四周涂擦。如为感染部位手术，或为肛门区手术，则应从手术区外周涂向感染处或会阴肛门处。已经接触污染部位的药液纱布，不应再返擦清洁处。②手术区皮肤消毒范围要包括手术切口周围 15cm 的区域。如切口有延长的可能，应相应扩大皮肤消毒范围。

（2）铺巾原则：先铺相对不洁区（如下腹部、会阴部），最后铺靠近操作者的一侧，并用布巾钳将交角夹住，以防移动。无菌巾铺设完成，不可随便移动，如果位置不准确，只能由手术区向外移，不能由外向内移动。

四、手术进行中的无菌原则

1. 手术人员穿无菌手术衣和戴无菌手套之后，个人的无菌空间为肩部以下、腰部以上的身前区（至腋中线）、双侧手臂。手术台及器械推车铺设无菌单后，台面范围也是无菌区。

2. 不可在手术人员的背后传递手术器械或物品。

3. 手术中如果手套破损或接触到有菌地方，应更换无菌手套。

4. 手术开始前要清点器械、敷料。手术结束时，检查胸、腹等体腔，待核对器械、敷料数

无误后才能关闭切口,以免异物遗留腔内,产生严重后果。

5. 做皮肤切口及缝合皮肤之前,需用 70% 乙醇再涂擦消毒皮肤一次。

6. 切口边缘应以无菌大纱布垫遮盖。

7. 切开空腔脏器之前,要先用纱布垫保护周围组织,以防止或减少污染。

8. 在手术过程中,同侧手术人员如需调换位置,一人应先退一步,背对背地转身到达另一位置以防触及对方背部非无菌区。

9. 参观手术的人员不能太多,应与手术人员和无菌器械台保持 30cm 以上的距离,尽量减少在手术间走动。

10. 手术进行时不应开窗通风或用电扇,室内空调机风口不能吹向手术台。

11. 对于可疑被污染的物品,一概按污染处理。

五、手术室的管理

1. 一天内同一手术间有多个手术,安排时要遵循先做无菌手术后做污染手术的原则。乙型肝炎、梅毒、艾滋病等特殊传染病患者手术应安排在无传染病患者之后。

2. 手术室的工作区域,应当每 24 小时清洁消毒一次。

3. 特殊感染的消毒 气性坏疽、铜绿假单胞菌感染者术后,用 40% 甲醛 + 高锰酸钾熏蒸(每 100m³ 用 40% 甲醛 200ml+ 高锰酸钾 100g)。乙型肝炎、铜绿假单胞菌感染、开放性结核患者,所用手术器械先在 2 000mg/L 有效氯溶液中浸泡 60 分钟,然后清洗、高压蒸汽灭菌。引流物及引流瓶用 2 000mg/L 有效氯溶液浸泡 60 分钟后倒入指定容器,由医院统一处理。用过的敷料打包后集中送洗衣房专缸处理。

━━━━━━━━━ ○ 经 典 试 题 ○ ━━━━━━━━━

(研)能达到灭菌效果的制剂包括

    A. 甲醛

    B. 乙醇

    C. 戊二醛

    D. 氯己定

【答案】

AC

温 故 知 新

概述
- 灭菌：杀灭一切活的微生物，包括芽孢
- 消毒：杀灭病原微生物和其他有害微生物 —— 不要求清除或杀灭所有微生物

灭菌、消毒法
- 高压蒸汽灭菌法
  - 分为下排气式、预真空式
  - 用于手术器械、消毒衣巾及布类辅料等
- 化学气体灭菌法
  - 环氧乙烷气体法
  - 过氧化氢等离子低体温法
  - 用于不耐高温、湿热的医疗材料
- 煮沸法
  - 消毒
  - 灭菌(压力锅灭菌)
  - 用于金属器械、玻璃制品及橡胶类物品
- 药液浸泡法　用于锐利手术器械、内镜等
- 干热灭菌法　用于耐热、不耐湿，蒸气或气体不能穿透物品
- 电离辐射法　用于无菌医疗耗材和某些药品

消毒规范
- 范围　要包括手术切口周围15cm
- 方向
  - 一般情况：手术区中心部→四周
  - 感染部位或肛门区手术：手术区外周→感染处或会阴肛门处

铺巾原则　先铺相对不洁区，最后铺靠近操作者的一侧

无菌区
- 术者　肩部以下、腰部以上的身前区（至腋中线）、双侧手臂
- 参观手术的人员　应与手术人员和无菌器械台保持30cm以上的距离

无菌术

第二章

水、电解质代谢紊乱和酸碱平衡失调

第一节 概 述

一、体液分布

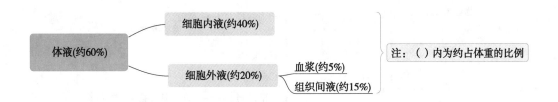

注：（ ）内为约占体重的比例

二、电解质成分

1. 细胞外液　阳离子最主要是 Na^+,阴离子主要是 Cl^-、HCO_3^-、HPO_4^{2-}、SO_4^{2-} 和有机酸及蛋白质。

2. 细胞内液　阳离子主要是 K^+,阴离子主要是 HPO_4^{2-} 和蛋白质。

3. 渗透压　细胞外液和细胞内液渗透压相等,正常血浆渗透压 280~310mOsm/L。

三、体液平衡和渗透压的调节

体液容量及渗透压的稳定通过神经 - 内分泌系统调节。主要依靠抗利尿激素（ADH）对渗透压和肾素 - 血管紧张素 - 醛固酮系统对血容量的调节来实现。

四、酸碱平衡调节

1. 正常人体血浆酸碱度　用动脉血表示为 pH 7.35~7.45。

2. 机体对体液酸碱度的调节　血液主要通过缓冲对 HCO_3^-/H_2CO_3,肺主要通过改变 CO_2 排出量,组织细胞主要通过离子交换,肾脏调节是通过排出固定酸及保留碱性物质来维持血浆 HCO_3^- 浓度,使血浆 pH 保持相对恒定。

第二节　水、钠代谢紊乱

一、脱水

1. 低渗性脱水（图 1-2-1）　失 Na$^+$ 多于失水,血清 Na$^+$ 浓度 <135mmol/L,血浆渗透压 <280mOsm/L,伴有细胞外液量减少。

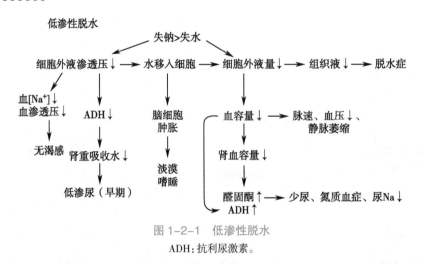

图 1-2-1　低渗性脱水
ADH:抗利尿激素。

（1）病因:①大量呕吐、长期胃肠减压。②液体在第三间隙集聚,如腹膜炎、胰腺炎形成大量腹水。③长期应用呋塞米等排钠利尿剂。④经皮肤丢失,如大面积烧伤等。

（2）临床表现（表 1-2-1）

表 1-2-1　低渗性脱水的临床表现

缺钠程度	血钠浓度	临床表现
轻度缺钠	<135mmol/L	疲乏、头晕、手足麻木、尿 Na$^+$ 减少
中度缺钠	<130mmol/L	有轻度缺钠的症状;恶心、呕吐、脉搏细速、血压下降,浅静脉萎陷,视力模糊,尿量少,尿中几乎不含钠和氯
重度缺钠	<120mmol/L	神志不清,肌痉挛性抽搐,腱反射减弱或消失;出现意识障碍、呼吸困难甚至昏迷,常发生低血容量性休克

（3）诊断:根据体液丢失病史和临床表现,可初步诊断为低渗性脱水。进一步检查如下。

1）尿液检查:尿比重常在 1.010 以下,尿 Na$^+$ 和 Cl$^-$ 常明显减少。

2）血钠测定:血钠浓度 <135mmol/L。

3）红细胞计数、血红蛋白量、血细胞比容及血尿素氮值均增高。

（4）治疗

1）首先应积极处理致病原因。对于血容量不足情况,应静脉输注含盐溶液或高渗盐水。

2）治疗原则是根据血钠降低速度、程度及症状进行,出现急性症状特别是有严重神经症状时必须处理。

3）低渗性脱水补钠量公式:需补充钠量（mmol）=［血钠正常值（mmol/L）－血钠测得值（mmol/L）］×体重（kg）×0.6（女性为0.5）。

 提示

　　输注高渗盐水时应严格控制滴速,每小时不应超过 100~150ml。

2. 高渗性脱水（图 1-2-2）失水多于失钠,血清 Na^+>150mmol/L,血浆渗透压 >310mOsm/L,细胞外液量和细胞内液量都减少,又称低容量性高钠血症。

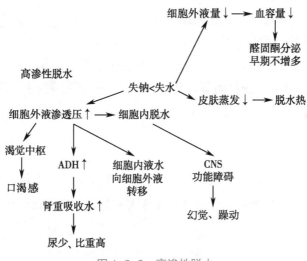

图 1-2-2　高渗性脱水

CNS:中枢神经系统;ADH:抗利尿激素。

（1）病因:①摄入水分不足,如食管癌致吞咽困难。②水丧失过多,如甲状腺功能亢进及大面积烧伤。③呕吐、腹泻等导致等渗或含钠低的消化液丢失。④尿崩症、使用大量脱水剂以及高蛋白饮食而导致失水。⑤过度通气,致不感蒸发增强。

（2）临床表现（表 1-2-2）

（3）诊断:病史和临床表现有助于高渗性脱水诊断。实验室检查异常包括:①尿比重和尿渗透压高。②红细胞计数、血红蛋白量、血细胞比容轻度升高。③血清 Na^+ 浓度 >150mmol/L 或血浆渗透压 >310mOsm/L。

表 1-2-2 高渗性脱水的临床表现

缺水程度	缺水占体重的比例	临 床 表 现
轻度缺水	2%~4%	仅有口渴
中度缺水	4%~6%	极度口渴、乏力、尿少、唇舌干燥、皮肤失去弹性、眼窝下陷、烦躁不安、肌张力增高、腱反射亢进等
重度缺水	>6%	除上述症状外,还有躁狂、幻觉、错乱、谵妄、抽搐、昏迷甚至死亡

（4）治疗:①治疗原则是积极治疗原发病,控制钠摄入,纠正细胞外液容量异常,若有液体持续丢失应予以持续性补充。②补液:口服补液或静脉输注 5% 葡萄糖溶液。

> **提示**
>
> 由于高渗性脱水失水多于失钠,故在纠正脱水过程中,应适当补充钠。

3. 等渗性脱水 细胞外液减少而血钠正常,水钠成比例丢失,血容量减少但血清 Na^+ 浓度和血浆渗透压仍在正常范围内。

（1）病因:①消化液急性丧失,如肠外瘘、大量呕吐等。②体液丧失在感染区或软组织内,如腹腔内或腹膜后感染、肠梗阻等。③大量抽放胸腔积液（胸水）、腹腔积液（腹水）,大面积烧伤等。

> **提示**
>
> 等渗性脱水如不及时处置,患者可以通过不感蒸发或呼吸等途径不断丢失水分而转变成高渗性脱水。如果补充过多低渗液体则可转变为低渗性脱水和低钠血症。

（2）临床表现

1）临床症状:恶心、厌食、乏力、少尿等,但不口渴。

2）体征:舌干燥,眼窝凹陷,皮肤干燥、松弛等。短期内体液丧失量达到体重5%,即丧失 25% 细胞外液,患者则会出现脉搏细速、肢端湿冷、血压不稳定或下降等血容量不足之症状。当体液继续丧失达体重 6%~7% 时（相当于丧失细胞外液的 30%~35%）,则有更严重休克表现。

（3）诊断:依据病史和临床表现常可确定诊断。实验室检查可发现血液浓缩现象,包括红细胞计数、血红蛋白量和血细胞比容均明显增高。血清 Na^+、Cl^- 等一般无明显降低,尿比重增高。

（4）治疗:①消除病因。②补充血容量,静脉输注平衡盐溶液或等渗盐水。目前常用平衡盐溶液有乳酸钠与复方氯化钠混合液,以及碳酸氢钠与等渗盐水混合液两种。③在纠正缺水后,注意预防低钾血症的发生。

> (i) 提示
>
> 　　在纠正缺水后,排钾量会有所增加,血清 K^+ 浓度也因细胞外液量的增加而被稀释降低,故应注意预防低钾血症的发生。

二、水中毒和水肿

水中毒是指水潴留使体液量明显增多,血清 Na^+ 浓度 <130mmol/L,血浆渗透压 <280mOsm/L,但体钠总量正常或增多,故又称之为高容量性低钠血症。水肿是指过多液体在组织间隙或体腔内聚集。

1. 病因

(1)水中毒:急性肾衰竭;持续性大量饮水或精神性饮水过量等超过肾脏排水能力。

(2)水肿

1)全身性水肿:多见于充血性心力衰竭、肾病综合征和肾炎、肝脏疾病,也见于营养不良和某些内分泌疾病。

2)局限性水肿:常见于器官组织局部炎症,静脉或淋巴管阻塞等情况。

2. 临床表现

(1)急性水中毒发病急骤,造成颅内压增高,引起一系列神经、精神症状。慢性水中毒可有软弱无力、恶心、呕吐、嗜睡等。体重明显增加,皮肤苍白而湿润。

(2)皮下水肿是水肿重要的临床特征,可引起凹陷性水肿。水肿部位与发病原因相关,如心源性水肿首先出现在低垂部位,肾性水肿首先表现为眼睑或面部水肿,肝性水肿则以腹水为多见。

3. 治疗　重视防治原发病。对于急性肾衰竭、心力衰竭患者应严格限制水摄入。疼痛、失血、休克、创伤及大手术等因素容易引起抗利尿激素分泌过多,输液治疗时避免过量。轻度水中毒者只需停止或限制水摄入,程度严重者还需用利尿剂。一般可用渗透性利尿剂,如静脉快速滴注 20% 甘露醇,也可静脉注射呋塞米等强利尿剂。

第三节　钾代谢紊乱

正常血清钾(K^+)浓度为 3.5~5.5mmol/L,钾代谢异常有低钾血症和高钾血症,见表 1-2-3。

表 1-2-3 低钾血症和高钾血症

	低钾血症	高钾血症
血 K^+ 浓度	<3.5mmol/L	>5.5mmol/L
病因	①摄入不足 ②丢失过多:严重呕吐、腹泻,持续胃肠减压、肠瘘、急性肾衰竭多尿期 ③钾向组织内转移:大量输注葡萄糖和胰岛素等	①摄入过多:口服或输入过多钾,以及大量输入库存血 ②排出障碍:急、慢性肾衰竭,保钾利尿剂、盐皮质激素不足等 ③细胞内钾移出:溶血、挤压综合征、酸中毒等
临床表现	①神经和肌肉系统:最早表现是肌无力,先是四肢软弱无力,以后可延及躯干和呼吸肌。软瘫、腱反射减退或消失 ②消化系统:厌食、恶心、呕吐和腹胀、肠蠕动消失等肠麻痹表现 ③心脏受累:窦性心动过速、传导阻滞和节律异常	①神经肌肉系统:肌肉轻度震颤,手足感觉异常,肢体软弱无力,腱反射减退或消失,甚至出现肌肉麻痹 ②心脏受累:窦性心动过缓、房室传导阻滞或快速性心律失常,严重者出现心室颤动和心搏骤停
心电图	ST 段压低、T 波降低、增宽或倒置,QT 间期延长和 U 波,严重者出现 P 波幅度增高、QRS 增宽、室上性或室性心动过速、心房颤动	T 波高尖,QT 间期缩短,QRS 波增宽伴幅度下降,P 波波幅下降并逐渐消失
治疗	①病因治疗;②补钾,轻者口服氯化钾,无法进食者需静脉补钾,补钾量 40~80mmol/d,浓度 <40mmol/L,速度 <20mmol/h	立即停用一切含钾药物或溶液。降低血钾的措施:①促使 K^+ 转入细胞内;②应用利尿剂;③阳离子交换树脂;④透析疗法

 提示

高钾血症有导致患者心搏骤停的危险,一经诊断应予积极治疗。

第四节 镁及钙磷代谢紊乱

一、镁代谢紊乱

1. 正常血清镁(Mg^{2+})浓度 为 0.75~1.25mmol/L。正常情况下体内镁平衡主要靠肾脏调节。

2. 低镁血症 血 Mg^{2+} 浓度 <0.75mmol/L。

(1)病因:长期禁食、严重腹泻、长期胃肠减压、肠瘘、短肠综合征;大量应用利尿剂及某些肾脏疾病;高钙血症;严重甲状旁腺功能减退等。

(2)临床表现:与钙缺乏很相似,有肌震颤、手足搐搦及 Chvostek 征阳性等,严重者表现为癫痫大发作。血清镁浓度与机体镁缺乏不一定相平行。心电图表现包括 PR 间期和 QT 间期延长。

（3）治疗：轻度无症状者可口服补充镁剂，有症状的或严重低镁血症患者给予硫酸镁缓慢滴注。在纠正低镁血症同时，应纠正低血钙、低血钾等其他电解质紊乱。

3. 高镁血症　血 Mg^{2+} 浓度 >1.25mmol/L。

（1）病因：肾衰竭、肾上腺皮质功能减退、甲状腺功能减退、糖尿病酮症酸中毒等。

（2）临床表现

1）抑制内脏平滑肌功能：导致嗳气、呕吐、便秘和尿潴留等。

2）抑制神经肌肉兴奋性传递：出现乏力、疲倦、腱反射减退，严重时肌肉麻痹、嗜睡或昏迷。

3）抑制房室和心室内传导，降低心肌兴奋性：心电图可见传导性阻滞和心动过缓，严重时血压下降甚至心搏骤停。

（3）治疗：①肾功能正常的轻度高镁血症无需特殊治疗。②有明显心血管症状患者应立即静脉注射钙剂，如 10% 葡萄糖酸钙，以对抗镁对心脏和肌肉的抑制。充分扩容时可应用利尿剂。若疗效不佳采用透析治疗。

> (i) 提示
>
> 血液透析是治疗肾衰竭伴高镁血症的有效方法。

二、钙磷代谢紊乱

1. 低钙血症　血钙（Ca^{2+}）浓度 <2.25mmol/L。

（1）病因：维生素 D 缺乏、甲状旁腺功能减退、慢性肾衰竭、急性胰腺炎。

（2）临床表现

1）神经肌肉兴奋性升高：出现口周和指 / 趾尖麻木及针刺感、手足抽搐、腱反射亢进、Chvostek 征阳性，严重时致喉、气管痉挛、癫痫发作甚至呼吸暂停。

2）精神症状：表现为烦躁不安、抑郁及认知能力减退。

3）对心血管的影响：主要为传导阻滞等心律失常，心电图典型表现为 QT 间期和 ST 段明显延长。

4）骨骼系统：出现骨骼疼痛、病理性骨折、骨骼畸形。

（3）诊断：根据病史、体格检查及实验室检测常可明确诊断。

（4）治疗：①补钙，常用 10% 葡萄糖酸钙缓慢静脉注射。②伴低镁血症者，及时补充镁。③治疗原发病，维生素 D 缺乏、甲状旁腺功能减退者，可应用骨化三醇加碳酸钙或葡萄糖酸钙。

2. 高钙血症　血 Ca^{2+} 浓度 >2.75mmol/L。

（1）病因：甲状旁腺功能亢进症；白血病、多发性骨髓瘤等恶性肿瘤或发生骨转移；维生素 D 中毒。

（2）临床表现

1）轻度高钙血症：常无特异性症状。

2）血钙浓度进一步增高：可出现疲乏无力、精神不集中、失眠、抑郁、腱反射迟钝、肌力下降等，严重时神志不清甚至昏迷。恶心、呕吐、便秘十分常见，少数患者合并溃疡病及胰腺炎。对泌尿系统及骨骼系统的影响为尿路结石、骨骼疼痛、畸形或病理性骨折。高钙可使心肌兴奋性增加，易出现心律失常及洋地黄中毒，心电图表现为 QT 间期缩短。

（3）诊断：血清蛋白浓度正常时，血 Ca^{2+}>2.75mmol/L 可确诊为高钙血症，根据病史、体格检测及实验室检测即可诊断大部分高钙的病因。

（4）治疗

1）病因治疗：甲状旁腺功能亢进者手术切除腺瘤或增生的腺组织。

2）降低血钙：袢利尿剂增加尿钙排泄；降钙素抑制骨吸收；糖皮质激素、口服磷制剂减少肠道钙吸收；肾功能不全或心功能不全患者可选择透析。

3. 低磷血症　血清无机磷 <0.8mmol/L。

（1）病因：饥饿、反复呕吐等致摄入不足；急性乙醇中毒、甲状旁腺功能亢进等使尿磷排泄增加；应用胰岛素和大量输注葡萄糖等可使磷进入细胞内；长期肠外营养未补充磷制剂。

（2）临床表现：易激动、神志障碍、肌无力，食欲下降、恶心、呕吐等胃肠道症状，严重时心力衰竭、心搏骤停、休克等。

（3）诊断：根据病史、临床症状及实验室检查常可确诊。

（4）治疗：主要是针对病因治疗。补充磷剂，及时纠正存在的低钾血症和低镁血症以及水、酸碱代谢紊乱，维护心、肺等重要脏器功能。

4. 高磷血症　成人血清无机磷 >1.6mmol/L。

（1）病因：肾功能不全、甲状旁腺功能低下、甲状腺功能亢进、维生素 D 中毒、酸中毒等。

（2）临床表现：高磷常引起继发性低钙血症，出现抽搐、心律失常、低血压等。急性高磷血症可引起肾衰竭。

（3）治疗：防治原发病，急性肾衰竭或伴明显高磷血症者，可进行血液透析。慢性高磷血症者限制磷的摄入、口服钙盐、氢氧化铝等。

第五节　酸碱平衡失调

一、代谢性酸中毒

1. 定义　代谢性酸中毒是指细胞外液 H^+ 增加和 / 或 HCO_3^- 丢失引起的 pH 下降，以

血浆原发性 HCO_3^- 减少为特征,是临床上最常见的酸碱平衡失调类型。

2. 病因

(1)碱性物质丢失过多:严重腹泻、肠瘘、胰瘘、胆道引流等。

(2)肾脏排酸保碱功能障碍:肾衰竭、肾小管中毒等。

(3)酸性物质产生过多:乳酸性酸中毒、酮症酸中毒。

(4)外源性固定酸摄入过多:大量摄入阿司匹林、长期服用氯化铵、盐酸精氨酸等药物。

(5)高钾血症。

3. 临床表现 轻度代谢性酸中毒可无明显症状。重症患者呼吸加快加深,典型者称为Kussmaul 呼吸,酮症酸中毒者呼出气带有酮味。腱反射减弱或消失、神志不清或昏迷。可有轻微的胃肠道症状。易出现心律不齐、急性肾功能不全和休克。

4. 诊断

(1)根据病史和深而快的呼吸应怀疑有代谢性酸中毒,动脉血气分析及血生化检测可以确诊。

(2)血气分析参数:标准碳酸氢盐(SB)、实际碳酸氢盐(AB)以及缓冲碱(BB)值均降低,碱剩余(BE)负值加大,pH 下降、动脉血二氧化碳分压($PaCO_2$)继发性降低,AB<SB。

5. 治疗 ①治疗原发病。②较轻的代谢性酸中毒(血浆 HCO_3^- 为 16~18mmol/L)常可自行纠正,不必应用碱性药物。③对血浆 HCO_3^-<10mmol/L 的重症酸中毒患者,应立即输液和用碱剂进行治疗。常用的碱性药物是碳酸氢钠溶液。酸中毒纠正时容易导致低钾血症和低钙血症,应及时注意防治。

ⓘ 提示

　　5%$NaHCO_3$ 溶液为高渗溶液,过快过多输入可致高钠血症和高渗透压,应注意避免。

二、代谢性碱中毒

1. 定义 代谢性碱中毒是指细胞外液碱增多和 / 或 H^+ 丢失引起 pH 升高,以血浆 HCO_3^- 原发性增多为特征。

2. 病因

(1)酸性物质丢失过多:呕吐剧烈、长时间胃肠减压等。

(2)碱性物质摄入过多:摄入过多 $NaHCO_3$,输入大量库存血等。

(3)H^+ 向细胞内移动:低钾血症时可发生代谢性碱中毒,此时尿液呈酸性,称为反常性酸性尿。

3. 临床表现 轻度代谢性碱中毒一般无明显症状。严重时可有烦躁不安、精神错乱或谵妄,面部及肢体肌肉抽动,腱反射亢进及手足抽搐,呼吸变浅变慢,各种心律失常、心脏传导阻滞、血压下降甚至心搏骤停。

4. 诊断

（1）根据病史可初步诊断。血气分析可确定诊断及其严重程度。

（2）血气分析参数:pH 升高,AB、SB 及 BB 值均升高,AB>SB,BE 正值加大,$PaCO_2$ 继发性升高。

5. 治疗 ①治疗原发病。对丧失胃液所致的代谢性碱中毒,输注等渗盐水或葡萄糖盐水。②伴有低钾血症,可同时补给氯化钾。③治疗严重碱中毒可应用稀盐酸溶液。

> ⓘ 提示
>
> 治疗严重碱中毒时应每 4~6 小时监测一次血气分析及血电解质,必要时第 2 天可重复治疗。

三、呼吸性酸中毒

1. 定义 呼吸性酸中毒是指 CO_2 排出障碍或吸入过多引起的 pH 下降,以血浆 H_2CO_3 浓度原发性升高为特征。

2. 病因

（1）CO_2 排出障碍:颅脑损伤、脑血管意外、呼吸中枢抑制剂或麻醉药物过量,呼吸机使用不当。

（2）喉头痉挛或水肿、异物堵塞气管、溺水等可引起急性呼吸性酸中毒;慢性阻塞性肺疾病、支气管哮喘等可引起慢性呼吸性酸中毒。

（3）心源性急性肺水肿、重度肺气肿等可引起通气障碍。

（4）吸入 CO_2 过多。

3. 临床表现

（1）急性严重的呼吸性酸中毒:常表现为呼吸急促、呼吸困难及明显的神经系统症状,起初可有头痛、视野模糊、烦躁不安,进一步发展可出现震颤、神志不清甚至谵妄、昏迷等。脑缺氧可致脑水肿、脑疝、呼吸骤停。pH 下降以及高碳酸血症可引起外周血管扩张,导致心律失常、血压下降等。

（2）慢性呼吸性酸中毒:临床常以原发病相关表现为主,包括咳嗽、气促、呼吸困难、发绀等缺氧症状。

4. 诊断

（1）根据病史及相关症状,应怀疑有呼吸性酸中毒。血气分析可确定诊断及其严重程度。

（2）血气分析参数：$PaCO_2$ 增高，pH 降低，通过肾代偿后，代谢性指标继发性升高，AB、SB 及 BB 值均升高，AB>SB，BE 正值加大。

5. 治疗　①急性呼吸性酸中毒，应迅速去除引起通气障碍的原因，改善通气功能。②慢性呼吸性酸中毒，应积极治疗原发病。

四、呼吸性碱中毒

1. 定义　呼吸性碱中毒是指肺泡通气过度引起的 $PaCO_2$ 降低、pH 升高，以血浆 H_2CO_3 浓度原发性减少为特征。

2. 病因

（1）中枢神经系统疾病、分离（转换）障碍、水杨酸、铵盐等药物引起通气过度；机械通气使用不当，潮气量设置过大。

（2）高热、甲状腺功能亢进、疼痛等导致通气过度。

（3）缺氧刺激引起呼吸运动增强，CO_2 排出增多。

3. 临床表现　呼吸急促、心率加快。神经肌肉兴奋性增高，表现为手、足和口周麻木和针刺感，肌震颤、手足搐搦等症状。可有神经系统功能障碍表现。

4. 诊断　结合病史和临床表现常可作出诊断。血气分析参数：$PaCO_2$ 降低，pH 升高，AB<SB，代偿后，代谢性指标继发性降低，AB、SB 及 BB 值均降低，BE 负值加大。

5. 治疗　①首先应治疗和去除引起通气过度的原因。②急性呼吸性碱中毒患者可吸入含 5%CO_2 的混合气体或嘱患者反复屏气，或用纸袋罩住口鼻。③对因呼吸机使用不当所致者，应调整呼吸频率及潮气量。④危重患者或中枢神经系统病变所致的呼吸急促，可用药物阻断其自主呼吸，由呼吸机辅助呼吸。⑤有手足抽搐者可静脉注射葡萄糖酸钙。

五、混合性酸碱平衡失调

临床上有些患者存在两种以上混合性酸碱失衡，可有双重性酸碱失衡，如呼吸性酸中毒合并代谢性酸中毒；三重性酸碱失衡，如呼吸性酸中毒合并高阴离子间隙的代谢性酸中毒 + 代谢性碱中毒。对于混合性酸碱失衡，须在充分了解、分析原发病情基础上，结合实验室检查进行综合分析，制定相应治疗措施。

◇ 经 典 试 题 ◇

〔研〕1. 低血钾的患者给予补钾治疗后仍然低血钾，此时应该考虑合并

　　A. 低钠血症　　　　　　　　B. 低磷血症

　　C. 低钙血症　　　　　　　　D. 低镁血症

〔研〕2. 男，35 岁。5 小时前重物砸伤双大腿，急诊查血钾 6.1mmol/L，心率 50 次/min，

律不齐。应首先静脉注射的药物是

  A. 25% 葡萄糖 100ml+6U 胰岛素   B. 10% 葡萄糖酸钙 20ml

  C. 11.2% 乳酸钠 50ml   D. 5% 碳酸氢钠 100ml

（执）（3~4 题共用备选答案）

  A. 低钾血症   B. 高钾血症

  C. 低钙血症   D. 低钠血症

  E. 高钠血症

  3. 心电图示 T 波高尖的是

  4. 大量输注葡萄糖和胰岛素后出现

【答案】

 1. D 2. B 3. B 4. A

◦ 温 故 知 新 ◦

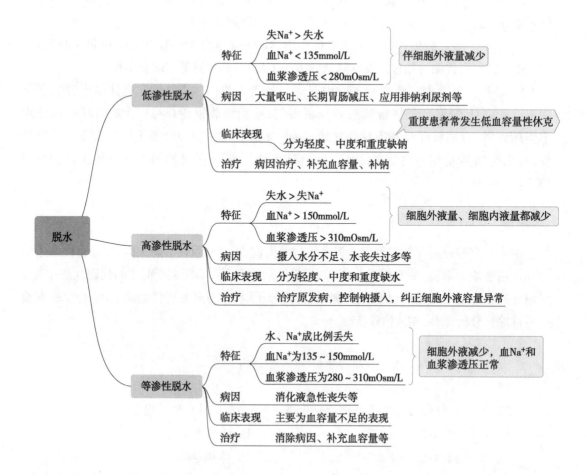

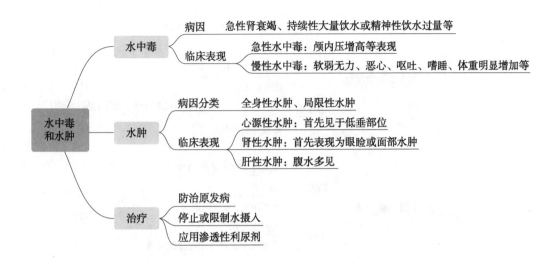

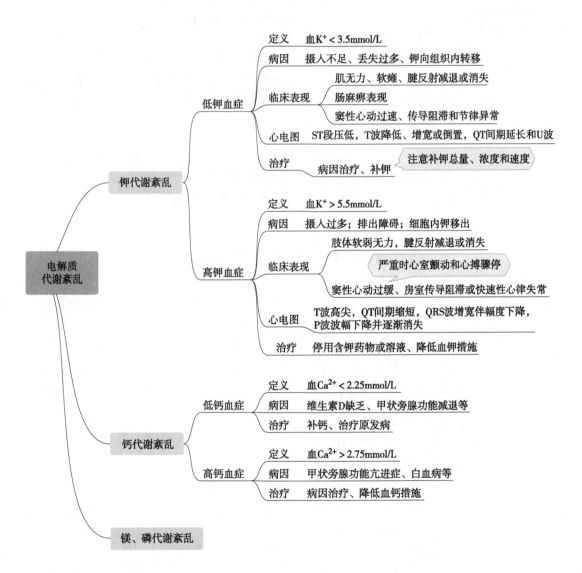

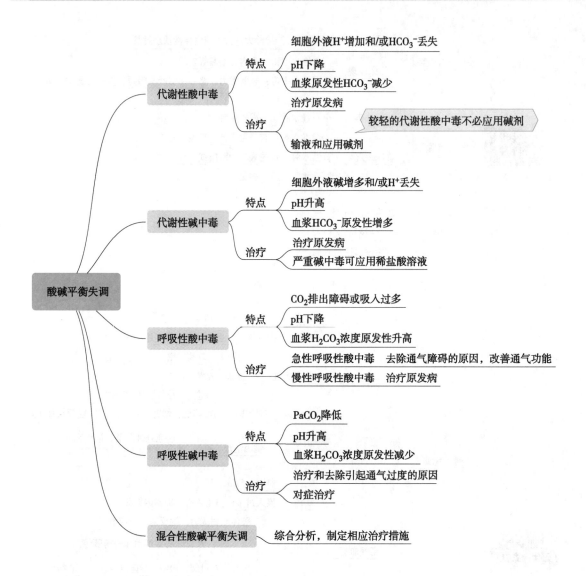

第三章

输　血

一、输血的适应证和注意事项

1. 适应证

（1）大量失血：其处理见表 1-3-1。

表 1-3-1　大量失血的处理

失血量占总血容量的比例	处　　理
<10%（500ml）	机体可自身代偿，无需输血
10%~20%（500~1 000ml）	可适当输入适量晶体液、胶体液或少量血浆代用品
>20%（1 000ml）	输入晶体液或胶体液，适当输入浓缩红细胞（CRBC）
>30%	输全血与 CRBC 各半，再配合晶体和胶体液及血浆
>50%	大量输入库存血时需监测清蛋白、血小板及凝血因子有无缺乏，并给予补充

（2）贫血或低蛋白血症：输注 CRBC 纠正贫血，补充血浆或白蛋白治疗低蛋白血症。

（3）重症感染：输入浓缩粒细胞控制感染。

（4）凝血异常：输入新鲜冰冻血浆以预防和治疗因凝血异常所致的出血。也可根据引起凝血异常的原因补充相关的血液成分。

（5）输血指南建议：Hb>100g/L 不需要输血；Hb<70g/L 可输入浓缩红细胞；Hb 为 70~100g/L 时，应根据患者的具体情况来决定是否输血。对于可输可不输的患者应尽量不输。

2. 注意事项

（1）输血前必须仔细核对患者和供血者姓名、血型和交叉配血单，并检查血袋是否渗漏，血液颜色有无异常及保存时间。

（2）除生理盐水外，不向血液内加入任何其他药物和溶液。

（3）输血时应严密观察患者，询问有无不适症状，检查体温、脉搏、血压及尿液颜色等，发现问题及时处理。

（4）输血完毕后仍需要观察病情,及早发现延迟型输血反应。输血后血袋应保留1天,以便必要时化验检查。

二、输血的不良反应及其防治

1. 发热反应 是最常见的早期输血不良反应之一,多发生于输血开始后15分钟至2小时内。主要表现为畏寒、寒战和高热,体温可上升至39~40℃,同时伴有头痛、出汗、恶心、呕吐及皮肤潮红。症状持续30分钟至2小时后逐渐缓解。

（1）原因:①免疫反应。②致热原污染。

（2）治疗:症状较轻的先减慢输血速度,病情严重者则应停止输血。出现发热时可服用阿司匹林,伴寒战者可肌内注射异丙嗪或哌替啶。

（3）预防:输血器具应严格消毒、控制致热原。对于多次输血或经产妇患者应输注不含白细胞和血小板的成分血(如洗涤红细胞)。

2. 过敏反应 多发生在输血数分钟后,也可在输血中或输血后发生。表现为皮肤局限性或全身性瘙痒或荨麻疹,严重者出现过敏性休克乃至昏迷、死亡。

（1）原因:①患者为过敏性体质,反应抗体常为IgE型。②多次输注血浆制品,或免疫功能低下的患者,对血液中的IgA发生过敏反应。

（2）治疗:暂时中止输血,口服抗组胺药物。反应严重者应立即停止输血,肌内注射肾上腺素和/或静脉滴注糖皮质激素。合并呼吸困难者应做气管插管或切开。

（3）预防:①对有过敏史患者,在输血前半小时同时口服抗过敏药和静脉输注糖皮质激素。②对IgA水平低下或检出IgA抗体的患者,应输不含IgA的血液、血浆或血液制品。如必须输红细胞时,应输洗涤红细胞。③有过敏史者不宜献血。④献血员在采血前4小时应禁食。

3. 溶血反应 是最严重的输血并发症。

（1）临床表现:典型症状为患者输入十几毫升血型不合的血后,立即出现沿输血静脉的红肿及疼痛,寒战、高热、呼吸困难、腰背酸痛、头痛、胸闷、心率加快乃至血压下降、休克,随之出现血红蛋白尿和溶血性黄疸。溶血反应严重者可引起肾血流减少而继发少尿、无尿及急性肾衰竭。术中患者最早的征象是不明原因的血压下降和手术野渗血。

延迟性溶血反应多发生在输血后7~14天,表现为原因不明的发热、贫血、黄疸和血红蛋白尿,一般症状并不严重。可引起全身炎症反应综合征。

（2）原因:①误输了ABO血型不合的血液。②输入有缺陷的红细胞。③受血者患自身免疫性贫血。

（3）治疗:①立即停止输血,核对受血者与供血者姓名和血型。②抗休克。③可给予碳酸氢钠保护肾功能。有尿少、无尿,或氮质血症、高钾血症时,考虑行血液透析治疗。④若DIC明显,还应考虑肝素治疗。⑤血浆交换治疗。

（4）预防:①严格执行输血、配血过程中的核对制度。②严格按照输血的规程操作。

③尽量行同型输血。

4. 细菌污染反应　污染反应轻,可仅有发热反应;污染反应重,可立即出现内毒素性休克和弥散性血管内凝血(DIC)。

(1)原因:采血、贮存环节中无菌技术有漏洞而致污染。

(2)治疗:①立即终止输血,并将血袋内的血液离心,行涂片染色细菌检查及细菌培养检查。②抗感染和抗休克治疗。

(3)预防:①严格执行无菌制度。②血液在保存期内和输血前定期按规定检查血液。

5. 循环超负荷　由于输血速度过快、过量而引起急性心力衰竭和肺水肿。

(1)治疗:立即停止输血。吸氧,使用强心剂、利尿剂。

(2)对心功能低下者要严格控制输血速度及输血量,严重贫血者以输浓缩红细胞为宜。

6. 输血相关的急性肺损伤　是由于供血者血浆中存在白细胞凝集素或人类白细胞抗原(HLA)特异性抗体所致。

7. 输血相关性移植物抗宿主病　临床症状有发热、皮疹、肝炎、腹泻、骨髓抑制和感染,发展恶化可致死亡。本病至今无有效治疗,故应注重预防。对用于骨髓移植、加强化疗或放射疗法的患者所输注的含淋巴细胞的血液成分,应经γ射线辐照等物理方法去除免疫活性淋巴细胞。

8. 疾病传播　病毒和细菌性疾病可经输血途径传播。

9. 免疫抑制　少于或等于3个单位的红细胞成分血对肿瘤复发影响较小,而输注异体全血或大量红细胞液则影响较大。

10. 大量输血的影响　可出现低体温、碱中毒、低钙血症、高钾血症等。

三、自体输血

1. 种类和应用　如表1-3-2。血液回收机收集的失血处理后可得浓缩红细胞。

表1-3-2　自体输血的种类和应用

种类	应用
回收式自体输血	外伤性脾破裂,异位妊娠破裂,大血管、心内直视手术及门静脉高压症等手术
预存式自体输血	择期手术患者估计术中出血量较大需要输血者
稀释式自体输血	先输最后采的血液,宜最后输入最先采取的血液

2. 自体输血的禁忌证

(1)血液已受胃肠道内容物、消化液或尿液以及肿瘤细胞等污染。

(2)肝、肾功能不全的患者。

（3）已有严重贫血的患者。

（4）有脓毒症或菌血症者。

（5）胸、腹腔开放性损伤超过 4 小时或血液在体腔中存留过久者。

四、血液成分制品和血浆代用品（表 1-3-3）

表 1-3-3 血液成分制品和血浆代用品

种类		特点	适应证
红细胞制品	浓缩红细胞	每袋含 200ml 全血中的全部红细胞,总量 110~120ml,HCT 70%~80%	各种急性失血,慢性贫血及心功能不全者输血
	洗涤红细胞	内含较多红细胞、少量血浆、无功能白细胞及血小板,去除了肝炎病毒和抗 A、B 抗体	对白细胞凝集素有发热反应者及肾功能不全不能耐受库存血中之高钾患者
	冰冻红细胞	含较多红细胞,不含血浆,在含甘油媒介中 −80℃ 或更低温度可保存 3 年,或更长时间,有利于稀有血型的保存	①同洗涤红细胞。②自身红细胞的储存
	去白细胞的红细胞	200ml 全血去除 90% 白细胞后,残留的白细胞数为 2×10^6 左右,可减少 HLA 抗原的同种免疫反应	①多次输血后产生白细胞抗体者。②预期需要长期或反复输血者
浓缩白细胞		输注后并发症多	现已少用
血小板制剂		成人输注 1 治疗量机采血小板可使血小板数量增加（20~30）$\times 10^9$/L	再生障碍性贫血和各种血小板低下及大量输库存血或体外循环术后血小板锐减者
血浆成分	新鲜冰冻血浆（FFP）	全血采集后 6 小时内分离并立即置于 −30~−20℃ 保存	多种凝血因子缺乏症、肝胆疾病所致凝血障碍和大量输库存血后的出血倾向,对血友病或 FⅧ、FV 缺乏可应用 FFP
	冰冻血浆（FP）	FP 中Ⅷ因子（FⅧ）和 V 因子（FV）及部分纤维蛋白原的含量较 FFP 低	
	冷沉淀	是 FFP 在 4℃ 融解时不融的沉淀物	血友病甲、先天或获得性纤维蛋白原缺乏症
血浆蛋白成分	白蛋白制剂	有 5%、20% 和 25% 三种浓度	营养不良性水肿、肝硬化或其他原因所致的低蛋白血症
	免疫球蛋白	包括正常人免疫球蛋白、静脉注射免疫球蛋白和针对各疾病的免疫球蛋白	肌内注射免疫球蛋白可预防病毒性肝炎等,静脉注射丙种免疫球蛋白用于低球蛋白血症引起的重症感染
	浓缩凝血因子	包括抗血友病因子、凝血酶原复合物等	血友病及各种凝血因子缺乏症

续表

	种类		特点	适应证
血浆代用品	右旋糖酐	中分子量	渗透压较高,维持作用 6~12 小时	低血容量性休克、输血准备阶段
		低分子	维持 1.5 小时	渗透性利尿
	羟乙基淀粉代血浆		体内维持作用的时间较长	急性失血导致的低血容量
	明胶类代血浆		增加血浆容量、防止组织水肿等	有利于静脉回流,改善心排血量和外周组织灌注等

○ 经 典 试 题 ○

(研)1. 一位外伤性脾破裂患者,术中经血液回收机收集失血处理后,回输给患者的是

    A. 全血

    B. 血浆

    C. 浓缩红细胞

    D. 洗涤红细胞

(执)2. 男,57 岁。患原发性肝癌拟行肝切除术。术前血常规:Hb 70g/L,WBC 3.0×10^9/L,Plt 150×10^9/L。为纠正贫血,给其输注红细胞。在输入约 50ml 时患者出现寒战、发热、腰痛、头痛及心前区不适、面色潮红、呼吸困难和焦虑不安。查体:BP 85/50mmHg。患者发生的输血不良反应最可能为

    A. 急性溶血性输血反应

    B. 输血相关移植物抗宿主病

    C. 非溶血性发热反应

    D. 肺微血管栓塞

    E. 循环超负荷

【答案】

  1. C 2. A

温 故 知 新

```
                    大量失血
                                        Hb > 100g/L：不需要输血
            适应证    贫血或低蛋白血症    Hb < 70g/L：输入浓缩红细胞
                                        Hb70 ~ 100g/L：根据具体情况来定
                    重症感染、凝血异常

                                                溶血反应最严重
            不良反应   ①发热反应、过敏反应、溶血反应、细菌污染反应
                      ②循环超负荷、输血相关的急性肺损伤
                      ③疾病传播、免疫抑制
                      ④低体温、碱中毒、低钙血症、高钾血症  } 大量输血所致

输血
                     种类   回收式、预存式、稀释式自体输血
                            血液已受消化液或尿液等污染者
                            肝、肾功能不全者
            自体输血   禁忌证  严重贫血者
                            有脓毒症或菌血症者
                            胸、腹腔开放性损伤超过4小时或血液在体腔中存留过久者

                    红细胞制品：浓缩、洗涤、冰冻、去白细胞的血液
                    血小板制剂
            血液成分制品  血浆成分：新鲜冰冻血浆、冰冻血浆、冷沉淀
                       血浆蛋白成分
                       血浆代用品：右旋糖酐、羟乙基淀粉代血浆、明胶类代血浆
```

第四章

外 科 休 克

第一节 概 述

一、定义

休克是机体有效循环血容量减少、组织灌注不足、细胞代谢紊乱和功能受损的病理生理过程,由多种病因引起。

二、分类

通常将休克分为低血容量性(包括失血性及创伤性)、感染性、心源性、神经源性和过敏性休克五类。

三、病理生理

1. 病理生理基础 有效循环血容量锐减及组织灌注不足,以及产生炎症介质。各种因素导致组织灌注减少及休克的途径,见图1-4-1。

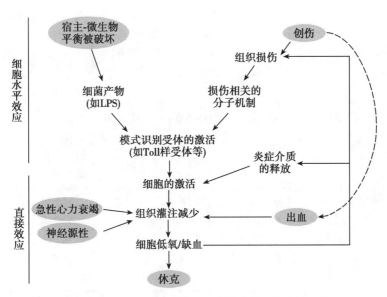

图1-4-1 各种因素导致组织灌注减少及休克的途径

2. 微循环的变化

（1）微循环收缩期：休克早期，有效循环血容量显著减少，交感神经兴奋，肾素 – 血管紧张素分泌增加，外周和内脏的小血管收缩，保证心、脑等重要器官的有效灌注；动静脉间短路开放；微循环"只出不进"，组织处于低灌注、缺氧状态。此期休克较容易得到纠正。

（2）微循环扩张期：动静脉短路和直捷通道大量开放，加重组织灌注不足，细胞严重缺氧；毛细血管前括约肌舒张，后括约肌收缩，微循环"只进不出"；心、脑器官灌注不足，休克加重。

（3）微循环衰竭期：进入不可逆性休克，淤滞的血液在酸性环境中呈高凝状态，引起微血栓形成、弥散性血管内凝血。细胞自溶，并损害周围其他的细胞；最终引起多器官功能受损。

3. 代谢改变 ①无氧代谢引起代谢性酸中毒。②能量代谢障碍。

4. 炎症介质释放和缺血再灌注损伤 严重创伤、感染、出血等可刺激机体释放过量炎症介质，形成"瀑布样"连锁放大反应。

5. 内脏器官的继发性损害 急性呼吸窘迫综合征（ARDS）、急性肾衰竭、脑缺氧、肠源性感染、肝缺血、缺氧性损伤。

四、临床表现（表 1–4–1）

表 1–4–1 休克的临床表现和程度

分期	程度	神志	口渴	皮肤黏膜		脉搏	血压	体表血管	尿量	估计失血量*
				色泽	温度					
休克代偿期	轻度	神志清楚，伴有痛苦表情，精神紧张	口渴	开始苍白	正常，发凉	100 次/min 以下，尚有力	收缩压正常或稍升高，舒张压增高，脉压缩小	正常	正常	<20%（<800ml）
休克失代偿期	中度	神志尚清楚，表情淡漠	很口渴	苍白	发冷	100~200 次/min	收缩压为 70~90mmHg，脉压小	表浅静脉塌陷，毛细血管充盈迟缓	尿少	20%~40%（800~1 600ml）
	重度	意识模糊，甚至昏迷	非常口渴，可能无主诉	显著苍白，肢端青紫	厥冷（肢端更明显）	速而细弱，或摸不清	收缩压在 70mmHg 以下或测不到	毛细血管充盈非常迟缓，表浅静脉塌陷	尿少或无尿	>40%（>1 600ml）

*成人的低血容量性休克。

五、休克的监测

1. 一般监测（表 1-4-2）

表 1-4-2 休克的一般监测

监测内容	临床意义
精神状态	反映脑组织血液灌流和全身循环状况
皮肤温度、色泽	是体表灌流情况的标志
血压	收缩压 <90mmHg、脉压 <20mmHg 提示休克存在；血压回升、脉压增大提示休克好转
脉率	休克早期，脉率加快，血压下降；休克失代偿期，脉率加快，血压下降；休克好转时，脉率恢复、血压正常或低于正常
尿量	是反映肾血液灌流情况的重要指标

2. 特殊监测

（1）中心静脉压（CVP）：反映全身血容量与右心功能的关系。

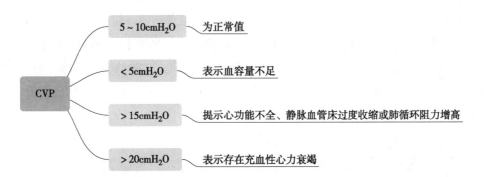

（2）动脉血气分析：动脉血氧分压（PaO_2）正常值为 80~100mmHg；$PaCO_2$ 正常值为 36~44mmHg。$PaCO_2$ 超过 45~50mmHg，提示肺泡通气功能障碍；PaO_2<60mmHg，吸入纯氧仍无改善者则可能是 ARDS 的先兆。通过监测动脉血气的动态变化有助于了解休克时酸碱平衡的情况。

（3）动脉血乳酸盐测定：有助于估计休克及复苏的变化趋势。

（4）DIC 的检测

1）检查：①血小板计数 <80×10^9/L。②凝血酶原时间比对照组延长 3 秒以上。③血浆纤维蛋白原 <1.5g/L 或呈进行性降低。④3P（血浆鱼精蛋白副凝）试验阳性。⑤血涂片中破碎红细胞超过 2% 等。

2）上述 5 项检查中出现 3 项以上异常，结合临床上有休克及微血管栓塞症状和出血倾向时,便可诊断 DIC。

（5）应用 Swan-Ganz 漂浮导管：可测得心排血量（CO），并计算心脏指数（CI），反映心排血量及外周血管阻力；测得肺动脉压（PAP）和肺毛细血管楔压（PCWP），可反映肺静脉、左心房和左心室的功能状态。

六、治疗

1. **紧急治疗** 积极处理原发病,采取头和躯干抬高 20°~30°、下肢抬高 15°~20° 体位,及早建立静脉通路,并用药维持血压。早期予以鼻管或面罩吸氧。注意保温。

2. **补充血容量** 可选晶体液和胶体液进行复苏,必要时进行成分输血。

> ⓘ **提示**
>
> 补充血容量是纠正休克引起的组织低灌注和缺氧的关键。

3. **积极处理原发病。**

4. **纠正酸碱平衡失调** 多主张"宁酸勿碱"。

5. **血管活性药物的应用**

（1）**血管收缩剂**：常用的药物有多巴胺、去甲肾上腺素和间羟胺等。

（2）**血管扩张剂**：分 α 受体拮抗药和抗胆碱能药两类,多用于感染性休克的治疗。

（3）**强心药**：包括兴奋 α 和 β 肾上腺素受体兼有强心功能的药物,如多巴胺和多巴酚丁胺。其他还有强心苷如毛花苷丙（西地兰）。通常在输液量已充分但动脉压仍低,而 CVP 检测提示前负荷已经够的情况下使用。

6. **治疗 DIC,改善微循环** 对诊断明确的 DIC,可用肝素。

7. **应用皮质类固醇和其他药物** 前者用于感染性休克和其他较严重的休克。

第二节 低血容量性及感染性休克

一、失血性休克

1. **原因** 多见于大血管破裂,腹部损伤引起的肝、脾破裂,胃、十二指肠出血,门静脉高压症所致的食管、胃底曲张静脉破裂出血等。

2. **治疗** 补充血容量和积极处理原发病、止血。中心静脉压与补液的关系,见表 1-4-3。

表 1-4-3 中心静脉压与补液的关系

中心静脉压	血压	原因	处理原则
低	低	血容量严重不足	充分补液
低	正常	血容量不足	适当补液
高	低	心功能不全或血容量相对过多	给强心药物,纠正酸中毒,舒张血管
高	正常	容量血管过度收缩	舒张血管
正常	低	心功能不全或血容量不足	补液试验

二、创伤性休克

创伤性休克的伤员更常发生多器官衰竭,而单纯失血性休克(如消化道出血)比较少见。治疗如下。

1. 控制出血、扩容、纠正组织缺氧、正确适时地处理损伤的软组织等。

2. 适当给予镇痛、镇静剂。

3. 妥善临时固定(制动)受伤部位。

4. 对危及生命的创伤作必要的紧急处理。

三、感染性休克

1. 概述 感染性休克常继发于革兰氏阴性杆菌为主的感染,如急性腹膜炎、胆道感染、绞窄性肠梗阻及泌尿系感染等,也称为内毒素性休克。革兰氏阴性杆菌内毒素可引起全身炎症反应综合征(SIRS),诊断标准是:①体温 >38℃或 <36℃。②心率 >90 次/min。③呼吸急促 >20 次/min 或过度通气,$PaCO_2$<4.3kPa。④白细胞计数 >12×10^9/L 或 <4×10^9/L,或未成熟白细胞 >10%。

2. 临床表现(表 1-4-4)

表 1-4-4 感染性休克的临床表现

临床表现	冷休克(低动力型)	暖休克(高动力型)
神志	躁动、淡漠或嗜睡	清醒
皮肤色泽	苍白、发绀或花斑样发绀	淡红或潮红
皮肤温度	湿冷或冷汗	比较温暖、干燥
毛细血管充盈时间	延长	1~2 秒
脉搏	细速	慢、搏动清楚
脉压(mmHg)	<30	>30
尿量(ml/h)	<25	>30

3. 治疗　补充血容量、控制感染、纠正酸碱平衡,必要时合理应用心血管活性药物,应用皮质激素(缓解 SIRS),其他治疗(如营养支持,对并发的 DIC、重要器官功能障碍的处理等)。

ⓘ **提示**

　　"暖休克"较少见,仅见于一部分革兰氏阳性菌感染引起的早期休克。"冷休克"较多见,可由革兰氏阴性菌感染引起。

◦ 经 典 试 题 ◦

(研)1. 男,65 岁。反复上腹部不适、轻度黄疸 3 个月,腹痛、黄疸加重伴高热 2 天。入院查体:T 39.5℃,P 125 次/min,BP 75/50mmHg,右上腹压痛。腹部超声检查发现胆囊多发结石,胆总管直径 1.5cm,胰头明显不清。血 WBC 15×10^9/L,中性粒细胞 90%。该患者首选的治疗方法是

　　A. 大剂量抗生素感染后择期手术

　　B. 全胃肠外营养后择期手术

　　C. 大量输液抗休克的同时尽早手术

　　D. 应用血管收缩剂至血压正常后及早手术

(执)2. 下列指导低血容量性休克补液治疗最可靠的检测指标是

　　A. 血红蛋白

　　B. 颈外静脉充盈度

　　C. 中心静脉压

　　D. 肢端温度

　　E. 血细胞比容

【答案与解析】

1. C。解析:患者脉率快,血压偏低,提示存在休克,应进行抗休克治疗,给予补液扩容,以恢复有效循环血量。有腹痛、黄疸加重伴高热,血象示白细胞计数和中性粒细胞比例增高,结合腹部超声结果,可能为胆总管扩张、继发性胆管炎,应尽早手术解除胆道梗阻。综上,应在大量输液抗休克的同时尽早手术。故选 C。

2. C

温 故 知 新

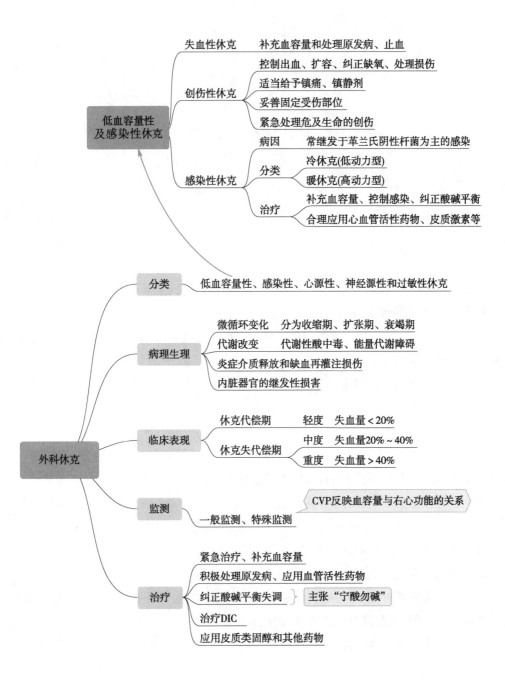

低血容量性及感染性休克

- 失血性休克　补充血容量和处理原发病、止血
- 创伤性休克
  - 控制出血、扩容、纠正缺氧、处理损伤
  - 适当给予镇痛、镇静剂
  - 妥善固定受伤部位
  - 紧急处理危及生命的创伤
- 感染性休克
  - 病因　常继发于革兰氏阴性杆菌为主的感染
  - 分类
    - 冷休克(低动力型)
    - 暖休克(高动力型)
  - 治疗
    - 补充血容量、控制感染、纠正酸碱平衡
    - 合理应用心血管活性药物、皮质激素等

外科休克

- 分类　低血容量性、感染性、心源性、神经源性和过敏性休克
- 病理生理
  - 微循环变化　分为收缩期、扩张期、衰竭期
  - 代谢改变　代谢性酸中毒、能量代谢障碍
  - 炎症介质释放和缺血再灌注损伤
  - 内脏器官的继发性损害
- 临床表现
  - 休克代偿期　轻度　失血量＜20%
  - 休克失代偿期
    - 中度　失血量20%～40%
    - 重度　失血量＞40%
- 监测
  - CVP反映血容量与右心功能的关系
  - 一般监测、特殊监测
- 治疗
  - 紧急治疗、补充血容量
  - 积极处理原发病、应用血管活性药物
  - 纠正酸碱平衡失调　主张"宁酸勿碱"
  - 治疗DIC
  - 应用皮质类固醇和其他药物

第五章

麻　醉

第一节　麻醉前准备和麻醉前用药

一、麻醉前评估

评估内容包括病史采集、体格检查、实验室检查、体格状态评估以及合并疾病的麻醉前评估。

二、麻醉前准备

1. 纠正或改善病理生理状态

（1）改善营养不良：要求血红蛋白≥80g/L，血浆白蛋白≥30g/L，并纠正脱水、电解质紊乱和酸碱平衡失调。

（2）合并心脏病者：长期服用β受体拮抗药治疗心绞痛、心律失常和高血压者，围术期应继续用药到手术当天。

（3）合并高血压者：以收缩压 <180mmHg、舒张压 <100mmHg 较为安全。

（4）合并呼吸系统疾病者：建议术前检查肺功能、动脉血气分析或肺部 X 线平片；吸烟者最好停止吸烟至少 2 周；应用有效抗生素治疗以控制肺部感染。

（5）合并糖尿病者：择期手术前控制空腹血糖≤8.3mmol/L，尿糖低于（ ++ ）且尿酮体阴性。

（6）急诊伴酮症酸中毒者：纠正酸中毒后再行手术。

2. 心理方面的准备

（1）在访视患者时，应以关心和鼓励的方法消除其思想顾虑和焦虑心情；耐心听取和解答患者提出的问题，以取得患者的理解、信任和合作。

（2）对过度紧张而难以自控者，应配合药物治疗。有心理障碍者，应请心理学专家协助处理。

3. 胃肠道的准备　一般择期手术术前应禁食易消化固体食物或非母乳至少 6 小时，禁食油炸食物、富含脂肪或肉类食物至少 8 小时。新生儿、婴幼儿禁母乳至少 4 小时，易消化固体食物、非母乳或婴儿配方奶至少 6 小时。所有年龄患者术前 2 小时可饮少量清水，但不包括酒精饮料。

4. 麻醉用品、设备及药品的准备　麻醉前必须对麻醉和监测设备、麻醉用品及药品进行准备和检查。

5. 知情同意　在手术前,应向患者和/或其家属说明将采取的麻醉方式、围术期可能发生的各种意外情况及并发症和手术前后的注意事项等,并签署知情同意书。

三、麻醉前用药

1. 目的　①消除紧张、焦虑及恐惧的情绪;增强全身麻醉药的效果并减少其副作用;对不良刺激可产生遗忘作用。②提高痛阈。③消除因手术或麻醉引起的不良反射,抑制交感神经兴奋以维持血流动力学的稳定。

2. 药物选择　①全麻患者以镇静药为主,有剧痛者加用麻醉性镇痛药。②腰麻患者以镇静药为主,硬膜外麻醉者可酌情给予镇痛药。③冠心病及高血压患者可适当增加镇静药剂量。④心脏瓣膜病、心功能差及病情严重者,镇静及镇痛药的剂量应酌情减量。⑤一般情况差、年老体弱和甲状腺功能低下者,用药量应酌情减量;年轻体壮或甲状腺功能亢进者,用药量应酌情增量。

> ⓘ 提示
>
> 　　麻醉前用药一般在麻醉前 30~60 分钟肌内注射。精神紧张者,可于手术前晚口服镇静催眠药。

3. 常用药物

(1)安定镇静药:如地西泮、咪达唑仑;用于安定镇静、催眠、抗焦虑、抗惊厥。

(2)催眠药:如苯巴比妥;用于镇静、催眠、抗惊厥。

(3)镇痛药:如吗啡、哌替啶;用于镇痛、镇静。

(4)抗胆碱药:如阿托品、东莨菪碱;用于抑制腺体分泌、解除平滑肌痉挛和迷走神经兴奋。

第二节　全身麻醉

一、全身麻醉药

1. 吸入麻醉药　可用于全身麻醉的诱导和维持。

(1)理化性质与药理性能:吸入麻醉药的强度是以最低肺泡浓度(MAC)来衡量的。吸入麻醉药的强度与其油/气分配系数成正比关系,油/气分配系数越高,麻醉强度越大,

MAC 则越小。

（2）影响肺泡药物浓度的因素：通气效应、浓度效应、心排血量（CO）、血 / 气分配系数、麻醉药在肺泡和静脉血中的浓度差（F_{A-V}）。

（3）代谢和毒性：主要代谢场所是肝脏，细胞色素 P_{450} 是重要的药物氧化代谢酶，能加速药物的氧化代谢过程。

（4）常用吸入麻醉药（表 1-5-1）

表 1-5-1　常用吸入麻醉药

名称	临床应用
氧化亚氮（N_2O）	常与其他全麻药复合应用于麻醉维持，肠梗阻者不宜应用
七氟烷	用于麻醉诱导和维持
地氟烷	用于麻醉维持

2. 常用静脉麻醉药（表 1-5-2）

表 1-5-2　常用静脉麻醉药

名称	临床特点
氯胺酮	①用于全麻诱导，常用于小儿基础麻醉 ②引起一过性呼吸暂停，幻觉、噩梦及精神症状，使眼内压和颅内压升高
依托咪酯（乙醚酯）	①主要用于全麻诱导，适用于年老体弱和危重患者的麻醉 ②注射后引起肌阵挛、局部疼痛；术后易发生恶心、呕吐；反复用药或持续静脉滴注后可能抑制肾上腺皮质功能
丙泊酚（异丙酚）	①用于全麻静脉诱导 ②注射后局部疼痛，可抑制呼吸，可引起恶心、呕吐
咪达唑仑	①用于术前镇静，麻醉诱导和维持；可作为局麻辅助用药和重症监护室（ICU）患者镇静用药 ②注射后局部疼痛、血栓性静脉炎和顺行性遗忘
右旋美托咪定	①用于术中镇静，全麻辅助用药，机械通气患者镇静 ②导致心动过缓、心脏传导抑制、低血压、恶心，过度镇静时可能导致气道梗阻

3. 肌肉松弛药

（1）作用机制：肌肉松弛药（简称肌松药）主要在接合部干扰了正常的神经肌肉兴奋传递。分类如下。

1）去极化肌松药：如琥珀胆碱。

2）非去极化肌松药：如筒箭毒碱。非去极化肌松药的作用可被胆碱酯酶抑制药所拮抗。

（2）常用肌松药：琥珀胆碱、维库溴铵、罗库溴铵（起效最快）、顺式阿曲库铵。

（3）应用肌松药的注意事项

1）建立人工气道，并施行辅助或控制呼吸。

2）肌松药无镇静、镇痛作用，不能单独应用，应与其他全麻药联合应用。

3）严重创伤、烧伤、截瘫、青光眼和颅内压升高者禁用。

4）低体温可延长肌松药的作用时间。吸入麻醉药、某些抗生素（如链霉素）及硫酸镁等，可增强非去极化肌松药的作用。

5）合并神经－肌肉接头病者，如重症肌无力患者，禁用非去极化肌松药。

6）某些肌松药有组胺释放作用，有哮喘史及过敏体质者慎用。

4. 麻醉性镇痛药

（1）作用机制及分型：常用麻醉性镇痛药为阿片类药物，与体内阿片受体结合。阿片受体主要分布在脑内和脊髓内痛觉传导区以及与情绪行为相关区域，主要分为 3 型：μ、κ、σ 受体。

（2）常用的麻醉性镇痛药

1）吗啡：主要用于镇痛，常作为麻醉前用药和麻醉辅助药，并可与催眠药和肌松药配伍施行全身麻醉。

2）哌替啶：具有镇痛、安眠和解除平滑肌痉挛等作用。

3）芬太尼：可作为术中／术后镇痛，区域麻醉的辅助用药，或用以缓解插管时的心血管反应，也常用于心血管手术的麻醉。

4）瑞芬太尼：为超短效镇痛药，可用于麻醉诱导和术中维持镇痛作用，抑制气管插管时的反应。

5）舒芬太尼：用于术中和术后镇痛，区域麻醉期间的辅助用药，缓解气管内插管时的心血管反应。

 提示

吗啡和哌替啶均具有成瘾性。

二、全身麻醉的实施

1. 全身麻醉的诱导　是指患者接受全麻药后，由清醒状态到神志消失，并进入全麻状态后进行气管内插管，这一阶段称为全麻诱导期。方法有面罩吸入诱导法和静脉诱导法。

2. 全身麻醉的维持　维持适当麻醉深度以满足手术需求，同时保证呼吸、循环等生理功能的稳定。

3. 全身麻醉的判断　乙醚麻醉深度的分期标准是以对意识、痛觉、反射活动、肌肉松弛、呼吸及循环抑制的程度为标准,乙醚麻醉深度分期为浅麻醉期、手术麻醉期和深麻醉期。

三、呼吸道的管理

1. 维持气道的通畅性 是气道管理的先决条件,舌后坠是全麻诱导、恢复期或应用镇静药的非全麻患者发生呼吸道梗阻的最常见原因。

2. 气管内插管术 目的在于麻醉期间保持患者的呼吸道通畅;进行有效的人工和机械通气;便于吸入全身麻醉药的应用。

(1)常用插管方法:包括经口腔明视插管和经鼻腔插管。

(2)气管内插管的并发症

1)牙齿损伤或脱落,口腔、咽喉部和鼻腔的黏膜出血,颞下颌关节脱位。

2)浅麻醉下行气管内插管可引起剧烈呛咳、屏气、喉头及支气管痉挛,心率增快及血压剧烈波动可导致心肌缺血或脑血管意外。严重的迷走神经反射可导致心律失常、心动过缓,甚至心搏骤停。

3)气管导管因素致并发症。

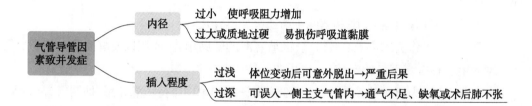

3. 喉罩 患者可通过喉罩自主呼吸,也可行控制通气。喉罩不能用于呕吐、反流风险高的患者(例如饱胃、腹内压过高者)。

四、全身麻醉的并发症及其防治(表 1-5-3)

表 1-5-3 全身麻醉的并发症及其防治

并发症	常见原因	防治
反流与误吸	①全身麻醉时患者意识丧失,吞咽及咳嗽反射减弱或消失,贲门松弛,胃食管反流导致误吸 ②反流物到达咽喉部,就可发生误吸,造成窒息或吸入性肺炎	①麻醉前禁食禁水 ②饱食后患者可用局麻或椎管内麻醉并保持患者清醒 ③急诊饱胃患者全身麻醉时,术前给予促进胃排空、升高胃液 pH 的药物;麻醉诱导时用快速顺序诱导法,给予环状软骨按压;麻醉苏醒期等患者完全清醒且咽喉部保护性反射恢复后再尝试拔管

续表

并发症	常见原因	防　治
上呼吸道梗阻	机械性梗阻、喉痉挛	防止舌后坠,清除咽喉部分泌物及异物;避免在浅麻醉时刺激喉头
下呼吸道梗阻	支气管痉挛、气管导管扭折、导管斜面堵塞、气管及支气管堵塞等	①维持适当的麻醉深度和良好的氧合,选择合适麻醉药 ②支气管痉挛时,可缓慢静脉注射氨茶碱、氢化可的松或吸入支气管扩张药,并增加吸氧浓度
通气量不足	麻醉期间:麻醉药、麻醉镇痛药物和肌松药产生的呼吸抑制,同时辅助呼吸或控制呼吸的分钟通气量不足	增加潮气量或呼吸频率
	全麻后:主要是各种麻醉药物,尤其是麻醉性镇痛药和肌肉松弛药的残留作用	应以辅助或控制呼吸直到呼吸功能完全恢复,必要时以拮抗药逆转
低氧血症	麻醉机故障、氧气供应不足,弥散性缺氧、肺不张、误吸、肺水肿	及时发现和纠正故障,根据具体情况选择吸氧、增加吸入氧浓度、机械通气,同时治疗原发病
低血压	麻醉过深、术中失血过多、过敏反应、肾上腺皮质功能低下及复温、术中牵拉内脏	病因治疗,对症处理;及时解除刺激,必要时给予阿托品治疗
高血压	与并存疾病有关、手术及麻醉操作影响、CO_2潴留、氯胺酮等药物	去除诱因,保证麻醉深度适宜,合理应用降压药物
心律失常	麻醉深度不当、手术刺激过强、低血压、高血压、CO_2潴留和低氧血症	去除诱因,保证麻醉深度适宜,心搏骤停时应停止手术操作,必要时静脉注射阿托品
高热、抽搐和惊厥	小儿麻醉	积极物理降温,丹曲林可治疗恶性高热

第三节　局部麻醉

一、局麻药的药理

1. 分类　①酯类局麻药,如普鲁卡因、丁卡因等。②酰胺类局麻药,如利多卡因、布比卡因和罗哌卡因等。

2. 理化性质和麻醉性能

（1）解离常数（pKa）：局麻药非离子部分具有亲脂性，易于透过组织。pKa 愈大，离子部分愈多，不易透过神经鞘和膜，起效时间延长；pKa 愈大，弥散性能愈差。

（2）脂溶性：脂溶性愈高，局麻药的麻醉效能愈强。

（3）蛋白结合率：蛋白结合率愈高，作用时间愈长。

3. 吸收 局麻药自作用部位吸收后，进入血液循环，其吸收的量和速度决定血药浓度。

4. 分布 局麻药吸收入血液后，首先分布至肺，并有部分被肺组织摄取，随后很快分布到血液灌流好的器官如心、脑和肾，然后以较慢速率再分布到血液灌流较差的肌、脂肪和皮肤。蛋白结合率高的药物不易透过胎盘屏障。

5. 生物转化和清除 局麻药进入血液循环后，其代谢产物的水溶性更高，从尿中排出。酰胺类局麻药在肝内被线粒体酶所水解，酯类局麻药主要被血浆假性胆碱酯酶水解。局麻药仅少量以原形自尿中排出。

6. 不良反应

（1）毒性反应：常见原因有因一次用量超过患者的耐受量；意外注入血管内；注药部位血供丰富，吸收增快；患者因体质衰弱等原因而导致耐受力降低。用少量局麻药即出现毒性反应症状者，称为高敏反应。

（2）过敏反应：指使用很少量局麻药后，出现荨麻疹、咽喉水肿、支气管痉挛、低血压和血管神经性水肿，甚至危及患者生命。临床上酯类局麻药过敏者较多。

7. 常用局麻药（表 1-5-4）

表 1-5-4 常用局麻药

名称	效能	应用	成人一次限量
普鲁卡因	弱效、短时效	局部浸润麻醉	1g
丁卡因	强效、长时效	表面麻醉、神经阻滞、腰麻及硬膜外阻滞	表面麻醉 40mg、神经阻滞 80mg
利多卡因	中等效能和时效	最适用于神经阻滞和硬膜外阻滞	表面麻醉 100mg，局部浸润麻醉和神经阻滞 400mg
丁哌卡因（布比卡因）	强效和长时效	神经阻滞、腰麻及硬膜外阻滞，很少用于局部浸润麻醉	150mg
罗哌卡因	与丁哌卡因类似	尤其适用于硬膜外镇痛，如术后镇痛和分娩镇痛	150mg

二、局麻方法

1. **表面麻醉** 是将穿透力强的局麻药施用于黏膜表面,常用药为丁卡因和利多卡因。

2. **局部浸润麻醉** 是将局麻药注射于手术区的组织内,常用药为普鲁卡因和利多卡因。

3. **区域阻滞** 是在手术部位的四周和底部注射局麻药,常用药为普鲁卡因和利多卡因。

4. **神经阻滞** 是在神经干、丛、节的周围注射局麻药。常用方法见表1-5-5。

表1-5-5 神经阻滞的常用方法

麻醉方法		适应证	并发症	阻滞神经
臂神经丛阻滞	肌间沟径路	肩部手术	局麻药毒性反应、膈神经麻痹、喉返神经麻痹、霍纳综合征,高位硬膜外阻滞和全脊椎麻醉	$C_5 \sim C_8$ 和 T_1 脊神经的前支
	锁骨上径路	上肢手术	局麻药毒性反应、膈神经麻痹、喉返神经麻痹、霍纳综合征和气胸	
	腋径路	前臂和手部手术	局麻药毒性反应	
颈神经丛阻滞	深丛阻滞	颈部手术,如甲状腺手术、气管切开术	局麻药毒性反应,药液意外注入蛛网膜下隙或硬膜外间隙,膈神经麻痹、喉返神经麻痹和霍纳综合征	$C_1 \sim C_4$ 脊神经
	浅丛阻滞		很少见	
肋间神经阻滞		胸部手术	局麻药毒性反应、气胸	$T_1 \sim T_{12}$ 脊神经的前支
指/趾神经阻滞		指/趾手术	使用局部麻醉药时禁忌加用肾上腺素,以免引起组织缺血坏死	指/趾神经

第四节 椎管内麻醉

一、椎管内麻醉的解剖基础

1. **脊柱和椎管** 脊柱由脊椎重叠而成。上下锥孔连接成椎管,椎管上起枕骨大孔,下止于骶裂孔。患者仰卧时,C_3 和 L_3 所处位置最高,T_5 和 S_4 最低。

2. 韧带 做椎管内麻醉时,穿刺针经过皮肤→皮下组织→棘上韧带→棘间韧带和黄韧带→硬膜外间隙,如再刺过硬脊膜和蛛网膜即至蛛网膜下隙。

3. 脊髓、脊膜与腔隙 脊髓下端成人一般终止于 L_1 椎体下缘或 L_2 上缘,新生儿在 L_3 下缘,并随年龄增长而逐渐上移。

(1)脊髓的被膜从内至外为软膜、蛛网膜和硬脊膜。脊髓的蛛网膜下隙上与脑蛛网膜下隙沟通,下端止于 S_2 水平,内有脑脊液。

(2)在 S_2 水平,硬脊膜和蛛网膜均封闭而成硬膜囊。硬脊膜与椎管内壁(即黄韧带和骨膜)之间的腔隙为硬膜外间隙。硬膜外间隙在枕骨大孔处闭合,与颅腔不通,其尾端止于骶裂孔。

4. 根硬膜、根蛛网膜和根软膜 硬脊膜、蛛网膜和软膜均沿脊神经根向两侧延伸,包裹脊神经根,故分别称为根硬膜、根蛛网膜和根软膜。

5. 骶管 骶裂孔和骶角是骶管穿刺定位时的重要解剖标志。自硬膜囊至骶裂孔的平均距离为 47mm,为避免误入蛛网膜下腔,骶管穿刺时进针不能太深。

6. 脊神经 脊神经共 31 对,颈神经(C)8 对,胸神经(T)12 对,腰神经(L)5 对,骶神经(S)5 对和尾神经(Co)1 对。

二、椎管内麻醉的机制及生理

1. 脑脊液 成人总容积 120~150ml,pH 为 7.35,比重 1.003~1.009。

2. 药物作用部位

(1)腰麻时,局麻药直接作用于脊神经根和脊髓表面。

(2)硬膜外阻滞时,局麻药作用的可能途径:①通过蛛网膜绒毛进入根部蛛网膜下隙,作用于脊神经根。②药液渗出椎间孔,在椎旁阻滞脊神经。局麻药可能经椎间孔内神经鞘膜处透入而作用于脊神经根。③直接透过硬脊膜和蛛网膜进入蛛网膜下隙,作用于脊神经根和脊髓表面。

3. 麻醉平面与阻滞作用 交感神经最先被阻滞,能减轻内脏牵拉反应,且阻滞平面一般要比感觉神经高 2~4 个节段;运动神经最迟被阻滞,其平面比感觉神经要低 1~4 个节段。各脊神经节段在人体体表有一定的分布特点,如痛觉消失范围上界平乳头连线,下界平脐线,则麻醉平面表示为 T_4~T_{10}。

4. 椎管内麻醉对生理的影响

(1)对呼吸的影响:取决于阻滞平面的高度,尤以运动神经被阻滞的范围更为重要。采用高位硬膜外阻滞时,为防止对呼吸的严重不良影响,应降低局麻药浓度。

(2)对循环的影响:可引起低血压、心动过缓。

(3)对其他系统的影响:易诱发恶心、呕吐,影响肝肾功能,也可能引起尿潴留。

三、蛛网膜下隙阻滞

1. 分类 ①按给药方式分：单次法和连续法。②按麻醉平面分：低平面、中平面、高平面腰麻。③按局麻药液的比重分：重比重、等比重、轻比重腰麻。

2. 腰麻穿刺术 一般取侧卧位，屈髋屈膝，头颈向胸部屈曲，腰背部尽量向后弓曲，使棘突间隙张开便于穿刺。鞍区麻醉常为坐位。成人穿刺点一般选 L_3~L_4 间隙。

3. 腰麻常用药 普鲁卡因、丁卡因和丁哌卡因。

4. 麻醉平面的调节 药物的剂量是影响腰麻平面的主要因素，剂量越大，平面越高。穿刺间隙、患者体位和注药速度等是调节平面的重要因素。

5. 并发症

（1）术中并发症：①血压下降、心率减慢，与麻醉平面有密切关系。②呼吸抑制，常出现于高平面腰麻的患者。③恶心呕吐，常见于麻醉平面过高，最终兴奋呕吐中枢；迷走神经亢进，胃肠蠕动增强；牵拉腹腔内脏以及术中其他用药所致不良反应等。

（2）术后并发症：①腰麻后头痛，与穿刺针粗细或反复穿刺者有关。②尿潴留，与支配膀胱的副交感神经纤维很细，阻滞后恢复较晚有关。③脑神经麻痹，与脑脊液外漏有关，易出现斜视和复视。④粘连性蛛网膜炎，常先出现感觉障碍，逐渐发展成感觉丧失和瘫痪。⑤马尾丛综合征，特点是会阴区和下肢远端的感觉和运动障碍，表现为尿潴留和大小便失禁。⑥化脓性脑脊膜炎。

6. 适应证 腰麻适用于 2~3 小时以内的下腹部、盆腔、下肢和肛门会阴部手术。

7. 禁忌证 ①脑脊膜炎、脊髓前角灰白质炎、颅内压增高等中枢神经系统疾病。②凝血功能障碍。③休克。④穿刺部位有皮肤感染。⑤脓毒症。⑥脊柱外伤或结核。⑦急性心力衰竭或冠心病发作。

> **ⓘ 提示**
>
> 对老年人、心脏病、高血压等患者应严格控制用药量和麻醉平面。不能合作者，如小儿或精神病患者，一般不用腰麻。

四、硬脊膜外隙阻滞

1. 硬膜外穿刺术 硬膜外穿刺可在颈、胸、腰、骶各段间隙进行。硬膜外穿刺成功的关键是不能刺破硬脊膜。

2. 常用局麻药和注药方法 常用药物为利多卡因、丁卡因、丁哌卡因和罗哌卡因。

3. 麻醉平面的调节 硬膜外阻滞的麻醉平面呈节段性，影响平面的主要因素有局麻药容积、穿刺间隙、导管方向、注药方式及患者情况等。

4. 并发症

（1）术中并发症

1）全脊椎麻醉：是由于局麻药大部分或全部意外注入蛛网膜下隙，使全部脊神经被阻滞的现象。患者可在注药后几分钟内发生呼吸困难、血压下降、意识模糊或消失，继而呼吸停止。一旦发生全脊椎麻醉，应立即以面罩加压给氧并紧急行气管内插管进行人工呼吸，加速输液，并以血管加压药维持循环稳定。

2）局麻药毒性反应。

3）血压下降：主要因交感神经被阻滞而引起阻力血管和容量血管的扩张，导致血压下降。

4）呼吸抑制：可导致呼吸储备功能降低，对静息通气量的影响较小。

5）恶心呕吐。

（2）术后并发症：神经损伤、硬膜外血肿、脊髓前动脉综合征、硬膜外脓肿、导管拔出困难或折断。

5. 适应证　最常用于横膈以下的各种腹部、腰部和下肢手术。

6. 禁忌证　穿刺点皮肤感染、凝血功能障碍、休克、脊柱结核或严重畸形、中枢神经系统疾病等。对老年、妊娠、贫血、高血压、心脏病、低血容量等患者，采用时应非常谨慎。

五、骶管阻滞

经骶裂孔将局麻药注入骶管腔内，阻滞骶脊神经，称骶管阻滞，是硬膜外阻滞的一种。适用于直肠、肛门和会阴部手术。

六、蛛网膜下隙与硬脊膜外隙联合阻滞

蛛网膜下隙与硬脊膜外隙联合阻滞又称腰麻－硬膜外联合阻滞，广泛用于下腹部及下肢手术。

第五节　麻醉期间和麻醉恢复期的监测和管理

一、麻醉期间的监测和管理

麻醉期间应密切观察和监测患者的各种生理功能的变化，主动采取措施预防严重生理变化的发生，一旦发生应力求及早发现和及时纠正，以避免发生严重并发症。主要内容：①做好呼吸监测和管理。②做好循环监测和管理。③控制性降压。④密切观察患者的全身

情况,监测和维持电解质、酸碱平衡、血糖、凝血功能的正常等。

二、麻醉恢复期的监测和管理

1. 监测 常规监测心电图、血压、呼吸频率和 SpO_2,并每 5~15 分钟记录一次,直至患者完全恢复。

2. 全麻后苏醒延迟的处理 常见原因为全麻药的残余作用,麻醉期间发生的并发症也可引起患者的意识障碍。无论何种原因所致全麻后苏醒延迟,首先应维持循环稳定、通气功能正常和充分供氧。对术后长时间不苏醒者,应进一步检查其原因,并针对病因治疗。

3. 保持呼吸道通畅 麻醉恢复期非常容易发生呼吸道梗阻等严重呼吸意外事件,应密切观察。一旦发生上述情况,首先必须保证患者的呼吸道通畅并吸氧,必要时应托下颌、置入口/鼻咽通气道、面罩辅助通气或气管内插管;同时还应密切监测患者的血压和心率。如果未能及时发现和处理呼吸事件,患者的生命安全可能受到威胁。

4. 维持循环系统的稳定 在麻醉恢复期,常见血压波动、心律失常和心肌缺血等情况,体位的变化对循环也有影响。一旦发生上述情况,应寻找病因,及时处理。

5. 防治恶心、呕吐 对于高危患者(女性、非吸烟者等)应采取预防措施。对已发生的恶心、呕吐,应首先考虑和治疗可能的病因,包括疼痛、低血压等。止吐药应早期应用,包括昂丹司琼、氟哌利多和地塞米松等。

◦ 经 典 试 题 ◦

(研)椎管内阻滞麻醉时,最先受到阻滞的神经是

A. 交感神经

B. 副交感神经

C. 感觉神经

D. 运动神经

【答案】

A

○ 温 故 知 新 ○

麻醉前评估 —— 病史采集、体格检查等

麻醉前准备
- 生理、心理及胃肠道准备
- 麻醉用品、设备及药品的准备
- 签署知情同意书

麻醉前用药
- 目的 消除患者紧张、焦虑的情绪等
- 药物选择
  - 全麻、腰麻患者：以镇静药为主
  - 冠心病及高血压患者：可适当增加镇静药剂量
  - 病情严重者：镇静及镇痛药的剂量应酌减
- 常用药物 地西泮、苯巴比妥等

麻醉

全身麻醉
- 用药 吸入及静脉麻醉药、肌松药、麻醉性镇痛药
- 实施 诱导、维持、判断
- 呼吸道的管理 维持气道通畅性、应用气管内插管术、喉罩吸氧
- 并发症
  - 反流与误吸、呼吸道梗阻
  - 通气不足、低氧血症
  - 血压异常、心律失常、高热、抽搐和惊厥
  → 病因治疗、对症治疗等

局部麻醉
- 药物
  - 分类
    - 酯类局麻药
    - 酰胺类局麻药
  - 代谢 吸收、分布、生物转化和清除
  - 不良反应 毒性反应、过敏反应
- 方法
  - 表面麻醉 常用：丁卡因和利多卡因
  - 局部浸润麻醉 常用：普鲁卡因和利多卡因
  - 区域阻滞 常用：普鲁卡因和利多卡因
  - 神经阻滞

椎管内麻醉
- 解剖基础 脊柱和椎管、韧带、脊髓、脊膜与腔隙等
- 方法及应用
  - 蛛网膜下隙阻滞 2～3小时内的下腹部、盆腔、下肢和肛门会阴部手术
  - 硬脊膜外隙阻滞 横膈以下的各种腹部、腰部和下肢手术
  - 骶管阻滞 直肠、肛门和会阴部手术
  - 蛛网膜下隙与硬脊膜外隙联合阻滞 下腹部及下肢手术

监测和管理 —— 包括麻醉期间和恢复期,均应做好监测和管理

第六章

疼 痛 治 疗

第一节 概　述

一、疼痛的临床分类

1. **按疼痛程度分类**　包括轻微疼痛、中度疼痛、剧烈疼痛。

2. **按起病缓急分类**　包括急性疼痛、慢性疼痛。神经病理性疼痛属于慢性疼痛的一种，是指发生于周围神经和中枢神经任何部位的神经病变和损害所致的疼痛，如带状疱疹后神经痛等。

3. **按疼痛部位分类**　①浅表痛，位于体表和黏膜。②深部痛，指内脏、关节、韧带、骨膜等部位的疼痛。

二、疼痛程度的评估

1. **视觉模拟评分法**　最常用。即在一个 10cm 长的标尺上，两端分别标明 "0" 和 "10" 的字样。"0" 代表无痛，"10" 代表最剧烈的疼痛。

2. **数字评价量表**　用 0~10 这 11 个数字表示疼痛程度。0 表示无痛，10 表示剧痛。

第二节　疼痛对生理的影响

一、精神情绪变化

急性疼痛引起患者精神兴奋、焦虑、烦躁不安。长期慢性疼痛可使人表情淡漠、精神抑郁甚至绝望。

二、内分泌系统

疼痛可引起应激反应，促使体内释放多种激素，如儿茶酚胺、皮质激素、血管紧张素Ⅱ等。

三、循环系统

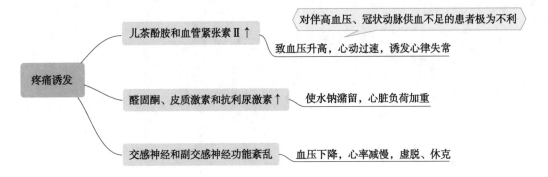

四、呼吸系统

术后疼痛是术后肺部并发症的重要诱因之一。

五、消化系统

慢性疼痛常引起食欲缺乏,消化功能障碍以及恶心、呕吐。

六、凝血机制

急性疼痛诱发应激反应、交感神经兴奋,使血液处于高凝状态,易导致血栓形成。

七、其他

疼痛可引起免疫功能下降,不利于防治感染和控制肿瘤扩散。疼痛可引起肾血管反射性收缩,垂体抗利尿激素分泌增加,尿量减少。术后疼痛,造成排尿困难,易引起尿路感染。

八、疼痛对机体的"益处"

疼痛可诱发机体产生保护行为,避开伤害性刺激源。

第三节 慢性疼痛治疗

一、慢性疼痛的诊治范围

主要有颈肩痛和腰腿痛、四肢慢性损伤性疾病、神经痛、周围血管疾病、癌症疼痛、艾滋病疼痛、心因性疼痛。

二、治疗疼痛的常用方法

1. 药物治疗、神经阻滞、椎管内药物治疗（表 1-6-1）

表 1-6-1　药物治疗、神经阻滞、椎管内药物治疗

治疗方式	分类	药物	临床应用
药物治疗	解热镇痛消炎药	阿司匹林、吲哚美辛、布洛芬、对乙酰氨基酚、塞来昔布	头痛、牙痛、神经痛、肌肉痛或关节痛等
	麻醉性镇痛药	吗啡、芬太尼、羟考酮	急性剧痛和晚期癌症疼痛
	抗癫痫药	卡马西平	三叉神经痛和舌咽神经痛
	抗抑郁药	阿米替林、多塞平、氟西汀	长期疼痛伴精神抑郁等症状
	糖皮质激素类药物	地塞米松、泼尼松龙	炎症及创伤后疼痛、肌肉韧带劳损、神经根病变性疼痛等
神经阻滞	星状神经节阻滞	丁哌卡因、利多卡因	偏头痛、灼性神经痛、患肢痛、雷诺综合征等
	腰交感神经阻滞	丁哌卡因、利多卡因	血栓闭塞性脉管炎等
椎管内药物治疗	蛛网膜下腔注药	吗啡、酚甘油	晚期癌痛
	硬脊膜外间隙注药	糖皮质激素	颈椎病、腰椎间盘突出症
		阿片类药物（常用吗啡）	癌痛
		局麻药	常与上述两类中的一类合用

2. 其他治疗方法　痛点注射（用于腱鞘炎、肩周炎等慢性疼痛疾病）、针灸疗法、推拿疗法、物理疗法、经皮神经电刺激疗法以及心理疗法。

三、癌痛治疗

1. 癌痛的三阶梯疗法（图 1-6-1）　基本原则如下。

（1）根据疼痛程度选择镇痛药物：第一阶梯，非阿片类药（如阿司匹林）→第二阶梯，弱阿片类药（如可待因）→第三阶梯，强阿片类药（如吗啡）。

（2）给药方式：口服给药（主要）→直肠给药→注射给药。

（3）按时服药：根据药理特性有规律地按时用药。

（4）个体化用药：应根据具体患者和疗效用药。

2. 椎管内注药

（1）硬膜外间隙注入吗啡：置入导管后可反复注药。

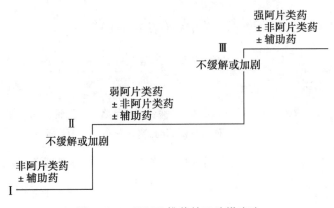

图 1-6-1　WHO 推荐的三阶梯疗法

（2）蛛网膜下隙内注入神经毁损性药物：常用苯酚或无水乙醇注入蛛网膜下隙,破坏背根神经。

3. 放疗、化疗和激素疗法　可用作晚期癌症止痛。

第四节　术　后　镇　痛

一、镇痛药物

最常用的药物有吗啡和芬太尼等阿片类药,曲马多等非阿片类药。硬膜外镇痛常选用罗哌卡因和丁哌卡因。

二、镇痛方法

1. 硬膜外镇痛　常选用吗啡,不良反应有恶心、呕吐、皮肤瘙痒、尿潴留和呼吸抑制,加用氟哌利多可减少恶心、呕吐的发生。

2. 患者自控镇痛　方法有静脉镇痛和硬膜外镇痛,常用吗啡、芬太尼或曲马多等麻醉性镇痛药。

温 故 知 新

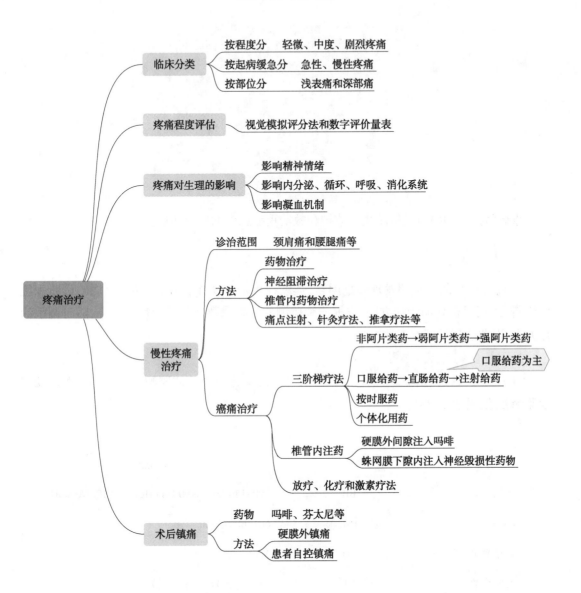

临床分类
　按程度分　轻微、中度、剧烈疼痛
　按起病缓急分　急性、慢性疼痛
　按部位分　浅表痛和深部痛

疼痛程度评估
　视觉模拟评分法和数字评价量表

疼痛对生理的影响
　影响精神情绪
　影响内分泌、循环、呼吸、消化系统
　影响凝血机制

疼痛治疗

慢性疼痛治疗
　诊治范围　颈肩痛和腰腿痛等
　方法
　　药物治疗
　　神经阻滞治疗
　　椎管内药物治疗
　　痛点注射、针灸疗法、推拿疗法等
　癌痛治疗
　　三阶梯疗法
　　　非阿片类药→弱阿片类药→强阿片类药
　　　口服给药为主
　　　口服给药→直肠给药→注射给药
　　　按时服药
　　　个体化用药
　　椎管内注药
　　　硬膜外间隙注入吗啡
　　　蛛网膜下隙内注入神经毁损性药物
　　放疗、化疗和激素疗法

术后镇痛
　药物　吗啡、芬太尼等
　方法
　　硬膜外镇痛
　　患者自控镇痛

第七章

重症监测治疗与复苏

第一节　重症监测治疗

一、概述

重症监护室（ICU）是医院集中监护和救治重症患者的专业病房。

二、ICU 的工作内容

1. 监测的目的　早期发现高危因素、连续评价器官功能状态、指导对疾病的诊断和鉴别诊断；采用目标导向治疗方法，根据连续监测的生理参数及其对治疗的反应，随时调整治疗方案，以期达到目标生理学指标。

2. 重症监测治疗的内容

（1）循环系统：包括心电监测、血流动力学监测、组织灌注的监测。常用部分血流动力学监测参数，见表 1-7-1。

表 1-7-1　常用部分血流动力学监测参数

参数	缩写	正常值范围
血压	BP	（90~140）/（60~90）mmHg，平均 105/70mmHg
心率	HR	60~100 次 /min
心排血量	CO	5~6L/min
心脏指数	CI	（3.5 ± 0.5）L/（min · m^2）
每搏量	SV	60~90ml/beat
每搏指数	SVI	40~60ml/（beat · m^2）
中心静脉压	CVP	5~10cmH$_2$O
肺动脉楔压	PAWP	6~12mmHg
动脉血氧含量	CaO$_2$	160~220ml/L

（2）呼吸系统：包括呼吸功能监测以及呼吸治疗（氧疗和机械通气）。常用监测参数见表 1-7-2。

表 1-7-2　常用呼吸功能监测参数

参数	缩写	正常值范围
潮气量	VT	6~10ml/kg
呼吸频率	RR	12~20 次 /min
动脉血氧饱和度	SaO_2	96%~100%
动脉血氧分压	PaO_2	80~100mmHg
氧合指数	PaO_2/FiO_2	>300
动脉血 CO_2 分压	$PaCO_2$	35~45mmHg
无效腔量 / 潮气量	VD/VT	0.25~0.40
肺活量	VC	65~75ml/kg

三、病情评估

病情评估包括：急性生理与慢性健康状况评分、治疗干预评价系统、多脏器功能障碍评分、全身感染相关性器官功能衰竭评分。

四、ICU 的人文关怀

ICU 的重症患者处于强烈的应激状态之中，其常见原因包括：自身严重疾病的影响、环境因素、疼痛及不适以及对未来命运的忧虑。ICU 医护人员应通过采取各种人文关怀措施，减少重症患者监护期间的痛苦经历，降低生理上不适和心理上的应激，最终促进疾病恢复。

第二节　心肺脑复苏

"心肺复苏"（CPR）是指针对心搏骤停（SCA）所采取的紧急医疗措施，以人工呼吸替代患者的自主呼吸，以心脏按压形成暂时的人工循环。成功的心肺复苏不但要恢复自主呼吸和心跳，还要恢复中枢神经系统功能。完整的复苏过程分为三个阶段：基础生命支持，高级生命支持和复苏后治疗。

一、基础生命支持（BLS）

基础生命支持又称初期复苏或心肺复苏，成年患者 BLS 的主要内容如下。

1. 尽早识别心搏骤停和启动紧急医疗服务系统（EMSs）。

2. 尽早开始CPR　CPR的顺序为C（胸外按压）–A（开放气道）–B（人工呼吸）。

（1）心脏按压

1）胸外心脏按压

a. 按压部位：在患者胸骨下半部。

b. 按压频率：100~120次/min。

c. 按压深度：成人为5~6cm，儿童按压深度至少为胸廓前后径的1/3，青春期前的儿童约为5cm，1岁以内的婴儿约为4cm。

d. 按压方法：施行胸外心脏按压时，患者必须平卧于硬板或地上，术者立于或跪于患者一侧。将一手掌根部置于按压点，另一手掌根部覆于前者之上，手指向上方跷起，两臂伸直，凭自身重力通过双臂和双手掌，垂直向胸骨加压。每次按压后应使胸廓充分回弹，胸骨回到其自然位置，否则可导致胸内压升高，冠状动脉和脑的灌注减少。

2）开胸心脏按压：开胸手术中发生心搏骤停或合并严重的开放性胸部外伤的患者，可以考虑开胸心脏按压。

（2）通气：成人心脏按压30次后即进行2次通气，即按压通气比为30∶2。

1）开放气道：解除因舌后坠引起的呼吸道梗阻，采用头后仰法；对于有颈椎或脊髓损伤者，应采用托下颌法。有条件时可放置口咽或鼻咽通气道、食管堵塞通气道或气管内插管等，以维持呼吸道通畅。

2）徒手人工呼吸：以口对口（鼻）人工呼吸最适于院前复苏。每次送气时间应>1秒，潮气量以可见胸廓起伏即可，500~600ml（6~7ml/kg），尽量避免过度通气；不能因人工呼吸而中断心脏按压。

3）简易人工呼吸器和机械通气：专业的救援人员可使用携带的简易呼吸器进行现场通气，最常见的是由面罩、单向呼吸活瓣和呼吸球囊所组成的球囊面罩。进行机械通气必须有人工气道，主要用于医院内、ICU或手术室等固定医疗场所。

3. 尽早电除颤　电除颤是目前治疗心室颤动和无脉室性心动过速的最有效方法。

二、高级生命支持

1. 呼吸支持　建立人工气道的最佳选择是气管内插管。

2. 恢复和维持自主循环　高质量的CPR和复苏的时间程序对于恢复自主循环非常重要。

（1）对心室颤动者，早期CPR和迅速除颤可显著增加患者的成活率和出院率。

（2）对于非心室颤动者，应该采取高质量的复苏技术和药物治疗以迅速恢复并维持自主循环，避免再次发生心搏骤停，并尽快进入复苏后治疗以改善患者的预后。

3. CPR期间的监测

（1）心电图。

（2）呼吸末 CO_2（$P_{ET}CO_2$）：维持 $P_{ET}CO_2>10mmHg$ 表示心肺复苏有效。

（3）冠状动脉灌注压（CPP）和动脉血压：CPP 对于改善心肌血流灌注和自主循环的恢复十分重要。如果在胸外按压时,动脉舒张压低于 20mmHg,是很难恢复自主循环的,应提高 CPR 质量,或同时应用肾上腺素或血管加压素（VP）。

（4）中心静脉血氧饱和度（$ScvO_2$）：$ScvO_2$ 的正常值为 70%~80%。当 $ScvO_2$ 大于 72% 时,自主循环可能已经恢复。

4. 药物治疗

（1）缩血管药物：对可除颤心律（VF/PVT）和不可除颤心律（PEA/asystole）的心搏骤停都适用。包括肾上腺素和血管加压素,肾上腺素是心肺复苏中的首选药物。

（2）抗心律失常药：用于对除颤、CPR 和缩血管药物无反应的 VF/PVT 患者。

1）胺碘酮：为广谱Ⅲ类抗心律失常药,对室上性的和室性心律失常都有效。

2）利多卡因：为 Ib 类抗心律失常药,适用于室性心律失常。

3）硫酸镁：仅用于伴有长 QT 间期的尖端扭转性室性心动过速（TDP）相关性心搏骤停。

（3）不推荐在心搏骤停时常规使用的药物：阿托品、钙剂、碳酸氢钠。

三、复苏后治疗

包括优化通气和氧合、维持血流动力学稳定和脑复苏。脑复苏治疗主要是低温治疗、改善脑血流灌注和药物治疗。

第三节　急性肾衰竭与急性肾损伤

急性肾衰竭（ARF）是指短时间（几小时至几天）内发生的肾脏功能减退,即溶质清除能力及肾小球滤过率（GFR）下降,从而导致水、电解质和酸碱平衡紊乱及氮质代谢产物蓄积为主要特征的一组临床综合征。近年来医学界建议将 ARF 归类于急性肾损伤（AKI）。

一、病因和分类

1. 肾前性肾衰竭　是由于大出血等致急性血容量不足、充血性心力衰竭等致心排血量降低、全身性疾病等以及肾血管病变或药物等因素引起的肾血管阻力增加等病因,导致肾血流的低灌注状态使肾小球滤过率不能维持正常而引起少尿。

2. 肾性肾衰竭　主要是由肾缺血和肾毒素所造成的肾实质性急性病变,急性肾小管坏死较常见。

3. 肾后性肾衰竭　是各种原因导致的尿路梗阻所致。

二、临床表现

1. **少尿（或无尿）期** 为整个病程的主要阶段，一般为 7~14 天。

（1）尿量减少。

（2）进行性氮质血症。

（3）水、电解质和酸碱平衡失调

1）水过多（水中毒、肺水肿等）、高钾血症、高镁血症、低钠血症、低氯血症、高磷血症和低钙血症。

2）代谢性酸中毒：为少尿期的主要病理生理改变之一。表现为呼吸深而快，呼气带有酮味，出现胸闷、气急，严重时血压下降、心律失常，甚至出现心搏骤停。

（4）全身并发症：①心血管系统表现为高血压、心律失常等。②消化系统常见恶心、呕吐等。③神经系统表现为疲倦、精神较差，若出现意识淡漠、嗜睡甚至昏迷等，提示病情严重。④贫血和 DIC，贫血的程度与发病原因、病程长短等密切相关。

2. **多尿期** 一般历时约 14 天。早期尿量增加，但血尿素氮、肌酐和血钾仍继续上升。之后出现低血钾、低血钠、低血钙、低血镁和脱水现象，此时仍然处于氮质血症及水电解质失衡状态。待血尿素氮、肌酐开始下降时，则病情好转，即进入后期多尿。

3. **恢复期** 肾小球滤过功能多在 3~6 个月内恢复正常。若肾功能持久不恢复，提示遗留永久性肾损害，少数可转变为慢性肾功能不全。

三、诊断和鉴别诊断

1. **病史及体格检查** 相关病史可归纳为：①有无肾前性因素。②有无引起肾小管坏死的病因。③有无肾后性因素。此外，应注意是否有肾病和肾血管病变，在原发病的基础上引起急性肾衰竭。需进行全身和肢体水肿、颈静脉充盈程度检查，心肺听诊检查。

2. **尿液检查** 注意尿色改变，酱油色尿提示有溶血或软组织严重破坏。功能性 AKI 与急性肾小管坏死少尿期尿液的比较，见表 1-7-3。

表 1-7-3 功能性 AKI 与急性肾小管坏死少尿期尿液变化的比较

尿液检查	功能性 AKI	急性肾小管坏死少尿期
尿比重	>1.020	<1.015
尿渗透压（mOsm/L）	>500	<350
尿钠含量（mmol/L）	<20	>20
尿 / 血肌酐比值	>40	<20
尿蛋白含量	阴性至微量	+
尿沉渣镜检	基本正常	透明、颗粒、细胞管型，红细胞、白细胞和变性坏死上皮细胞

3. 血液检查　包括血常规检查,动态监测血清酸碱与电解质水平、血尿素氮、肌酐和肌酐清除率。

4. AKI 早期诊断标志物　血肌酐和尿量是目前临床上常用的检测指标,也是目前 AKI 分期的依据。但是,血肌酐并非一个敏感的指标,可受到其分布及排泄等综合作用的影响。

5. 肾穿刺活检　通常用于没有明确致病原因的肾实质性急性肾衰竭,如肾小球肾炎等。

四、治疗

1. AKI 的治疗原则　①加强液体管理,维持液体平衡。②维持内环境稳定,调节电解质及酸碱平衡。③控制感染。④肾替代治疗,清除毒素以利于损伤细胞的修复。⑤早期发现导致 AKI 的危险因素,积极治疗原发病。

2. 少尿期治疗

(1)液体管理:在纠正了原有的体液缺失后,应坚持"量出为入"的原则。发热患者体温每增加 1℃应增加入液量 100ml。血流动力学监测可为液体治疗提供依据。

(2)纠正电解质、酸碱平衡紊乱:当血钾 >5.5mmol/L 时,可应用 10% 葡萄糖酸钙,以 Ca^{2+} 对抗 K^+ 对心脏的毒性作用;当血钾 >6.5mmol/L 或心电图呈高血钾图形时,应紧急实施血液净化治疗。血碳酸氢盐浓度 <15mmol/L,予以补碳酸氢钠。

(3)营养支持:病情允许时,肠内营养是首选营养支持途径。对于未接受肾脏替代治疗者,应注意血清必需氨基酸 / 非必需氨基酸比例失衡。

(4)控制感染:选择抗生素注意避免肾毒性和含钾制剂。

(5)肾脏替代治疗:是目前治疗肾衰竭的重要方法。常用方法包括血液透析、血液滤过、连续性肾脏替代治疗和腹膜透析。

3. 多尿期的治疗　重点为维持水、电解质和酸碱平衡,控制氮质血症,治疗原发病和防止各种并发症。

五、预防

主要包括维持肾脏灌注压、避免使用肾毒性药物、控制感染、清除肾毒性物质以及预防造影剂肾损伤。

第四节　急性肝衰竭

急性肝衰竭(AHF)是指由多种因素引起的,在短期内出现肝脏功能急剧恶化,导致肝脏本身合成、解毒、排泄和生物转化等功能发生严重障碍或失代偿,从而表现为进行性神志改变和凝血功能障碍的综合征。

一、病因

包括病毒性肝炎、化学物中毒、外科疾病（肝恶性肿瘤等）和其他（妊娠期急性脂肪肝等）。

二、诊断标准

1. 肝衰竭的分类 包括急性肝衰竭、亚急性肝衰竭、慢加急性肝衰竭、慢性肝衰竭。

2. AHF诊断标准 ①既往无肝炎病史，以急性黄疸型肝炎起病。②起病后2周内出现极度乏力，伴明显的恶心、呕吐等严重的消化道症状。③迅速出现Ⅱ度以上（按Ⅳ度划分）的肝性脑病。④出血倾向明显，凝血酶原活动度（PTA）≤40%，且排除其他原因。⑤肝浊音界进行性缩小（表明肝细胞存在大面积坏死，与预后直接有关）。⑥患者黄疸急剧迅速加深，起病初期可能黄疸很浅，甚至尚未出现黄疸，但上述表现者应考虑本病。

三、临床表现

1. 早期症状 可见恶心、呕吐、腹痛、缺水及黄疸等非特异性表现。

2. 意识障碍 主要是肝性脑病。

3. 肝臭 呼气常有特殊的甜酸气味（似烂水果味）。

4. 出血 出现皮肤出血斑点、注射部位出血或胃肠出血等。

5. 并发其他器官系统功能障碍 可出现肾功能损害、循环功能障碍、脑水肿及颅内压增高、肺水肿及感染。

6. 实验室检查 ①转氨酶升高，大面积肝坏死时出现胆-酶分离现象。②血胆红素增高。③血小板常减少，白细胞增多。④血肌酐或尿素氮可增高。⑤血电解质紊乱。⑥酸碱失衡，多为代谢性酸中毒。⑦发生DIC时，凝血时间、凝血酶原时间或部分凝血活酶时间延长，纤维蛋白原可减少，而其降解物（FDP）增多，优球蛋白试验等可呈阳性。

四、疾病预防

1. 临床上用药时应注意药物对肝脏的不良作用。

2. 外科施行创伤性较大的手术，应注意以下情况。

（1）术前应重视患者的肝功能情况，做好肝功能评估。

（2）麻醉时应避免使用肝毒性药物。

（3）手术期间和术后要防止缺氧、低血压或休克、感染等，以免损害肝细胞。

（4）术后要根据病情继续监测肝功能，保持呼吸循环良好、抗感染和维持营养代谢，维护肝脏功能。

五、治疗

1. 病因治疗

（1）化学物质中毒：停用必需药物以外的所有药物。

（2）病毒性肝炎：与 AHF 相关的乙型肝炎用核苷酸类似物治疗，甲型（和丁型）肝炎用支持治疗；怀疑由疱疹病毒或水痘 – 带状疱疹导致 AHF 的患者，使用阿昔洛韦治疗。

（3）妊娠期急性脂肪肝或 HELLP 综合征：建议迅速终止妊娠。

2. 一般治疗　①营养支持。②补充血清白蛋白。③口服乳果糖，以利排便。④静脉滴注谷氨酸等降低血氨。⑤静脉滴注 $\gamma-$ 氨基丁酸（又称氨酪酸）、左旋多巴，改善中枢神经递质。⑥纠正酸碱失衡和电解质紊乱。

3. 防治多器官功能障碍　①给予 H_2 受体拮抗药或质子泵抑制剂（或硫糖铝作为二线药物）预防胃肠道出血。②避免使用肾损害药物。③预防和治疗 ARDS。

4. 预防感染　全身使用广谱抗生素，必要时使用抗真菌感染药物。

5. 肝性脑病的治疗　脱水（建议用甘露醇）和低温治疗，自身免疫性肝炎引起者可考虑使用激素。

6. 人工肝支持　可清除肝衰竭患者血中有害物质，为施行肝移植术作准备。

7. 肝移植　适用于经积极内科和人工肝治疗疗效欠佳者。

 提示

> 肝移植是治疗 AHF 最有效的治疗手段。

◦ 经典试题 ◦

（研）胸外心脏按压的顺序是

    A. B—A—C   B. C—B—A

    C. B—C—A   D. C—A—B

【答案】

D

温 故 知 新

监测目的 —— 早期发现高危因素等

重症监测治疗的内容
- 循环系统 —— 心电图、血流动力学、组织灌注的监测
- 呼吸系统 —— 呼吸功能监测、呼吸治疗

病情评估 —— 急性生理与慢性健康状况评分等

ICU的人文关怀 —— 降低生理不适和心理应激，促进康复

重症监测治疗与复苏

基础生命支持
- CPR顺序：C—A—B
- 心脏按压
  - 胸外心脏按压
    - 部位：胸骨下半部
    - 频率：100~120次/min
    - 深度：5~6cm
    - 按压通气比为30：2
  - 成人
  - 开胸心脏按压
- 通气
  - 开放气道 —— 头后仰法、托下颌法
  - 徒手人工呼吸
  - 简易人工呼吸器、机械通气
- 尽早电除颤

高级生命支持
- 呼吸支持
- 恢复和维持自主循环
- CPR期间的监测
- 药物治疗
  - 肾上腺素是心肺复苏中的首选药物
  - 缩血管药物、抗心律失常药

复苏后治疗 —— 优化通气和氧合、维持血流动力学稳定和脑复苏

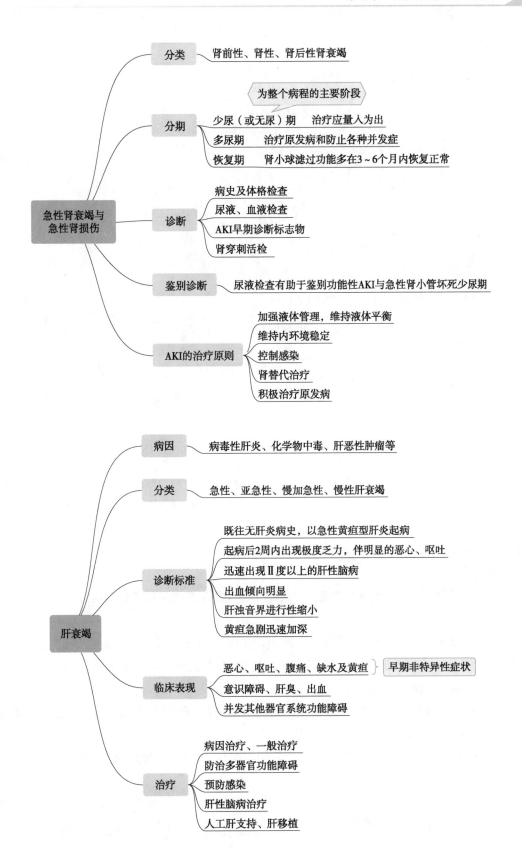

急性肾衰竭与急性肾损伤

分类　肾前性、肾性、肾后性肾衰竭

分期

为整个病程的主要阶段

少尿（或无尿）期　治疗应量入为出
多尿期　治疗原发病和防止各种并发症
恢复期　肾小球滤过功能多在3~6个月内恢复正常

诊断
病史及体格检查
尿液、血液检查
AKI早期诊断标志物
肾穿刺活检

鉴别诊断　尿液检查有助于鉴别功能性AKI与急性肾小管坏死少尿期

AKI的治疗原则
加强液体管理，维持液体平衡
维持内环境稳定
控制感染
肾替代治疗
积极治疗原发病

肝衰竭

病因　病毒性肝炎、化学物中毒、肝恶性肿瘤等

分类　急性、亚急性、慢加急性、慢性肝衰竭

诊断标准
既往无肝炎病史，以急性黄疸型肝炎起病
起病后2周内出现极度乏力，伴明显的恶心、呕吐
迅速出现Ⅱ度以上的肝性脑病
出血倾向明显
肝浊音界进行性缩小
黄疸急剧迅速加深

临床表现
恶心、呕吐、腹痛、缺水及黄疸　}　早期非特异性症状
意识障碍、肝臭、出血
并发其他器官系统功能障碍

治疗
病因治疗、一般治疗
防治多器官功能障碍
预防感染
肝性脑病治疗
人工肝支持、肝移植

61

第八章

围术期处理

第一节 术前准备

一、手术分类

按照手术的时限性,外科手术分类如下。

1. 急症手术 外伤性肠破裂、胸腹腔内大血管破裂等,需要在最短时间内进行必要的准备后立即手术。

2. 限期手术 各种恶性肿瘤根治术,手术时间虽可选择,但不宜延迟过久。

3. 择期手术 胆囊结石胆囊切除术、甲状腺腺瘤切除术及腹股沟疝修补术等,可在充分的术前准备后选择合适时机进行手术。

二、一般准备

1. 心理准备 患者术前难免有恐惧、紧张及焦虑等情绪,医务人员应给予充分的关怀和鼓励,并就病情、施行手术的必要性等对患者作适度的解释。向患者家属或/和监护人作详细介绍和解释,协助做好患者的心理准备工作。履行书面知情同意手续,由患者本人或法律上有责任的亲属(或监护人)签署。

2. 生理准备

(1)适应性锻炼:术前练习在床上大小便,教会患者正确的咳嗽和咳痰方法。术前2周停止吸烟。

(2)输血和补液:施行中、大型手术者,术前应做好血型鉴定和交叉配血试验,备好一定数量的血制品。术前纠正水、电解质及酸碱平衡失调、贫血和低蛋白血症。

(3)预防性应用抗生素的情况

1)涉及感染病灶或切口接近感染区域的手术、胃肠道手术、操作时间长、创伤大的手术、癌肿手术、涉及大血管的手术和脏器移植术。

2)开放性创伤,创面已污染或有广泛软组织损伤,创伤至实施清创的间隔时间较长,或清创所需时间较长以及难以彻底清创者。

(4)胃肠道准备:成人从术前8~12小时开始禁食,术前4小时开始禁饮;涉及胃肠道手术者,术前1~2日开始进流质饮食,有幽门梗阻的患者,需在术前进行洗胃。结直肠手术,酌情在术前一日及手术当天清晨行清洁灌肠或结肠灌洗,并于术前 2~3 天开始进流食、口服肠道制菌药物。

（5）其他:手术前夜,可给予镇静剂,以保证良好的睡眠。如发现患者有与疾病无关的体温升高或妇女月经来潮等情况,应延迟手术日期。进手术室前,应排尽尿液;估计手术时间长,或是盆腔手术,应留置导尿管。术前应取下活动义齿,以免麻醉或术中脱落造成误咽或误吸。

3. 特殊准备

（1）营养不良:评估术前营养不良的程度,适当予以纠正。

（2）脑血管病:近期有脑卒中史者,择期手术应至少推迟 2 周,最好 6 周。

（3）心血管病:血压在 160/100mmHg 以下,可不必作特殊准备。血压 >180/100mmHg 者,待血压控制稳定后再做手术。

（4）肺功能障碍:术前合理选择肺功能评估和进行肺功能锻炼,戒烟;急性呼吸系统感染者,择期手术应推迟至治愈后 1~2 周;如系急症手术,需加用抗生素;阻塞性呼吸道疾病者,围术期应用支气管扩张药;喘息正在发作者,择期手术应推迟。

（5）肾疾病:对于术前存在肾衰竭者,应维持电解质（尤其是血清钾）在正常范围内。若合并有其他肾衰竭的危险因素,选择有肾毒性的药物如氨基糖苷类抗生素、非甾体抗炎药和麻醉剂时,都应特别慎重。

（6）糖尿病:①仅以饮食控制病情者,术前不需特殊准备。②口服降糖药的患者,应继续服用至手术的前一天晚上;服长效降糖药者,应在术前 2~3 日停服;禁食患者需静脉输注葡萄糖加胰岛素维持血糖轻度升高状态（5.6~11.2mmol/L）。③平时用胰岛素者,在手术日晨停用胰岛素。④伴有酮症酸中毒的患者,需要接受急症手术,应当尽可能纠正酸中毒、血容量不足、电解质失衡（特别是低血钾）。围术期将血糖控制在 7.77~9.99mmol/L 是比较理想的范围。

（7）凝血障碍:术前 7 天停用阿司匹林,术前 2~3 天停用非甾体抗炎药,术前 10 天停用抗血小板药噻氯匹定和氯吡格雷。当血小板 $<50 \times 10^9/L$,建议输血小板;大手术或涉及血管部位的手术,应保持血小板达 $75 \times 10^9/L$;神经系统手术,血小板临界点 $\geq 100 \times 10^9/L$。

（8）下肢深静脉血栓形成的预防:有静脉血栓危险因素者,应预防性使用低分子量肝素,间断气袋加压下肢或口服华法林（近期曾接受神经外科手术或有胃肠道出血的患者慎用）。对于高危患者（如曾有深静脉血栓形成和肺栓塞者）,可联合应用多种方法如抗凝、使用间断加压气袋等。

第二节　术后处理

一、常规处理

1. 术后医嘱　包括诊断、施行的手术、监测方法和治疗措施。

2. 监测　常规监测生命体征,有心、肺疾病或有心肌梗死危险的患者应予无创或有创监测中心静脉压、肺动脉楔压、心电监护及动脉血氧饱和度。

3. 静脉输液　术后输液的量、成分和输注速度,取决于手术的大小、患者器官功能状态和疾病严重程度。肠梗阻、小肠坏死、肠穿孔患者,术后24小时内需补给较多的晶体。

4. 引流管　要经常检查放置的引流物有无阻塞、扭曲等情况,记录、观察引流物的量和性质,它有可能提示有无出血或瘘等的发生。

二、术后卧位处理(表1-8-1)

表1-8-1　术后卧位处理

患者情况	卧位选择
全身麻醉尚未清醒,无禁忌者	取平卧位,头转向一侧
蛛网膜下腔阻滞	应平卧或头低卧位12小时
颅脑手术后无休克或昏迷	取15°~30°头高脚低斜坡卧位
颈、胸手术后	多采用高半坐位卧式
腹部手术后	多取低半坐位卧式或斜坡卧位
脊柱或臀部手术后	可采用俯卧或仰卧位
腹腔内有污染	尽早改为半坐位或头高脚低位
休克	下肢抬高15°~20°,头部和躯干抬高20°~30°

三、各种不适的处理

1. 疼痛　常用的麻醉类镇痛药有吗啡、哌替啶和芬太尼。硬膜外阻滞可留置导管数日,连接镇痛泵,特别适合于下腹部手术和下肢手术的患者。

2. 呃逆　术后早期发生呃逆可采用压迫眶上缘,短时间吸入二氧化碳,抽吸胃内积气、积液,给予镇静或解痉药物等措施。施行上腹部手术后,如果出现顽固性呃逆,要特别警惕膈下积液或感染之可能,需及时处理。

四、胃肠道

1. 剖腹术后,胃肠道蠕动减弱。胃蠕动恢复较慢,右半结肠需48小时,左半结肠72小时。胃和空肠手术后,上消化道推进功能的恢复需 2~3 天。

2. 在食管、胃和小肠手术后,有显著肠梗阻、神志欠清醒(防止吸入),以及急性胃扩张的患者,应插鼻胃管连接负压、间断吸引装置,保持鼻胃管通畅,留置 2~3 天,直到正常的胃肠蠕动恢复(可闻及肠鸣音或已排气)。

3. 罂粟碱类药物能影响胃肠蠕动。

4. 胃或肠造口导管应进行重力(体位)引流或负压、间断吸引。空肠造口的营养管可在术后第 2 天滴入营养液。造口的导管约术后 3 周方可拔除。

五、活动

原则上应早期床上活动,争取在短期内起床活动。有休克、心力衰竭、严重感染、出血、极度衰弱等情况,以及施行过有特殊固定、制动要求的手术患者,则不宜早期活动。痰多者,应定时咳痰。

六、缝线拆除

拆线时间:一般头、面、颈部在术后 4~5 日;下腹部、会阴部在术后 6~7 日;胸部、上腹部、背部、臀部手术 7~9 日;四肢手术 10~12 日;减张缝线 14 日拆线。

> (i) 提示
>
> 青少年患者可适当缩短拆线时间,年老、营养不良患者可延迟拆线时间,也可根据患者实际情况采用间隔拆线。电刀切口,也应推迟 1~2 日拆线。

七、切口分类(表 1-8-2)

表 1-8-2　切口分类

分类	又称	含义	举例
清洁切口	Ⅰ类切口	缝合的无菌切口	甲状腺大部切除术
可能污染切口	Ⅱ类切口	手术时可能带有污染的缝合切口	胃大部切除术
污染切口	Ⅲ类切口	邻近感染区或组织直接暴露于污染或感染物的切口	阑尾穿孔的阑尾切除术、肠梗阻坏死的手术

八、切口愈合分级

1. 甲级愈合　用"甲"字代表,指愈合优良,无不良反应。

2. 乙级愈合　用"乙"字代表,指愈合处有炎症反应,如红肿、硬结、血肿、积液等,但未化脓。

3. **丙级愈合**　用"丙"字代表,指切口化脓,需要作切开引流等处理。

 提示

如甲状腺大部切除术后愈合优良,则记以"Ⅰ/甲";胃大部切除术切口血肿,则记以"Ⅱ/乙"。

第三节　术后并发症的防治

一、术后出血

1. **原因**　术中止血不完善、创面渗血未完全控制、原痉挛的小动脉断端舒张、结扎线脱落、凝血障碍等,均可导致术后出血。

2. **表现及处理**　腹腔手术后24小时之内出现休克,应考虑到有内出血。超声检查及腹腔穿刺,可以明确诊断。胸腔手术后从胸腔引流管内每小时引流出血液量持续超过100ml,就提示有内出血。摄胸部X线平片,可显示胸腔积液。中心静脉压低于0.49kPa(5cmH$_2$O);每小时尿量少于25ml;在输给足够的血液和液体后,休克征象和监测指标均无好转,或继续加重,或一度好转后又恶化等,都提示有术后出血,应当迅速再手术止血,清除血凝块,用生理盐水冲洗腹腔。

二、术后发热与低体温

1. **非感染性发热**

(1)原因:手术时间长(>2小时)、广泛组织损伤、术中输血、药物过敏、麻醉剂引起的肝中毒等。

(2)处理:如体温不超过38℃,可不予处理。高于38.5℃,患者感到不适时,可予以物理降温,对症处理,严密观察。

2. **感染性发热**

(1)危险因素:患者体弱、高龄、营养状况差、糖尿病、吸烟、肥胖、使用免疫抑制药物或原已存在的感染病灶等。

(2)处理:病因治疗及抗感染治疗等。

 提示

发热是术后最常见的症状。

3. 低体温

（1）原因：轻度低体温多因麻醉药阻断了机体的调节过程,开腹或开胸手术热量散失,输注冷的液体和库存血液导致。深度低体温通常与大手术,特别是多处创伤的手术,输注大量冷的液体和库存血液有关。

（2）防治：术中应监测体温。大量输注冷的液体和库存血液时,应通过加温装置,必要时用温盐水反复灌洗体腔,术后注意保暖。

三、呼吸系统并发症

1. 肺膨胀不全　上腹部手术的患者、老年、肥胖,长期吸烟和有呼吸系统疾病的患者更常见。可通过叩击胸、背部,鼓励咳嗽和深呼吸,经鼻气管吸引分泌物来预防,必要时给予雾化治疗、应用支气管镜吸痰。

2. 术后肺炎　易患因素有肺膨胀不全,异物吸入和大量的分泌物。

3. 肺栓塞

（1）易患因素：年龄（50岁以上）、下肢深静脉血栓形成、创伤、软组织损伤、烧伤、心肺疾病、肥胖、某些血液病、代谢病（糖尿病）等。

（2）治疗：重症监护、绝对卧床;呼吸支持、循环支持;溶栓、抗凝治疗等。

四、术后感染

1. 腹腔脓肿和腹膜炎　如为弥漫性腹膜炎,应急诊剖腹探查。腹腔脓肿可在超声引导下做穿刺置管引流,必要时开腹引流。

2. 真菌感染　治疗可选用两性霉素 B 或氟康唑等。

五、切口并发症

1. 血肿、积血和血凝块　是最常见的并发症。在无菌条件下排空凝血块,结扎出血血管,再次缝合伤口。

2. 血清肿　皮下的血清肿可用空针抽吸,敷料压迫,以阻止淋巴液渗漏和再积聚。腹股沟区域的血清肿可让其自行吸收,如果血清肿继续存在,或通过伤口外渗,可在手术室探查切口,结扎淋巴管。

3. 伤口裂开

（1）主要原因：①营养不良组织愈合能力差。②切口缝合技术有缺陷。③腹腔内压力突然增高的动作,如剧烈咳嗽,或严重腹胀。

（2）表现：切口裂开常发生于术后 1 周之内。往往在患者一次腹部突然用力时,自觉切口疼痛和突然松开,有淡红色液体自切口溢出。

（3）预防：缝线距伤口缘 2~3cm,针距 1cm,消灭死腔,引流物勿通过切口。对估计发生此并发症可能性很大的患者,可使用以下方法:①在依层缝合腹壁切口的基础上,加用全层腹壁减张缝线。②应在良好麻醉、腹壁松弛条件下缝合切口。③及时处理腹胀。④咳嗽时,最好平卧。⑤适当的腹部加压包扎。

（4）处理:①切口完全裂开时,要立刻用无菌敷料覆盖切口,在良好的麻醉条件下重新予以缝合,同时加用减张缝线。切口完全裂开再缝后常有肠麻痹,术后应放置胃肠减压。②切口部分裂开的处理,按具体情况而定。

4. 切口感染

（1）表现:伤口局部红、肿、热、疼痛和触痛,有分泌物（浅表伤口感染）,伴有或不伴有发热和白细胞增加。

（2）处理:在伤口红肿处拆除伤口缝线,使脓液流出,同时行细菌培养。

六、泌尿系统并发症

1. 尿潴留　安抚患者情绪,如无禁忌,可协助患者坐于床沿或立起排尿。如无效,可在无菌条件下进行导尿。尿潴留时间过长,导尿时尿液量超过 500ml 者,应留置导尿管 1~2 日;有器质性病变,如骶前神经损伤、前列腺肥大等,需留置导尿管 4~5 天。

2. 泌尿道感染

（1）预防:严格要求无菌操作,防止泌尿系统感染,预防和迅速处理尿潴留。

（2）处理:可给予足量的液体、膀胱彻底引流和针对性应用抗生素。

───○ 经 典 试 题 ○───

（研）1. 下列幽门梗阻患者术前准备措施中,不合理的是

  A. 纠正水电解质失衡

  B. 禁食、胃肠减压

  C. 温盐水洗胃

  D. 应用广谱抗生素

（执）2. 下腹部手术拆线时间一般为术后

  A. 7~9 日   B. 4~5 日

  C. 13~14 日   D. 6~7 日

  E. 10~12 日

【答案】

 1. D 2. D

温 故 知 新

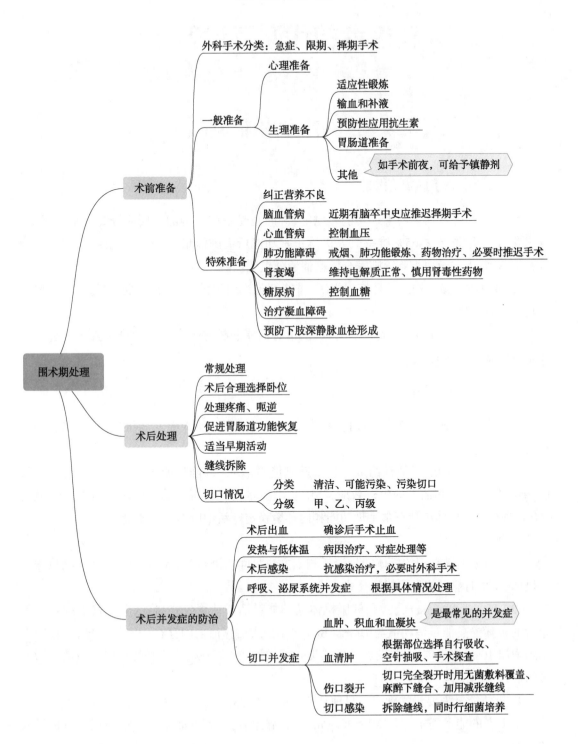

围术期处理

术前准备
- 外科手术分类：急症、限期、择期手术
- 一般准备
  - 心理准备
  - 生理准备
    - 适应性锻炼
    - 输血和补液
    - 预防性应用抗生素
    - 胃肠道准备
  - 其他 —— 如手术前夜，可给予镇静剂
- 特殊准备
  - 纠正营养不良
  - 脑血管病 —— 近期有脑卒中史应推迟择期手术
  - 心血管病 —— 控制血压
  - 肺功能障碍 —— 戒烟、肺功能锻炼、药物治疗、必要时推迟手术
  - 肾衰竭 —— 维持电解质正常、慎用肾毒性药物
  - 糖尿病 —— 控制血糖
  - 治疗凝血障碍
  - 预防下肢深静脉血栓形成

术后处理
- 常规处理
- 术后合理选择卧位
- 处理疼痛、呃逆
- 促进胃肠道功能恢复
- 适当早期活动
- 缝线拆除
- 切口情况
  - 分类 —— 清洁、可能污染、污染切口
  - 分级 —— 甲、乙、丙级

术后并发症的防治
- 术后出血 —— 确诊后手术止血
- 发热与低体温 —— 病因治疗、对症处理等
- 术后感染 —— 抗感染治疗，必要时外科手术
- 呼吸、泌尿系统并发症 —— 根据具体情况处理
- 切口并发症
  - 血肿、积血和血凝块 —— 是最常见的并发症
  - 血清肿 —— 根据部位选择自行吸收、空针抽吸、手术探查
  - 伤口裂开 —— 切口完全裂开时用无菌敷料覆盖、麻醉下缝合、加用减张缝线
  - 切口感染 —— 拆除缝线，同时行细菌培养

第九章

外科患者的代谢及营养治疗

第一节 外科患者的代谢变化

一、正常情况下的物质代谢

1. 碳水化合物　主要生理功能是供能,同时也是细胞结构的重要成分。正常情况下,碳水化合物提供 55%~65% 维持成人机体正常功能所需的能量,机体一些组织器官如大脑神经细胞、肾上腺及血细胞等则完全依赖葡萄糖氧化供能。

2. 蛋白质　参与构成各种细胞组织,维持细胞组织生长、更新和修复,参与多种重要生理功能及氧化供能。

3. 脂肪　提供能量、构成身体组织、供给必需脂肪酸并携带脂溶性维生素等。甘油三酯是机体储存能量的形式。

二、能量代谢

1. 生物体内碳水化合物、蛋白质和脂肪在代谢过程中所伴随的能量释放、转移和利用称为能量代谢。

2. 机体每日的能量消耗组成　包括基础能量消耗(或静息能量消耗)、食物的生热效应、兼性生热作用和活动的生热效应,其中基础能量消耗在每日总能量消耗所占比例最大(60%~70%),是机体维持正常生理功能和内环境稳定等活动所消耗的能量。

3. 测定

(1)临床上最常用的机体能量消耗测定方法是间接测热法,Weir 公式是间接测热法计算机体 24 小时静息能量消耗的公式。

(2)Harris-Benedict 公式是健康机体基础能量消耗估算公式,临床上各种疾病状态下患者的实际静息能量消耗值与 Harris-Benedict 公式估算值之间存在一定的差异,如择期手术约增加 10%,严重创伤、多发性骨折感染时可增加 20%~30%,大面积烧伤时能量消耗增加最明显,最大可增高 100% 左右。

4. 机体能量需要量的确定　目前认为,对于非肥胖患者 25~30kal/(kg·d)能满足大多数住院患者的能量需求,而 BMI≥30kg/m^2 的肥胖患者,推荐的能量摄入量为正常目标量的 70%~80%。

三、机体代谢改变

1. 饥饿时机体代谢改变 饥饿早期,首先利用肝脏及肌肉中的糖原储备直至糖原耗尽,然后再依赖糖异生作用。此时,机体能量消耗下降,肝脏及肌肉蛋白分解以提供糖异生前体物质,蛋白质合成下降。随后,脂肪动员增加成为主要能源物质。

2. 创伤应激状态下机体代谢变化 主要特征为静息能量消耗增高、高血糖及蛋白质分解增强。

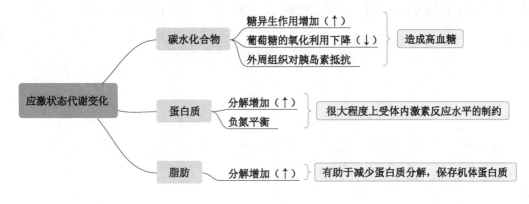

第二节 营养状况评定

一、临床检查

通过病史采集和体格检查(如有无肌肉萎缩、毛发脱落等)来发现是否存在营养不良。

二、人体测量

1. 体重 无主观意识控制体重情况下,体重丢失>10%(无时间限定)或3个月体重丢失>5%,即存在营养不良。

2. 体重指数(BMI) 体重指数(BMI)=体重(kg)/身高^2(m^2)。BMI<18.5kg/m^{2}为营养不良;25~30kg/m^{2}为超重;>30kg/m^{2}为肥胖。

3. 皮褶厚度与臂围 测量三头肌皮褶厚度、上臂中点周径及上臂肌肉周径,可间接反映机体营养状况。

4. 握力测定 正常男性握力≥35kg,女性握力≥23kg。

三、生化及实验室检查

1. 血浆蛋白 常用指标有白蛋白(半衰期18天)、前白蛋白、转铁蛋白和视黄醇结合蛋白等;后三者半衰期短,故是反映营养状况更好、更敏感、更有效的指标。

2. 氮平衡与净氮利用率　氮平衡是评价机体蛋白质代谢状况的可靠指标。氮的摄入量＞排出量,为正氮平衡;氮摄入量＜排出量,为负氮平衡。

3. 免疫功能　总淋巴细胞计数是评价细胞免疫功能的简易方法,其值 $<1.8 \times 10^9/L$ 为营养不良。

四、其他

包括综合性营养评价指标、人体组成测定、营养风险及营养风险筛查工具。

第三节　肠外营养

一、概述

肠外营养是指通过胃肠道以外途径(即静脉途径)提供营养的方式。

二、肠外营养的临床特点(表 1-9-1)

表 1-9-1　肠外营养的临床特点

肠外营养	临 床 特 点
适应证	①1 周以上不能进食或因胃肠道功能障碍或不能耐受肠内营养者 ②通过肠内营养无法达到机体需要的目标量
制剂	由碳水化合物、脂肪乳剂、氨基酸、水、维生素、电解质及微量元素等基本营养素组成
配制	主张采用全营养液混合方法将各种营养制剂混合配制后输注,近年来出现了标准化多腔肠外营养液
途径	①中心静脉途径:如颈内静脉途径、锁骨下静脉途径,适用于需长期肠外营养者 ②周围静脉途径:指浅表静脉(多为上肢末梢静脉),适用于肠外营养 <2 周者
输注方法	包括持续输注法和循环输注法
并发症	①静脉导管相关并发症:气胸、空气栓塞(最严重)、血管及神经损伤等非感染性并发症;血栓性静脉炎等感染性并发症 ②代谢性并发症:高血糖、低血糖、氨基酸代谢紊乱等 ③脏器功能损害:肝脏脂肪浸润、胆汁淤积、肠源性感染(肠黏膜上皮绒毛萎缩、肠道细菌移位等) ④代谢性骨病:表现为骨钙丢失、骨质疏松、血碱性磷酸酶增高等

提示

凡是需要营养支持,但又不能或不宜接受肠内营养者均为肠外营养的适应证。

第四节　肠　内　营　养

一、概述

肠内营养是指通过胃肠道途径提供营养的方式,是临床营养支持首选的方法。

二、肠内营养制剂

根据其组成可分为非要素型、要素型、组件型及疾病专用型肠内营养制剂 4 类。

三、肠内营养方式和途径选择

1. 肠内营养支持方式　有口服营养补充和管饲两种方式。

2. 输入途径　有口服、鼻胃/十二指肠置管、鼻空肠置管、胃造口、空肠造口等,具体途径的选择取决于疾病情况、喂养时间长短、患者精神状态及胃肠道功能。

（1）鼻胃/十二指肠、鼻空肠管喂养:是临床上使用最多的管饲喂养方法。适合于需短时间（<2 周）营养患者。

（2）胃或空肠造口:常用于需要较长时间进行肠内喂养患者。

四、肠内营养的输注

输注方式有一次性投给、间隙性重力滴注和连续性经泵输注三种。

五、并发症及防治

1. 机械性并发症　主要有鼻、咽及食管损伤,喂养管堵塞,喂养管拔出困难,造口并发症等。

2. 胃肠道并发症　可有恶心、呕吐、腹泻、腹胀、肠痉挛等,大多数能够通过合理的操作来预防和及时纠正、处理。

3. 代谢性并发症　主要有水、电解质及酸碱代谢异常,糖代谢异常,微量元素、维生素及脂肪酸缺乏,各脏器功能异常。

4. 感染性并发症　主要与营养液误吸和营养液污染有关。吸入性肺炎是肠内营养最严重并发症。防止胃内容物潴留及反流是预防吸入性肺炎的重要措施,一旦发现误吸应积极治疗。

第五节　肥胖与代谢病外科

一、概述

肥胖症,是指热量摄入超过热量消耗而导致体内脂肪尤其是甘油三酯积聚过多、体重过度增长并引起病理生理改变的一种慢性疾病。肥胖症及其引发的代谢病,严重影响了人类的健康。

二、治疗

肥胖症的治疗,传统非手术治疗方法有饮食控制疗法、运动疗法、中医针灸疗法和药物疗法等,这些疗法的长期效果欠佳。明确患者的肥胖原因、肥胖程度和代谢病状况,经非手术减肥治疗失败,再考虑手术减肥。手术治疗没有年龄限制,但18~55岁效果好、康复快、代谢病及相关疾病缓解率高。

───○ 经 典 试 题 ○───

〔执〕1. 肠外营养的技术性并发症中最严重的是

　　A. 神经损伤

　　B. 空气栓塞

　　C. 胸导管损伤

　　D. 气胸

　　E. 血胸

〔研〕2. 长期肠外营养可能出现的并发症有

　　A. 肝功能异常

　　B. 高磷血症

　　C. 肠黏膜萎缩

　　D. 细菌移位

【答案】

1. B　2. ACD

温 故 知 新

代谢 — 正常情况　主要由碳水化合物供能
— 饥饿　糖原消耗、糖异生、蛋白分解、脂肪动员
— 创伤应激状态　静息能量消耗增高、高血糖及蛋白质分解增强等

营养状况评定 — 临床检查　病史采集和体格检查
— 人体测量　体重、BMI、皮褶厚度与臂围、握力测定
— 生化及实验室检查　血浆蛋白、氮平衡、总淋巴细胞计数等
— 其他　综合性营养评价指标等

肠外营养 — 适应证　1周以上不能进食或因胃肠道功能障碍或不能耐受肠内营养者
— 途径　中心、周围静脉途径
— 输注方法　持续和循环输注法
— 并发症 — 静脉导管相关并发症
　　　　 — 代谢性并发症
　　　　 — 脏器功能损害
　　　　 — 代谢性骨病

外科患者的代谢及营养治疗

肠内营养 — 制剂　非要素型、要素型、组件型及疾病专用型
— 方式 — 口服
　　　 — 管饲 — 鼻胃/十二指肠、鼻空肠管喂养　用于需 < 2周的肠内营养者
　　　　　　 — 胃或空肠造口　用于需较长时间的肠内营养者
— 输注　一次性投给，间隙性重力滴注和连续性经泵输注
— 并发症 — 机械性并发症
　　　　 — 胃肠道并发症
　　　　 — 代谢性并发症
　　　　 — 感染性并发症　吸入性肺炎最严重

肥胖与代谢病外科 — 肥胖症可选择手术治疗

第十章

外 科 感 染

第一节 概　述

一、定义

外科感染通常指需要外科处理的感染，包括与创伤、烧伤、手术相关的感染。

二、分类

1. 按致病菌分类

（1）非特异性感染：又称化脓性感染或一般性感染，常见如疖、痈、丹毒、急性乳腺炎、急性阑尾炎等。常见致病菌包括金黄色葡萄球菌、大肠埃希菌、铜绿假单胞菌、链球菌等。

（2）特异性感染：如结核、破伤风、气性坏疽、念珠菌病等。

2. 按病程长短分类

（1）急性感染：病程 <3 周。

（2）慢性感染：病程 >2 个月。

（3）亚急性感染：病程为 3 周至 2 个月。

3. 按发生条件分类　分为条件性（机会性）感染、二重感染（菌群交替）、医院内感染等。

第二节　浅部组织细菌性感染

一、疖与痈

1. 疖　是指单个毛囊及其周围组织的急性细菌性化脓性炎症。

（1）致病菌：大多为金黄色葡萄球菌，偶可因表皮葡萄球菌或其他病菌致病。

（2）好发部位：好发于头面、颈项和背部。

（3）临床表现

1）初始局部皮肤有红、肿、痛的小硬结（直径 <2cm 左右）。数日后肿痛范围扩大、小硬

结中央组织坏死、软化，出现黄白色的脓栓，触之有波动；继而，大多脓栓可自行脱落、破溃，待脓液流尽后炎症逐步消退愈合。

2）不同部位同时发生几处疖，或者在一段时间内反复发生疖，称为疖病，与患者的抗感染能力较低（如有糖尿病）或皮肤不洁等有关。

（4）预防和治疗

1）保持皮肤清洁。

2）局部处理。

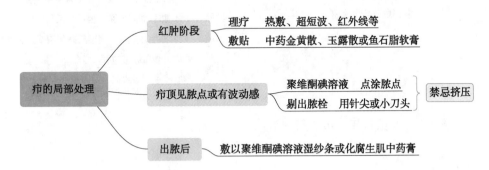

3）药物治疗：出现发热、头痛、全身不适等症状，并发急性淋巴结炎、淋巴管炎时，可选用青霉素类或头孢菌素类抗菌药物，应用清热解毒中药方剂。有糖尿病病史者应给予胰岛素或降血糖类药物。

2.痈　指多个相邻毛囊及其周围组织同时发生的急性化脓性炎症，或由多个相邻疖融合而成。

（1）致病菌：大多为金黄色葡萄球菌，偶可因表皮葡萄球菌或其他病菌致病。

（2）好发人群及部位：以中、老年居多，大部分患者合并有糖尿病。好发于皮肤较厚的项部和背部。

（3）临床表现

1）初起局部小片皮肤硬肿、热痛，肤色暗红，其中可有数个凸出点或脓点，有畏寒、发热、食欲减退和全身不适。随硬肿范围增大，可见浸润性水肿、相关淋巴结肿大，局部疼痛加剧，全身症状加重，晚期局部可破溃流脓，使疮口呈蜂窝状。周围皮肤呈紫褐色，难以自行愈合。

2）颌面部疖痈十分危险，位于鼻、上唇及周围"危险三角区"，称为面疖和唇痈。处理不当如被挤碰时，病菌可经内眦静脉、眼静脉进入颅内海绵状静脉窦，引起颅内化脓性海绵状静脉窦炎，出现颜面部进行性肿胀，寒战、高热、头痛、呕吐、昏迷甚至死亡。

（4）诊断与鉴别诊断：根据病史、表现、血常规等检查可诊断。痈需与皮脂囊肿（俗称粉瘤）感染、痤疮感染等鉴别。

（5）预防和治疗

1）保持皮肤清洁。

2）局部处理。

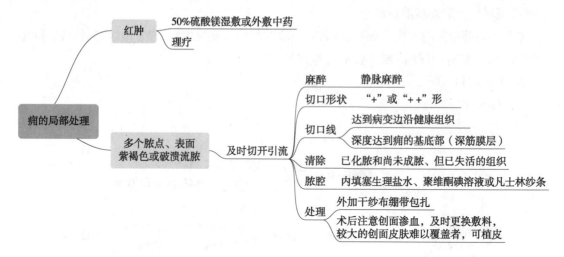

3）药物治疗：参见本节中疖的药物治疗。

二、急性蜂窝织炎

1. 定义 急性蜂窝织炎是发生在皮下、筋膜下、肌间隙或深部蜂窝组织的急性、弥漫性、化脓性感染。

2. 致病菌 主要是溶血性链球菌，其次为金黄色葡萄球菌，以及大肠埃希菌或其他型链球菌。溶血性链球菌感染后可释放溶血素、链激酶和透明质酸酶等，炎症不易局限，可导致全身炎症反应综合征（SIRS）和内毒素血症，但血培养常阴性。由金黄色葡萄球菌引起者，则因细菌产生的凝固酶作用而病变较局限。

3. 临床表现

（1）表浅蜂窝织炎：初起时患处红、肿、热、痛，继之炎症迅速沿皮下向四周扩散，肿胀明显，疼痛剧烈。红肿边缘界限不清楚，可出现水疱，病变部位的引流淋巴结常有肿痛。病变加重时，皮肤水疱溃破出水样液，部分肤色变褐。

（2）深部蜂窝织炎：皮肤症状不明显，多有寒战、高热、头痛、乏力等全身症状；严重时体温极高或过低，甚至有意识改变等严重中毒表现。

（3）特殊类型蜂窝织炎

1）产气性皮下蜂窝织炎：致病菌以厌氧菌为主。初期表现类似一般性蜂窝织炎，但病变进展快且可触感皮下捻发音，破溃后可有臭味，全身状态较快恶化。

2）新生儿皮下坏疽：亦称新生儿蜂窝织炎，起病急、发展快，病变不易局限，极易引发皮下组织广泛的坏死。致病菌主要为金黄色葡萄球菌，病变多发生于背部与臀部。

3）口底、颌下蜂窝织炎：小儿多见。来自口腔感染时，炎症肿胀可迅速波及咽喉，导致喉头水肿、压迫气管而阻碍通气，病情危急。查体见颌下皮肤轻度发红、发热，但肿胀明显，伴有高热，呼吸急迫、吞咽困难、不能进食，口底肿胀。源于面部者，红、肿、热、痛，全身反应较重。感染常向颌下或颈深部蔓延,可累及颌下或颈阔肌后的结缔组织,甚至纵隔,引起吞咽和呼吸困难,甚至窒息。

4. 诊断　根据病史、体征、白细胞计数增多等表现,诊断多不困难。浆液性或脓性分泌物涂片可检出致病菌,血和脓液的细菌培养与药物敏感试验有助于诊断与治疗。

5. 鉴别诊断　新生儿皮下坏疽与硬皮病、小儿颌下蜂窝织炎与急性咽峡炎、产气性皮下蜂窝织炎与气性坏疽相鉴别。

6. 预防　重视皮肤卫生,防治皮肤受伤。重视婴儿和老年人的生活护理。

7. 治疗

(1)抗菌药物:可用青霉素或头孢菌素类抗生素,疑有厌氧菌感染时加用甲硝唑。根据治疗效果或细菌培养与药物敏感试验结果调整用药。

(2)局部处理:早期急性蜂窝织炎,可用50%硫酸镁湿敷,或敷贴金黄散、鱼石脂软膏等。形成脓肿时应切开引流。口底及颌下急性蜂窝织炎则应尽早切开减压,产气性皮下蜂窝织炎须及时隔离,伤口可用3%过氧化氢液冲洗、聚维酮碘溶液(碘伏)湿敷等处理。

(3)对症处理:物理降温,维持营养和体液平衡,吸氧等。

三、丹毒

1. 定义　丹毒是乙型溶血性链球菌侵袭感染皮肤淋巴管网所致的急性非化脓性炎症。

2. 好发部位　下肢与面部。

3. 临床表现

(1)起病急,开始即可有畏寒、发热、头痛、全身不适等。病变多见于下肢,表现为片状微隆起的皮肤红疹、色鲜红、中间稍淡、边界清楚,有的可起水疱,局部有烧灼样疼痛。病变范围向外周扩展时,中央红肿消退而转变为棕黄。附近淋巴结常肿大、有触痛,病情加重时可出现全身性脓毒症。

(2)丹毒经治疗好转后,可因病变复发而最终形成淋巴水肿、肢体肿胀、局部皮肤粗厚,甚至发展成"象皮肿"。

4. 预防　注意皮肤清洁,及时处理小创口;在接触丹毒患者或换药前后,应洗手消毒,防止交叉感染。治疗足癣等相关病并预防复发。

5. 治疗　注意卧床休息,抬高患肢。局部可用50%硫酸镁液湿敷。全身应用抗菌药物,如青霉素、头孢菌素类。

四、浅部急性淋巴管炎和淋巴结炎

1. 病因和病理　乙型溶血性链球菌、金黄色葡萄球菌等,从皮肤、黏膜破损处或其他感染病灶侵入淋巴系统,一般属非化脓性感染。

皮下淋巴管分深、浅两层,急性淋巴管炎在浅层可在皮下结缔组织层内沿淋巴管蔓延,表现为丹毒(网状淋巴管炎)与浅层管状淋巴管炎,而深层淋巴管炎病变深在隐匿、体表无变化。浅部的急性淋巴结炎,好发于颌下、颈部、腋窝、肘内侧、腹股沟或腘窝。

2. 临床表现

(1)管状淋巴管炎:多见于四肢,下肢更常见。浅部病变表皮下可见红色条线,有触痛,扩展时红线向近心端延伸,中医称"红丝疔"。

(2)皮下深层淋巴管炎:不出现红线,可有条形触痛带。病情轻重常与原发感染有密切关系,全身症状与丹毒相似。

(3)急性淋巴结炎:轻者局部淋巴结肿大、疼痛,但表面皮肤正常,可扪及肿大且触痛的淋巴结,大多能自行痊愈;炎症加重时,肿大淋巴结可粘连成肿块,表面皮肤发红、发热,疼痛加重;严重者形成局部脓肿而有波动感,或溃破流脓,并有发热等全身炎症反应。

3. 鉴别诊断　深部淋巴管炎需与急性静脉炎鉴别。

4. 治疗

(1)急性淋巴管炎:应着重治疗原发感染病灶。皮肤有红线条时,可用50%硫酸镁湿敷。红线向近侧延长较快时,可消毒皮肤后用较粗针头沿红线几个点垂直刺入皮下,并局部湿敷。

(2)急性淋巴结炎:积极治疗原发感染,形成脓肿后除应用抗菌药物外,还需切开引流。

第三节　手部急性化脓性细菌感染

一、甲沟炎和脓性指头炎

1. 病因和病理　致病菌多为金黄色葡萄球菌。甲沟炎常因微小刺伤、挫伤、逆剥或剪指甲过深等引起。脓性指头炎为多因甲沟炎加重或指尖、手指末节皮肤受伤后引起。

2. 临床表现

(1)甲沟炎:常见一侧甲沟皮下局部红、肿、热、痛,化脓后甲沟皮下出现白色脓点,有波动感,但不易破溃,可蔓延至甲根或另一侧甲沟,形成半环形脓肿;向下蔓延形成甲下脓肿,继续向深层蔓延则会导致指头炎或慢性甲沟炎。感染加重时常有疼痛加剧和发热等症状。

(2)脓性指头炎:初始指头有针刺样疼痛,轻度肿胀,继而指头肿胀加重、剧烈跳痛,可伴发热、全身不适、白细胞计数增加。感染加重时,可出现疼痛缓解(神经末梢受压麻痹所致),皮肤由红转白;末节指骨发生骨髓炎,创口经久不愈。

3. 治疗

(1)甲沟炎:局部可给予鱼石脂软膏等敷贴或红外线等理疗,脓肿形成者应行手术,沿甲沟旁纵行切开引流。不可在病变邻近处采用指神经阻滞麻醉。

（2）指头炎：初发时应悬吊前臂、平放患手，给予敏感抗生素等。如患指剧痛、肿胀明显、伴有全身症状，应及时切开引流。

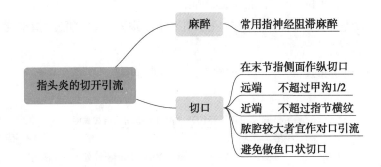

```
                        麻醉 ——— 常用指神经阻滞麻醉

                                      在末节指侧面作纵切口
  指头炎的切开引流                      远端    不超过甲沟1/2
                        切口            近端    不超过指节横纹
                                      脓腔较大者宜作对口引流
                                      避免做鱼口状切口
```

二、急性化脓性腱鞘炎和化脓性滑囊炎

1. 病因　致病菌多为金黄色葡萄球菌。

2. 临床表现

（1）急性化脓性腱鞘炎：病指中、近节均匀肿胀，皮肤极度紧张；患指各个关节轻度弯曲，腱鞘有压痛，被动伸指运动疼痛加剧；不及时切开引流减压，可致肌腱缺血坏死；感染可蔓延至手掌深部间隙、腕部和前臂。

（2）化脓性滑囊炎

1）桡侧滑囊感染：由拇指腱鞘炎引起，可见拇指肿胀微屈、不能外展及伸直，拇指及大鱼际处压痛。

2）尺侧滑囊感染：由小指腱鞘炎引起，可见小指及环指半屈、被动伸直剧痛，小指及小鱼际处压痛。

3. 预防　避免手的损伤，并及时处理手外伤，防止继发细菌感染。

4. 治疗

（1）早期治疗：与脓性指头炎相同。

（2）切开引流：适用于治疗后无好转或局部肿痛明显者。术后抬高患手并固定于功能位。

1）化脓性腱鞘炎：可在肿胀腱鞘之一侧切开引流，也可双侧切开对口引流，避免损伤神经和血管。切口应避开手指及手掌的横纹。

2）桡侧与尺侧滑囊炎：分别在大鱼际与小鱼际掌面做小切口引流或对口引流，切口近端距离腕横纹不少于1.5cm，以免损伤正中神经。

三、掌深间隙急性细菌性感染

1. 病因　致病菌多为金黄色葡萄球菌。

2. 临床表现　均有发热、头痛、脉快、白细胞计数增加等全身症状,可继发肘内或腋窝淋巴结肿痛。

（1）掌中间隙感染:掌心隆起,正常凹陷消失,皮肤明显紧张、发白、压痛,手背水肿;中指、环指及小指处于半屈位,被动伸指引起剧痛。

（2）鱼际间隙感染:掌深凹陷存在,鱼际和拇指指蹼肿胀、压痛,示指半屈,拇指外展略屈,活动受限不能对掌。

3. 治疗　掌深间隙感染应大剂量敏感抗生素静脉滴注。

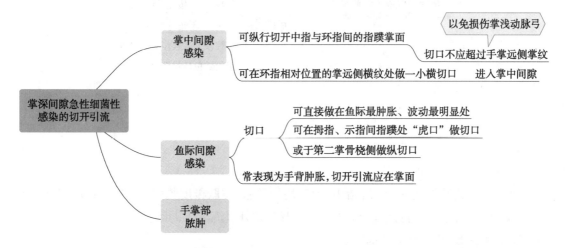

第四节　脓　毒　症

一、病因

包括致病菌数量多、毒力强和机体免疫力低下。常继发于严重创伤后的感染和各种化脓性感染。

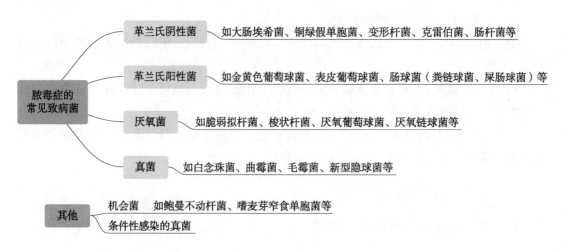

二、临床表现

1. 常见表现　①发热,可伴寒战。②心率加快、脉搏细速,呼吸急促或困难。③神志改变,如淡漠、烦躁、谵妄、昏迷。④肝脾可肿大,可出现皮疹。

2. 革兰氏阴性菌所致脓毒症　常继发于腹膜炎、腹腔感染、大面积烧伤等,可出现三低现象(低温、低白细胞、低血压),脓毒症休克。

3. 革兰氏阳性菌所致脓毒症　常继发于严重的痈、蜂窝织炎等,多为金黄色葡萄球菌所致,常伴高热、皮疹和转移性脓肿。

4. 厌氧菌所致脓毒症　常继发于各类脓肿、会阴部感染、口腔颌面部坏死性感染等,感染灶组织坏死明显,有特殊腐臭味。

5. 真菌所致脓毒症　常继发于长期使用广谱抗生素或免疫抑制剂,可出现结膜瘀斑、视网膜灶性絮样斑等栓塞表现。

三、诊断

通常使用脓毒症相关的序贯器官衰竭评分(SOFA)诊断脓毒症。临床上建议使用快速SOFA(qSOFA)对感染或疑似感染者先进行初步评估。当qSOFA≥2分时,应使用SOFA进一步评估患者情况。脓毒症与脓毒症休克临床诊断流程图,见图1-10-1。

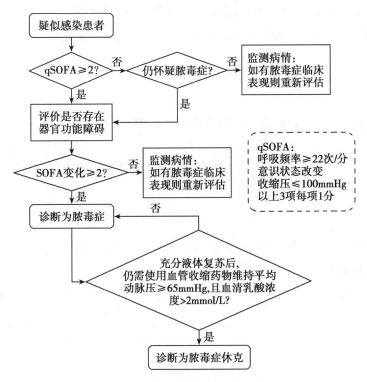

图1-10-1　脓毒症与脓毒症休克临床诊断流程图

四、治疗

脓毒症的治疗大致分为早期复苏、抗微生物治疗、感染性控制和其他辅助治疗四个部分。

1. 对确诊为脓毒症或脓毒症休克的患者,应立即进行液体复苏,在 1 小时内启动静脉抗生素治疗。

2. 感染的原发灶应尽早明确,并及时采取相应措施控制感染源,如清除坏死组织和异物、消灭死腔、脓肿引流等;同时,及时处理血流障碍、梗阻等致病因素。静脉导管感染时,拔除导管应属首要措施。危重患者疑为肠源性感染时,应及时纠正休克,早期进行肠道营养,口服肠道生态制剂。

第五节 有芽孢厌氧菌感染

一、破伤风

1. 病因 破伤风是常和创伤相关联的一种特异性感染。除了可能发生在各种创伤后,还可能发生于不洁条件下分娩的产妇和新生儿。创伤伤口的破伤风梭菌污染率很高,但破伤风发病率只占污染者的 10%~20%,提示发病必须具有其他因素,主要因素就是缺氧环境。如果伤口深,且外口较小,或同时存在需氧菌感染,可形成一个缺氧环境。

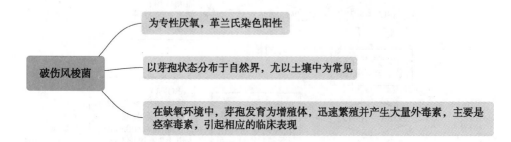

破伤风梭菌
- 为专性厌氧,革兰氏染色阳性
- 以芽孢状态分布于自然界,尤以土壤中为常见
- 在缺氧环境中,芽孢发育为增殖体,迅速繁殖并产生大量外毒素,主要是痉挛毒素,引起相应的临床表现

2. 临床表现

(1)潜伏期:一般为 7~8 天,可短至 24 小时或长达数月数年。潜伏期越短者,预后越差。约 90% 的患者在受伤后 2 周内发病。

(2)前驱症状:全身乏力、头晕、头痛、咀嚼无力、局部肌肉发紧、扯痛、反射亢进等。

(3)典型症状:是在肌紧张性收缩(肌强直、发硬)的基础上,阵发性强烈痉挛,可因轻微的刺激,如光、声、接触、饮水等而诱发。肌肉抽搐的顺序及临床表现如下。

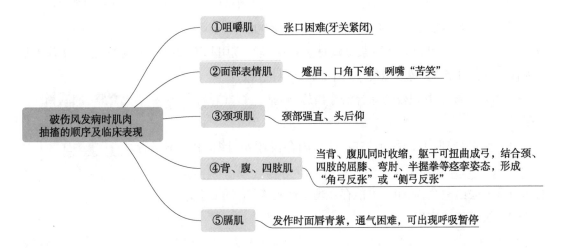

（4）其他：间隙期长短不一，发作频繁者，常示病情严重。发作时神志清楚，表情痛苦，每次发作时间由数秒至数分钟不等。强烈的肌痉挛，可使肌断裂，甚至发生骨折。膀胱括约肌痉挛可引起尿潴留。持续的呼吸肌和膈肌痉挛，可造成呼吸骤停。

新生儿患儿，因肌肉纤弱而症状不典型，表现为不能啼哭和吸乳，少活动，呼吸弱或困难。

> ⓘ 提示
>
> 破伤风患者的死亡原因多为窒息、心力衰竭或肺部并发症。

3. 诊断　实验室检查很难诊断破伤风，因脑脊液检查可以正常，伤口厌氧菌培养也难发现该菌。破伤风的症状比较典型，诊断主要根据临床表现。凡有外伤史，不论伤口大小、深浅，如果伤后出现肌紧张、扯痛、张口困难、颈部发硬、反射亢进等，均应考虑此病的可能性。

4. 鉴别诊断　破伤风需与化脓性脑膜炎、狂犬病、颞下颌关节炎、子痫、分离（转换）障碍等相鉴别。

5. 预防

（1）早期清创：创伤后早期彻底清创，改善局部循环，是预防破伤风发生的重要措施。

（2）人工免疫：通过人工免疫，可产生较稳定的免疫力。主动免疫采用破伤风类毒素抗原注射，使人体产生抗体以达到免疫目的。

（3）被动免疫

1）对伤前未接受自动免疫的伤员，应尽早皮下注射破伤风抗毒素（TAT）1 500~3 000IU。尽早注射有预防作用，但其作用短暂，有效期为 10 日左右。因此，对深部创伤可能感染厌氧菌的患者，可在 1 周后追加注射一次量。

2）抗毒素易发生过敏反应，注射前须行皮内过敏试验。如过敏，应按脱敏法注射。

3）目前最佳的被动免疫是肌内注射 250~500IU 人体破伤风免疫球蛋白（TIG）。人体破伤风免疫球蛋白是自人体血浆免疫球蛋白中提纯或用基因重组技术制备的，一次注射后在人体可存留 4~5 周，免疫效能 10 倍于破伤风抗毒素。

6. 治疗　要采取积极的综合治疗措施，包括清除毒素来源，中和游离毒素，控制和解除痉挛，保持呼吸道通畅和防治并发症等。

（1）伤口处理：凡能找到伤口，伤口内存留坏死组织、引流不畅者，应在抗毒血清治疗后，在麻醉并控制痉挛下进行清创，并用 3% 过氧化氢溶液冲洗，放置引流物充分引流。有的伤口看上去已愈合，而痂下可能存在窦道或死腔，应仔细检查。

（2）抗毒素的应用

1）常用破伤风抗毒素（TAT），目的是中和游离的毒素，所以只在早期应用有效，若毒素已与神经组织结合，则难收效。一般用量是 10 000~60 000IU，分别由肌内注射与静脉滴入。用药前应作皮内过敏试验。

2）破伤风人体免疫球蛋白（TIG），剂量为 3 000~6 000IU，一般只需一次肌内注射。

3）在确诊破伤风 1 个月后，应给予 0.5ml 破伤风类毒素，并完成基础免疫注射。

（3）抗生素治疗：首选青霉素，可抑制破伤风梭菌。也可选用甲硝唑。如伤口有混合感染，则相应选用抗菌药物。

（4）支持对症治疗

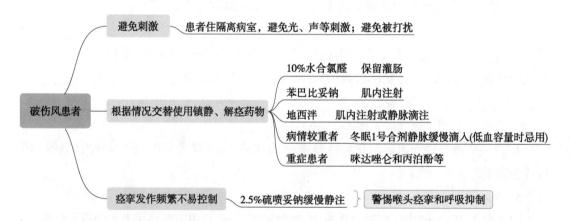

（5）防治并发症：①主要并发症有窒息、肺不张、肺部感染等。②重症患者尽早行气管切开，以便改善通气，清除呼吸道分泌物；必要时人工辅助呼吸，还可利用高压氧舱辅助治疗。③气管切开患者应做好呼吸道管理，要定时翻身、拍背，以利排痰，并预防压疮。④严格无菌技术，防止交叉感染。已并发肺部感染者，根据菌种选用抗生素。⑤应安排专人护理，防止意外。

二、气性坏疽

1. 病因

（1）气性坏疽是厌氧菌感染的一种，即梭状芽孢杆菌所致的肌坏死或肌炎。引起本病主要的有产气荚膜梭菌、水肿杆菌、腐败杆菌、溶组织杆菌等。感染发生时，往往是几种细菌的混合。

（2）梭状芽孢杆菌在人畜粪便与周围环境中（特别是泥土中）广泛存在。故伤后污染此菌的机会很多，但发生感染者不多。因为这类细菌在人体内生长繁殖需具备缺氧环境。如开放性骨折伴血管损伤、挤压伤伴深部肌肉损伤、上止血带时间过长等继发此类感染的概率较高。

2. 病理生理　梭状芽孢杆菌可产生多种有害于人体的外毒素与酶。

（1）有的酶经脱氮、脱氨、发酵而产生大量不溶性气体如硫化氢、氮等，积聚在组织间；有的酶能溶组织蛋白，使组织细胞坏死渗出，产生严重水肿。由于气、水夹杂，局部张力迅速增加。

（2）卵磷脂酶、透明质酸酶等，使细菌易于穿透组织间隙，快速扩散。病变一旦开始，可沿肌束或肌群向上下扩展。如侵犯皮下组织，气肿、水肿与组织坏死可迅速沿筋膜扩散。活体组织检查可见肌纤维间有大量气泡和大量革兰氏阳性粗短杆菌。

3. 临床表现

（1）发病：通常在伤后 1~4 日发病，最快者可在伤后 8~10 小时，最迟为 5~6 日。

（2）临床特点

1）病情急剧恶化，患者烦躁不安，夹有恐惧或欣快感；皮肤、口唇变白，大量出汗、脉搏快速、体温逐步上升。随病情发展，可发生溶血性贫血、黄疸、血红蛋白尿、酸中毒，全身情况可在 12~24 小时内迅速恶化。

2）患者常诉伤肢沉重或疼痛，持续加重，局部肿胀与创伤所能引起的程度不成比例。伤口中有大量浆液性或浆液血性渗出物，皮下如有积气，可触及捻发音。皮肤表面可出现如大理石样斑纹。因组织分解液化、腐败和大量产气（硫化氢等），伤口可有恶臭。

4. 诊断　早期诊断的重要依据是局部表现。伤口内分泌物涂片检查有革兰氏阳性染色粗大杆菌和 X 线检查显示伤处软组织间积气，有助于确诊。

5. 鉴别诊断

（1）某些脏器如食管、气管因手术、损伤或病变导致破裂溢气，体检也可出现皮下气肿、捻发音等，但不同之处是不伴全身中毒症状。

（2）一些兼性需氧菌感染如大肠埃希菌、克雷伯菌的感染也可产生气体，但主要是 CO_2，属可溶性气体，不易在组织间大量积聚，而且无特殊臭味。

（3）厌氧性链球菌也可产气，引起链球菌蜂窝织炎、链球菌肌炎等，全身中毒症状较轻，发展较缓。处理及时，切开减张、充分引流加用抗生素等治疗，预后较好。

6. 预防

（1）提高警惕：应特别注意易发生此类感染的创伤,如开放性骨折合并大腿、臀部广泛肌肉损伤或挤压伤者、有重要血管损伤或继发血管栓塞者;用止血带时间过长、石膏包扎太紧者。

（2）尽早彻底清创

1）预防的关键是尽早彻底清创,包括清除失活、缺血的组织、去除异物特别是非金属性异物;对深而不规则的伤口要充分敞开引流,避免死腔存在;筋膜下张力增加者,应早期切开筋膜减张等。

2）对疑有气性坏疽的伤口,可用3%过氧化氢或1∶1000高锰酸钾等溶液冲洗、湿敷。挫伤、挤压伤的软组织在早期较难判定其活力,24~36小时后界限才趋明显,此期内要密切观察。对腹腔穿透性损伤,特别是结肠、直肠、会阴部创伤,应警惕此类感染的发生。

（3）抗生素：应早期使用大剂量的青霉素和甲硝唑。

7. 治疗

（1）急诊清创：深部病变往往超过表面显示的范围,故病变区应做广泛、多处切开。因细菌扩散的范围常超过肉眼病变的范围,所以应整块切除肌肉,包括肌肉的起止点。如感染限于某一筋膜腔,应切除该筋膜腔的肌群。如整个肢体已广泛感染,应果断截肢以挽救生命。

（2）大剂量应用抗生素：首选青霉素,但剂量需大。大环内酯类（如琥乙红霉素等）和硝唑类（如甲硝唑等）有一定疗效。氨基糖苷类抗生素（如庆大霉素等）无效。

（3）高压氧治疗：可提高治愈率,减轻伤残率。

（4）全身支持治疗：包括输血、纠正水与电解质失调、营养支持与对症处理等。

 提示

> 气性坏疽一经诊断,需立即开始积极治疗,越早越好。

第六节 外科应用抗菌药的原则

一、抗菌药物合理应用的基本原则

1. 尽早确认致病菌 对明确或怀疑外科感染者,应尽早查明致病菌并进行药敏试验,有针对性地选用抗菌药物。危重患者在未获知致病菌及药敏结果前,应在临床诊断的基础上预测最可能的致病菌种,并结合当地细菌耐药情况,选择适当药物。获知致病菌与药敏试验结果后,应结合之前的治疗效果调整用药方案。

2. **选择最佳的抗菌药物** 根据临床诊断、细菌学检查、药物的效应及药代动力学特点，选择疗效高、毒性小、应用方便、价廉易得的药物。

3. **制定合理的用药方案** 应考虑的因素有给药途径(感染局限或较轻、可接受口服给药者，应选用口服吸收完全的抗菌药物；重症感染者，应静脉给药)、给药剂量、给药次数、治疗疗程和联合用药。

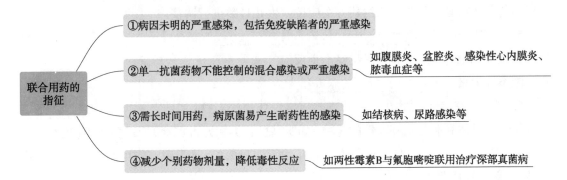

二、围术期预防用药的原则

1. 清洁手术 常不需预防用抗菌药物。需考虑预防用药的情况：①手术范围大、时间长、污染机会增加。②手术涉及重要脏器，一旦发生污染将造成严重后果者，如头颅手术、心脏手术、眼内手术等。③异物植入手术。④患者为高龄或免疫缺陷者等高危人群。

2. 清洁－污染手术 指呼吸道、消化道、泌尿道和女性生殖道手术，或经以上器官的手术，需预防应用抗生素。

3. 污染手术 指由于胃肠道、尿路、胆道体液大量溢出或开放性创伤等已造成手术野严重污染的手术，需预防应用抗生素。

三、抗菌药物在特殊人群中的应用

1. 肾功能减退者 应选用低肾毒性或无肾毒性的抗菌药物；必须使用肾毒性抗菌药物时，应调整给药剂量和方法。

2. 肝功能减退者

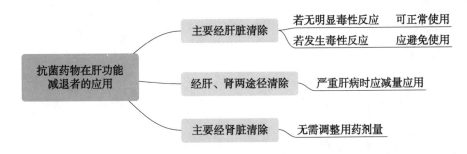

3. 老年患者 ①老年患者肾功能呈生理性减退,给药时应按正常治疗量的 1/2~2/3。②宜选用毒性低、杀菌作用强的药物,若必须使用高毒性药物,应同时行血药浓度监测,并及时调整剂量。

4. 新生儿患者 ①应避免使用毒性大的抗菌药物,若确有应用指征,必须同时行血药浓度监测,并及时调整剂量。②避免使用可能发生严重不良反应的抗菌药物。③主要经肾脏代谢的药物需减量应用。④给药方案应按新生儿日龄进行调整。

5. 小儿患者 尽量避免使用有耳、肾毒性的抗生素,如氨基糖苷类、万古霉素;若确有应用指征,应在使用过程中严密观察不良反应。四环素类抗生素严禁用于 8 岁以下小儿。喹诺酮类抗生素禁用于 18 岁以下的未成年人。

6. 妊娠期患者 对胎儿有致畸或明显毒性作用的药物(如四环素类、喹诺酮类)应避免使用。对母体和胎儿均有毒性的药物(如氨基糖苷类和万古霉素)应避免使用;确有应用指征时,需行血药浓度监测。对母体和胎儿均无明显影响,且无致畸作用的药物,如 β- 内酰胺类,宜在妊娠期使用。

7. 哺乳期患者 哺乳期使用任何抗菌药物,均应暂停哺乳。

━━━━━━━━━━● 经 典 试 题 ●━━━━━━━━━━

(执)1. 治疗和预防创伤发生气性坏疽的关键措施是

    A. 注射破伤风抗毒素

    B. 快速补液与输血

    C. 应用大剂量青霉素

    D. 即刻给予高压氧治疗

    E. 尽早行彻底清创术

(研)2. 下列疾病中,需要早期切开、清创引流的有

    A. 蜂窝织炎

    B. 破伤风

    C. 寒性脓肿

    D. 气性坏疽

【答案】

1. E 2. BD

温 故 知 新

外科感染分类
- 按致病菌分　特异性、非特异性感染
- 按病程分　急性、慢性、亚急性感染
- 按发生条件分　条件性感染、菌群交替、医院内感染等

浅部组织细菌性感染

疖
- 好发部位　头面、颈项和背部
- 特点　红、肿、痛的小硬结→黄白色脓栓→脓栓脱落、破溃→愈合
- 治疗　保持皮肤清洁、局部处理（理疗、剔出脓栓等）和药物治疗（青霉素类或头孢菌素类）

痈
- 好发部位　项背部
- 特点
  - 皮肤硬肿、热痛→范围增大，疼痛加剧→破溃流脓→难以自行愈合
  - 颌面部疖痈→颅内化脓性海绵状静脉窦炎
- 治疗　保持皮肤清洁、局部处理（50%硫酸镁湿敷、理疗、切开引流等）和药物治疗

> 致病菌：多为金黄色葡萄球菌

急性蜂窝织炎
- 致病菌　主要是溶血性链球菌
- 类型
  - 表浅　局部红、肿、热、痛，红肿边缘界限不清楚
  - 深部　寒战、高热、头痛、乏力，可有严重中毒表现
  - 特殊
    - 产气性皮下蜂窝织炎 } 须及时隔离
    - 新生儿皮下坏疽
    - 口底、颌下蜂窝织炎 } 尽早切开减压
- 治疗
  - 抗菌药物　青霉素类或头孢菌素类，疑厌氧菌感染时加用甲硝唑
  - 局部处理　早期50%硫酸镁湿敷或敷贴金黄散等，脓肿则切开引流
  - 对症处理

丹毒
- 致病菌　主要是乙型溶血性链球菌
- 好发部位　下肢与面部
- 特点
  - 初为畏寒、发热、头痛、全身不适等，病变加重可出现全身性脓毒症
  - 下肢片状微隆起的皮肤红疹、色鲜红、中间稍淡、边界清楚，可形成"象皮肿"
- 治疗　卧床休息，抬高患肢；50%硫酸镁液湿敷；应用抗菌药物

急性淋巴管炎
- 特点
  - 管状淋巴管炎　下肢常见，浅部病变表皮下可见红色条线，有触痛
  - 皮下深层淋巴管炎　可有条形触痛带
- 治疗　着重治疗原发感染病灶

> 致病菌：主要是乙型溶血性链球菌、金黄色葡萄球菌等

急性淋巴结炎
- 特点　淋巴结肿大、触痛，可粘连成肿块，严重时有全身反应
- 治疗
  - 未形成脓肿　积极治疗原发感染
  - 形成脓肿　应用抗菌药物、切开引流

致病菌 —— 多为金黄色葡萄球菌

甲沟炎
- 特点　局部红、肿、热、痛→半环形脓肿→指头炎或慢性甲沟炎
- 治疗
  - 不可在病变邻近处采用指神经阻滞麻醉
  - 局部鱼石脂软膏敷贴或理疗，脓肿形成后切开引流

脓性指头炎
- 特点　针刺样疼痛、肿胀→肿胀加重、剧烈跳痛→骨髓炎
- 治疗
  - 切开时常用指神经阻滞麻醉
  - 悬吊前臂、平放患手，应用抗生素，及时切开引流

手部急性化脓性细菌感染

急性化脓性腱鞘炎
- 病指中、近节均匀肿胀，皮肤极度紧张，被动伸指运动疼痛加剧
- 感染可蔓延至手掌深部间隙、腕部和前臂

化脓性滑囊炎
- 桡侧滑囊感染　由拇指腱鞘炎引起，拇指及大鱼际处压痛
- 尺侧滑囊感染　由小指腱鞘炎引起，小指及小鱼际处压痛

早期治疗同脓性指头炎，必要时引流减压

掌深间隙急性细菌性感染
- 特点
  - 有全身症状，可继发肘内或腋窝淋巴结肿痛
  - 掌中间隙感染　掌心隆起，正常凹陷消失
  - 鱼际间隙感染　掌深凹陷存在，鱼际和拇指指蹼肿胀、压痛，拇指不能对掌
- 治疗
  - 大剂量敏感抗生素静脉滴注
  - 如无好转应及早切开引流

脓毒症
- 原因　致病菌数量多、毒力强和机体免疫力低下
- 临床表现
  - 常见表现　发热，伴寒战，心率加快、脉搏细速等
  - 不同病原菌所致表现　革兰氏阴性菌、革兰氏阳性菌、厌氧菌、真菌感染的表现
- 治疗　早期复苏、抗微生物治疗、感染性控制和其他辅助治疗

破伤风
- 致病菌　破伤风梭菌　{ 专性厌氧，革兰氏染色阳性，缺氧环境是发病的主要因素 }
- 潜伏期　一般为7~8天　{ 潜伏期越短，预后越差 }
- 典型症状
  - { 持续的呼吸肌和膈肌痉挛，可造成呼吸骤停 }
  - 在肌紧张性收缩的基础上，阵发性强烈痉挛，肌肉抽搐最先受影响的是咀嚼肌，最后为膈肌
  - 出现张口困难、"苦笑""角弓反张"或"侧弓反张"等
  - 可因轻微刺激诱发　{ 如光、声、接触、饮水等 }
- 诊断　主要根据临床表现
- 预防　早期清创、人工免疫、被动免疫
- 治疗
  - { TAT在早期应用有效，若毒素已与神经组织结合，则难收效 }
  - 清除毒素来源，中和游离毒素，控制和解除痉挛，保持呼吸道通畅和防治并发症等

气性坏疽
- 致病菌　厌氧菌
- 临床特点
  - 病情急剧恶化，常诉伤肢沉重或疼痛，皮下如有积气可触及捻发音
  - 伤口内分泌物涂片检查有革兰氏阳性染色粗大杆菌和X线检查显示伤处软组织间积气等
- 预防　关键是尽早彻底清创
- 治疗　急诊清创、应用抗生素（首选青霉素）、高压氧治疗和全身支持治疗

外科应用抗生素的原则
- 基本原则　尽早确认致病菌、选择最佳的抗生素、制定合理的用药方案
- 围术期预防用药的原则
  - 清洁手术　常不需预防用药，仅在少数情况考虑预防用药
  - 清洁-污染手术、污染手术　需预防应用抗生素
- 抗生素在特殊人群中的应用　特殊人群有肝、肾功能减退者，老年、新生儿、小儿、妊娠期和哺乳期女性

外科感染

第十一章

创 伤

第一节 创 伤 概 论

一、概念

1. 狭义上讲,创伤是指机械性致伤因素作用于人体所造成的组织结构完整性的破坏或功能障碍。

2. 广义上讲,物理、化学、心理等因素对人体造成的伤害也可称为创伤。

二、分类(表1-11-1)

表1-11-1 创伤的分类

分类依据	分 类
致伤机制	挫伤、擦伤、刺伤、切割伤等
受伤部位	头部伤、颌面部伤、颈部伤等
伤后皮肤或黏膜完整性	①闭合伤:皮肤或黏膜完整无伤口,如挫伤、挤压伤等 ②开放伤:有皮肤或黏膜破损,如擦伤、撕裂伤等。开放伤又分为贯通伤(既有入口又有出口者)和盲管伤(只有入口没有出口者)等
伤情轻重	①轻度伤:组织器官结构轻度损害或部分功能障碍,无生命危险,预后良好 ②中度伤:组织器官结构损害较重或有较严重的功能障碍,有一定生命危险,预后对健康有一定伤害 ③重度伤:组织器官结构严重损伤和功能障碍,通常危及生命,预后对健康伤害较大

三、病理生理

1. 局部反应 主要表现为局部炎症反应。创伤性炎症反应是非特异性的防御反应,有利于清除坏死组织、杀灭细菌及组织修复。

2. 全身反应 是一种非特异性应激反应,表现为综合性的复杂过程。

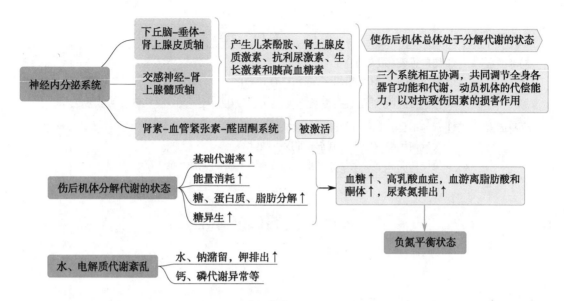

3. 组织修复和创伤愈合 组织修复的基本方式是由伤后增生的细胞和细胞间质再生增殖、充填、连接或替代损伤后的缺损组织。理想的修复是组织缺损完全由原来性质的细胞来修复,恢复原有的结构和功能,称为完全修复。不完全修复较多见,即组织损伤不能由原来性质的细胞修复,而是由其他性质细胞(常是成纤维细胞)增生替代来完成。

(1)组织修复的基本过程

1)局部炎症反应阶段:主要是血管和细胞反应、免疫应答、血液凝固和纤维蛋白的溶解。

2)细胞增殖分化和肉芽组织生成阶段:局部炎症开始不久,即可有新生细胞出现。成纤维细胞、内皮细胞等增殖、分化、迁移,分别合成、分泌组织基质(主要为胶原)和形成新生毛细血管,并共同构成肉芽组织。但大多数软组织损伤则需要通过肉芽组织生成的形式来完成。

3)组织塑形阶段:经过细胞增殖和基质沉积伤处组织可达到初步修复,但新生组织如纤维组织,在数量和质量方面需进一步改构和重建。

(2)创伤愈合的类型

1)一期愈合:组织修复以原来的细胞为主,结构和功能修复良好。多见于损伤程度轻、范围小、无感染的伤口或创面。

2)二期愈合:以纤维组织修复为主,不同程度地影响结构和功能恢复。多见于损伤程度重、范围大、坏死组织多,且常伴有感染而未经合理的早期外科处理的伤口。

(3)影响创伤愈合的因素(表1-11-2)

(4)创伤并发症:常见感染、休克、脂肪栓塞综合征、应激性溃疡、凝血功能障碍、器官功能障碍、创伤后应激障碍。

表 1-11-2 影响创伤愈合的因素

分类	内 容
局部因素	①伤口感染（最常见） ②损伤范围大、坏死组织多，或伤口有异物存留 ③局部血液循环障碍，或采取措施不当（如局部制动不足，包扎或缝合过紧等）
全身因素	①营养不良，如蛋白质、微量元素缺乏等 ②大量使用细胞增生抑制剂（如皮质激素等） ③免疫功能低下及全身性严重并发症（如多器官功能不全）等

第二节 创伤的诊断和治疗

一、诊断

1. 受伤史 详细的受伤史对了解损伤机制和估计伤情发展有重要价值。主要应了解受伤的经过、症状及既往疾病情况等。

2. 体格检查 首先应从整体上观察伤员状态，判断其一般情况，区分伤情轻重。对生命体征平稳者，可做进一步仔细检查；伤情较重者，可先着手急救，在抢救中逐步检查。

3. 辅助检查

（1）实验室检查：首先是常规检查。

1）血常规和血细胞比容：可判断失血或感染情况。

2）尿常规：可提示泌尿系统损伤和糖尿病。

3）电解质检查：可分析水、电解质和酸碱平衡紊乱的情况。

4）对疑有肾脏损伤者，可行肾功能检查；疑有胰腺损伤时，应做血或尿淀粉酶测定等。

（2）穿刺和导管检查：诊断性穿刺是一种简单、安全的辅助方法，可在急诊室内进行。

1）一般胸腔穿刺可明确血胸或气胸；腹腔穿刺或灌洗，可证实内脏破裂、出血。

2）放置导尿管或灌洗可诊断尿道或膀胱的损伤；监测中心静脉压可辅助判断血容量和心功能；心包穿刺可证实心包积液和积血。

> ⓘ 提示
>
> 诊断性穿刺阳性时能迅速确诊，阴性时不能完全排除组织或器官损伤的可能性，注意区分假阳性和假阴性。

（3）影像学检查

1）X 线平片检查可明确骨折类型和损伤情况，了解胸部和腹腔脏器损伤、伤处异物的情况。对重症伤员可进行床旁 X 线平片检查。

2）CT 检查可诊断颅脑损伤和某些腹部实质器官及腹膜后的损伤。超声检查可发现胸、腹腔的积血和肝、脾的包膜内破裂等。

3）选择性血管造影可帮助确定血管损伤和某些隐蔽的器官损伤。对严重创伤伤员，还可根据需要监测心、肺、脑、肾等重要器官的功能。

（4）创伤检查的注意事项

1）发现危重情况如窒息、大出血、心搏骤停等，必须立即抢救，不能单纯为了检查而耽误抢救时机。

2）检查步骤尽量简捷，询问病史和体格检查可同时进行。

3）重视症状明显的部位，同时应仔细寻找比较隐蔽的损伤。

4）接收批量伤员时，不可忽视异常安静的患者，因为有窒息、深度休克或昏迷者已不可能呼唤呻吟。

5）一时难以诊断清楚的损伤，应在对症处理过程中密切观察，争取尽早确诊。

6）对于严重创伤伤员，只有当伤员生命体征相对平稳时，才能进行 CT 等影像学检查，以防伤员在检查时发生生命危险。

二、治疗

1. 急救　其目的是挽救生命和稳定伤情。必须优先抢救的急症主要包括心跳、呼吸骤停，窒息、大出血、张力性气胸和休克等。常用的急救技术见表 1-11-3。

表 1-11-3　常用的急救技术

急救技术	内　　　容
复苏	心跳、呼吸骤停时，应立即行体外心脏按压及口对口人工呼吸等急救
通气	对呼吸道阻塞的伤员，必须果断地以最简单、最迅速有效的方式予以通气
止血	常用指压法（为应急措施）、加压包扎法（最常用）、填塞法（用于肌肉、骨端等渗血）和止血带法（一般用于四肢伤大出血，且加压包扎无法止血时）
包扎	①可保护伤口、减少污染、压迫止血、固定骨折、关节和敷料并止痛。包扎敷料应超出伤口边缘 5~10cm ②遇有外露污染的骨折断端或腹内脏器，不可轻易还纳。若系腹腔组织脱出，应先用干净器皿保护后再包扎
固定	①骨关节损伤时必须固定制动，以减轻疼痛，避免骨折端损伤血管和神经，并有利于防治休克和搬运后送。较重的软组织损伤，也应局部固定制动 ②固定范围一般应包括骨折处远和近端的两个关节
搬运	①正确搬运可减少痛苦，避免继发损伤。多采用担架或徒手搬运 ②对骨折伤员，特别是脊柱损伤者，搬运时必须保持伤处稳定；搬运昏迷伤员时，应将头偏向一侧，或采用半卧位或侧卧位以保持呼吸道通畅

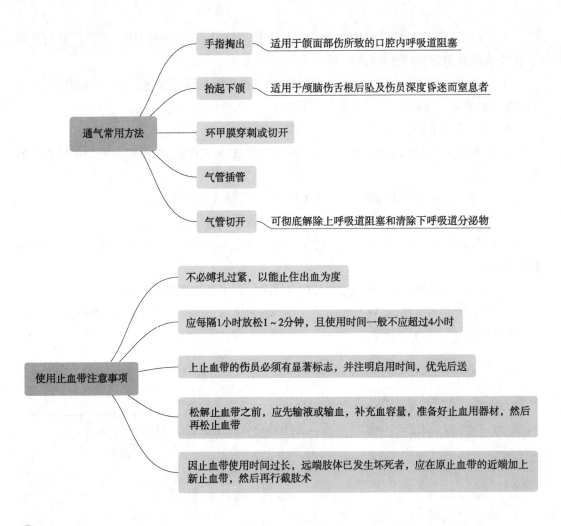

通气常用方法
- 手指掏出 —— 适用于颌面部伤所致的口腔内呼吸道阻塞
- 抬起下颌 —— 适用于颅脑伤舌根后坠及伤员深度昏迷而窒息者
- 环甲膜穿刺或切开
- 气管插管
- 气管切开 —— 可彻底解除上呼吸道阻塞和清除下呼吸道分泌物

使用止血带注意事项
- 不必缚扎过紧，以能止住出血为度
- 应每隔1小时放松1~2分钟，且使用时间一般不应超过4小时
- 上止血带的伤员必须有显著标志，并注明启用时间，优先后送
- 松解止血带之前，应先输液或输血，补充血容量，准备好止血用器材，然后再松止血带
- 因止血带使用时间过长，远端肢体已发生坏死者，应在原止血带的近端加上新止血带，然后再行截肢术

> (i) **提示**
> 使用止血带时,接触面积应较大;止血带的位置应靠近伤口的最近端。

2. 进一步救治

（1）判断伤情（表1-11-4）

表1-11-4 判断伤情

分类	伤情性质	处理
第一类	致命性创伤,如危及生命的大出血、窒息、开放性或张力性气胸	只能做短时的紧急复苏,就应立即手术治疗
第二类	生命体征尚属平稳	可观察或复苏1~2小时,争取时间做好交叉配血、必要检查、手术准备
第三类	潜在性创伤,性质尚未明确	有可能需要手术治疗,应继续密切观察,并做进一步检查

（2）呼吸支持：维持呼吸道通畅，必要时行气管插管或气管切开。

（3）循环支持：主要是积极抗休克。

（4）镇静止痛和心理治疗：在不影响病情观察的情况下选用药物镇静止痛。心理治疗很重要。

（5）防治感染：遵循无菌术操作原则，使用抗菌药物。开放性创伤需加用破伤风抗毒素。抗菌药在伤后 2~6 小时内使用可起预防作用，延迟用药起治疗作用。

（6）密切观察：严密关注伤情变化，特别是对严重创伤怀疑有潜在性损伤的患者。发现病情变化，应及时处理。

（7）支持治疗：维持水、电解质和酸碱平衡，保护重要脏器功能，营养支持等。

3. 急救程序　基本原则是先救命后治伤。

4. 批量伤员的救治

（1）危重患者（第一优先）：应给予红色标记，优先给予护理及转运。现场先简单处理致命伤、控制大出血、支持呼吸等。并尽快送医院。

（2）重症患者（第二优先）：应给予黄色标记，给予次优先转运。

（3）轻症患者（第三优先）：应给予绿色标记，将伤者先引导到轻伤接收站。

（4）死亡或濒死者（第四优先）：应给予黑色标记，停放在特定区域，等待相应后续处理。

5. 损伤控制外科策略（DCS）　一般认为需要实施损伤控制外科策略的指征：①严重脏器损伤伴大血管损伤。②严重多发伤。③大量失血。④出现低体温、酸中毒和凝血功能障碍。⑤在上述指标处于临界值而预计手术时间 >90 分钟。

6. 闭合性创伤的治疗　临床多见的是软组织挫伤、扭伤等。

（1）软组织挫伤：常用物理疗法，如初期局部冷敷，12 小时后改用热敷或红外线治疗等。如挫伤系由强大暴力所致，须检查深部组织器官有无损伤。

（2）闭合性骨折和脱位：先复位后固定。

（3）头部、颈部、胸部、腹部等的闭合性创伤：都可能造成深部组织器官的损伤，甚至危及生命，必须仔细检查、诊断和治疗。

7. 开放性创伤的处理

（1）擦伤、表浅的小刺伤和小切割伤，可用非手术疗法。其他的开放性创伤均需手术处理。

（2）伤口分类

1）清洁伤口：可直接缝合。

2）污染伤口：开放性创伤早期为污染伤口可行清创术，直接缝合或延期缝合。

3）感染伤口：先要引流，然后再作其他处理。

（3）浅部小刺伤：伤口出血，直接压迫 3~5 分钟即可止血。止血后可用 70% 乙醇或聚维酮碘溶液涂擦，包以无菌敷料，保持局部干燥 24~48 小时。伤口内若有异物存留，应设法取出,然后消毒和包扎。

（4）浅部切割伤

1）浅表小伤口:长径1cm左右的皮肤、皮下浅层组织伤口,先用等渗盐水棉球蘸干净组织裂隙,再用70%乙醇或聚维酮碘溶液消毒外周皮肤。可用一条小的蝶形胶布固定创缘,再在皮肤上涂聚维酮碘溶液,外加包扎。仅有皮肤层裂口,消毒后无菌包扎即可。

2）一般伤口:开放性伤口常有污染,应行清创术,目的是将污染伤口变成清洁伤口,为组织愈合创造良好条件。清创步骤如下。

a. 先用无菌敷料覆盖伤口,用无菌刷和肥皂液清洗周围皮肤。

b. 去除伤口敷料后可取出明显可见的异物、血块及脱落的组织碎片,用生理盐水反复冲洗。

c. 常规消毒铺巾。

d. 沿原伤口切除创缘皮肤1~2mm,必要时可扩大伤口,但肢体部位应沿纵轴切开,经关节的切口应做S形切开。

e. 由浅至深,切除失活的组织,清除血肿、凝血块和异物,对损伤的肌腱和神经可酌情进行修复或仅用周围组织掩盖。

f. 彻底止血。

g. 再次用温生理盐水反复冲洗伤腔。

h. 彻底清创后,伤后时间短和污染轻的伤口可予缝合,但不宜过密、过紧,以伤口边缘对合为度。缝合后消毒皮肤,外加包扎,必要时固定制动。

清创时间越早越好,伤后6~8小时内清创一般都可达到一期愈合。如果伤口污染较重或处理时间已超过伤后8~12小时,但尚未发生明显的感染,皮肤的缝线暂不结扎,伤口内留置盐水纱条引流。24~48小时后伤口仍无明显感染者,可将缝线结扎使创缘对合。如果伤口已感染,则取下缝线按感染伤口处理。

3）感染伤口:用等渗盐水或呋喃西林等药液纱布条敷在伤口内,引流脓液促使肉芽组织生长。

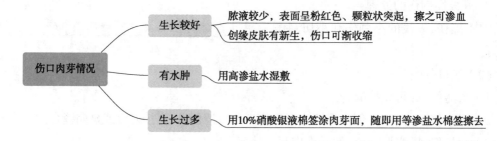

8. 康复治疗　主要包括物理治疗和功能练习,特别是对骨折和神经损伤者更属必要。

第三节 战伤救治原则

一、概述

1. 形式 战伤救治采用分级救治(也称阶梯治疗)的组织形式。

2. 技术 战伤救治技术方面,强调火线急救,挽救生命,包括保持呼吸道通畅、止血、包扎、固定和搬运、后送等。在检伤分类的基础上,积极抗休克,维持呼吸、循环稳定。

3. 伤口处理原则 尽早清创,除头面、手和外阴部外,一般禁止初期缝合。此外,还应注意止痛、抗感染及后送途中伤员的治疗等问题。

二、火器伤

1. 概述 火器伤是以火(炸)药为动力发射的投射物所引起的损伤,是战时最常见的损伤。通常情况下,组织损伤重、范围大、易感染。

2. 损伤机制 投射物的前冲力可直接击穿或切割其路径上的组织而形成原发伤道;其侧冲力可使组织形成比原发伤道直径大数倍至数倍的瞬时空腔,此空腔可挤压和牵拉周围组织而形成挫伤区;挫伤区外为震荡区。火器投射物动能大,易造成复杂的伤道和多部位、多器官损伤。

3. 治疗

(1)全身治疗:与一般创伤相同,主要是全面了解伤情,积极防治休克,维持呼吸、循环的稳定。

(2)局部治疗:主要是尽早清创,充分显露伤道,清除坏死和失活的组织,清创后不宜一期缝合。应保持伤口引流通畅 3~5 天后,酌情行延期缝合。积极抗感染和支持治疗。

◦ 经 典 试 题 ◦

(研)1. 下列创伤中,能完全修复的是

    A. 闭合性骨折   B. 一期愈合的手术切口

    C. 二期愈合的手术切口   D. 三度烧伤的创面

(执)2. 关于创伤时应用止血带,正确的是

    A. 止血带一般使用时间不超过 4 小时

    B. 止血带每隔 2 小时松开 2~3 分钟

    C. 紧急时可用电线充当止血带

    D. 松开止血带时,伤口处不应该加压,以免影响血供

    E. 止血带的位置应在伤处的上一个关节处

【答案】

1. A 2. A

○ 温 故 知 新 ○

```
                    按致伤机制分    挫伤、擦伤、刺伤等
                    按受伤部位分    头部伤、颌面部伤、骨盆伤等
          分类
                    按伤后皮肤或黏膜完整性分    闭合伤和开放伤
                    按伤情轻重分    轻、中、重度伤


                    局部    局部炎症反应
          病理生理   全身    非特异性应激反应
                    组织修复和创伤愈合（一期、二期愈合）


          诊断    明确损伤的部位、性质、程度、全身性变化及并发症


                           止血带应每隔1小时放松1~2分钟，使用时间一般不应超过4小时
                    急救
                           复苏、通气、止血、包扎、固定、搬运
                                伤情判断和分类、呼吸和循环支持、镇静止痛和心理治疗
                    进一步救治
                                防治感染、密切观察、支持治疗
                    急救程序    先救命后治伤
  创伤                                危重患者（第一优先）、重症患者（第二优先）
                    批量伤员的救治
          治疗                        轻症患者（第三优先）、死亡或濒死者（第四优先）
                    实施损伤控制外科策略
                    闭合性创伤    软组织挫伤常用物理疗法
                    开放性创伤    污染伤口行清创术，清创时间越早越好    伤后6~8小时内清创
                                                               一般可达一期愈合
                    康复治疗    主要包括物理治疗和功能练习


                    伤口处理    尽早清创，除头面、手和外阴部外，一般禁止初期缝合
                           组织损伤重、范围大、易感染
          战伤救治的原则
                    火器伤  尽早清创，充分显露伤道，清除坏死和失活的组织，清创后
                           不宜一期缝合
                           伤口引流通畅3~5天后，酌情行延期缝合等
```

第十二章

烧伤、冻伤、蛇咬伤、犬咬伤、虫蜇伤

第一节　热力烧伤

一、伤情判断

1. **烧伤面积的估算**　是指皮肤烧伤区域占全身体表面积的百分数。中国新九分法见表1-12-1。

此外，不论性别、年龄，患者并指的掌面约占体表面积1%，此法测算小面积烧伤较便捷。

表1-12-1　中国新九分法

部位			占成人体表面积/%	占儿童体表面积/%
头颈	发部	3	9×1（9）	9+（12- 年龄）
	面部	3		
	颈部	3		
双上肢	双上臂	7	9×2（18）	9×2
	双前臂	6		
	双手	5		
躯干	躯干前	13	9×3（27）	9×3
	躯干后	13		
	会阴	1		
双下肢	双臂	5	9×5+1（46）	9×5+1-（12- 年龄）
	双大腿	21		
	双小腿	13		
	双足	7		

注：一般成年女性的臀部和双足各占6%。

2. 烧伤深度的判定 一般采用三度四分法（表 1-12-2）。

表 1-12-2 三度四分法

烧伤深度	损伤程度	临床表现	修复	预后
Ⅰ度	伤及表皮浅层,生发层健在	表面红斑状、干燥,烧灼感	再生能力强	3~7天脱屑痊愈,短期内色素沉着
浅Ⅱ度	伤及表皮的生发层和真皮乳头层	局部红肿明显,有大小不一的水疱形成,内含淡黄色澄清液体,水疱皮如剥脱,创面红润、潮湿、疼痛明显	创面靠残存的表皮生发层和皮肤附件(汗腺、毛囊)的上皮再生修复	如无感染,创面可于1~2周内愈合;一般不留瘢痕,可有色素沉着
深Ⅱ度	伤及真皮乳头层以下,残留部分网状层,深浅不一致	可有水疱,但去疱皮后,创面微湿,红白相间,痛觉较迟钝	创面修复可依赖其上皮增殖形成上皮小岛,如无感染,可通过上皮小岛扩展融合修复,需时3~4周	常有瘢痕增生
Ⅲ度	又称为焦痂型烧伤。全层皮肤烧伤,可深达肌肉甚至骨骼、内脏器官等	创面蜡白或焦黄,甚至炭化。硬如皮革,干燥,无渗液,发凉,针刺和拔毛无痛觉。可见粗大栓塞的树枝状血管网(真皮下血管丛栓塞)	3~4周后焦痂脱落形成肉芽创面,创面修复有赖于植皮,较小创面可由创缘健康皮肤上皮生长修复	多形成瘢痕,常造成畸形

3. 烧伤严重程度分度（表 1-12-3）

表 1-12-3 烧伤严重程度分度

烧伤严重度	烧伤总面积	Ⅱ度烧伤		Ⅲ度烧伤
轻度	—	<10%		—
中度	—	11%~30%	或	<10%
重度	31%~50%	—	或	11%~20%
		或Ⅱ度、Ⅲ度烧伤面积不到上述百分比,但发生休克、合并较重的吸入性损伤和复合伤等		
特重	>50%	—	或	>20%

4. 吸入性损伤 又称"呼吸道烧伤"。其诊断依据如下。

（1）于密闭环境发生的烧伤。

（2）面、颈和前胸部烧伤,特别口、鼻周围深度烧伤。

（3）鼻毛烧焦,口唇肿胀,口腔、口咽部红肿有水疱或黏膜发白。

（4）刺激性咳嗽,痰中有炭屑。

（5）声嘶、吞咽困难或疼痛。

（6）呼吸困难和 / 或哮鸣。

（7）纤维支气管镜检查发现气道黏膜充血、水肿,黏膜苍白、坏死、剥脱等。

提示

纤维支气管镜检查是诊断吸入性损伤最直接和准确的方法。

二、烧伤病理生理和临床分期

1. **体液渗出期**　防治休克是关键。

（1）伤后迅速发生的变化为体液渗出。体液渗出的速度,一般以伤后 6~12 小时内最快,持续 24~36 小时,严重烧伤可延至 48 小时以上。

（2）较小面积的浅度烧伤,其体液渗出主要表现为局部组织水肿,一般对有效循环血量无明显影响。烧伤面积较大,人体不足以代偿迅速发生的体液丧失时,则循环血量明显下降,导致休克。故在较大面积烧伤,此期又称为休克期。

（3）烧伤休克的发生和发展,主要系体液渗出所致,一般需 6~12 小时达高潮,持续 36~48 小时,血流动力指标才趋于平稳。

2. **急性感染期**　防治感染是关键。

（1）严重烧伤易发生全身性感染的主要原因:①皮肤、黏膜屏障功能受损。②机体免疫功能受抑制。③机体抵抗力降低。④易感性增加。

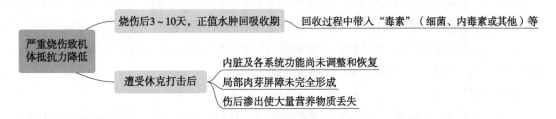

（2）烧伤感染来源:创面、肠道、呼吸道,或静脉导管等。

3. **创面修复期**　加强营养,扶持机体修复功能和抵抗力,积极消灭创面和防治感染是关键。

（1）无严重感染的浅Ⅱ度和部分深Ⅱ度烧伤:可自愈。

（2）Ⅲ度和发生严重感染的深Ⅱ度烧伤:①创面只能由创缘的上皮扩展覆盖。创面较大（一般大于 3cm×3cm ）时,需植皮治疗。②溶痂时,感染机会增多。脱痂后大片创面裸露,成为发生全身性感染的又一高峰时机。

4. 康复期 深度创面愈合后形成的瘢痕,严重者影响外观和功能,需要康复锻炼、运动疗法、工疗和整形以期恢复。严重大面积深度烧伤愈合后,机体散热调节体温能力下降,常需 2~3 年调整适应过程。

三、治疗原则

1. 小面积浅度烧伤 及时清创、保护创面,大多能自行愈合。
2. 大面积深度烧伤
（1）早期及时补液,迅速纠正休克,维持呼吸道通畅。
（2）使用有效抗生素,防治全身性感染。
（3）尽早切除深度烧伤组织,用自、异体皮移植覆盖,促进创面修复,减少感染来源。
（4）积极治疗严重吸入性损伤,防治脏器功能障碍。
（5）实施早期救治与功能恢复重建一体化理念,早期重视心理、外观和功能的康复。

四、现场急救、转送与初期处理

1. 现场急救、转送
（1）迅速去除致伤原因:包括尽快扑灭火焰、脱去着火或沸液浸渍的衣服。劝阻伤员衣服着火时站立或奔跑呼叫,以防增加头面部烧伤或吸入性损伤。迅速离开密闭和通风不良的现场。及时冷疗,越早效果越好。一般适用于中小面积烧伤,特别是四肢烧伤。方法是将烧伤创面在自来水下淋洗或浸入水中（水温一般为 15~20℃）,或用冷水浸湿的毛巾、纱垫等敷于创面。一般冷疗多需 0.5~1 小时。

（2）急救处理:注意有无心跳及呼吸停止、复合伤,对大出血、窒息、开放性气胸、骨折、严重中毒等危及生命的情况应先施行急救处理。

（3）妥善保护创面:在现场附近,创面可用干净敷料或布类保护,或行简单包扎后送医院处理。避免用有色药物涂抹,因会增加对烧伤深度判定的困难。

（4）保持呼吸道通畅:火焰烧伤常伴烟雾、热力等吸入性损伤,应注意保持呼吸道通畅。合并 CO 中毒者应移至通风处,有条件者应吸氧。

（5）其他
1）严重口渴、烦躁不安者常提示休克严重,应迅速建立静脉通道加快输液。转送路程较远者,应留置导尿管,观察尿量。

2）安慰和鼓励患者,使其情绪稳定;疼痛剧烈可酌情用地西泮、哌替啶等。已有休克者,需经静脉用药,注意避免抑制呼吸中枢。

（6）转送:严重大面积烧伤早期应避免长途转送;烧伤面积较大者,如不能在伤后 1~2 小时内送到附近医院,应在原医疗单位积极抗休克治疗或加做气管切开,待休克被控制后再转送。必须转送者应建立静脉输液通道,途中继续输液,保证呼吸道通畅,途中最好有医护人员陪同。

2. 入院后初期处理

（1）轻度烧伤：主要为创面处理，包括清洁创周健康皮肤。

1）创面可用 1：1 000 苯扎溴铵或 1：2 000 氯己定清洗、移除异物。

2）浅Ⅱ度水疱皮应予保留，水疱大者，可用消毒空针抽去水疱液。深度烧伤的水疱皮应予清除。

3）如果用包扎疗法，内层用油质纱布，可添加适量抗生素，外层用吸水敷料均匀包扎，包扎范围应超过创周 5cm。

4）面颈与会阴部烧伤不适合包扎处，则予以暴露疗法。

5）疼痛较明显者，给予镇静止痛剂，口服或静脉补液，如无禁忌，可酌情进食。

6）使用抗生素和破伤风抗毒素。

（2）中、重度烧伤

1）简要了解受伤史后，记录血压、脉搏、呼吸，注意有无吸入性损伤及其他合并伤，严重吸入性损伤应及早行气管切开。

2）立即建立静脉输液通道，按照补液公式输液，防治休克。

3）留置导尿管，观察每小时尿量、比重、pH，并注意有无血红蛋白尿。

4）清创，估算烧伤面积和深度。

5）按烧伤面积深度和补液反应，调整制定第一个 24 小时的输液计划。

6）广泛大面积深度烧伤一般采用暴露疗法。

7）使用抗生素和破伤风抗毒素。

五、烧伤休克

1. 临床表现和诊断

（1）心率增快、脉搏细弱，听诊心音低弱。

（2）早期脉压变小，随后血压下降。

（3）呼吸浅、快。

（4）尿量减少是低血容量休克的一个重要标志，成人每小时尿量 <20ml 常提示血容量不足。

（5）口渴难忍，在小儿特别明显。

（6）烦躁不安，是脑组织缺血、缺氧的一种表现。

（7）周边静脉充盈不良、肢端凉，畏冷。

（8）血液化验，常出现血液浓缩（血细胞比容升高）、低血钠、低蛋白、酸中毒。

2. 治疗

（1）休克防治：补液治疗是防治烧伤休克最重要的措施。

1）伤后第 1 个 24 小时补液量：成人每 1%Ⅱ度、Ⅲ度烧伤面积每千克体重补充电解质液 1ml 和胶体液 0.5ml（电解质液:胶体液 =2∶1），另加基础水分 2 000ml。伤后前 8 小时内输入一半，后 16 小时补入另一半。

2）伤后第 2 个 24 小时补液量：胶体液及电解质液均为第 1 个 24 小时实际输入量的一半，补充水分（5% 葡萄糖溶液）2 000ml（小儿另按年龄、体重计算）。注意，广泛深度烧伤者与小儿烧伤的电解质液:胶体液 =1∶1。

3）以一烧伤面积 60%、体重 50kg 患者为例，补液说明如下。

第一个 24 小时补液：补液总量为 60×50×1.5+2 000=6 500ml，其中胶体液为 60×50×0.5=1 500ml，电解质液为 60×50×1=3 000ml，水分为 2 000ml，伤后前 8 小时内输入总量的一半即 3 250ml，后 16 小时补入总量的另一半 3 250ml。

第二个 24 小时补液：胶体液减半为 750ml，电解质液减半为 1 500ml，水分仍为 2 000ml，于 24 小时内均匀补入。

> **ⓘ 提示**
>
> 广泛深度烧伤者，常伴有较严重的酸中毒和血红蛋白尿，为纠正酸中毒和避免血红蛋白降解产物在肾小管的沉积，在输液成分中可增配 1.25% 碳酸氢钠。

（2）休克监测：简便的几项观察指标如下。如出现血压低、尿量少、烦躁不安等现象，则应加快输液速度。同时，注意保持呼吸道的通畅。

1）每小时每千克体重尿量≥1ml。

2）患者安静，无烦躁不安。

3）无明显口渴。

4）脉搏、心跳有力，脉率 <120 次 /min。

5）收缩压维持在 90mmHg 以上、脉压维持在 20mmHg 以上。

6）呼吸平稳。

7）有条件者可检测中心静脉压、血气、血乳酸等。

六、烧伤全身性感染

1. 烧伤感染的主要原因

（1）创面大量坏死组织和渗出成为微生物良好的培养基。

（2）严重烧伤虽伤在体表，肠黏膜屏障有明显的应激性损害，肠道微生物、内毒素等均可移位，肠道可成为内源性感染的重要来源。

（3）吸入性损伤后，继发肺部感染的概率高。

（4）长时间静脉输液，静脉导管感染是最常见的医源性感染。

2. 诊断　主要依据：①性格改变。②体温骤升或骤降，波动幅度较大（1~2℃）。③心率加快（成人常在 140 次 /min 以上）。④呼吸急促。⑤创面骤变。⑥白细胞计数骤升或骤降。⑦其他如血糖、脏器功能都可能变化。

3. **防治**

（1）**积极纠正休克**：防治组织器官缺血缺氧损害、维护机体的防御功能，保护肠黏膜屏障。

（2）**正确处理创面**：对深度烧伤创面进行早期切痂、削痂植皮，是防治全身性感染的关键措施。

（3）**合理应用抗生素**：一般烧伤创面的病菌常为多菌种,耐药性较高,病区内应避免交叉感染。

（4）**其他综合措施**：营养支持、纠正水与电解质紊乱、维护脏器功能等。

 提示

　　早期诊断和治疗是防治烧伤全身性感染的关键。

七、常见内脏并发症的防治（表 1-12-4 ）

表 1-12-4　常见内脏并发症的防治

名称	特点	防治措施
肺部并发症	与吸入性肺损伤、休克、全身性感染等有关。肺部感染与肺水肿占多数,肺不张次之	①针对主要病因进行预防 ②早期诊断与治疗
心功能不全	多发生于严重休克和感染时	烧伤抗休克,给予心肌保护和心功能扶持,防治严重感染
肾功能不全	主要原因为休克和全身性感染,少数因化学烧伤中毒所致;因休克所致肾功能不全多为少尿型	①早期迅速补充血容量,适当增加输液量,及早应用利尿剂,碱化尿液 ②发生急性肾衰竭者,应及早按少尿型肾衰竭治疗
烧伤应激性溃疡	早期偶有腹部隐痛和黑便外,多在发生大出血或穿孔后被发现。出血和穿孔时间多在伤后1~3周	①避免发生严重休克和脓毒症 ②对严重烧伤,给予抗酸、抗胆碱药物,并给予 H_2 受体拮抗药等 ③出血量不大时,可先保守治疗;出血难以控制或并发穿孔时手术治疗
脑水肿	除受烧伤影响外,还可由缺氧、酸中毒、补液过多、中毒、代谢紊乱、严重感染等引起	①注意控制输液量,必要时应用利尿剂及脱水剂,保持呼吸道通畅 ②发生脑水肿时,处理方法同一般非烧伤者,重点是去除病因

八、创面处理

1. 根据创面大小、深度和分泌物等情况,早期清创后可采用包扎治疗、半暴露治疗和暴露疗法。

2. Ⅰ度烧伤无需特殊处理,能自行消退。注意保护创面,如烧灼感重,可涂薄层油脂。

3. 小面积浅Ⅱ度烧伤清创后,如水疱皮完整,应予保存,只需抽去水疱液,消毒包扎。如水疱皮已撕脱,可以无菌油性敷料包扎。如创面已感染,应勤换敷料,清除脓性分泌物,保持创面清洁,多能自行愈合。

4. 深度烧伤应正确选择外用抗菌药物,常用1%磺胺嘧啶银霜剂、聚维酮碘溶液等。烧伤组织由开始的凝固性坏死经液化到与健康组织分离,需要2~3周,此期间随时都存在侵入性感染的威胁,多主张采用积极的手术治疗,包括早期切痂或削痂,并立即皮肤移植。

5. 大面积深度烧伤患者需要皮肤移植的创面大。如遇自体皮供应不足,则大面积Ⅲ度烧伤的创面可分期分批进行手术。

附:植 皮 术

一、游离皮片移植

1. 刃厚皮片 含表皮和部分真皮乳头层,是最薄的一种皮片,在成人厚度为0.15~0.25mm。

2. 中厚皮片 包括表皮和真皮的1/3~1/2,在成人厚度为0.3~0.6mm。适用于关节、手背等功能部位。

3. 全厚皮片 包括皮肤的全层。适用于手掌、足底与面颈部的创面修复。

二、皮瓣移植

适用于修复软组织严重缺损,肌腱、神经、血管、骨质裸露,创底血液循环差的深度创面,特别是功能部位。可概括为带蒂皮瓣移植与游离皮瓣移植两类。

三、大面积Ⅲ度烧伤的植皮术

大面积Ⅲ度创面多存在自体供皮区严重不足,为此,一般采用自体微粒植皮和大张异体皮开洞嵌植自体皮等方法。异体皮分为同种异体皮和异种皮。同种异体皮临时覆盖的作用在3周左右,异种皮2周左右,在过渡期,自体皮片可赢得增生、扩散的时间。

第二节 电烧伤和化学烧伤

一、电烧伤

1. 概述 由电流通过人体所引起的烧伤称为电烧伤。

2. 损伤机制 电流导入人体后,因不同组织的电阻不同(大小为:骨>脂肪>皮肤>肌腱>肌肉>血管和神经),局部损害程度有所不同。

(1)骨骼的电阻大,局部产生的热能也大,故在骨骼周围可出现"套袖式"坏死。

(2)体表的电阻又因皮肤的厚薄和干湿情况而异。如手掌、足掌因角质层厚,电阻也高;皮肤潮湿、出汗时,因电阻低,电流易通过,故全身性损害重。

(3)"入口"处邻近的血管易受损害,血管进行性栓塞常引起相关组织的进行性坏死和继发性血管破裂出血。

(4)电流通过肢体时,可引发强烈挛缩,关节屈面常形成电流短路,故在肘、腋、膝、股等处可出现"跳跃式"深度烧伤。

(5)交流电对心脏损害较大,如电流通过脑、心等重要器官,后果严重。

3. 临床表现

(1)全身性损害(电损伤):轻者有恶心、心悸、头晕或短暂的意识障碍;重者昏迷,呼吸、心搏骤停,但如及时抢救多可恢复。电休克恢复后,短期内尚可遗留头晕、心悸、耳鸣、眼花、听觉或视力障碍等,但多能自行恢复。少数患者以后可发生白内障。

(2)局部损害(电烧伤)

1)电流通过人体有"入口"和"出口",入口处较出口处重。

2)入口处常炭化,形成裂口或洞穴,烧伤常深达肌肉、肌腱、骨骼,损伤范围常外小内大;没有明显的坏死层面;局部渗出较一般烧伤重,包括筋膜腔内水肿;由于邻近血管的损害,经常出现进行性坏死,伤后坏死范围可扩大数倍。

4. 治疗

(1)现场急救:立即切断电源,或用不导电的物体拨离电源。呼吸、心跳停止者,立即行心肺脑复苏措施,复苏后还应注意心电监护。

(2)液体复苏:早期补液量应多于一般烧伤,应补充碳酸氢钠以碱化尿液,用甘露醇利尿,每小时尿量应高于一般烧伤。

(3)创面处理:清创时应注意切开减张,包括筋膜切开减压。当组织缺损多,肌腱、神经、血管、骨骼已暴露者,在彻底清创后,应用皮瓣修复。

(4)预防感染:早期全身应用较大剂量的抗生素。注射破伤风抗毒素。

二、化学烧伤

1. 一般处理原则 立即解脱被化学物质浸渍的衣物,连续大量清水冲洗,时间应≥30

分钟。

2. 酸烧伤

（1）常见的是硫酸、硝酸和盐酸烧伤，均可使组织脱水，组织蛋白沉淀、凝固，故一般无水疱，迅速成痂，不继续向深部组织侵蚀。创面处理同一般烧伤。

（2）氢氟酸可向周围和深部侵蚀，损伤可深及骨骼。早期用大量水冲洗或浸泡后，可用饱和氯化钙或 25% 硫酸镁溶液浸泡，或 10% 氨水纱布湿敷或浸泡，也可局部注射小量 5%~10% 葡萄糖酸钙（0.5ml/cm^2）。

3. 碱烧伤

（1）以氢氧化钠、氨、石灰及电石烧伤较常见。

（2）强碱烧伤后急救时要尽早冲洗，时间至少 30 分钟。一般不主张用中和剂。如创面 pH 达 7 以上，可用 2% 硼酸湿敷创面，再冲洗。冲洗后最好采用暴露疗法，深度烧伤应尽早切痂植皮。其余处理同一般烧伤。

4. 磷烧伤 急救时应将伤处浸入水中，以隔绝氧气。应在水下移除磷粒，用 1% 硫酸铜涂布，可形成无毒性的磷化铜，便于识别和移除。忌用油脂类敷料，可用 3%~5% 碳酸氢钠湿敷包扎。对深度磷烧伤，应尽早切痂植皮，受侵犯的肌肉应广泛切除。如肌肉受侵范围较广或侵及骨骼，必要时可考虑截肢。

第三节　冻　伤

一、非冻结性冻伤

1. 病因　非冻结性冻伤由 10℃ 以下至冰点以上的低温加以潮湿条件所造成，如冻疮、战壕足等。

2. 临床表现　足、手等部位常见，先有寒冷感和针刺样疼痛，皮肤苍白，可起水疱；去除水疱皮后见创面发红、有渗液；并发感染后形成糜烂或溃疡。常有个体易发因素，易复发。

3. 防治　①冬季在野外劳动、执勤时，应有防寒、防水服装。寒冷季节应注意手、足、耳等的保暖，并可涂擦防冻疮霜剂。②发生冻疮后，局部表皮未糜烂者可涂冻疮膏；有糜烂或溃疡者可用含抗菌药和皮质甾类的软膏，也可用冻疮膏。战壕足、水浸足除局部处理，还可用温经通络、活血化瘀的中药。

二、冻结性冻伤

1. 病因　冻结性冻伤由冰点以下的低温（一般在 –5℃ 以下）所造成，分局部冻伤（又称冻伤）和全身冻伤（又称冻僵）。

2. 临床表现

（1）在冻融以前,伤处皮肤苍白、温度低、麻木刺痛。复温后不同深度的创面表现有所不同。依损害程度,一般分为Ⅰ度（红斑性冻伤）、Ⅱ度（水疱性冻伤）、Ⅲ度（焦痂性冻伤）和Ⅳ度冻伤（坏疽性冻伤）。

（2）全身冻伤开始时有寒战、苍白、发绀、疲乏、无力、打呵欠等表现,继而出现肢体僵硬、幻觉或意识模糊甚至昏迷、心律失常、呼吸抑制、心跳呼吸骤停。患者如能得到抢救,其心跳呼吸虽可恢复,但常有心室纤颤、低血压、休克等,呼吸道分泌物多或发生肺水肿,尿量少或发生急性肾衰竭等。

3. 治疗

（1）急救和复温:迅速脱离低温环境和冰冻物体。衣服、鞋袜等冻结不易解脱者,可立即用温水（40℃左右）使冰冻融化后脱下或剪开。迅速复温是急救的关键,但勿用火炉烘烤。快速复温方法:用40~42℃恒温温水浸泡肢体或浸浴全身,水量要足够,在15~30分钟内使体温迅速提高至接近正常。温水浸泡至肢端转红润、皮温达36℃左右为度。

（2）局部冻伤的治疗:Ⅰ度冻伤创面保持清洁干燥,数日后可治愈;Ⅱ度冻伤经过复温、消毒后创面干燥者可加软干纱布包扎;Ⅲ度冻伤多用暴露疗法,保持创面清洁干燥,待坏死组织边界清楚时予以切除。Ⅲ度和广泛Ⅱ度冻伤还常需全身治疗。

（3）全身冻伤的治疗:复温后首先要防治休克和维护呼吸功能。为防治脑水肿和肾功能不全,可使用利尿剂。其他处理如纠正酸碱失衡和电解质失衡、维持营养等。同时加强创面处理。

第四节 蛇 咬 伤

一、临床表现

1. 毒蛇咬伤后,一般局部留有齿痕、伴有疼痛和肿胀。肿胀蔓延迅速,淋巴结肿大,皮肤出现血疱、瘀斑甚至局部组织坏死。

2. 全身虚弱、口周感觉异常、肌肉震颤,或是发热恶寒、烦躁不安,头晕目眩、言语不清,恶心呕吐、吞咽困难,肢体软瘫、腱反射消失、呼吸抑制,最后导致循环呼吸衰竭。

3. 部分患者伤后引起肺水肿、低血压、心律失常;皮肤黏膜及伤口出血,血尿、尿少,出现肾功能不全以及多器官衰竭;化验可见血小板↓、纤维蛋白原↓,凝血酶原时间↑,血肌酐↑、非蛋白氮↑,肌酐磷酸激酶↑,肌红蛋白尿等。

二、治疗

急救是关键,要争分夺秒地进行,使毒液迅速排出,阻止毒液吸收和扩散。如一时不能辨别是否毒蛇咬伤,首先应按毒蛇咬伤紧急处理,并密切观察病情变化。

第五节 犬咬伤的治疗

一、临床表现

1. 自狂犬咬伤后到发病可有 10 天到数月的潜伏期,一般为 30~60 天。发病初期时伤口周围麻木、疼痛,渐渐扩散到整个肢体;继之出现发热、烦躁、易兴奋、乏力、吞咽困难、恐水以及咽喉痉挛,伴流涎、多汗、心率快;最后出现肌瘫痪、昏迷、循环衰竭而死亡。

2. 密切观察伤人的犬兽,并隔离,若动物存活 10 日以上,可排除狂犬病。受疯犬、疯猫伤害的患者应当接受免疫治疗。

二、治疗

1. 浅小的伤口可常规消毒处理。深大的伤口应立即清创,清除异物与坏死组织,以生理盐水或稀释的聚维酮碘溶液冲洗伤口,再用 3% 过氧化氢液淋洗;伤口应开放引流,原则上不宜做一期缝合。

2. 注射破伤风抗毒素 1 500IU,清创术前给予抗生素预防感染。

3. 注射狂犬疫苗。伤后应以狂犬病免疫球蛋白(RIG, 20IU/kg)做伤口周围浸润注射。采用狂犬病疫苗主动免疫分别于伤后当天和伤后第 3、7、14、28 天各注射 1 剂,共 5 剂。如曾经接受过全程主动免疫,则咬伤后不需被动免疫治疗,仅在伤后当天与第 3 天强化主动免疫各一次。

第六节 虫 螫 伤

一、蜂螫伤

1. 蜜蜂螫伤 应尽量拔除蜂刺,局部以弱碱液(如 3% 氨水)洗敷,再以南通蛇药糊剂敷于伤口,并口服蛇药片。

2. 黄蜂螫伤 局部以弱酸液冲洗或以食醋纱条敷贴。局部症状较重者,可进行局部封闭和使用镇痛药。

3. 蜂螫后全身症状严重者 应采取相应急救措施,如有过敏反应时给予抗组胺类药物,亦可用肾上腺皮质激素;有呼吸困难时,应维持呼吸道通畅并给氧。

二、蝎螫伤与蜈蚣咬伤

1. 蝎螫伤 ①应局部冷敷,螫伤处近心端绑扎,口服及局部应用蛇药片。螫伤处消毒后,在局部麻醉下切开伤口,取出残留的钩刺。伤口以弱碱性溶液或高锰酸钾液清洗。②全身症状重时,应补液、使用糖皮质激素、给予抗蝎毒血清,及对症支持治疗。局部组织坏死或有感染时可使用抗生素。

2. 蜈蚣咬伤　伤口应以碱性液洗涤,伤口周围组织以 0.25% 普鲁卡因封闭。口服及局部敷用南通蛇药。局部有坏死感染或淋巴管炎时,加用抗生素。

三、毒蜘蛛咬伤

毒蜘蛛有神经性蛋白毒,局部伤口不痛。毒入人体后引起局部损害和全身反应,严重者似毒蛇咬伤。治疗与蝎蜇伤相同。肌痉挛严重者,可注射新斯的明等。

———○ 经 典 试 题 ○———

（研）1. 女,25 岁。火灾中烧伤,烧伤面积达 70%,准备转入 120km 以外的大医院救治。转运前最重要的处理是

  A. 清创后包扎创面   B. 注射止痛药

  C. 建立静脉通道输液   D. 准备烧伤饮料

（执）（2~3 题共用题干）

女,22 岁。右手及前臂沸水烫伤 1 小时。查体:右手及前臂红肿明显,有水疱,部分水疱皮脱落,可见创面红白相间,疼痛迟钝。

2. 理论上判断该患者烧伤面积占体表面积的百分比是

A. 3%   B. 6.5%

C. 9%   D. 4.5%

E. 5.5%

3. 该患者的烧伤深度及严重程度分度是

A. 浅Ⅱ度,轻度烧伤   B. 深Ⅱ度,中度烧伤

C. 深Ⅱ度,重度烧伤   D. 浅Ⅱ度,中度烧伤

E. 深Ⅱ度,轻度烧伤

【答案与解析】

1. C。解析:严重大面积烧伤,早期应避免长途转送,烧伤面积较大者,如不能在伤后 1~2 小时内送到附近医院,应在原医疗单位积极抗休克治疗或加做气管切开,待休克被控制后再转送。必须转送者应建立静脉输液通道,途中继续输液,保证呼吸道通畅,途中最好有医护人员陪同。患者为青年女性,属特重烧伤（烧伤总面积 50% 以上或Ⅲ度烧伤 20% 以上）,转运前应建立静脉输液通道,避免液体丢失过多。故选 C。

2. E。解析:根据题干信息,患者烧伤面积为 5%/2（右手）+6%/2（右前臂）=5.5%。故选 E。

3. E。解析:患者右手及前臂红肿明显,有水疱,部分水疱皮脱落,可见创面红白相间,疼痛迟钝属深Ⅱ度烧伤,烧伤面积在 10% 以下属轻度烧伤。故选 E。

温 故 知 新

烧伤

- **伤情判断**
  - 烧伤面积的估算　中国新九分法
  - 烧伤深度的判定　三度四分法
  - 烧伤严重程度　轻度、中度、重度、特重
  - 吸入性损伤的诊断依据

- **分期**　体液渗出期→急性感染期→创面修复期→康复期

- **治疗原则**
  - 小面积浅度烧伤　及时清创、保护创面，大多能自行愈合
  - 大面积深度烧伤
    - 早期及时补液、迅速纠正休克，使用有效抗生素
    - 尽早切除深度烧伤组织，植皮；治疗吸入性损伤，防治脏器功能障碍等

- **现场急救与转送**　去除致伤原因，急救处理，妥善保护创面，保持呼吸道通畅，其他救治措施（如建立静脉通道等），转送

- **初期处理**
  - 轻度烧伤　主要为创面处理
  - 中、重度烧伤　防治休克和感染，补液，清创，广泛大面积深度烧伤一般采用暴露疗法等

- **烧伤休克**
  - **补液治疗** 〔最重要〕
    - 电解质：胶体=2：1，广泛深度烧伤者与小儿烧伤则为1：1
    - 伤后第1个24小时补液量
      - 成人每1%Ⅱ度、Ⅲ度烧伤面积每千克体重补充电解质液1ml和胶体液0.5ml
      - 基础水分2 000ml
    - 伤后第2个24小时补液量
      - 胶体及电解质均为第1个24小时实际输入量的一半
      - 补充水分（5%葡萄糖溶液）2 000ml
  - 休克监测　简单指标包括血压、尿量等

- **烧伤全身性感染**　早期诊断和治疗是防治关键，防治措施有纠正休克、处理创面、应用抗生素等

- 常见内脏并发症的防治、创面处理、植皮术

电烧伤
- 临床表现
  - 全身性损害
  - 局部损害（入口损害＞出口损害），损伤范围常外小内大，局部渗出较重，包括筋膜腔内水肿
- 治疗　现场急救（切断电源、心肺脑复苏等）、液体复苏、创面处理和预防感染

第十三章

肿　瘤

第一节　概　述

一、肿瘤的概念

1. 肿瘤是机体细胞在各种始动与促进因素作用下产生的增生与异常分化所形成的新生物。新生物的生长不受正常机体生理调节,而且破坏正常组织与器官。

2. 我国最常见的恶性肿瘤,在城市依次为肺癌、胃癌、肝癌、肠癌与乳腺癌,在农村为胃癌、肝癌、肺癌、食管癌、肠癌。绝大多数肿瘤以肿块的形式出现,又被称为实体瘤。

二、肿瘤的诊断

1. 临床表现

（1）恶性肿瘤早期多无症状,出现特征性症状时病变常已属晚期。常被认为是恶性肿瘤的早期信号的症状:①肿块逐渐增大。②溃疡经久不愈。③中年以上妇女阴道不规则流血或白带增多。④进食时胸骨后不适,灼痛、异物感或进行性吞咽困难。⑤久治不愈的干咳或痰中带血。⑥长期消化不良,进行性食欲减退,不明原因的消瘦。⑦大便习惯改变或便血。⑧鼻塞、鼻出血。⑨黑痣增大或破溃出血。⑩无痛性血尿。

（2）局部表现:包括肿块、疼痛、溃疡、出血、梗阻及转移症状。

（3）全身症状:良性及早期恶性肿瘤多无明显的全身症状。恶性肿瘤患者常见贫血、低热、消瘦、乏力等,恶病质常是晚期表现。某些部位的肿瘤可呈现相应的功能亢进或低下,继发全身性改变。

2. 病史和体检　病史应注意年龄、病程、家族史等;体格检查包括全身和局部检查,局部检查包括肿瘤的部位、性质,区域淋巴结或转移灶情况。

3. 实验室检查

（1）常规检查:包括血、尿及粪便常规检查。如泌尿系统肿瘤可有血尿,多发性骨髓瘤尿中可见 Bence-Jones 蛋白。

（2）血清学检查:肿瘤标志物可以是酶、激素、糖蛋白、胚胎性抗原或肿瘤代谢产物。大多数肿瘤标志物的特异性较差,可作为辅助诊断,对疗效判定和随访具有一定的价值。

（3）流式细胞测定:可了解细胞分化,结合肿瘤病理类型用以判断肿瘤恶性程度及推测其预后。

4. 影像学和内镜诊断

（1）X线检查：包括透视与X线平片、造影检查和特殊X线显影术。

（2）超声：安全简便且无损伤，对判断囊性与实质性肿块很有价值。

（3）CT：常用于颅内肿瘤、实质性脏器肿瘤、实质性肿块及淋巴结等的鉴别诊断。

（4）放射性核素显像：临床上甲状腺肿瘤、肝肿瘤、骨肿瘤、脑肿瘤及大肠癌等常用放射性核素检查，一般可显示直径 >2cm 的病灶。

（5）MRI：对神经系统及软组织的显像尤为清晰。

（6）正电子发射断层显像（PET）：目前应用的大多为 PET 和 CT 的结合检查。

（7）内镜检查：有助于直接观察病变，并可取细胞或组织行病理学检查诊断，还能对小的病变做治疗。

5. 病理学诊断　为目前确定肿瘤的直接而可靠的依据，也常常是对肿瘤进行治疗的先决条件。

（1）临床细胞学检查：取材包括体液自然脱落细胞、黏膜细胞、细针吸取，多数情况下仅能做细胞学定性诊断。

（2）病理组织学检查：包括穿刺活检、钳取活检、切除活检或术中快速（冷冻）切片诊断。对色素性结节或痣，尤其疑有黑色素瘤者，一般不作切取或穿刺取材，应完整切除检查。各类活检应在术前短期内或术中施行。

6. 肿瘤分子诊断　分子诊断可以检测相关基因、基因甲基化、RNA 转录谱或相关蛋白质。检测的标本可以是肿瘤组织也可以是血液或血浆。

7. 肿瘤分期诊断　TNM 分期法目前被广泛采用，T 是指原发肿瘤、N 为淋巴结、M 为远处转移。再根据病灶大小及浸润深度等在字母后标以 0~4 的数字，表示肿瘤发展程度。1 代表小，4 代表大，0 为无。在临床无法判断肿瘤体积时则以 T_x 表示。

三、实体肿瘤的常用治疗方法

1. 外科治疗

（1）对大多数早期和较早期实体肿瘤来说，手术是首选的治疗方法（表 1-13-1）。

表 1-13-1　外科治疗的常用手术

名称	特点
预防性手术	治疗癌前病变，防止其发生恶变或发展成进展期癌
诊断性手术	能为正确的诊断、精确的分期、合理的治疗提供可靠的依据。包括切除活检术（用于较小的或位置较浅的肿瘤）、切取活检术（多用于病变体积较大、部位较深的肿瘤）和剖腹探查术
根治性手术	指手术切除了全部肿瘤组织及肿瘤可能累及的周围组织和区域淋巴结，以求达到彻底治愈的目的。广义的根治性手术包括瘤切除术、广泛切除术、根治术和扩大根治术等

名称	特点
姑息性手术	目的是缓解症状、减轻痛苦、改善生存质量、延长生存期、减少和防止并发症
减瘤手术	仅适用于原发病灶大部切除后,残余肿瘤能用其他治疗方法有效控制者,如卵巢癌等
复发或转移灶的手术治疗	复发肿瘤应根据具体情况及手术、化疗、放疗对其疗效而定,凡能手术者应考虑再行手术。转移性肿瘤的手术切除适合于原发灶已能得到较好的控制,而仅有单个转移性病灶
重建和康复手术	外科手术在患者术后的重建和康复方面起着独特而重要的作用

（2）肿瘤外科的原则：包括不切割原则、整块切除原则、无瘤技术原则。

2. 化学治疗（简称化疗）

（1）肿瘤化疗适应证：根据化疗疗效的不同,其临床应用范围有首选化疗的恶性肿瘤（如绒毛膜癌、恶性葡萄胎）、可获长期缓解的肿瘤（如肾母细胞瘤）和化疗配合其他治疗有一定作用的肿瘤（如胃肠道癌）3 种。

（2）抗肿瘤药物：有细胞毒素类药物、抗代谢类药、抗肿瘤抗生素类、生物碱、激素和抗激素类、分子靶向药物等。根据化疗药物对细胞增殖周期作用分为细胞周期非特异性药物、细胞周期特异性药物和细胞周期时相特异药物 3 类。

（3）化疗方式：临床应用的主要有诱导化疗、辅助化疗、新辅助化疗和转化化疗。

（4）化疗毒副反应：常见的有骨髓抑制、消化道反应、毛发脱落、血尿、免疫功能降低。

3. 放射治疗

（1）放射治疗机：主要有加速器、^{60}Co 远距离治疗机、^{137}Cs 中距离治疗机、X 线治疗机。

（2）放射治疗技术：包括远距离治疗、近距离治疗、适形放射治疗、X（γ）刀立体定向放射治疗、全身放射治疗、半身放射治疗、等中心治疗等。

（3）放疗的临床应用：包括根治性放疗,姑息性放疗和放射结合手术、化疗的综合治疗。

（4）放疗适应证

1）适合放射治疗的肿瘤：①对射线高度敏感的肿瘤,如淋巴造血系统肿瘤、性腺肿瘤。②中度敏感的表浅肿瘤和位于生理管道的肿瘤。③肿瘤位置使手术难以根治的恶性肿瘤。

2）放疗与手术综合治疗的肿瘤：主要有乳腺癌、淋巴结转移癌、食管癌等。此类肿瘤常行术前或术后放疗以减少局部的术后复发率。术中放疗也被试用于临床。放疗与手术均为局部治疗。

（5）放疗的副作用：主要为骨髓抑制,皮肤黏膜改变及胃肠道反应等,还包括各种局部反应。

4. 肿瘤的免疫治疗　包括细胞免疫疗法,抗体免疫检查点抑制剂以及肿瘤治疗性疫苗。

5. 中医中药治疗　有助于减轻毒副作用。

四、肿瘤的预防及随访

1. 预防　肿瘤的一级预防为消除或减少可能致癌的因素,防止癌症的发生;二级预防为早期发现、早期诊断与早期治疗恶性肿瘤;三级预防为改善生存质量或延长生存时间,包括各种姑息治疗和对症治疗。

2. 随访　肿瘤患者随访可早期发现有无复发或转移病灶,研究、评价、比较各种恶性肿瘤治疗方法的疗效。同时,随访对肿瘤患者有心理治疗和支持的作用。随访复查的内容根据不同肿瘤而有所不同。

3. 肿瘤治疗后的转归　包括临床治愈,恶化和复发。

第二节　常见体表肿瘤与肿块

一、皮肤乳头状瘤

皮肤乳头状瘤系表皮乳头样结构的上皮增生所致,同时向表皮下乳头状伸延,易恶变为皮肤癌。

二、皮肤癌

皮肤癌常见为基底细胞癌(放疗或早期手术切除)与鳞状细胞癌(手术治疗为主,区域淋巴结应清扫),多见于头面部及下肢。

三、痣与黑色素瘤

1. 黑痣　为色素斑块。可分为皮内痣、交界痣和混合痣。

2. 黑色素瘤　为高度恶性肿瘤,发展迅速,当妊娠时发展更快。手术治疗为局部扩大切除,如截趾/指或小截肢,4~6周后行区域淋巴结清扫。

四、脂肪瘤

好发于四肢、躯干。深部者可恶变,应及时切除。多发者瘤体常较小,常呈对称性,有家族史,可伴疼痛(称痛性脂肪瘤)。

五、纤维瘤及纤维瘤样病变

包括纤维黄色瘤、隆突性皮纤维肉瘤和带状纤维瘤。

六、神经纤维瘤

包括神经鞘瘤与神经纤维瘤。

七、血管瘤

1. 毛细血管瘤　多见于婴儿,大多数是女性。大多数为错构瘤,1 年内可停止生长或消退。

2. 海绵状血管瘤　一般由小静脉和脂肪组织构成。治疗应及早施行血管瘤切除术。

3. 蔓状血管瘤　治疗应争取手术切除。

八、囊性肿瘤及囊肿

常见有皮样囊肿(为囊性畸胎瘤)、皮脂囊肿、表皮样囊肿和腱鞘或滑液囊肿。

───○ 经 典 试 题 ○───

(研)下列选项中,与肿瘤分期相关的有

    A. 肿瘤的大小   B. 淋巴结有无转移

    C. 肿瘤的浸润深度   D. 肿瘤的分化程度

【答案】

ABC

───○ 温 故 知 新 ○───

肿瘤			
	诊断	局部症状	包括肿块、疼痛、溃疡、出血、梗阻及转移
		全身症状	良性肿瘤　多无明显症状
			恶性肿瘤　早期多无明显症状,可出现贫血、低热、消瘦、乏力等
		病史和体检	年龄、病程、家族史等
		实验室检查	常规、血清学检查、流式细胞测定
		影像学和内镜诊断、病理学诊断、肿瘤分子和分期诊断	
		TNM分期法	T是指原发肿瘤、N为淋巴结、M为远处转移
			在字母后上标以0~4的数字,表示肿瘤发展程度
			临床无法判断肿瘤体积时则以Tx表示
	实体肿瘤的常用治疗方法	手术　对大多数早期和较早期实体肿瘤,手术为首选	
		化学治疗、放射治疗、肿瘤的免疫治疗、中医中药治疗	
	常见体表肿瘤与肿块	皮肤乳头状瘤、皮肤癌、痣与黑色素瘤等	

第十四章

器官、组织和细胞移植

第一节 概 述

一、移植的概念

移植是指将一个个体有活力的细胞、组织或器官（移植物）用手术或其他方法，植入到自体或另一个体的体内，以替代或增强原有细胞、组织或器官功能的医学技术。提供移植物的个体被称为供者或供体，而接受移植物的个体被称为受者或受体。

二、分类

1. 根据植入移植物的不同分类（表1–14–1）

表1–14–1 移植——根据植入移植物的不同分类

分类	内 容
器官移植	主要是指植入实体器官整体或部分，并需要进行器官所属血管及其他功能性管道结构重建的移植。如肾、肝、心脏、肺、胰腺、小肠、脾移植，以及心肺、肝肾、胰肾联合移植和腹腔器官簇移植等
组织移植	是指植入某一种组织如角膜、皮肤、筋膜、肌腱、软骨、骨、血管等，或整体联合几种组织如皮肌瓣等的移植。一般采用自体或异体组织行游离移植或血管吻合移植，以修复某种组织的缺损
细胞移植	是指将适量游离的具有某种功能的活细胞输注到受体的血管、组织、器官或体腔内的技术。其主要适用于补充受体体内该种数量减少或功能降低的细胞

2. 按供、受体种系和基因关系分类（表1–14–2）

3. 按供、受体是否为同一个体分类 自体、异体移植。

4. 按植入部位不同分类 原位、异位移植。

5. 根据供体是否存活分类 尸体、活体供体移植。

表 1-14-2　移植——按供、受体种系和基因关系分类

分类	含义	移植后排斥反应
同系移植或同基因移植	两者基因完全相同（如同卵双生间）的异体移植	不会发生
同种异体移植	指种系相同而基因不同，如人与人之间的移植	会发生
异种移植	指不同种系之间的移植，如人与狒狒之间的移植	如不采取合适的免疫抑制措施，不可避免地将发生强烈的排斥反应

第二节　移植免疫

一、移植抗原

1. 定义　引起移植排斥反应的抗原称为移植抗原。

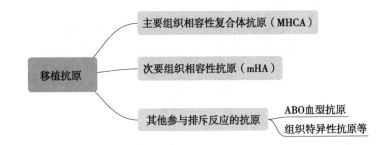

2. 主要组织相容性复合体抗原

（1）编码人类主要组织相容性复合体抗原（MHCA）的基因是分布于第 6 号染色体的短臂上一组紧密连锁的基因群。MHC 分子又称人类白细胞抗原（HLA），HLA 分为三类分子，与移植相关的是 Ⅰ 类和 Ⅱ 类分子。

（2）主要组织相容性复合体（MHC）具有广泛的多态性，供、受体之间的 MHC 差别是发生急性排斥反应的主要原因。

3. 次要组织相容性抗原（mHA）　可引起较弱的排斥反应。该抗原被降解形成的肽段具有同种异型决定簇，以 MHC 限制性方式被 T 细胞识别。

4. ABO 血型抗原　主要分布于红细胞表面，也表达于肝、肾等血管内皮细胞和组织细胞表面。若供、受体间 ABO 血型不相容，受体血液中血型抗体可与供体移植物血管内皮细胞的 ABO 抗原结合，通过激活补体引起血管内皮细胞损伤和血管内凝血，导致超急性排斥反应的发生。

二、移植抗原的识别与免疫应答

1. 直接识别　是受体的同种反应性 T 细胞直接识别供体抗原提呈细胞（APC）表面抗原肽 – 同种异体 MHC 复合物，并产生免疫应答。

2. 间接识别　是指供体移植物的脱落细胞或抗原经受体 APC 摄取、加工后，以供体抗原肽 – 受体 MHC 分子复合物的形式提呈给受体 T 细胞，使之活化。

> ⓘ 提示
>
> 　　一般认为直接识别在移植急性排斥反应早期起重要作用，间接识别在急性排斥反应中晚期或慢性排斥反应中更重要。

三、临床排斥反应的机制和分类

1. 宿主抗移植物反应（表 1–14–3）

表 1–14–3　宿主抗移植物反应

名称	发生时间	机制	病理特点	处理
超急性排斥反应	在移植物再灌注后数分钟至数小时内	是典型的体液免疫反应	广泛的急性动脉炎伴血栓形成，器官实质明显水肿、出血和坏死，毛细血管与小血管内血栓，管壁有多形核粒细胞浸润和纤维蛋白样坏死	抗排斥治疗往往难以逆转，只能切除移植物
急性排斥反应	可见于移植后的任何时间段，以往认为主要发生于移植术后 3 个月内	由 T 细胞介导和抗体介导	大量的炎性细胞浸润，包括淋巴细胞、单核细胞、浆细胞，有时可见中性粒细胞和嗜酸性粒细胞	尽早治疗，大剂量激素冲击、应用抗淋巴细胞的免疫球蛋白制剂或调整免疫抑制方案
慢性排斥反应	移植后数周、数月，甚至数年	可能为抗体介导和 T 细胞介导的排斥反应反复发作，加上多种非免疫因素等	主要是移植物动脉血管内膜因反复的免疫损伤以及修复增生而增厚，继而导致移植物广泛缺血、纤维化直至功能丧失	对免疫抑制剂不敏感

> ⓘ 提示
>
> 　　急性排斥反应在临床上最常见，典型表现为发热、移植部位胀痛和移植器官功能减退等。慢性排斥反应的临床表现为移植器官功缓缓减退。

2. **移植物抗宿主反应**　是移植物中的特异性淋巴细胞识别宿主（受体）抗原而诱发针对受体的排斥反应。反应的严重程度主要取决于供、受体间 HLA 型别配合程度，也与 mHA 显著相关。常见于造血干细胞移植和小肠移植。

四、排斥反应的防治

1. **组织配型**　包括 ABO 血型检查、HLA 分型、群体反应性抗体（用于检测受体体内预存的 HLA 体，超过 10% 即为致敏）、淋巴细胞毒交叉配型［交叉配型试验阳性（>10%）是器官移植的禁忌证，对于肾移植和心脏移植尤为重要］。

2. **受体的预处理**　对于 ABO 血型不相容及交叉配型试验阳性的受体，为逾越 ABO 血型屏障和 HLA 致敏屏障进行器官移植，需要对受体预处理，方法包括：血浆置换去除受体血液内预存的特异性抗体，利妥昔单抗清除 B 淋巴细胞和预防抗体介导的排斥反应，大剂量静脉注射免疫球蛋白中和抗体等。

3. **免疫抑制剂的应用**

（1）临床治疗急性排斥反应：①基础治疗，即应用免疫抑制剂有效预防排斥反应发生。②挽救治疗，即当发生急性排斥反应时，需加大免疫抑制剂用量或调整免疫抑制剂方案以逆转排斥反应。

（2）临床常用的免疫抑制药物：主要分为免疫诱导用药和免疫维持用药。

4. **移植后的免疫监测**　临床常用的监测指标包括：免疫抑制药物的血药浓度，淋巴细胞亚群绝对计数、百分比和功能，免疫分子水平等。移植物生理功能的变化是判断排斥反应发生及强度的重要指标。

五、移植免疫耐受

移植免疫耐受是指受体免疫系统在不使用任何免疫抑制剂的情况下，对移植物不产生排斥反应，且保持对其他抗原的免疫应答反应，从而使移植物长期存活的免疫状态。根据耐受机制可分为中枢性免疫耐受和外周性免疫耐受。诱导免疫耐受是解决临床移植排斥反应并避免长期使用免疫抑制剂的理想策略。

第三节　移植器官的获取

一、供体的选择

1. **器官的选择**　由于器官的短缺，对供体年龄的界限逐渐放宽。供肺、胰腺者不超过 55 岁，供心脏、肾、肝者分别不超过 60、65、70 岁。

2. **作为器官移植供体的禁忌证**　①已知有全身性感染伴血微生物培养阳性或尚未彻底治愈。②人类免疫缺陷病毒（HIV）感染。③恶性肿瘤（脑原发性恶性肿瘤除外）。

3. 免疫学方面的选择　移植前应进行的检查包括 ABO 血型测定、淋巴细胞毒交叉配型试验和 HLA 配型。

二、器官的切取与保存

供体类型不同或所需器官不同,其切取与保存的方法也不相同。手术阻断器官的血液供应后,细胞在 35~37℃温度下短期内即趋向失去活力。因此,为保证供体器官的质量,缩短冷、热缺血时间,低温保存,避免细胞肿胀和生化损伤极为重要。临床上,Hartmann 液多用于器官切取冷灌注,UW 和 HTK 液多用于保存器官。

第四节　器官移植

应用于临床的器官移植已有肾、肝、心、胰、肺、小肠、脾、肾上腺、甲状旁腺、睾丸、卵巢,以及心肺、肝、小肠、心肝、胰肾联合移植和腹内多器官联合移植等。器官移植的适应证见表 1-14-4。

表 1-14-4　器官移植的适应证

名称	适 应 证
肾移植	各种肾病进展到慢性肾衰竭(尿毒症)期,如慢性肾小球肾炎、慢性肾盂肾炎、糖尿病肾病等
肝移植	进行性、不可逆性和致死性终末期肝病,且无其他有效治疗方法,患者预期生存期低于一年的肝脏良恶性病变
胰腺移植	胰肾联合移植已成为公认的治疗合并有尿毒症的 1 型糖尿病和部分 2 型糖尿病的最有效方法
小肠移植	各种病因导致的小肠功能衰竭,且不能很好耐受营养支持者
肺移植	主要为各类无法继续内科治疗的终末期肺部疾病,如特发性肺纤维化(IPF)、慢性阻塞性肺疾病(COPD)等
心脏移植	经内科治疗无效的广泛心肌不可逆性损害,如心肌病、终末期冠心病和瓣膜病等

> 移植心因慢性排斥反应所致的冠状动脉硬化是影响术后长期存活的主要原因。

━━━━━━━━◦ 经 典 试 题 ◦━━━━━━━━

〔研〕符合超急性排斥反应的病理变化是

　　A. 血管周围洋葱皮样改变　　　　　　B. 急性小动脉炎

C. 大量淋巴细胞浸润　　　　　　　　D. 血管内膜增厚

【答案】

B

○ 温 故 知 新 ○

器官、组织、细胞移植

移植的分类
- 按植入的移植物分类　　器官、组织、细胞移植
- 按供、受体种系和基因关系分类　　同系或同基因移植、同种异体移植、异种移植
- 按供、受体是否为同一个体分类　　自体和异体移植
- 按植入部位不同分类　　原位和异位移植
- 按供体是否存活分类　　尸体供体和活体供体移植

移植免疫
- 移植抗原　　MHCA、mHA、其他（ABO血型抗原等）
- 移植抗原的识别　　直接识别、间接识别
- 排斥反应
  - 宿主抗移植物反应　　超急性、急性、慢性排斥反应
  - 移植物抗宿主反应
- 排斥反应防治　　组织配型、受体的预处理、免疫抑制剂的应用、移植后的免疫监测
- 移植免疫耐受　　诱导免疫耐受是理想方法

移植器官的获取　　供肺、胰腺者不超过55岁，供心脏、肾、肝者分别不超过60、65、70岁

器官移植　　注意肾、肝、胰腺、小肠、肺、心脏移植的适应证

第十五章

外科微创技术

第一节　内　镜　技　术

一、概述

1. 内镜分类　从性能和质地角度划分,内镜可分为硬式内镜和软式内镜。
2. 内镜下常用的诊断技术　包括染色和放大、电子染色技术、内镜下造影技术、活检。
3. 内镜下治疗常用的器械　高频电刀、激光、微波、射频、氩氦刀等。

二、内镜技术在外科中的临床应用

1. 在消化外科中的应用　包括胃镜[可切除病变、内镜下黏膜切除术(EMR)、内镜黏膜下剥离术(ESD)等]、十二指肠镜、小肠镜、大肠镜、胆道镜(可用于胆道疾病的诊断、活检、止血以及结石和异物的取出,也可联合球囊用于扩张狭窄的胆管)、胶囊内镜、超声内镜和共聚焦激光显微内镜。

2. 在泌尿外科中的应用　①经皮肾镜、输尿管镜、膀胱镜或腹腔镜,可采用气压弹道、液电、超声波、激光等方法碎石,清除绝大多数肾、输尿管或膀胱结石。②经尿道前列腺电切术已经成为治疗良性前列腺增生症的标准术式。③内镜技术在泌尿系肿瘤的治疗中占有重要地位。膀胱癌根据分期不同,可选择内镜治疗,如浅表性膀胱癌可经尿道做膀胱肿瘤电切术。

3. 在胸外科中的应用　支气管镜主要用于支气管病变的诊断和切除、止血或支气管狭窄球囊扩张等。

4. 在骨科中的应用　关节镜主要用于关节内疾病的诊疗。

5. 在神经外科中的应用　神经内镜现已用于脑积水、颅内囊肿、颅内血肿、脑室及室旁肿瘤、垂体腺瘤、颅咽管瘤等神经外科疾病的治疗。

第二节　腔镜外科技术

一、腹腔镜外科手术设备、器械与基本技术

1. 手术设备　主要有高频电凝装置、激光器、超声刀、腹腔镜超声、冲洗吸引器等。

2. 器械 手术器械主要有电钩、分离钳、抓钳、持钳、肠钳、吸引管、穿刺针、扇形牵拉钳、持针钳、术中胆道造影钳、打结器、施夹器、各类腔内切割缝合与吻合器等。

3. 基本技术 ①建立气腹。②腹腔镜下止血。③腹腔镜下组织分离与切开。④腹腔镜下缝合。⑤标本取出。

二、腹腔镜外科手术适应证及常用的手术

1. 手术适应证 主要包括炎性疾病（如胆囊炎、阑尾炎）、先天性发育异常（如小儿巨结肠）、外伤及良性肿瘤等。

2. 常用的手术 包括腹腔镜胆囊切除术、结肠切除术（良性肿瘤）、阑尾切除术、食管反流手术（Nissen手术）、小肠切除术、疝修补术、甲状腺手术、胃部分（楔形）切除术、脾切除术、胰腺尾部切除术、淋巴清扫术、肝楔形切除术（良性肿瘤）等。腹腔镜下结直肠癌根治性切除术、胃癌根治术等越来越普及。胰十二指肠切除术（Whipple手术）、解剖性半肝切除术、供肝切取术、供肾切取术、血管动脉瘤切除或转流术等，很多医院也已开展。

三、腹腔镜手术的并发症

1. CO_2气腹相关的并发症 如皮下气肿、气胸、心包积气、气体栓塞、高碳酸血症与酸中毒、心律不齐、下肢静脉淤血和血栓形成、腹腔内缺血、体温下降等。

2. 与腹腔镜手术相关的并发症 如血管损伤、内脏损伤、腹壁并发症。

四、机器人外科技术

达芬奇手术机器人是目前世界上最有代表性可以在腹腔手术中使用的手术机器人系统，也是目前世界上最复杂、最昂贵的手术系统之一。

第三节 介入放射学技术

一、分类

根据治疗领域不同，介入放射学技术分为经血管介入技术与非经血管介入技术两类。

二、外科常用介入技术

1. 经血管介入技术 包括经导管血管灌注术、经导管动脉内化疗栓塞术或栓塞术、经皮腔内血管成形术和经颈静脉肝内门体分流术。相关并发症有穿刺并发症、对比剂不良反应。

2. 非经血管介入技术 常用经皮经肝胆道引流术、热消融术、冷冻消融术、经皮脓肿或

积液穿刺置管引流术。相关并发症有与感染、出血、穿刺部位相关的组织和脏器损伤等,另外还有穿刺所致脓肿破溃扩散、肿瘤种植播散等。

◦ 温 故 知 新 ◦

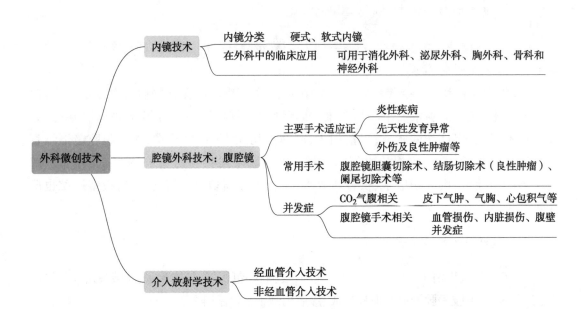

医学生外科实习前注意

1. 外科疾病大致分类　包括损伤、感染、肿瘤、畸形、内分泌功能失调、寄生虫病和其他(如空腔器官梗阻)。

2. 遵循外科诊疗基本原则　正确诊断,充分准备;满意麻醉,准确定位;仔细解剖,减轻损伤;根除伤病,力保功能;加强护理,促进康复。

3. 明确实习目的　外科实习的目的主要是加深医学基础理论和外科专业基本理论知识,掌握基本的外科医疗技能,培养分析问题和解决问题的能力,并养成良好的工作作风。

4. 外科实习的主要内容

(1)培养严格的无菌观念并自觉遵守,熟悉各种消毒方法。

(2)学习采集及书写病史,熟悉带教老师负责患者的病情,跟随查房;了解医嘱内容,学习如何记录日常病程,要密切注意患者对药物和手术治疗的反应;认真总结疗效和经验。

（3）熟悉并尽可能熟练掌握外科各项基本技能操作，诸如切开、分离、止血、结扎、缝合以及引流、换药等，都要按照一定的外科准则进行。其他处理，如血管穿刺、胃肠减压、气管插管或切开、胸膜腔闭式引流、导尿等，都需认真学习。

（4）根据安排，认真参加或参观手术及相关术前准备，以更好地遵循理论与实践相结合的认识论原则。应仔细观察外科患者各系统、各器官的形态和功能变化；要见习和参加各种诊疗操作，包括手术和麻醉等。

（5）参加科室内学习例会和教学查房，对科室内的典型病例做好观察、熟悉病情演变，培养临床思维能力和团队合作精神。

第二篇　神经外科疾病

第十六章

颅内压增高和脑疝

第一节 概　述

一、颅内压的形成与正常值

颅腔、脑组织、脑脊液和血液是颅内压（ICP）形成的物质基础。颅缝闭合后颅腔的容积固定不变，为 1 400~1 500ml。成人的正常颅内压为 70~200mmH$_2$O，儿童为 50~100mmH$_2$O。

二、颅内压调节与代偿

生理状态下，血压和呼吸可引起颅内压小范围的波动。脑组织短时间很难被压缩，脑血流是保持脑灌注的前提条件，所以颅内压增高的调节主要依靠脑脊液的分布和分泌的变化来调节。颅内容积超过 5% 的临界范围，或颅腔容量缩减超过颅腔容积的 8%~10%，则会产生颅内压增高。

三、颅内压增高的原因

1. 颅内占位性病变　如颅内血肿、脑肿瘤、脑脓肿等。
2. 脑组织体积增大　如脑水肿。
3. 脑脊液循环和 / 或吸收障碍　如梗阻性脑积水或交通性脑积水。
4. 脑血流过度灌注或静脉回流受阻　如脑肿胀、静脉窦血栓等。
5. 先天性畸形　如狭颅症、颅底凹陷症等。

四、颅内压增高病理生理

1. 影响颅内压增高的因素　包括年龄、病变扩张速度、病变部位、伴发脑水肿程度、全身系统性疾病（如电解质及酸碱平衡失调、尿毒症、肝性脑病等）。
2. 颅内压增高后果　①脑血流量的降低，造成脑缺血甚至脑死亡。②脑移位和脑疝。③脑水肿。④库欣反应。⑤胃肠功能紊乱及消化道出血。⑥神经源性水肿。

第二节　颅内压增高

一、颅内压增高类型

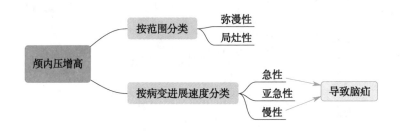

二、引起颅内压增高的常见疾病

常见疾病有颅脑外伤、颅内肿瘤和感染、脑血管疾病、脑寄生虫病、颅脑先天性疾病、良性颅内压增高（又称假脑瘤综合征）和脑缺氧。

三、临床表现

1. 头痛　是颅内压增高最常见的症状之一，部位多在额部及颞部。头痛程度随颅内压的增高而进行性加重。当用力、咳嗽、弯腰或低头活动时常使头痛加重。

2. 呕吐　头痛剧烈时可伴恶心和呕吐。呕吐可呈喷射性，有时可导致水电解质紊乱和体重减轻。

3. 视神经乳头水肿　是颅内压增高的重要客观体征之一。表现为视神经乳头充血，边缘模糊不清，中央凹陷消失，视盘隆起，静脉怒张。若视神经乳头水肿长期存在，则视盘颜色苍白，视力减退，视野向心性缩小，称为视神经继发性萎缩。若颅内压增高不能及时解除，视力恢复困难，严重者甚至失明。

> （i）提示
>
> 头痛、呕吐和视神经乳头水肿，称为颅内压增高"三主征"。颅内压增高的三主征各自出现的时间并不一致，可以其中一项为首发症状。

4. 意识障碍及生命体征变化　疾病初期可出现嗜睡，反应迟钝。严重病例，可出现昏睡、昏迷、伴瞳孔散大、对光反射消失、发生脑疝，去脑强直。生命体征变化包括血压升高、脉搏徐缓、呼吸减缓、体温升高等，脑疝晚期终因呼吸循环衰竭而死亡。

5. 其他症状和体征　小儿患者可有头颅增大、头皮和额眶部浅静脉扩张、颅缝增宽或分离、前囟饱满隆起。头颅叩诊时呈破罐音（Macewen 征）。

四、诊断

1. 诊断 ①详细询问病史和认真的神经系统检查。②发现颅内压增高三主征时,则颅内压增高诊断可确诊。③对临床疑诊病例,可选择恰当的辅助检查,以利早期诊断和治疗。

2. 辅助检查

（1）电子计算机 X 线断层扫描（CT）：CT 快速、精确、无创伤,是诊断颅内病变首选检查,尤其适用于急症。

（2）磁共振成像（MRI）：MRI 是无创伤性检查,对颅骨骨质显现差。

（3）数字减影血管造影（DSA）：用于诊断脑血管性疾病和血供丰富的颅脑肿瘤。

（4）X 线平片：对诊断颅骨骨折、开放性损伤后颅内异物位置、垂体腺瘤所致蝶鞍扩大以及听神经瘤引起内听道扩大等,具有一定价值。现已少用于单独诊断颅内占位性病变。

（5）腰椎穿刺：对于颅内压增高的患者,可诱发脑疝危险,故应慎重。

（6）颅内压监测：可指导药物治疗和手术时机选择。

五、治疗原则

1. 一般处理

（1）有颅内压增高的患者,应留院观察。

（2）观察神志、瞳孔、血压、呼吸、脉搏及体温的变化。

（3）符合颅内压监测指征者,宜通过监测指导治疗。

（4）频繁呕吐者应暂禁食,以防吸入性肺炎。

（5）补液应量出为入,补液过多可促使颅内压增高恶化,补液不足可引发血液浓缩。

（6）用轻泻剂来疏通大便,不可做高位灌肠,以免颅内压骤然增高。

（7）对昏迷的患者及咳痰困难者要考虑做气管切开术,防止因呼吸不畅而使颅内压更加增高。

2. 病因治疗 对无手术禁忌的颅内占位性病变,首先应考虑做病变切除术。若有脑积水者,可行脑脊液分流术。颅内压增高引起急性脑疝时,应进行紧急抢救或手术处理。

3. 药物治疗降低颅内压

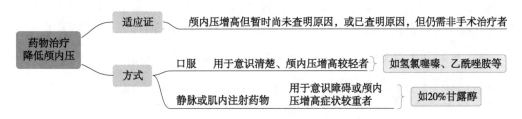

4. 激素 地塞米松、氢化可的松、泼尼松口服或静脉使用,可减轻脑水肿,有助于缓解颅内压增高,但激素对颅脑创伤所致的脑水肿无效。

5. 脑脊液体外引流 经脑室缓慢释放脑脊液,可有效缓解颅内压增高。

6. 巴比妥治疗 大剂量异戊巴比妥钠或硫喷妥钠注射可降低脑的代谢、减少脑血流,减少氧耗及增加脑对缺氧的耐受力,使颅内压降低。给药期间宜监测血药浓度和脑血流、脑代谢。

7. 过度换气 当动脉血的 CO_2 分压每下降 1mmHg 时,可使脑血流量递减 2%,从而使颅内压相应下降。

8. 对症治疗

(1)头痛:可给予镇痛剂,但忌用吗啡和哌替啶等药物,以防止抑制呼吸中枢。

(2)抽搐发作:给予抗癫痫药物治疗。

(3)烦躁:在排除颅内高压进展、气道梗阻、排便困难等前提下,给予镇静剂。

第三节 脑 疝

一、解剖学基础

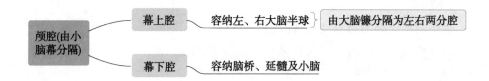

二、病因

常见病因有:①各种颅内血肿。②大面积脑梗死。③颅内肿瘤。④颅内脓肿、颅内寄生虫病及各种肉芽肿性病变。⑤医源性因素,如对颅内压增高患者进行腰椎穿刺后促发脑疝。

三、分类(表 2-16-1)

表 2-16-1 脑疝的分类

名 称	含 义
颞叶钩回疝或小脑幕切迹疝	为颞叶海马回、钩回通过小脑幕切迹被推移至幕下
小脑扁桃体疝或枕骨大孔疝	为小脑扁桃体及延髓经枕骨大孔推挤向椎管内
扣带回疝或大脑镰下疝	一侧半球的扣带回经镰下孔被挤入对侧

四、病理学

1. 当小脑幕切迹疝发生时,移位的脑组织疝入小脑幕切迹下方,脑干受压移位。由于同侧的大脑脚受到挤压而造成病变对侧偏瘫,同侧动眼神经受到挤压可产生动眼神经麻痹症状。移位的钩回、海马回可将大脑后动脉挤压于小脑幕切迹缘,导致枕叶皮层缺血坏死。

2. 发生枕骨大孔疝时,延髓直接受压患者可迅速出现呼吸骤停。

3. 脑疝发生时,脑脊液循环通路进一步受阻,加剧了颅内压增高,形成恶性循环,使病情迅速恶化。

五、临床表现

1. 小脑幕切迹疝

（1）颅内压增高的症状:表现为剧烈头痛,与进食无关的频繁呕吐。头痛程度进行性加重伴烦躁不安。急性脑疝患者视神经乳头水肿可无。

（2）瞳孔改变（表2-16-2）

表 2-16-2　小脑幕切迹疝的瞳孔改变

阶段	瞳 孔 改 变
病初	病侧动眼神经受刺激→病侧瞳孔变小,对光反射迟钝
随病情进展	病侧动眼神经麻痹→病侧瞳孔散大,直接和间接对光反射均消失,病侧上睑下垂、眼球外斜
脑疝进行性恶化,影响脑干血供	脑干内动眼神经核功能丧失→双侧瞳孔散大,对光反射消失,此时患者多已处于濒死状态

（3）运动障碍:表现为病变对侧肢体的肌力减弱或麻痹,病理征阳性。严重时可出现去脑强直发作,这是脑干严重受损的信号。

（4）意识改变:由于脑干内网状上行激动系统受累,患者随脑疝进展可出现嗜睡、浅昏迷甚至深昏迷。

（5）生命体征紊乱:表现为心率减慢或不规则,血压忽高忽低,呼吸不规则,大汗淋漓或汗闭,面色潮红或苍白。体温可高达41℃以上或体温不升。最终因呼吸循环衰竭而致呼吸停止,血压下降,心脏停搏。

2. 枕骨大孔疝　①脑脊液循环通路被堵塞,颅内压增高,患者剧烈头痛。频繁呕吐,颈项强直,强迫头位。②生命体征紊乱出现较早,意识障碍出现较晚。③因脑干缺氧,瞳孔可忽大忽小。④由于位于延髓的呼吸中枢受损严重,患者早期可突发呼吸骤停而死亡。

六、治疗

1. 脑疝是由于急剧的颅内压增高造成的,在作出诊断的同时应按颅内压增高的处理原则快速静脉输注高渗降颅内压药物,以缓解病情,争取时间。

2. 病因明确者,应尽快手术去除病因,如清除颅内血肿或切除脑肿瘤等。如难以确诊或虽病因难于去除时,可选用下列姑息性手术,以降低颅内高压和抢救脑疝。

（1）侧脑室外引流术:经额、枕部快速钻颅或锥颅,穿刺侧脑室并安置引流管,行脑脊液外引流,以迅速降低颅内压。

（2）脑脊液分流术:脑积水的病例可施行脑室–腹腔分流术,或侧脑室–心房分流术。导水管梗阻或狭窄者,可选用神经内镜下三脑室底造瘘术。

（3）减压术

1）外减压术:小脑幕切迹疝时可采用颞肌下减压术;枕骨大孔疝时可采用枕下减压术。大面积脑梗死、重度颅脑损伤致严重脑水肿而颅内压增高时,可采用去骨瓣减压术。

2）内减压术:开颅术中脑组织肿胀膨出,在排除颅内血肿的前提下,可切除失活组织或部分非功能区脑叶,以达到减压目的。

───────── ○ 经 典 试 题 ○ ─────────

（执）男,31 岁。头痛进行性加重 1 个月。入院前 3 天出现喷射状呕吐 3 次,抽搐 1 次。查体:神志清楚,双侧视神经乳头水肿,颈软。最可能的诊断是

    A. 颅内压增高

    B. 蛛网膜下腔出血

    C. 脑软化

    D. 陈旧性脑梗死

    E. 脑血管畸形

【答案与解析】

A。解析:根据题干信息,患者为青年男性,主要表现为颅内压增高的"三主征",即头痛、呕吐和视神经乳头水肿,故最可能的诊断是颅内压增高。蛛网膜下腔出血时常见颈强直等脑膜刺激征表现。故选 A。

◦— 温 故 知 新 —◦

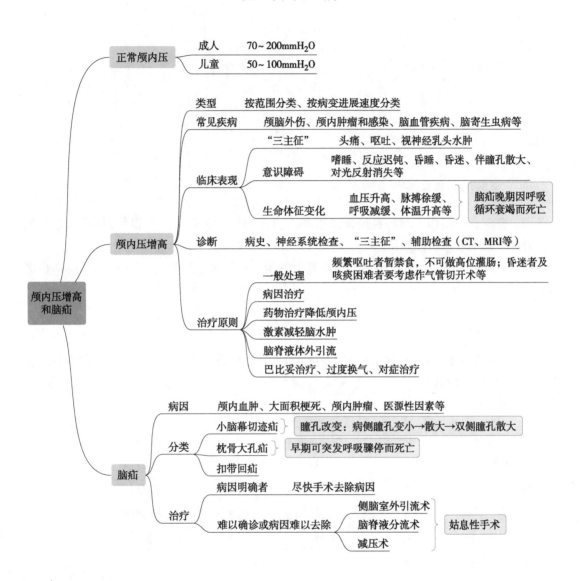

第十七章

颅 脑 损 伤

第一节 概　述

一、颅脑损伤的方式

1. 颅脑直接损伤　颅脑直接损伤指暴力直接作用于头部引起的损伤，包括加速性损伤、减速性损伤和挤压性损伤。

2. 颅脑间接损伤　颅脑间接损伤指暴力作用于身体其他部位，然后传导至头部所造成的损伤。

二、分类

格斯拉哥昏迷计分（GCS）法分别对患者的运动、言语、睁眼反应进行评分，作为判断病情的依据（表 2-17-1）。

表 2-17-1　格斯拉哥昏迷计分（GCS）

运动反应	计分	言语反应	计分	睁眼反应	计分
按吩咐动作	6	正确	5	自动睁眼	4
定位反应	5	不正确	4	呼唤睁眼	3
屈曲反应	4	错乱	3	刺痛睁眼	2
过屈反应（去皮层）	3	难辨	2	不睁眼	1
伸展反应（去大脑）	2	不语	1		
无反应	1				

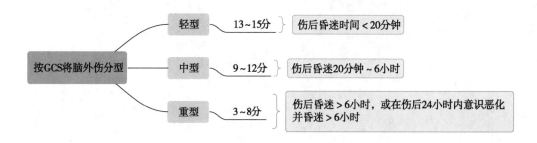

第二节 头 皮 损 伤

一、概述

1. 头皮损伤的情况可判断受伤力度的性质和大小，头皮损伤的部位常是着力点，着力点的判断有助于推断脑损伤的部位。

2. 头皮血供丰富，伤后极易失血，可导致患者尤其是儿童失血性休克。

3. 头皮抗感染和愈合能力较强，但一旦感染，便有可能向深部蔓延，引起颅骨骨髓炎和颅内感染。

二、头皮血肿

1. 皮下血肿　比较局限，周边较中心区更硬，无波动，易误诊为颅骨凹陷骨折，必要时行 CT 检查进行鉴别。血肿量少，可观察或伤后立即冰敷，短期内血肿可自行吸收。

2. 帽状腱膜下血肿　因不受颅缝限制，可扩散至全头，触之较软，可有明显波动。

（1）血肿小者可加压包扎头部，待其自行吸收。

（2）血肿较大且凝血功能正常时，则应严格进行皮肤消毒后穿刺抽吸血肿，再加压包扎头部。

（3）如经反复穿刺加压包扎血肿仍不能缩小者，需注意是否有凝血障碍等原因。

（4）对已有感染的血肿，需切开头皮引流感染灶。

3. 骨膜下血肿　一般不跨过颅缝，血肿张力较高，可有波动。应注意是否伴颅骨骨折。处理原则与帽状腱膜下血肿相仿，但伴颅骨骨折者不宜加压包扎，以防血液经骨折缝流入颅内，造成硬脑膜外血肿。

三、头皮裂伤

1. 临床表现（表 2-17-2）

表 2-17-2　头皮裂伤

项目	锐器致伤	钝器致伤
伤口情况	创缘整齐，多数裂伤仅限于头皮，可深达骨膜	多不规则，创缘有挫伤痕迹
颅骨	一般完整	着力点的颅骨骨折
脑情况	少数锐器可插入颅内，造成开放性脑损伤	常伴脑损伤

2. 治疗　①头皮裂伤，宜尽早行清创缝合术，如受伤时间达 24 小时，只要无明显感染征象，仍可彻底清创后行一期缝合。②术中将伤口内的头发、泥沙等异物彻底清除；明显坏死污染的头皮应切除，但不可切除过多，以免缝合时产生张力；清创时观察有无颅骨骨折或

碎骨片,如发现脑脊液或脑组织外溢,应按开放性脑损伤处理。③术后给予抗生素。

四、头皮撕脱伤

1. 病因　头皮撕脱伤是最严重的头皮损伤,往往因头发卷入高速转动的机器内所致。由于皮肤、皮下组织和帽状腱膜三层紧密连接,所以在强烈的牵扯下,往往将头皮自帽状腱膜下间隙全层撕脱,有时还连同部分骨膜。严重者整个头皮甚至连前部的额肌一起撕脱。伤后失血多时易出现失血性休克,应及时处理。

2. 治疗

(1) 皮瓣部分脱离且血供尚好:清创后原位缝合。

(2) 皮瓣完全脱落但完整,无明显污染,血管断端整齐,且伤后未超过6小时:清创后头皮血管(颞浅动、静脉或枕动、静脉)显微吻合,再全层缝合头皮。

(3) 撕脱的皮瓣挫伤或污染不能再利用:①骨膜未撕脱,可取自体中厚皮片做游离植皮,或做转移皮瓣。②骨膜已破坏,颅骨外露,可先做局部筋膜转移,再植皮。

(4) 撕脱时间长,创面感染或经上述处理失败者:可先行创面清洁和更换敷料,待肉芽组织生长后再植皮。如颅骨裸露,还需做多处颅骨钻孔至板障层,待钻孔处长出肉芽组织后再植皮。

第三节　颅骨骨折

一、颅盖骨折

1. 分类　颅盖骨折一般分为线形骨折(包括颅缝分离)和凹陷骨折(包括粉碎骨折)两种。

2. 线形骨折

(1) 多数线形骨折为颅骨全层骨折,少数为内板断裂。骨折线多为单一,或呈线条状或放射状。可伴头皮损伤。

(2) X线平片、CT或高分辨率CT(HRCT)有助于诊断。

(3) 线形骨折本身无需外科处理。但如骨折线通过脑膜血管沟或静脉窦时,应警惕硬脑膜外血肿的发生。

3. 凹陷骨折

(1) 多数为颅骨全层凹陷,少数为内板内陷。陷入骨折片周边的骨折线呈环状或放射状。婴幼儿颅骨质软,着力点处的颅骨可产生乒乓球样凹陷。

(2) 可通过触诊、CT检查等诊断。

(3) 手术治疗指征:①凹陷深度 >1cm。②位于脑重要功能区。③骨折片刺入脑内。④骨折引起瘫痪、失语等神经功能障碍或癫痫者。

二、颅底骨折

1. 临床表现 主要有：①耳、鼻出血或脑脊液漏。②脑神经损伤。③皮下或黏膜下淤血斑。颅底不同部位骨折的表现,见表 2-17-3。颅底骨折可伤及颈内动脉,造成颈动脉 - 海绵窦瘘或鼻出血。

表 2-17-3 颅底不同部位骨折的表现

项目	颅前窝骨折	颅中窝骨折	颅后窝骨折
常累及部位	额骨水平部(眶顶)和筛骨	蝶骨和颞骨	岩骨和枕骨基底部
特征	鼻出血、"熊猫眼"征(在眼睑和球结膜下形成淤血斑)、脑脊液鼻漏、颅内积气	血液和脑脊液经蝶窦口流至鼻咽部,可出现脑脊液耳漏或鼻漏等	乳突部或枕下皮下瘀斑(Battle 征)等
神经损伤	常为嗅神经	颞骨岩部骨折:常见面神经和听神经损伤。如骨折位于中线处,可累及视神经、动眼神经、滑车神经、三叉神经和展神经	骨折位于中线者可出现舌咽神经、迷走神经、副神经和舌下神经损伤

2. 诊断 依靠临床表现,结合头颅 CT 可明确诊断。颅底的高分辨率 CT(HRCT)有助于对骨折部位精确定位,MRI T_2 加权像有助于发现脑脊液漏的漏口。

3. 治疗

（1）闭合性颅底骨折:可无特殊处理。

（2）颅底骨折合并脑脊液漏:患者取头高位、绝对卧床休息,避免用力咳嗽、打喷嚏和擤鼻涕,给予抗生素预防颅内感染。一般不堵塞或冲洗破口处,不做腰穿。超过 1 个月仍未停止漏液,可考虑行手术修补漏口。

（3）疑为碎骨片挫伤或血肿压迫视神经导致视力减退者:争取在 24 小时内行视神经探查减压术。

第四节 脑 损 伤

一、概述

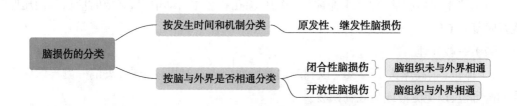

145

二、脑震荡

1. 临床表现和诊断

（1）伤后立即出现短暂的意识丧失，持续数秒至数分钟，一般不超过半小时。有时仅表现为瞬间意识混乱或恍惚，并无昏迷。同时伴面色苍白、瞳孔改变等自主神经和脑干功能紊乱的表现。

（2）意识恢复后出现逆行性遗忘。多有头痛、头晕、疲乏无力、失眠、耳鸣、心悸、畏光、情绪不稳、记忆力减退等症状，一般持续数日、数周。

（3）神经系统检查无明显阳性体征。颅内压和脑脊液都在正常范围。CT检查颅内无异常。

2. 治疗　一般卧床休息5~7天，酌用镇静、镇痛药物，消除患者的畏惧心理，多在2周内恢复正常。

> 脑震荡是较轻的脑损伤，伤后可即刻发生短暂时间的意识障碍和近事遗忘。

三、脑挫裂伤

1. 临床表现和诊断

（1）脑挫裂伤是头部遭受暴力造成的原发性脑器质性损伤，既可发生于着力点的脑组织，也可在对冲部位。轻者仅有轻微症状，重者深昏迷，甚至立即死亡。

（2）根据伤后立即出现的意识障碍（是最突出的症状之一），局灶症状和体征，较明显的头痛、恶心、呕吐（三者是最常见的症状），生命体征（严重者可见血压上升、脉搏变慢、呼吸深慢，危重者见病理呼吸）等，多可诊断为脑挫裂伤。

（3）头部CT：是目前最常用的检查手段。典型表现为局部脑组织内有高低密度混杂影，点片状高密度影为出血灶，低密度影则为水肿区。CT扫描还可了解脑室受压、中线结构移位等情况。

（4）腰椎穿刺：可检查脑脊液是否含有血液，同时可测定颅内压，并可引流血性脑脊液，以减轻症状。颅内压明显增高者应谨慎或禁忌。

2. 治疗

（1）严密观察病情：包括生命体征、意识、瞳孔和肢体活动情况，必要时应做颅内压监测或及时复查CT。

（2）一般处理

1）体位：抬高床头15°~30°，以利颅内静脉血回流。对昏迷患者，头偏一侧再取侧卧位或侧俯卧位，以免涎液或呕吐物误吸。

2）保持呼吸道通畅：对昏迷患者必须及时清除呼吸道分泌物。短期内不能清醒者，宜早做气管切开。防治呼吸道感染。

3）营养支持：对血流动力学稳定者，早期可采用肠道外营养，如病情允许，尽早使用肠内营养。

4）躁动和癫痫的处理：对躁动不安者应查明原因，并作相应处理。脑挫裂伤后癫痫发作可进一步加重脑缺氧，癫痫呈连续状态者可危及生命，应视为紧急情况，可联合应用多种抗癫痫药物。

5）高热的处理：中枢性高热，可取亚低温冬眠治疗。其他原因（如感染）所致的高热，应按原因不同分别处理。

6）脑保护，促苏醒和功能恢复治疗：巴比妥类药物（戊巴比妥）可改善脑缺血缺氧。神经节苷脂（GM_1）、胞磷胆碱、乙酰谷酰胺等药物及高压氧治疗，对部分患者的苏醒和功能恢复可能有帮助。

> ⓘ 提示
>
> 呼吸道梗阻可加重脑水肿，使颅内压进一步升高，导致病情恶化。

（3）防止脑水肿或脑肿胀。

（4）手术治疗

1）指征：①继发性脑水肿严重，脱水治疗无效，病情加重。②颅内血肿清除后，颅内压无明显缓解，伤区脑组织继续水肿或肿胀，并除外颅内其他部位血肿。③脑挫裂伤灶和血肿清除后，病情好转，转而又恶化出现脑疝。

2）方法：包括脑挫裂伤灶清除、额极或颞极切除、颞肌下减压和去骨瓣减压等。

（5）与预后相关的因素：①脑损伤部位、程度和范围。②有无脑干或下丘脑损伤。③是否合并其他脏器损伤。④年龄。⑤诊治是否及时恰当。

四、弥漫性轴索损伤

1. 病理　脑弥漫性轴索损伤好发于神经轴索聚集区，如胼胝体、脑干、灰白质交界处、小脑、内囊和基底节。显微镜下发现轴缩球是确认弥漫性轴索损伤的主要依据。

2. 临床表现

（1）意识障碍：典型表现为伤后即刻发生的长时间的严重意识障碍。患者无伤后清醒期。

（2）瞳孔和眼球运动改变：缺乏特异性。

3. 诊断标准　①伤后持续昏迷（>6 小时）。②CT 示脑组织撕裂出血或正常。③颅内压正常但临床状况差。④无明确脑结构异常的伤后持续植物状态。⑤创伤后期弥漫性脑萎缩。⑥尸检见脑组织特征性病理改变。

4. 治疗　传统的治疗包括呼吸道管理、过度换气和吸氧、低温、钙通道阻滞药、脱水、巴比妥类药物等。如发现迟发颅内血肿或严重脑水肿,需立即手术,清除血肿或行去骨瓣减压术。弥漫性轴索损伤的致死率和致残率很高。

第五节　颅内血肿

一、颅内血肿

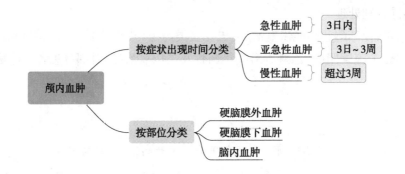

二、硬脑膜外血肿

1. 发生机制　硬脑膜外血肿主要源于脑膜中动脉和静脉窦破裂以及颅骨骨折出血。少数患者并无骨折,其血肿可能是与头部受到暴力后,造成硬脑膜与颅骨分离,硬脑膜表面的小血管被撕裂有关。硬脑膜外血肿最多见于颞部、额顶部和颞顶部。

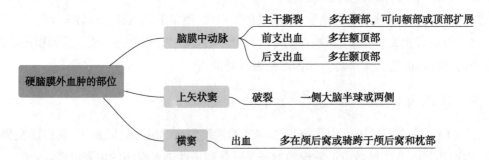

2. 临床表现

（1）意识障碍:进行性意识障碍为硬脑膜外血肿的主要症状。

1）清醒→昏迷:原发脑损伤轻,伤后无原发昏迷,待血肿形成后出现意识障碍。

2）昏迷→中间清醒或好转→昏迷:原发脑损伤略重,伤后一度昏迷,随后完全清醒或好转,但不久又陷入昏迷。

3）昏迷进行性加重或持续昏迷:原发脑损伤较重所致。

（2）颅内压增高:患者在昏迷前或中间清醒（好转）期常有头痛、恶心、呕吐等颅内压增高症状,伴血压升高、呼吸和脉搏变慢等生命体征改变。

（3）瞳孔改变

1）小脑幕上血肿:大多先形成小脑幕切迹疝,出现意识障碍加重和瞳孔改变(图2-17-1)。

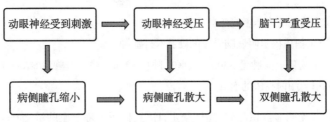

图2-17-1 小脑幕上血肿的瞳孔改变情况

2）小脑幕下血肿:较晚出现瞳孔改变,而先出现呼吸紊乱甚至骤停。

（4）神经系统体征:伤后立即出现的局灶神经功能障碍的症状和体征,系原发性脑损伤的表现。当血肿增大引起小脑幕切迹疝时,则可出现对侧锥体束征。脑干受压可导致去脑强直。

3. 诊断 根据头部受伤史,伤后当时清醒,随后昏迷,或出现有中间清醒（好转）期的意识障碍过程,结合CT检查显示骨折线经过脑膜中动脉或静脉窦沟,一般可早期诊断。

CT扫描:硬脑膜外血肿可表现为颅骨内板与硬脑膜之间的双凸镜形或弓形高密度影,还可了解脑室受压和中线结构移位的程度及并存的脑挫裂伤、脑水肿等情况（图2-17-2）。

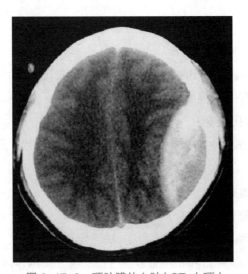

图2-17-2 硬脑膜外血肿（CT,左顶）

4. 治疗（表2-17-4）

表2-17-4　硬脑膜外血肿的治疗

方法	适应证
手术治疗	①有明显颅内压增高症状和体征 ②CT扫描提示明显脑受压的硬脑膜外血肿 ③小脑幕上血肿量>30ml、颞区血肿量>20ml、幕下血肿量>10ml以及压迫大静脉窦而引起颅内高压的血肿
非手术治疗	伤后无明显意识障碍,病情稳定,CT扫描所示幕上血肿量<30ml,小脑幕下血肿量<10ml,中线结构移位<1.0cm者

三、硬脑膜下血肿

1. 发生机制

（1）急性和亚急性硬脑膜下血肿

1）主要是因为脑皮质血管破裂,大多由对冲性脑挫裂伤所致,好发于额极、颞极及其底面。

2）少数血肿是由于桥静脉或静脉窦本身撕裂所致。

（2）慢性硬脑膜下血肿:多发于老年人,绝大多数有轻微头部外伤史。极少部分患者无外伤,可能与长期服用抗凝药物、营养不良、维生素C缺乏等相关。血肿常有厚薄不一的包膜。

2. 临床表现

（1）急性和亚急性硬脑膜下血肿

1）意识障碍:伴有脑挫裂伤的急性复合型血肿多表现为持续昏迷或昏迷进行性加重,亚急性或单纯型血肿多有中间清醒期。

2）颅内压增高和瞳孔改变。

3）神经系统体征:伤后立即出现的偏瘫,系脑挫裂伤所致。逐渐出现血肿压迫功能区或脑疝的表现。

（2）慢性硬脑膜下血肿

1）进展缓慢,病程较长,多为1个月左右,可为数月。

2）表现类型:①以颅内压增高症状为主,缺乏定位症状。②以病灶症状为主,如偏瘫、失语、局限性癫痫等。③以智力和精神症状为主,表现为头晕、耳鸣、记忆力减退、精神迟钝或失常。①②易与颅内肿瘤混淆,③易误诊为阿尔茨海默病或精神病。

3. 诊断

（1）急性或亚急性硬脑膜下血肿:有头部外伤史,伤后即有意识障碍并逐渐加重,或出现中间清醒期,伴颅内压增高症状。CT 检查可确诊,表现为脑表面与颅骨之间有新月形高密度、混杂密度或等密度影,多伴脑挫裂伤、脑组织受压和中线移位(图 2-17-3)。

(2)慢性硬脑膜下血肿:凡老年人出现慢性颅内压增高症状、智力和精神异常,或病灶症状,特别近期有过轻度头部受伤史者,应考虑本病的可能,及时行 CT 或 MRI 检查可确诊。CT 显示脑表面新月形或半月形低密度或等密度影(图 2-17-4)。

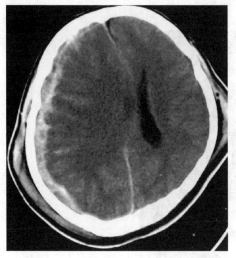 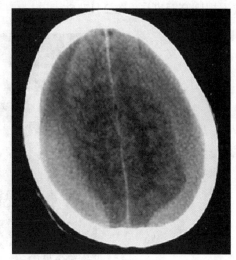

图 2-17-3　急性硬脑膜下血肿(CT,右额顶)　　　图 2-17-4　慢性硬脑膜下血肿(CT,双额顶)

4. 治疗

(1)急性和亚急性硬脑膜下血肿:治疗原则与硬脑膜外血肿类似。

1)如果因病情危急,术前未做 CT 检查确定血肿部位而需要行开颅手术挽救生命时,着力部位和对冲部位均应钻孔,尤其是额极、颞极及其底部,是硬脑膜下血肿的最常见部位。

2)此类血肿大多伴有脑挫裂伤,术后应加强相应的处理。

(2)慢性硬脑膜下血肿:患者凡有明显症状者,应手术治疗,首选钻孔置管引流术。

> ⓘ 提示
>
> 　　硬脑膜外血肿多见于着力部位,而硬脑膜下血肿既可见于着力部位,也可见于对冲部位。

四、脑内血肿

1. 发生机制

(1)浅部血肿:多由于挫裂的脑皮质血管破裂所致,常与硬脑膜下血肿同时存在,多位于额极、颞极及其底面。

（2）深部血肿：由脑深部血管破裂所引起，脑表面可有挫裂伤。

2. 临床表现　脑内血肿与伴脑挫裂伤的复合性硬脑膜下血肿的症状很相似，两者常同时存在。

3. CT检查　可证实脑内血肿的存在，表现为脑挫裂伤区附近或脑深部白质内类圆形或不规则高密度影（图 2-17-5）。

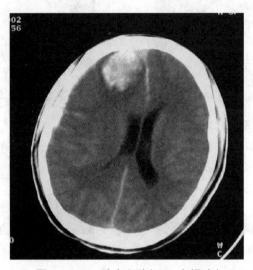

图 2-17-5　脑内血肿（CT，右额叶）

4. 治疗　多采用骨瓣或骨窗开颅，在清除脑内血肿的同时清除硬脑膜下血肿和明显挫碎糜烂的脑组织。对少数脑深部血肿，如颅内压增高显著，病情进行性加重，也应考虑手术。

第六节　开放性颅脑损伤

一、非火器性开放颅脑损伤

1. 临床表现　主要有意识障碍，脑局灶症状，生命体征改变，脑脊液、脑组织外溢。

2. 诊断　开放性颅脑损伤患者头部有伤口，可见到脑脊液和 / 或脑组织外溢，诊断不难。依靠辅助检查可了解颅内损伤情况及有无继发血肿、异物存留等。

3. 治疗

（1）一般处理：严密观察病情，保持呼吸道通畅，防治脑水肿或脑肿胀等。

（2）防治休克：迅速控制出血，补充血容量，纠正休克。

（3）处理插入颅腔的致伤物：在对致伤物的位置与可能伤及的颅内重要结构（血管等）

进行评估并做好充分准备的情况下,小心取出致伤物。

（4）保护显露的脑组织。

（5）清创手术:开放性颅脑损伤应争取在 6~8 小时内施行清创术,在无明显污染并应用抗生素的前提下,早期清创的时限可延长到 72 小时。清创由浅入深,逐层进行,彻底清除头发、碎骨片等异物,吸除血肿和破碎的脑组织,彻底止血。硬脑膜应严密缝合,术后需加强抗感染。

二、火器性颅脑损伤

1. 临床表现 主要有意识障碍、生命体征变化、瞳孔变化和脑局灶症状。

2. 诊断 火器性颅脑损伤的检查、诊断与其他颅脑损伤类似,需特别强调头面部伤口和合并伤的检查。

（1）射入口虽小,患者负伤后甚至可行走,但仍可能是颅脑穿透伤;伤口有脑脊液或脑组织碎屑外溢者,即可确诊为穿透伤。

（2）既有入口,又有出口,即为贯通伤。

3. 治疗

（1）急救:①包扎伤口,减少出血,有脑膨出时,注意保护。②昏迷患者应取侧俯卧位,及时清除口、鼻、气管内的血液呕吐物或分泌物,必要时气管插管。③对休克患者,在抗休克治疗的同时,迅速查明休克的原因并作处理。

（2）早期清创:力争在伤后数小时到 24 小时内进行,在应用抗生素的情况下,也可延长到 48 小时或 72 小时。清创的基本原则是彻底。清创结束后,严密修复硬脑膜和缝合伤口。术后加强抗感染和抗癫痫治疗。

（3）其他治疗:同闭合性颅脑损伤。

◦ 经 典 试 题 ◦

（执）头皮裂伤清创的一期缝合时限可放宽至

    A. 24 小时

    B. 72 小时

    C. 4 小时

    D. 8 小时

    E. 48 小时

【答案】

  A

温 故 知 新

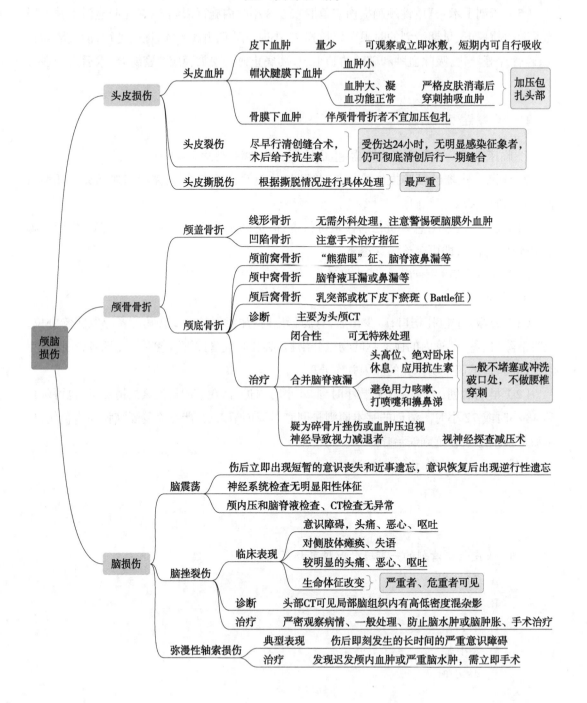

头皮损伤
- **头皮血肿**
  - 皮下血肿 — 量少 — 可观察或立即冰敷，短期内可自行吸收
  - 帽状腱膜下血肿
    - 血肿小
    - 血肿大、凝血功能正常 — 严格皮肤消毒后穿刺抽吸血肿 } 加压包扎头部
  - 骨膜下血肿 — 伴颅骨骨折者不宜加压包扎
- **头皮裂伤** — 尽早行清创缝合术，术后给予抗生素 } 受伤达24小时，无明显感染征象者，仍可彻底清创后行一期缝合
- **头皮撕脱伤** — 根据撕脱情况进行具体处理 } 最严重

颅脑损伤

颅骨骨折
- **颅盖骨折**
  - 线形骨折 — 无需外科处理，注意警惕硬脑膜外血肿
  - 凹陷骨折 — 注意手术治疗指征
- **颅底骨折**
  - 颅前窝骨折 — "熊猫眼"征、脑脊液鼻漏等
  - 颅中窝骨折 — 脑脊液耳漏或鼻漏等
  - 颅后窝骨折 — 乳突部或枕下皮下瘀斑（Battle征）
  - 诊断 — 主要为头颅CT
  - 治疗
    - 闭合性 — 可无特殊处理
    - 合并脑脊液漏
      - 头高位、绝对卧床休息，应用抗生素
      - 避免用力咳嗽、打喷嚏和擤鼻涕 } 一般不堵塞或冲洗破口处，不做腰椎穿刺
    - 疑为碎骨片挫伤或血肿压迫视神经导致视力减退者 — 视神经探查减压术

脑损伤
- **脑震荡**
  - 伤后立即出现短暂的意识丧失和近事遗忘，意识恢复后出现逆行性遗忘
  - 神经系统检查无明显阳性体征
  - 颅内压和脑脊液检查、CT检查无异常
- **脑挫裂伤**
  - 临床表现
    - 意识障碍，头痛、恶心、呕吐
    - 对侧肢体瘫痪、失语
    - 较明显的头痛、恶心、呕吐
    - 生命体征改变 } 严重者、危重者可见
  - 诊断 — 头部CT可见局部脑组织内有高低密度混杂影
  - 治疗 — 严密观察病情、一般处理、防止脑水肿或脑肿胀、手术治疗
- **弥漫性轴索损伤**
  - 典型表现 — 伤后即刻发生的长时间的严重意识障碍
  - 治疗 — 发现迟发颅内血肿或严重脑水肿，需立即手术

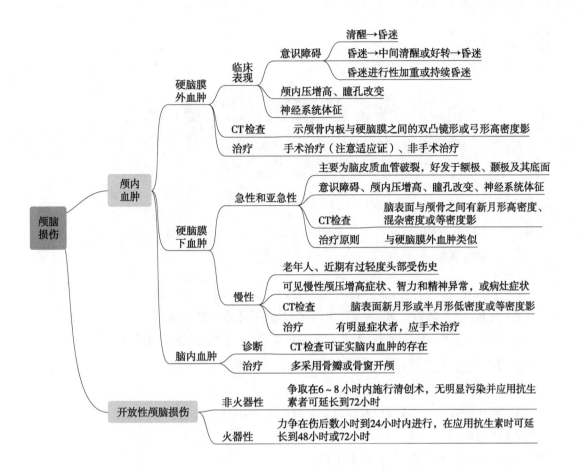

第十八章

颅内和椎管内肿瘤

第一节　颅内肿瘤概述

一、临床表现

1. 颅内压增高　瘤内出血可表现为急性颅内压增高,甚至发生脑疝。

（1）头痛:多表现为晨醒、咳嗽和大便时加重,呕吐后可暂时缓解。

（2）呕吐:见于颅后窝肿瘤,尤其在儿童更常见,多于清晨呈喷射状发作。

（3）视神经乳头水肿:可导致视力减退,最终可失明。

2. 定位症状

（1）破坏性症状:因肿瘤侵及脑组织所致（表2-18-1）。

（2）压迫症状

1）鞍区肿瘤:可引起视力、视野障碍。

表 2-18-1　颅内肿瘤的破坏性症状

肿瘤定位	破坏性症状
中央前后回肿瘤	一侧肢体运动和感觉障碍
额叶肿瘤	精神障碍
枕叶肿瘤	视野障碍
顶叶下部角回和缘上回	失算、失读、失用及命名性失语等
语言运动中枢	运动性失语
肿瘤侵及下丘脑	内分泌障碍
四叠体肿瘤	眼球上视障碍
小脑蚓部受累	肌张力减退及躯干和下肢共济运动失调
小脑半球肿瘤	同侧肢体共济失调
脑干肿瘤	交叉性麻痹

2）海绵窦区肿瘤：压迫Ⅲ、Ⅳ、Ⅵ和Ⅴ脑神经，患者出现眼睑下垂、眼球运动障碍、面部感觉减退等海绵窦综合征。

3. 癫痫 缓慢生长的脑肿瘤（如低级别胶质瘤）其癫痫发生率明显高于迅速生长的恶性脑肿瘤。瘤性癫痫的发生及发作类型与肿瘤部位有关，例如运动功能区胶质瘤癫痫多为局灶性发作。

4. 老年人和儿童颅内肿瘤特点

（1）老年人脑萎缩，颅内空间相对增大，发生颅脑肿瘤时颅内压增高不明显，易误诊。老年以幕上脑膜瘤和转移瘤多见。

（2）儿童以发生于中线区肿瘤多见，幕下以髓母细胞瘤和室管膜瘤常见，幕上以颅咽管瘤多见，常出现脑积水症状。

二、诊断

1. 头部 CT 和 MRI 扫描 颅骨 X 线片已基本被 CT 和 MRI 扫描取代。根据颅脑肿瘤 CT 和 MRI，对绝大部分肿瘤可做出定性诊断。

2. 正电子发射体层摄影术（PET） 可早期发现肿瘤，判断脑肿瘤恶性程度，尤其可诊断脑转移瘤并提示原发灶，鉴别原发中枢神经系统淋巴瘤与体部淋巴瘤脑转移。

3. 活检 可用于确定肿瘤性质，选择治疗方法。

三、治疗

1. 药物抗癫痫治疗 ①降低颅内压。②术前有癫痫病史者术后一般常规应用抗癫痫药物 3 个月，若无癫痫发作，且复查脑电图结果阴性可逐渐减量停药。对于术前无癫痫发作病史的幕上肿瘤患者无须预防性使用抗癫痫药物，术后一般应用抗癫痫药物 2 周，若无癫痫发作即可逐渐减量停药。

2. 手术治疗 通过切除肿瘤，降低颅内压和解除肿瘤对脑神经的压迫。

3. 放射治疗 是多数恶性肿瘤切除术后的辅助治疗或少数特殊肿瘤的主要治疗手段。

4. 化学治疗 替莫唑胺是治疗胶质母细胞瘤和间变性星形细胞瘤的一线化疗药物。卡莫司汀（卡氮芥）及铂类药物等常作为恶性胶质瘤的二线化疗药物。

第二节 颅内常见肿瘤

一、弥漫性胶质瘤

1. 概述 2016 年 WHO 中枢神经系统肿瘤分类将星形细胞瘤和少突胶质细胞瘤

统称为弥漫性胶质瘤。在所有脑肿瘤中,发病率最高、治疗最为复杂和难以治愈的是胶质瘤。

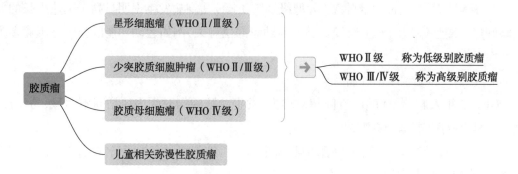

2. 低级别星形细胞瘤(WHO Ⅱ级)　目前主张早期手术治疗。

3. 高级别星形细胞瘤(WHO Ⅲ/Ⅳ级)　治疗模式是手术联合术后辅助放疗和/或化疗的综合治疗。

4. 少突胶质细胞肿瘤(WHO Ⅱ/Ⅲ级)　推荐手术切除加化疗的联合治疗。如果肿瘤发生间变可给予放疗。

二、脑膜瘤

1. 脑膜瘤　系脑膜外瘤,通常为良性,起源于蛛网膜。60%~70% 位于矢状窦旁、大脑凸面、蝶骨和鞍结节。

2. 治疗

(1)有症状脑膜瘤者应手术切除,完全切除肿瘤后大多数肿瘤可治愈,但有时难以全切。

(2)偶然发现无症状小脑膜瘤,尤其是高龄患者可定期 MRI 随访,不急于手术。

(3)恶性脑膜瘤(WHO Ⅲ级)和复发的不典型脑膜瘤(WHO Ⅱ级)建议行放疗。

三、蝶鞍区肿瘤

1. 垂体腺瘤　为来源于腺垂体的良性肿瘤,患者多为 30~50 岁,女性多于男性。

(1)分类(表 2-18-2)

表 2-18-2　垂体腺瘤的分类

分类依据	分　类
肿瘤体积	①垂体微腺瘤,直径 <1cm ②大腺瘤,直径 ≥1cm ③巨大腺瘤,直径 >4cm
是否侵犯海绵窦、神经、脑组织和鞍区骨质	侵袭性、非侵袭性垂体腺瘤
临床症状	功能性(或分泌性,65%~85%)、无功能性垂体腺瘤

（2）临床表现：垂体腺瘤常因垂体或靶腺功能亢进或减退导致相应内分泌症状。垂体腺瘤体积较大时可产生占位症状，如压迫视神经，可引起视力下降、视野缺损等。肿瘤内出血、坏死导致垂体卒中，患者出现突然头痛，视力急剧下降。

（3）诊断：MRI 是诊断垂体腺瘤的首要方式。CT 扫描可见蝶鞍扩大。垂体腺及靶腺功能检查结合影像学检查可临床诊断垂体腺瘤。

（4）治疗：除 PRL 细胞腺瘤首选药物治疗（常用溴隐亭）外，多数垂体腺瘤首选手术治疗。

2. 颅咽管瘤　为良性肿瘤，多位于蝶鞍隔上。手术切除肿瘤，可解除肿瘤对视交叉及其他神经组织的压迫，解除颅内高压，但下丘脑–垂体功能障碍则难以恢复。术后多需激素补充与替代治疗。

四、前庭神经施万细胞瘤

1. 临床表现　前庭神经施万细胞瘤源于前庭神经的施万（Schwann）细胞，发生在内听道段，临床习惯称为听神经瘤，为良性。多以单侧高频耳鸣隐匿性起病，逐渐丧失听力。大多数肿瘤早期表现为同侧神经性听力下降、耳鸣和平衡障碍三联征。

2. 治疗　根据患者年龄、肿瘤大小、术前听力和脑神经受损情况制订治疗方案。①患者高龄、肿瘤 <1.5cm，可密切观察听力变化，定期行影像学检查及听力检查，如肿瘤生长较快应手术切除。②肿瘤 >2.5cm 应力争全切。③高龄、全身状况差、肿瘤 <3.0cm 或瘤内部分切除后，可考虑行立体放射治疗。

五、髓母细胞瘤

髓母细胞瘤属胚胎性肿瘤，是儿童常见恶性肿瘤。肿瘤多起自小脑蚓部，位于Ⅳ脑室顶，易引起梗阻性脑积水。5% 患者可发生颅外、骨、淋巴结核肺转移。临床表现为颅内压增高和共济失调。手术尽量切除肿瘤，术后辅以放疗和化疗。

六、室管膜瘤

1. 室管膜瘤　多见于儿童，60%~70% 位于幕下，肿瘤常起源于Ⅳ脑室侵犯闩部，灰色似有边界，可通过脑脊液"种植"散播，预后差。室管膜瘤呈 RELA 融合基因阳性是一类特殊基因型肿瘤，见于 70% 的儿童幕上室管膜瘤，提示预后不良。

2. 室管膜下瘤　常发生脑室室管膜下胶质细胞，分化好，生长缓慢，预后较好。

七、原发中枢神经系统淋巴瘤

1. 临床特点　男性多于女性。好发于 50~60 岁左右人群，主要病理类型为弥漫大 B 细胞淋巴瘤。肿瘤主要位于深部脑白质、胼胝体、基底节及丘脑，可多发，易出现脑内播散。症状上以颅内压增高引起的头痛、呕吐和神经功能缺失较为常见,另外还可出现精神症状或者癫痫等。

2. 治疗　首选甲氨蝶呤(MTX)为基础的联合化疗,不能耐受化疗或化疗后进展者需及时采用放疗。

八、生殖细胞肿瘤

1. 分类　生殖细胞肿瘤包括生殖细胞瘤和非生殖细胞瘤的生殖细胞肿瘤两类,后者包括胚胎癌、绒毛膜癌、内胚窦瘤和成熟/未成熟畸胎瘤,除成熟畸胎瘤外均为恶性。

2. 治疗　生殖细胞瘤的治疗模式为静脉化疗与中等剂量放疗的联合,而非生殖细胞瘤类恶性肿瘤需手术、放疗与化疗的综合治疗,成熟畸胎瘤手术完整切除后无须放化疗。

九、表皮样囊肿和皮样囊肿

表皮样囊肿和皮样囊肿是先天性良性肿瘤,起源于椎管内外胚层的异位组织。肿瘤全切可治愈,少数复发。表皮样囊肿应尽量全切除。

十、脊索瘤

脊索瘤好发于中枢神经中线骨性结构,肿瘤有或无包膜,切面呈半透明、灰白色胶冻状,浸润破坏颅底骨及其附近的脑神经和脑实质。大多数患者仅有头痛而无定位体征。肿瘤位于斜坡有后组脑神经功能障碍和脑干受压症状。手术加放射治疗可抑制肿瘤生长。

十一、脑转移瘤

1. 概述　脑转移瘤入颅途径为血液,可单发或多发,80%位于大脑中动脉分布区。肺癌、乳腺癌和黑色素瘤是脑转移瘤最常见的原发肿瘤类型,肉瘤脑转移少见。黑色素瘤、绒毛膜癌和支气管肺癌所致脑转移瘤常伴瘤内出血。

2. 分类　确定为脑转移瘤后要寻找原发病灶。伴颅内压增高单发病灶可手术切除。多发转移灶可采用全脑放射治疗或立体定向放射治疗。激素可减轻脑水肿。

十二、血管网织细胞瘤

血管网织细胞瘤多见于后颅窝,肿瘤为良性,边界清楚。临床表现为颅内压增高和小脑体征。实性肿瘤手术切除困难。术前栓塞肿瘤血管有助于手术切除。放射治疗可延缓肿瘤生长。

第三节　椎管内肿瘤

一、分类与分期

1. 分类（图 2-18-1）

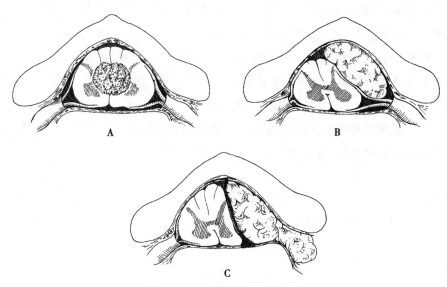

图 2-18-1　椎管内肿瘤的分类

A. 髓内肿瘤；B. 髓外硬脊膜下肿瘤；C. 硬脊膜外肿瘤。

2. 病程分期　根性痛期、脊髓半侧损害期、不全截瘫期和截瘫期。

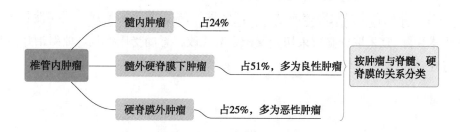

二、临床表现

1. 根性痛　疼痛部位与肿瘤所在平面的神经分布一致，对定位诊断有重要意义。

（1）髓外肿瘤：<u>神经根痛常为髓外占位病变的首发症状</u>，其中颈段和马尾部肿瘤更多见。

（2）硬脊膜外转移瘤：疼痛最严重。

2. 感觉障碍　感觉纤维受压时表现为感觉减退和感觉错乱，被破坏后则感觉丧失。

（1）髓外肿瘤：从一侧挤压脊髓移位，构成脊髓半侧损害综合征，表现为肿瘤平面以下同侧肢体瘫痪和深感觉消失，对侧痛温觉缺失。

（2）髓内肿瘤：沿脊髓前、后中线生长对称压迫脊髓，一般不出现脊髓半侧损害综合征。

3. 肢体运动障碍及反射异常

（1）肿瘤压迫神经前根或脊髓前角：出现支配区肌群下位运动元瘫痪，即肌张力低，腱反射减弱或消失，肌萎缩，病理征阴性。

（2）肿瘤压迫脊髓：使肿瘤平面以下的锥体束向下传导受阻，表现为上位运动神经元瘫痪，即肌张力高，腱反射亢进，无肌萎缩，病理征阳性。

（3）圆锥及马尾部肿瘤：因只压迫神经根，故出现下位运动神经元瘫痪。

4. 自主神经功能障碍　最常见膀胱和直肠功能障碍。肿瘤平面以下躯体少汗或无汗，T_2 以上因睫状脊髓中枢受损还可以引起同侧霍纳综合征。

5. 其他　髓外硬脊膜下肿瘤出血导致脊髓蛛网膜下腔出血。高颈段或腰骶段以下肿瘤，阻碍脑脊液循环和吸收，导致颅内压增高。

 提示

> 根性痛是脊髓肿瘤早期最常见的症状。

三、诊断与治疗

1. 诊断　详尽询问病史，全身和神经系统查体，初步定位椎管内肿瘤所在脊髓节段。MRI 扫描可清楚地显示肿瘤、脑脊液和神经组织。CT 扫描见病变部位椎管扩大，椎体后缘受压破坏，椎管内软组织填充。脊髓血管造影可除外脊髓动静脉畸形。

2. 治疗　除患者全身状况差或已有广泛转移外，应及早手术治疗。浸润性髓内肿瘤难以彻底手术切除，宜采取脊髓背束切开及椎管减压改善脊髓受压症状。放射治疗对某些恶性肿瘤有效，可以作为术后辅助治疗。

四、椎管内常见肿瘤（表 2-18-3）

表 2-18-3　椎管内常见肿瘤

名称	临 床 特 点	治疗
神经鞘瘤	以胸段最常见，首发症状多为神经根性疼痛；从远端开始肢体运动障碍；肿瘤水平附近有皮肤过敏区和括约肌功能障碍	均应手术治疗
脊膜瘤	胸段好发，临床表现为神经根性痛或束性疼痛、从足部逐渐向上发展肢体麻木及锥体束征阳性	手术切除效果好

续表

名称	临 床 特 点	治疗
室管膜瘤	好发于颈段脊髓和圆锥终丝部。首发症状以单侧或双侧肢体疼痛最多见，可为灼痛、刺痛等；以后出现感觉异常、运动障碍及括约肌功能障碍	包膜完整的肿瘤可手术全切，术后可辅助放射治疗
星形细胞瘤	胸段最多见，瘤体无包膜，分界不清，可发生囊变	肿瘤难以全切。手术切除高颈段肿瘤应慎重。对高级别星形细胞瘤术后应放射治疗
转移瘤	大多数椎管内转移瘤位于硬脊膜外。原发灶多为肺、前列腺、乳腺和肾的癌肿。以胸段多见，其次为腰段。多数以局部根性痛或牵扯痛为首发症状，疼痛剧烈，卧床时背痛	积极寻找原发灶，可根据病情选择放射治疗、双膦酸盐和化学治疗
表皮样囊肿和皮样囊肿	绝大部分肿瘤位于T_9以下，多发生在髓外硬脊膜下，约1/3发生在硬脊膜外。患者常合并有脊柱裂和皮肤窦道	手术应尽可能全切囊壁及囊内容物
畸胎瘤	多见于骶尾部，有包膜，表面不规整，与周围组织粘连，肿瘤内可见三个胚叶组织，可囊变、出血及坏死。一般为良性	手术治疗

○━ 经 典 试 题 ━○

（执）颅内肿瘤若表现为精神症状，常考虑肿瘤部位为

    A. 小脑

    B. 顶叶

    C. 额叶

    D. 枕叶

    E. 岛叶

【答案】

C

○ 温 故 知 新 ○

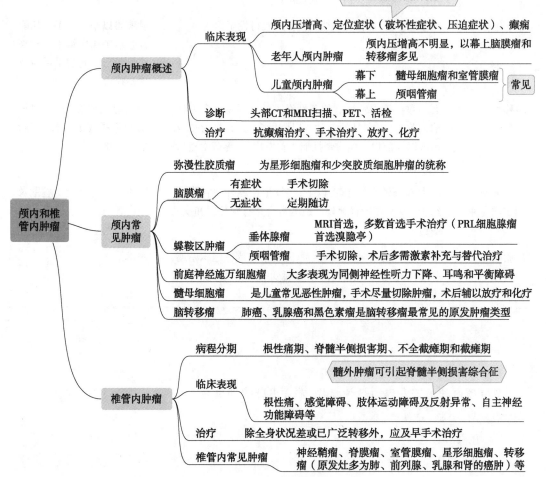

第十九章

颅内和椎管内血管性疾病

第一节　自发性蛛网膜下腔出血

一、病因

颅内动脉瘤（最多见）和脑（脊髓）血管畸形占自发性蛛网膜下腔出血（SAH）的70%，其他原因有动脉硬化、烟雾病、脑肿瘤卒中、血液病、动脉炎、脑炎、脑膜炎及抗凝治疗的并发症等。

二、临床表现

1. **剧烈头痛**　多数患者动脉瘤破裂前有情绪激动、便秘、咳嗽等诱因。患者突发头痛如"头要炸开"，伴有恶心呕吐、面色苍白、全身冷汗、眩晕、项背痛或下肢疼痛。出血后1~2天内脑膜刺激征阳性。动脉瘤破裂后未得到及时治疗，可能会在首次出血后1~2周内再次出血，约1/3患者死于再出血。

2. **意识障碍、抽搐**　50%患者出现一过性意识障碍，严重者昏迷。20%患者出血后抽搐发作。

3. **脑神经损害**　颈内动脉－后交通动脉、基底动脉顶端和大脑后动脉动脉瘤可造成同侧动眼神经麻痹。

4. **视力视野障碍**　眼底检查可见视网膜下片状出血。可引起视力障碍、双颞偏盲或同向偏盲。

5. 约1%颅内动静脉畸形和动脉瘤可出现颅内杂音。部分患者发病后数日可有低热。

6. 视网膜（内）出血和/或玻璃体内出血（Terson综合征），可能与高死亡率相关。

三、SAH的鉴别诊断（表2-19-1）

表2-19-1　SAH的鉴别诊断

临床特点	动脉瘤	动静脉畸形	动脉硬化	烟雾病	脑瘤卒中
好发年龄	40~60岁	<35岁	>50岁	儿童或中年	30~60岁
出血前症状	无症状或脑神经麻痹	癫痫发作	高血压史	肢体麻木	颅内压高和病灶症状

续表

临床特点	动脉瘤	动静脉畸形	动脉硬化	烟雾病	脑瘤卒中
血压	正常或增高	正常	增高	正常	正常
复发出血	常见且有规律	年出血率2%	可见	可见	少见
意识障碍	较严重	较重	较重	有轻有重	较重
脑神经麻痹	Ⅱ至Ⅵ脑神经	无	少见	少见	颅底肿瘤可见
偏瘫	少见	较常见	多见	常见	常见
眼症状	可见玻璃体出血	可有同向偏盲	眼底动脉硬化	少见	可有视神经乳头水肿
CT 检查	蛛网膜下腔高密度	增强可见 AVM 影	脑萎缩或脑梗死灶	脑室出血铸型或脑梗死灶	增强可见脑肿瘤影
脑血管造影或 CTA	动脉瘤和血管痉挛	AVM	脑动脉粗细不均	脑底动脉异常血管网形成	有时可见肿瘤染色

注：AVM 为动静脉畸形，CTA 为 CT 血管造影。

四、诊断

1. CT　蛛网膜下腔出血后48小时内，非强化高分辨率 CT 可发现≥95% 的 SAH。第一周内 CT 显示最清晰。显示脑沟与脑池密度增高。颈内动脉瘤破裂出血以环池最多，大脑中动脉瘤破裂血液积聚病侧外侧裂，大脑前动脉瘤出血集中在前纵裂池。基底动脉瘤破裂后，血液主要聚积于脚间池与环池附近。

2. CTA　是诊断动脉瘤和血管畸形的首选无创检查。

3. MRI　蛛网膜下腔出血后24~48 小时内不敏感（高铁血红蛋白过少），4~7 天后敏感性增加（对亚急性 SAH，10~20 天效果佳）。磁共振 FLAIR 像是检查蛛网膜下腔出血最敏感的影像学检查。

4. 数字减影血管造影（DSA）　可明确动脉瘤尺寸、部位、单发或多发，有无血管痉挛，动静脉畸形的供应动脉和引流静脉，以及侧支循环情况，有利于 SAH 病因诊断。对怀疑脊髓动静脉畸形者应行脊髓动脉造影。

5. 腰椎穿刺　已确诊的 SAH 不需再做腰椎穿刺。在 SAH 伴发颅内压增高时可能诱发脑疝。

6. 为便于判断病情，选择造影和手术时机，评价疗效，常采用 Hunt-Hess 蛛网膜下腔出血分级（分为0~5 级）。

五、治疗

1. 出血急性期，患者应绝对卧床休息，可用止血剂。头痛剧烈者给止痛、镇静剂，保持大便通畅等。伴颅内压增高应用 20% 甘露醇溶液脱水治疗。

2. 尽早病因治疗，如开颅动脉瘤夹闭或介入栓塞，动静脉畸形或脑肿瘤切除等。

第二节　颅内动脉瘤

一、病因

动脉瘤病因尚不完全清楚。

1. 动脉壁先天缺陷学说　认为 Willis 环动脉分叉处动脉壁先天性平滑肌层缺乏。

2. 动脉壁后天性退变学说　认为颅内动脉粥样硬化和高血压，使动脉内弹力板破坏，渐渐膨出形成囊性动脉瘤。炎性反应引起蛋白水解酶增多，在动脉瘤形成过程中的作用有待进一步研究。感染病灶如细菌性心内膜炎、肺部感染等，感染性栓子脱落侵蚀脑动脉壁形成感染性动脉瘤，头部外伤也可导致发生动脉瘤，但临床均少见。

3. 遗传　可能与动脉瘤形成相关。

二、临床表现

1. 未破裂出血的中、小型动脉瘤　无症状，多为偶然发现。动脉瘤一旦破裂表现为 SAH。多数动脉瘤破口会被凝血封闭停止出血，病情逐渐稳定。动脉瘤可能再次破溃出血，多发生在第一次出血后 2 周内。脑血管痉挛，多发生在出血后 3~15 天。广泛脑血管痉挛会导致脑梗死，患者意识障碍加重，出现偏瘫，甚至死亡。

2. 局灶症状

（1）动眼神经麻痹常见于颈内动脉 – 后交通动脉动脉瘤和大脑后动脉动脉瘤，病侧眼睑下垂、瞳孔散大、内收、上、下视不能，直接、间接对光反射消失。

（2）SAH 前出现头痛、眼眶痛等局灶症状，继之动眼神经麻痹，应警惕动脉瘤破裂出血。

（3）大脑中动脉瘤出血形成血肿，患者可出现偏瘫和 / 或失语。

（4）巨型动脉瘤压迫视路时，可有视力视野障碍。

三、诊断

1. 出血急性期动脉瘤诊断见本章第一节 SAH。

2. 经股动脉插管全脑血管造影　对判明动脉瘤位置、数目、形态、尺寸、血管痉挛和确定手术方案都十分重要。

四、治疗

1. 手术时机　Hunt–Hess≤3 级患者应争取急诊手术（出血后 3 日内），Hunt–Hess>3 级患者需待病情好转后再进行手术。

2. 围术期治疗　患者置 ICU 监护,绝对卧床,适当镇静治疗,减少不良声、光刺激。维持正常血压。便秘者应给缓泻剂。蛛网膜下腔出血后的脑血管痉挛采用尼莫地平治疗。

3. 手术方法　主要有动脉瘤颈夹闭术等。动脉瘤术后均应复查脑血管造影证实动脉瘤是否闭塞。

4. 未破裂动脉瘤　巨大和 / 或症状性动脉瘤、动脉瘤增大或形态改变者建议治疗,特别是年轻患者。

第三节　颅内和椎管内血管畸形

一、动静脉畸形（AVM）

1. 颅内动静脉畸形

（1）临床表现

1）出血：畸形血管破裂出血多发生在脑内。30%~65% 的 AVM 首发症状是出血,出血好发于 20~40 岁人群。出血后患者出现意识障碍、头痛、呕吐等症状。妇女妊娠期 AVM 出血风险较高。

2）癫痫：额、颞部 AVM 的患者多以癫痫为首发症状。长期顽固性癫痫发作,会造成智力减退。

3）头痛：为间断性局部或全头痛。

4）由于 AVM 盗血、脑内出血或合并脑积水,出现肢体运动、感觉、视野以及语言进行性功能障碍。个别患者可有头部杂音或三叉神经痛。

5）儿童大脑大静脉畸形,可导致心力衰竭和脑积水。

 提示

　　单支动脉供血、体积小、部位深在,以及颅后窝 AVM 容易急性破裂出血。

（2）诊断（表 2-19-2）

表 2-19-2　AVM 的诊断

方法	临床意义
CT	出血急性期 CT 可以确定出血量、部位以及脑积水
MRI	可显示畸形血管团与脑的解剖关系,为切除 AVM 选择手术入路提供依据
CTA 和 MRA	可供筛查或 AVM 患者随访
全脑血管造影	可了解畸形血管团大小、范围、供血动脉、引流静脉以及血流速度
脑电图	大脑半球 AVM 可见慢波或棘波

（3）治疗：手术切除是根治 AVM 最佳方法。位于脑深部重要功能区如脑干、间脑等部位的 AVM，不适宜手术切除。各种治疗后都应复查脑血管造影，了解畸形血管是否消失。对残存的畸形血管团还需辅以其他治疗，避免再出血。

2. 脊髓动静脉畸形

（1）临床表现：脊髓 AVM 发展缓慢，可多年保持稳定。AVM 压迫脊髓或神经根出现病灶所在阶段肢体麻木和肌力下降。病灶血管破裂引起蛛网膜下腔出血或脊髓内血肿。患者以畸形所在脊髓节段相符合的急性疼痛发病，改变体位可诱发疼痛；间歇性跛行，肢体力弱甚至瘫痪，括约肌障碍等症状临床也常见。

（2）治疗：表浅局限的脊髓 AVM 选择显微外科手术切除，范围广泛脊髓 AVM 可血管内治疗。

二、海绵状血管畸形（CM，又称海绵状血管瘤）

1. 脑海绵状血管畸形

（1）临床表现：主要有脑内出血（发生率较低）、癫痫（最常见），CM 病灶占位效应可引起进行性神经功能障碍。

（2）影像学检查：常用 CT、MRI 和脑血管造影（主要用于鉴别诊断）。

（3）手术适应证

1）CM 影像学表现具有特征性，活检或手术切除只用于明确诊断。

2）无症状、偶然发现的 CM，可以 MRI 随访观察。

3）手术治疗取决于患者年龄、临床症状、医疗条件和患者愿望。

4）CM 反复出血、进行性神经功能障碍或难治性癫痫，可采用微创神经外科技术切除。

5）伴有癫痫的 CM 患者，病灶切除后皮层电灼消除癫痫灶。

6）手术治疗 CM，必须注意术后神经功能恶化，特别是脑干 CM。

2. 脊髓海绵状血管畸形　脊髓 CM 罕见，出血后可出现脊髓功能障碍，如神经根痛和间歇性跛行等。无症状脊髓 CM 无需治疗。因出血造成神经功能障碍者，可行手术治疗。

第四节　脑底异常血管网症

一、概述

脑底异常血管网症又称烟雾病（MMD），因颈内动脉颅内起始段狭窄或闭塞，脑底出现异常血管网，因病理性血管网在脑血管造影时形似烟雾状而得名。儿童和青壮年多见。

二、临床表现

1. 脑缺血　儿童更常见,可反复发作。包括短暂性脑缺血发作、脑梗死。用力使劲或过度换气可诱发神经症状,可能产生低碳酸血症合并反应性血管收缩。两侧肢体交替出现偏瘫和/或失语,智力减退等。有些患者反复头痛或癫痫发作。

2. 脑出血　发病年龄晚于缺血组。患者急性发病,突然头痛、呕吐、意识障碍或伴偏瘫。

三、诊断

1. 头部 CT 和 MRI 扫描　可显见脑梗死、脑萎缩或脑(室)内出血铸型。CTA 和 MRA 可见烟雾状的脑底异常血管网征象。

2. 脑血管造影(DSA)　可用于疾病的诊断,还可帮助明确用于血运重建术的血管及发现合并的动脉瘤。

四、治疗(表 2-19-3)

表 2-19-3　脑底异常血管网症的治疗

方法	内　　容
药物治疗	常用血小板抑制剂、抗凝药、钙通道阻滞药、激素、甘露醇等
手术治疗	①脑血运重建术对于降低缺血性卒中和短暂性脑缺血发作(TIA)发生率有明显作用 ②急性脑内出血造成脑压迫者应紧急手术清除血肿。单纯脑室内出血可行侧脑室额角穿刺引流。血肿吸收后继发脑积水行侧脑室-腹腔分流术。脑缺血患者给予扩张血管治疗
病因治疗	针对继发性脑底异常血管网

第五节　颈动脉海绵窦瘘

一、病因

颈动脉海绵窦瘘(CCF)多因头部外伤引起,常合并颅底骨折。少数继发于硬脑膜动静脉畸形或破裂的海绵窦动脉瘤。

二、临床表现

1. 外伤性颈动脉海绵窦

（1）头部外伤后立即或几周后发生,男性多见。

（2）主要表现包括颅内杂音、突眼、眼球搏动、眼球运动障碍、三叉神经第一支受侵（额部、眼部疼痛和角膜感觉减退）、眼底改变（视神经乳头水肿,视网膜血管扩张,甚至视神经萎缩、视力下降和失明）。

2. 自发性颈内动脉海绵窦瘘　以中年女性多见,妊娠及分娩常为诱因,临床表现较外伤性颈动脉海绵窦瘘轻。

三、诊断

全脑血管造影（DSA）显示颈内动脉与海绵窦出现短路,海绵窦、蝶顶窦和眼静脉在动脉期显影并扩张,当压迫病侧颈内动脉时可发现瘘口。

四、治疗

1. 大约半数的低流量 CCF 可自行血栓形成,故对无视力障碍的患者应尽量观察较长时间。高流量或合并进行性视力恶化的患者需要治疗。

2. 介入治疗。

第六节　脑血管疾病一站式手术

一、定义

将诊断性血管病造影、介入和 / 或手术治疗、治疗后复查血管造影在多功能手术室一次完成称为一站式手术。

二、优点

一站式手术治疗脑血管疾病可以避免患者多次辗转于手术室和放射治疗室之间,治疗后立即复查 DSA,发现问题即时弥补,可提升手术效果,减少患者痛苦和负担,是现代脑、心血管病治疗的新模式。

三、应用

动脉瘤治疗、手术切除巨大 AVM 前栓塞、出血性动脉瘤和 AVM 合并血肿紧急手术。

第七节　缺血性脑卒中外科治疗

一、病因

脑供血动脉狭窄或闭塞可引起缺血性脑卒中,占脑卒中的 60%~70%。缺血性脑卒中的主要原因是动脉粥样硬化。临床可表现为暂时缺血性发作(TIA)、可逆缺血性神经功能缺陷(RIND)、进展性卒中(PS)或完全卒中(CS)。

二、影像学诊断(表 2-19-4)

表 2-19-4　缺血性脑卒中的影像学诊断

方法	临 床 意 义
超声	用于诊断颈内动脉起始段和颅内动脉狭窄、闭塞的筛选手段。可显示动脉横切面、血液流速等信息
CT	脑卒中后 24~48 小时可发现脑梗死区
MRI 弥散加权像(DWI)	可在卒中发生后数小时内显示脑缺血区。高分辨率磁共振成像有助于分析颈内动脉粥样硬化斑块病理成分
DSA	显示不同部位脑动脉狭窄、闭塞或扭曲

三、手术治疗

1. 颈动脉内膜切除术　适用于 120 天之内大脑半球性或视网膜 TIA 或轻度无残疾卒中、同侧颈动脉重度狭窄(>70%)患者。

2. 颈动脉支架成形术　适用于严重血管和心脏并发症,如充血性心力衰竭(NYHA 分级Ⅲ/Ⅳ级)和/或已知的重度左心衰竭者等。

第八节　脑出血外科治疗

一、概述

1. 脑内出血(ICH)是指发生在脑实质内的出血。脑内出血手术治疗的价值仍然存在争议。

2. 脑出血多发于 50 岁以上高血压动脉硬化患者,通常是在活动时发病,这可能与血压的升高有关。50% 出血位于基底节部,可向内扩延至内囊。

3. 脑干内出血,出血破入脑室者病情严重。

二、诊断

1. 既往有高血压动脉硬化史,患者突然剧烈头痛、呕吐及不同程度意识障碍,同时可伴有偏瘫、失语等神经功能障碍,应及时行头部 CT 检查,以鉴别脑出血或脑梗死。

2. 头部 CT 扫描可快速准确定位急性脑出血,出血表现为高密度影区,可破入脑室或合并脑积水。MRI 扫描后期可帮助诊断脑血管淀粉样变。

3. 患者年龄≥60 岁、限于脑叶皮层或皮质 – 皮层下多发出血、缺乏其他出血原因,应怀疑脑淀粉样血管病变脑出血。确诊淀粉样变需对脑组织进行病理检查。

三、治疗

1. 手术治疗

（1）手术清除血肿适宜:①年轻患者。②血肿和脑水肿占位效应明显,引发肢体偏瘫、失语,精神混乱或躁动等症状。CT 示有早期脑疝迹象。③大脑半球的脑叶皮层（非深部）出血、非优势半球,血肿体积中等（10~30ml）适于手术。小脑出血 GCS≤13 分、血肿直径≥4cm 应手术清除。④出血后出现症状早期或恶化后 4 小时内手术效果较好。⑤脑积水可行侧脑室 – 腹腔分流术。

（2）手术或保守两种治疗预后不良的情况:①高龄,糖尿病、心、肺、肝、肾功能严重不全的患者不宜手术。②优势半球深部出血、血肿量大;深昏迷（GCS≤5 分）;神经功能损害严重;脑干功能消失（眼球固定,强直）。

2. 保守治疗　症状轻微,患者清醒,GCS 评分 >10 分,轻微偏瘫,可观察治疗。小脑出血 GCS 评分≥14 分和血肿直径 <4cm。

───○ 经 典 试 题 ○───

（执）男,31 岁。突发剧烈头痛 1 小时,以下枕部为著,伴喷射状呕吐 3 次。查体:痛苦面容,全身大汗,脑膜刺激征阳性。可能的诊断是

  A. 脑栓塞

  B. 蛛网膜下腔出血

  C. 脑梗死

  D. 脑脓肿

  E. 急性病毒性脑炎

【答案与解析】

B。解析:根据题干信息,患者为青年男性,起病较急,主要表现为剧烈头痛和脑膜刺激征阳性,可诊断为蛛网膜下腔出血。故选 B。

◦ 温 故 知 新 ◦

自发性蛛网膜下腔出血
- 临床表现 —— 剧烈头痛、脑神经损害、视力视野障碍、意识障碍、抽搐、颅内杂音等
- 鉴别诊断 —— SAH需与动脉瘤、动静脉畸形、动脉硬化等鉴别
- 诊断 —— CT、CTA、MRI、DSA等 } CTA是诊断动脉瘤和血管畸形的首选无创检查
- 治疗
  - 出血急性期 —— 应绝对卧床休息，可用止血剂，对症给予止痛、镇静、降颅压等
  - 尽早病因治疗

颅内动脉瘤
- 临床表现
  - 未破裂出血的中、小型动脉瘤 —— 无症状，一旦破裂表现为SAH
  - 局灶症状 —— 取决于动脉瘤部位、毗邻解剖结构及动脉瘤大小
- 治疗
  - 手术时机 —— Hunt-Hess≤3级患者应争取急诊手术
  - 手术方法 —— 动脉瘤颈夹闭术等

颅内和椎管内血管畸形
- 颅内AVM —— 手术切除是根治AVM最佳方法，注意适应证
- 脊髓AVM —— 表浅局限→显微外科手术切除，范围广泛→血管内治疗
- 脑CM —— 癫痫为最常见症状
- 脊髓CM —— 无症状者无需治疗；因出血造成神经功能障碍者可手术

颅内和椎管内血管性疾病

脑底异常血管网症 —— 治疗包括药物、手术和病因治疗

颈动脉海绵窦瘘 —— 多因头部外伤引起，DSA有助于诊断

脑血管疾病一站式手术 —— 是现代脑、心血管病治疗的新模式

缺血性脑卒中外科治疗 —— 手术方法包括颈动脉内膜切除术、颈动脉支架成形术

脑出血外科治疗 —— 注意手术治疗的适应证

第二十章

颅脑和脊髓先天畸形

第一节　先天性脑积水

一、概述

1. 定义　先天性脑积水又称婴幼儿脑积水,是指发生于胚胎期或婴幼儿期,因脑脊液产生、吸收间的失衡和/或脑脊液循环受阻所致的病理状态。

2. 分类　梗阻性脑积水、交通性脑积水。

3. 病因　包括脑脊液产生过多(见于较大的脉络丛肿瘤)、脑脊液吸收障碍(如脑膜炎)和脑脊液循环受阻(如中脑导水管狭窄)。

二、临床表现

1. 颅内压增高引起的症状　儿童和成年人表现为头痛、呕吐、视神经乳头水肿。婴幼儿多表现为喂养困难、易激惹和头围增长过快等。

2. 头围和头部形态异常　婴幼儿头围增长 >2cm/ 月,尤其伴随着前囟膨隆、前囟增大、颅缝开裂等,应引起高度关注。头皮菲薄、头皮静脉怒张、"落日征"等均提示脑积水的可能。头部叩诊可听到破壶音(Macewen 征)。

3. 神经功能障碍

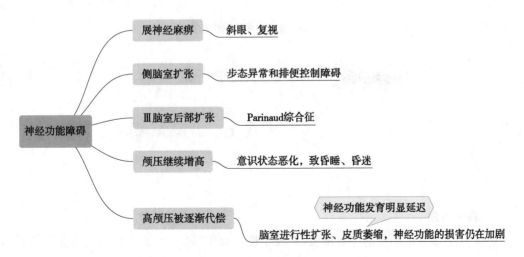

4. 静止期脑积水　又称为"代偿性脑积水"。指脑积水进展到一定程度后趋于平衡,无头围进行增大和临床症状加重的表现。

三、辅助检查

方法包括腰椎穿刺(有诱发脑疝的危险)、X线检查、CT(安全快捷,可显示脑室扩张部位和程度,寻找病因)、MRI和超声检查。

四、治疗

1. 非手术治疗　通常为暂时性的措施。对于静脉窦的闭塞、脑膜炎、新生儿脑室内出血等可能有效。药物治疗,包括乙酰唑胺、脱水剂等;对于新生儿脑室内出血,多次腰椎穿刺可缓解部分患儿的脑积水。

2. 手术治疗　目前采用的手术有脑室－腹腔分流术(目前应用最广)、腰大池腹腔分流术、脑室右心房分流术、神经内镜下Ⅲ脑室造瘘术等。

3. 手术后并发症　包括穿刺并发症、分流管梗阻、感染、分流管移位、过度引流和裂隙脑室综合征。

 提示

绝大多数脑积水患儿需行手术治疗。

第二节　颅裂和脊柱裂

一、概述

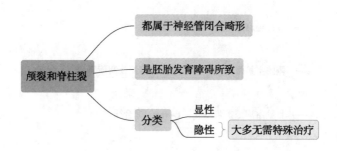

二、显性颅裂

1. 临床表现

(1)颅裂多发于颅骨的中线部位,好发于枕部(约75%)及鼻根部,亦可发生于蝶骨、筛骨、眼眶等部位。

（2）穹窿部的颅裂畸形表现为出生时即可发现的局部肿块，并逐渐增大。触诊可扪及颅骨缺损。合并脑发育不全、脑积水等其他脑畸形者，可有肢体瘫痪、挛缩或抽搐等脑损害征象。

（3）颅底的囊性颅裂常在鼻根部，表现为眼距增宽，眼眶变小，可堵塞鼻腔引起呼吸困难，并可引起泪囊炎；还可引起相应脑神经损害的症状和体征。

2. 辅助检查　常用 CT、头部 MRI。

3. 治疗　尽早手术。位于颅盖的颅裂，颅骨缺损可暂不修补，只需修补硬脑膜和缝合头皮。颅裂位于颅底部者，常需开颅修补颅骨裂孔及硬脑膜。有脑积水者，需先做脑脊液分流术。

三、显性脊柱裂

1. 分类　显性脊柱裂可分为：①脊柱膨出。②脊髓脊膜膨出（最常见）。③脊髓膨出，即脊髓外露。

2. 临床表现（表 2-20-1）

表 2-20-1　显性脊柱裂的临床表现

项　目		内　　容
局部表现	皮肤异常	皮肤表面的浅凹、多毛、毛细血管瘤样皮损、窦道等，都提示可能存在神经管闭合畸形
	局部肿块	生后即可发现腰骶部、下胸段、颈段、上胸段中线附近有隆起的肿块。80% 病损见于腰骶段，哭闹时肿块增大；内容物以液体成分为主者，透光试验阳性。合并椎管内外脂肪瘤者，肿块呈实性
脊髓、神经受损		①下肢感觉障碍。②括约肌功能障碍。③可合并脑积水、Chiari 畸形、脊柱侧弯、后凸畸形、皮毛窦等畸形，呈现相应症状
囊状脊柱裂溃破		内容物外露、脑脊液外溢

3. 诊断　结合上述临床表现，脊柱三维 CT 可显示骨缺损的形式，MRI 显示脊柱裂的细节（脊髓低位、终丝增粗、合并的脂肪瘤和膨出物的组成等），诊断即可成立。

4. 治疗

（1）非手术治疗：合并重度脑积水、严重脊柱畸形、其他脏器先天畸形、截瘫、胸腰段囊性脊柱裂等疾病的脊柱裂患儿，新生儿期病死率较高。患儿状况逐步稳定，度过了生命危险期，可考虑延期手术。

（2）手术治疗：显性脊柱裂均需手术治疗，手术时机在出生后 1~3 个月；如囊壁已极薄须提前手术。脊髓外露、脊髓脊膜膨出溃破的患儿需要急诊手术。

第三节　狭　颅　症

一、概述

狭颅症,亦称颅缝早闭或颅缝骨化症。由于颅缝过早骨化,导致颅腔容积减小、形态异常,不能适应脑的正常发育,临床上以单个或多个颅骨骨缝早闭为特征。

二、临床表现

1. 头部畸形

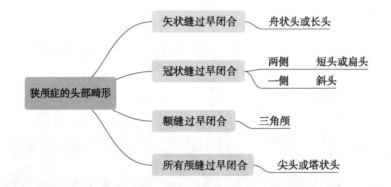

2. 神经功能障碍　部分患儿可有智能低下。视力障碍较常见,晚期发生视神经萎缩、视野缺损、失明。
3. 颅内压增高　症状多不典型。
4. 眼部症状　包括眼球突出、眼球内陷、眼距异常、斜视等。
5. 合并畸形　常合并身体其他部位畸形,如并指/趾、腭裂、唇裂及脊柱裂等。

三、治疗

手术越早效果越好。生后3~6个月以内手术,可选择内镜辅以头盔矫形。根据受累骨缝、患儿年龄,选择不同的手术方式。总的原则是兼顾外形和神经发育的双重需要。

第四节　颅底陷入症

一、概述

1. 颅底陷入症的主要特点是枕骨大孔周围的颅底骨结构向颅内陷入,枢椎齿状突高出正常水平,甚至突入枕骨大孔;枕骨大孔的前后径缩短和颅后窝狭小,因而使延髓受压和局部神经受牵拉。

2. 病因以先天性发育畸形为常见，可与扁平颅底、寰枢椎畸形、小脑扁桃体下疝等合并存在。

二、临床表现

婴幼儿期多不出现临床症状；成年以后可出现颈神经根、脊髓、后组脑神经受损症状。严重者可出现颅内压增高，并可因小脑扁桃体疝而危及生命。颈项粗短、枕后发际较低、头部歪斜、面颊和耳郭不对称等特殊外观，也提示本病的可能。

三、辅助检查

1. X线颅骨侧位片　测量 Chamberlain 线（硬腭后缘与枕骨大孔后上缘连线，正常者枢椎齿突低于此线，若齿突高出此线 3mm 以上，即为颅底陷入）和 Boogaard 角（大于 145° 即为扁平颅底）。

2. 头部 CT 颅底薄层和三维重建　可显示骨畸形。

3. MRI　能显示延髓、颈髓的受压部位和有无小脑扁桃体疝。

四、治疗

无明显临床症状者，可暂不手术。若出现明显临床症状，需及时手术治疗。

温 故 知 新

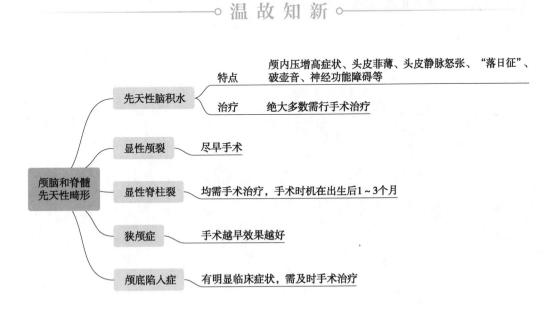

医学生神经外科实习提要

1. 熟悉掌握有关的理论基础知识 神经外科属于专科性强的科室,故在进入神经外科实习前,对中枢神经系统的解剖知识应做好复习,入科后还应根据具体疾病的临床表现及时进行对照复习,做到理论与实践相结合,从而实现对疾病的正确认识。

2. 熟悉突发事件的处理流程 随时准备处理突发事件,是神经外科的一大特点。例如,对于颅脑损伤患者,时间即生命,这就要求神经外科医生临危不乱,对病情进行快速、准确的分析判断,并及时采取有效的抢救及治疗措施。故学习神经外科急诊的处理技巧和原则,也是实习的重点内容。

3. 主动学习 在神经外科重点学习的专科知识技能主要包括以下内容。

(1)熟练掌握神经系统查体技能,包括脑神经、感觉系统、运动系统、共济运动、脑膜刺激征、生理和病理反射。

(2)熟练掌握神经外科常见病、多发病的诊断依据、鉴别诊断、处理原则等,如颅内感染、颅脑损伤、颅内肿瘤、椎管肿瘤和脑血管病等。

(3)熟练掌握各种外科基本技能如换药、拆线、腰椎穿刺等,了解伤口换药内容、伤口拆线时间;掌握术前准备,术后处理要点如体位,轴线翻身,各种引流管的留置时间及护理等。

(4)熟悉常见化验及特殊检查的意义,如 CSF 检查、CT、CTA、DSA、MRI、MRA 等,并初步掌握基本读片技能,学习阅读常见疾病的 CT、MRI 影像资料。

第三篇　普通外科、心脏及胸部外科疾病

第二十一章

颈 部 疾 病

第一节　甲状腺疾病

一、解剖生理概要

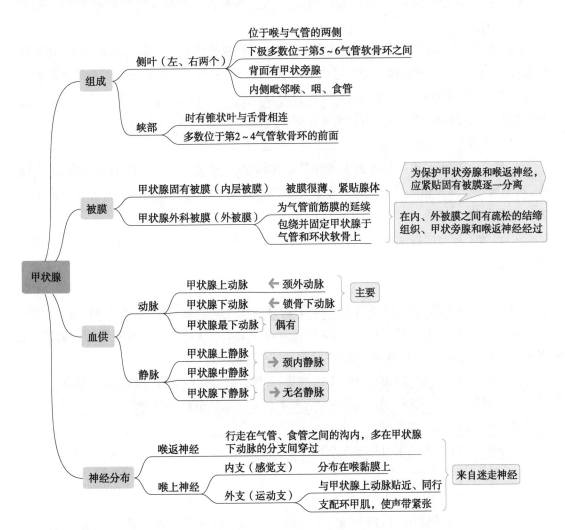

甲状腺
- 组成
  - 侧叶（左、右两个）
    - 位于喉与气管的两侧
    - 下极多数位于第5~6气管软骨环之间
    - 背面有甲状旁腺
    - 内侧毗邻喉、咽、食管
  - 峡部
    - 时有锥状叶与舌骨相连
    - 多数位于第2~4气管软骨环的前面
- 被膜
  - 甲状腺固有被膜（内层被膜）　被膜很薄、紧贴腺体
  - 甲状腺外科被膜（外被膜）
    - 为气管前筋膜的延续
    - 包绕并固定甲状腺于气管和环状软骨上
  - 为保护甲状旁腺和喉返神经，应紧贴固有被膜逐一分离
  - 在内、外被膜之间有疏松的结缔组织、甲状旁腺和喉返神经经过
- 血供
  - 动脉
    - 甲状腺上动脉　← 颈外动脉　主要
    - 甲状腺下动脉　← 锁骨下动脉
    - 甲状腺最下动脉　偶有
  - 静脉
    - 甲状腺上静脉
    - 甲状腺中静脉　→ 颈内静脉
    - 甲状腺下静脉　→ 无名静脉
- 神经分布
  - 喉返神经　行走在气管、食管之间的沟内，多在甲状腺下动脉的分支间穿过
  - 喉上神经
    - 内支（感觉支）　分布在喉黏膜上
    - 外支（运动支）
      - 与甲状腺上动脉贴近、同行
      - 支配环甲肌，使声带紧张
  - 来自迷走神经

二、单纯性甲状腺肿

1. 病因

（1）甲状腺激素原料（碘）缺乏：环境缺碘是引起单纯性甲状腺肿的主要因素。

（2）甲状腺激素需要量增高：常见于青春发育期、妊娠期或绝经期的妇女等。

（3）甲状腺激素合成和分泌障碍。

2. 临床表现

（1）女性多见，一般无全身症状。

（2）病程早期，甲状腺呈对称、弥漫性肿大，腺体表面光滑，质地柔软，随吞咽活动上下移动。

（3）随后在肿大的腺体内可扪及结节。当发生囊肿样变的结节内并发囊内出血时，可引起结节迅速增大。

（4）腺体较大时可产生压迫症状：①单纯性甲状腺肿体积较大时可压迫气管、食管和喉返神经，出现气管弯曲、移位和气道狭窄影响呼吸。②少数喉返神经或食管受压的患者可出现声音嘶哑或吞咽困难。③胸骨后甲状腺肿，易压迫气管和食管，还可能压迫颈深部大静脉，引起头颈部静脉回流障碍，出现面部青紫、肿胀及颈胸部表浅静脉怒张。

（5）结节性甲状腺肿可继发甲亢，也可发生恶变。

3. 诊断　检查发现甲状腺肿大或结节后，需判断其性质。注意仔细收集病史，认真检查，对于居住于高原山区缺碘地带的甲状腺肿患者或家属中有类似病情者常能及时作出地方性甲状腺肿的诊断。

4. 预防　在全国各地进行甲状腺肿的普查和防治工作，在流行地区，一般建议补充加碘盐。

5. 治疗

（1）生理性甲状腺肿，可不给予药物治疗，宜多食含碘丰富的海带、紫菜等食物。

（2）对 <20 岁的弥漫性单纯甲状腺肿患者可给予小量甲状腺素片或左甲状腺素钠（优甲乐），以抑制腺垂体 TSH 分泌，缓解甲状腺的增生和肿大。

（3）甲状腺大部切除术的指征：①因气管、食管或喉返神经受压引起临床症状者。②胸骨后甲状腺肿。③巨大甲状腺肿影响生活和工作者。④结节性甲状腺肿继发功能亢进者。⑤结节性甲状腺肿疑有恶变者。

（4）手术方式：多采用甲状腺次全切除术。

三、甲状腺功能亢进的外科治疗

1. 分类　甲状腺功能亢进（甲亢）分为原发性、继发性和高功能腺瘤三类（表 3-21-1）。原发性甲亢又称为突眼性甲状腺肿。

表 3-21-1 甲状腺功能亢进的分类

项目	原发性甲亢 （又称突眼性甲状腺肿）	继发性甲亢	高功能腺瘤
好发人群	20~40 岁	>40 岁	—
发病特点	与甲状腺肿大同时出现	患者先有结节性甲状腺肿多年，以后才出现功能亢进症状	—
肿块特点	腺体弥漫性、两侧对称肿大	腺体呈结节状肿大，两侧多不对称	甲状腺内有单或多个自主性高功能结节，结节周围的甲状腺组织呈萎缩改变
特征	常伴眼球突出	无突眼，易发生心肌损害	无突眼

2. 临床表现 ①甲状腺肿大、性情急躁、容易激动、失眠、两手颤动、怕热、多汗、皮肤潮湿、食欲亢进但却消瘦、体重减轻。②心悸、脉快有力（脉率常 >100 次 /min，休息及睡眠时仍快）、脉压增大（主要由于收缩压升高）。③内分泌紊乱（如月经失调）。④无力、易疲劳、出现肢体近端肌萎缩等。

 提示

脉率增快及脉压增大，常可作为判断甲亢的病情程度和治疗效果的重要标志。

3. 诊断

（1）基础代谢率测定（表 3-21-2）：基础代谢率 =（脉率 + 脉压）-111。要在完全安静、空腹时进行。

表 3-21-2 基础代谢率测定

基础代谢率情况	数值	基础代谢率情况	数值
正常值	± 10%	中度甲亢	+30%~60%
轻度甲亢	+20%~30%	重度甲亢	>+60%

（2）甲状腺摄 ^{131}I 率的测定：正常甲状腺 24 小时内摄取的 ^{131}I 量为人体总量的 30%~40%。如果在 2 小时内甲状腺摄取 ^{131}I 量超过人体总量的 25%，或在 24 小时内超过人体总量的 50%，且吸 ^{131}I 高峰提前出现，均可诊断甲亢。

（3）血清中 T_3 和 T_4 含量的测定：甲亢时，血清 T_3 可高于正常 4 倍左右，而 T_4 仅为正常的 2.5 倍，因此，T_3 测定对甲亢的诊断有较高的敏感性。

4. 手术治疗

（1）手术指征：①继发性甲亢或高功能腺瘤。②中度以上的原发性甲亢。③腺体较大，伴有压迫症状,或胸骨后甲状腺肿等类型甲亢。④抗甲状腺药物或 [131]I 治疗后复发者或坚持长期用药有困难者。⑤妊娠早、中期的甲亢患者凡具有上述指征者,应考虑手术治疗,并可以不终止妊娠。

（2）手术禁忌证：①青少年患者。②症状较轻者。③老年患者或有严重器质性疾病不能耐受手术者。

（3）手术方法：手术行双侧甲状腺次全切除术,手术可选择常规或腔镜方式。切除腺体量,应根据腺体大小或甲亢程度决定。通常需切除腺体的 80%~90%,并同时切除峡部；每侧残留腺体以如成人拇指末节大小为恰当（3~4g）。腺体切除过少容易引起复发,过多又易发生甲状腺功能低下。保留两叶腺体背面部分,有助于保护喉返神经和甲状旁腺。

（4）术前准备（表 3-21-3）

表 3-21-3　术前准备

项目	内　　容
一般准备	精神过度紧张或失眠者可适当应用镇静和安眠药。心率过快者给予普萘洛尔。发生心力衰竭者,给予洋地黄制剂
术前检查	除全面体格检查和必要的化验检查外,还包括颈部摄片（了解有无气管受压或移位）、心电图检查、喉镜检查（确定声带功能）、测定基础代谢率（了解甲亢程度）
药物准备	①抗甲状腺药物 + 碘剂:可先用硫脲类药物,待甲亢症状得到基本控制后,即改服 2 周碘剂,再进行手术 ②单用碘剂:适合症状不重,以及继发性甲亢和高功能腺瘤患者。开始即用碘剂,2~3周后甲亢症状得到基本控制,便可手术。常用的碘剂是复方碘化钾溶液,每日 3 次;从3 滴开始,以后逐日每次增加一滴,至每次 16 滴为止,然后维持此剂量,以 2 周为宜 ③碘剂 + 硫脲类:服用碘剂 2 周后如症状减轻不明显,可加用硫脲类,待症状基本控制后,停用硫脲类,继续单独服用碘剂 1~2 周,再行手术 ④普萘洛尔:用于常规应用碘剂或合并应用硫脲类药物不能耐受或无效者。术前不用阿托品,以免引起心动过速

1）硫脲类药物能使甲状腺肿大和动脉性充血,手术时极易发生出血,增加了手术的困难和危险,因此,服用硫脲类药物后必须加用碘剂 2 周待甲状腺缩小变硬,血管数减少后手术。

2）碘剂只抑制甲状腺激素释放,而不抑制其合成,因此一旦停服碘剂后,贮存于甲状腺滤泡内的甲状腺球蛋白大量分解,甲亢症状可重新出现,甚至比原来更为严重。故凡不准备施行手术者,不要服用碘剂。

（5）手术和手术后注意事项

1）麻醉:常用气管插管全身麻醉。

2）手术:操作应轻柔、细致,认真止血、注意保护甲状旁腺和喉返神经。

3）术后观察和护理

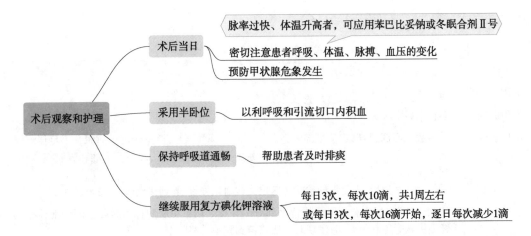

（6）手术的主要并发症

1）术后呼吸困难和窒息（表3-21-4）：是术后最严重的并发症。

表 3-21-4　术后呼吸困难和窒息

项目	内　容
发生时间	多在术后 48 小时内
常见原因	①出血及血肿压迫气管。②喉头水肿。③气管塌陷。④双侧喉返神经损伤
临床表现	以呼吸困难为主。轻者呼吸困难有时临床不易发现，中度者往往坐立不安、烦躁，重者可有端坐呼吸、吸气性三凹征，甚至口唇、指端发绀和窒息
急救措施	手术后近期出现呼吸困难，如还有颈部肿胀，切口渗出鲜血时，多为切口内出血所引起。一旦发现，须立即行床旁抢救，及时剪开缝线，敞开切口，迅速除去血肿；如此时呼吸仍无改善，则应立即施行气管插管；情况好转后，再送手术室作进一步的检查、止血和其他处理
注意事项	术后应常规在患者床旁放置无菌的气管插管和手套，以备急用

2）喉返神经损伤和喉上神经损伤（表3-21-5）

表 3-21-5　喉返神经损伤和喉上神经损伤

项目	喉返神经损伤	喉上神经损伤
原因	①大多为手术处理甲状腺下极时，不慎将喉返神经切断缝扎或挫夹、牵拉造成永久性或暂时性损伤 ②少数为血肿或瘢痕组织压迫或牵拉	处理甲状腺上极时，离腺体太远，分离不仔细和将神经与周围组织一同大束结扎所引起
损伤后果	①一侧损伤，大都引起声嘶 ②双侧损伤，可致失音或严重呼吸困难、窒息，需立即做气管切开	①损伤外（运动）支，使环甲肌瘫痪，致声带松弛、音调降低 ②损伤内（感觉）支，喉部黏膜感觉丧失，进食特别是饮水时呛咳
处理	①切断、缝扎引起者属永久性损伤 ②挫夹、牵拉、血肿压迫所致多为暂时性，经理疗等及时处理后，一般可能在 3~6 个月内逐渐恢复	一般经理疗后可自行恢复

3）甲状旁腺功能减退（表 3-21-6）

表 3-21-6　甲状旁腺功能减退

项目	内　容
病因	手术时误伤甲状旁腺或其血液供给受累
发生时间	多在术后 1~3 天
临床表现	①多数有面部、唇部或手足部的针刺样麻木感或强直感，严重者可见面肌和手足伴疼痛的持续性痉挛，每天发作多次，每次持续 10~20 分钟或更长，甚至发生喉和膈肌痉挛，引起窒息死亡 ②经过 2~3 周后，未受损的甲状旁腺增大或血供恢复，起到代偿作用，症状消失
预防	切除甲状腺时，注意保留腺体背面部分的完整。切下甲状腺标本时要立即仔细检查其背面甲状旁腺有无误切，发现时设法移植到胸锁乳突肌中
治疗	①发生手足抽搐后，应限制肉类、乳品和蛋类等食品 ②抽搐发作时，立即静脉注射 10% 葡萄糖酸钙或氯化钙 10~20ml。症状轻者，口服葡萄糖酸钙或乳酸钙 2~4g，3 次 /d；症状较重或长期不能恢复者，可加服维生素 D_3，以促进钙在肠道内的吸收 ③口服双氢速甾醇油剂能明显提高血中钙含量，降低神经肌肉的应激性 ④永久性甲状旁腺功能减退者，可用同种异体甲状旁腺移植

4）甲状腺危象（表 3-21-7）：是甲亢的严重并发症。

表 3-21-7　甲状腺危象

项目	内　容
含义	是因甲状腺激素过量释放引起的暴发性肾上腺素能兴奋现象
病因	术前准备不够、甲亢症状未能很好控制及手术应激（充分的术前准备和轻柔的手术操作是预防的关键）
临床表现	高热（ >39℃ ）、脉快（ >120 次 /min ），同时合并神经、循环及消化系统严重功能紊乱如烦躁、谵妄、大汗、呕吐、水泻等。若不及时处理，可迅速发展至昏迷、虚脱、休克甚至死亡
治疗	应用镇静剂、降温、充分补氧、补充能量、维持水电解质平衡、碘剂（口服 + 静脉滴注）、肾上腺素受体拮抗药（利血平、普萘洛尔）、氢化可的松等

四、甲状腺炎（表 3-21-8）

表 3-21-8　甲状腺炎

项目	亚急性甲状腺炎	慢性淋巴细胞性甲状腺炎
别名	De Quervain 甲状腺炎、巨细胞性甲状腺炎	桥本甲状腺炎
好发人群	30~40 岁女性	30~50 岁女性
病因	常继发于病毒性上呼吸道感染	为自身免疫性疾病
临床表现	甲状腺突然肿胀、发硬、吞咽困难及疼痛，并向病侧耳颞处放射。常始于甲状腺的一侧，很快向腺体其他部位扩展，可有发热、血沉增快	多为无痛性弥漫性甲状腺肿，对称，质硬，表面光滑，多伴甲状腺功能减退，较大腺肿可有压迫症状

续表

项目	亚急性甲状腺炎	慢性淋巴细胞性甲状腺炎
诊断	病前 1~2 周有上呼吸道感染史。病后 1 周基础代谢率略高,血清 T_3、T_4 浓度升高,甲状腺摄取 ^{131}I 量显著降低(分离现象)和泼尼松实验治疗有效有助于诊断	甲状腺肿大、基础代谢率低、甲状腺摄 ^{131}I 量减少,结合血清甲状腺过氧化物酶抗体(TPOAb)和甲状腺球蛋白抗体(TgAb)显著增高可帮助诊断。穿刺活检可确诊
治疗	泼尼松 + 甲状腺干制剂,停药后如果复发,则予放射治疗;抗生素无效	长期应用左甲状腺素钠(优甲乐)或甲状腺素片。有压迫症状、疑有恶变者可考虑手术

五、甲状腺腺瘤

1. **分类** 甲状腺腺瘤是最常见的甲状腺良性肿瘤,按形态学可分为滤泡状(多见)和乳头状囊性腺瘤两种。

2. **临床表现** 颈部出现圆形或椭圆形结节,多为单发。稍硬,表面光滑,无压痛,随吞咽上下移动。大部分患者无任何症状。腺瘤生长缓慢。当乳头状囊性腺瘤因囊壁血管破裂发生囊内出血时,肿瘤可在短期内迅速增大,局部出现胀痛。

3. **鉴别诊断** 甲状腺腺瘤有完整包膜,周围组织正常,分界明显;结节性甲状腺肿的单发结节包膜常不完整。

4. **治疗** 早期行包括腺瘤的病侧甲状腺腺叶或部分(腺瘤小)切除。切除标本必须立即行冰冻切片检查,以判定有无恶变。

六、甲状腺癌

1. **病理**(表 3-21-9)

表 3-21-9 甲状腺癌的病理

项目	分化型甲状腺癌		髓样癌	未分化癌
	乳头状癌	滤泡状腺癌		
特点	是成人甲状腺癌的最主要类型和儿童甲状腺癌的全部	有侵犯血管倾向	来源于滤泡旁降钙素分泌细胞(C 细胞)	发展迅速
好发人群	30~45 岁女性	50 岁左右中年人	—	70 岁左右老年人
恶性程度	较低	中度恶性	中等	高度恶性
转移	常有多中心病灶,约 1/3 累及双侧甲状腺,较早便出现颈淋巴结转移	可经血运转移到肺、肝和骨及中枢神经系统,颈淋巴结转移仅占 10%	可有颈淋巴结侵犯和血行转移	约 50% 早期有颈淋巴结转移,或侵犯气管、喉返神经或食管,常经血运向肺、骨等远处转移
预后	较好	不如乳头状癌	不如乳头状癌,较未分化癌好	很差

2. 临床表现

（1）甲状腺内肿块：最常见。

（2）随病程进展，肿块增大常可压迫气管，引起呼吸障碍症状。其他压迫或浸润症状：①侵犯气管→呼吸困难或咯血。②压迫或浸润食管→吞咽障碍。③侵犯喉返神经→声音嘶哑。④交感神经受压→Horner 综合征及侵犯颈丛→耳、枕、肩等处疼痛。⑤未分化癌常以浸润表现为主。

（3）转移：局部淋巴结转移可出现颈淋巴结肿大，有的患者以颈淋巴结肿大为首要表现。晚期常转移到肺、骨等器官，出现相应临床表现。

（4）髓样癌：除有颈部肿块外，因其能产生降钙素（CT）、前列腺素（PG）、5- 羟色胺（5-HT）、血管活性肠肽（VIP）等，患者可有腹泻、面部潮红和多汗等类癌综合征或其他内分泌失调的表现。

3. 诊断　根据临床表现，若甲状腺肿块质硬、固定，颈淋巴结肿大，或有压迫症状者，或存在多年的甲状腺肿块，在短期内迅速增大者，均应怀疑为甲状腺癌。超声和细针穿刺细胞学检查可帮助诊断。血清降钙素测定可协助诊断髓样癌。

4. 治疗

（1）手术治疗：包括甲状腺本身的切除，以及颈淋巴结清扫。

1）甲状腺全切或近全切的指征：①颈部有放射史。②已有远处转移。③双侧癌结节。④甲状腺外侵犯。⑤肿块直径 >4cm。⑥不良病理类型，如高细胞型、柱状细胞型、弥漫硬化型、岛状细胞或分化程度低的变型。⑦双侧颈部多发淋巴结转移。

2）腺叶切除指征（满足①~⑤）：①无颈部有放射史。②无远处转移。③无甲状腺外侵犯。④无其他不良病理类型。⑤肿块直径 <1cm。因良性病变行腺叶切除术后病理证实为分化型甲状腺癌者，若切缘阴性、对侧正常、肿块直径 <1cm，可观察；否则，须再行手术。

3）颈淋巴结清扫范围：目前仍有分歧，但最小范围清扫，即中央区颈淋巴结（Ⅵ）清扫已基本达成共识。多不主张对临床淋巴结阴性（CN_0）患者做预防性颈淋巴结清扫。临床淋巴结阳性（CN_+）患者可选择根治性颈淋巴结清扫术、扩大根治性颈淋巴结清扫术及改良根治性颈淋巴结清扫术。

（2）放射性核素治疗：对分化型甲状腺癌患者，术后有残留甲状腺组织存在、其吸 ^{131}I 率 >1%，甲状腺组织显像甲状腺床有残留甲状腺组织显影者，均应进行 ^{131}I 治疗。^{131}I 治疗包括清除甲状腺癌术后残留甲状腺组织和治疗甲状腺癌转移病灶。

（3）TSH 抑制治疗：甲状腺癌做近全或全切除者应终身服用甲状腺素片或左甲状腺素，以预防甲状腺功能减退及抑制促甲状腺激素（TSH）。分化型甲状腺癌细胞均有 TSH 受体，TSH 通过其受体能影响甲状腺癌的生长。

（4）放射外照射治疗：主要用于未分化型甲状腺癌。

> **ⓘ 提示**
>
> 甲状腺癌是最常见的甲状腺恶性肿瘤。手术是治疗髓样癌的最有效手段,多主张甲状腺全切或近全切。

七、甲状腺结节的诊断和处理原则

1. 诊断

（1）病史：不少患者在体格检查时偶然发现。短期内突然发生的甲状腺结节增大,则可能是腺瘤囊性变出血所致;若过去存在甲状腺结节,近日突然快速、无痛地增大,应考虑癌肿可能。

（2）体格检查：明显的孤立结节是最重要的体征。约 4/5 分化型甲状腺癌及 2/3 未分化癌表现为单一结节,有一部分甲状腺癌表现为多发结节。癌肿患者常于颈部下 1/3 处触及大而硬的淋巴结,特别是儿童及年轻的甲状腺乳头状癌患者。

（3）血清学检查：甲状腺球蛋白水平一般用于曾做手术或核素治疗的分化型癌患者,检测是否存在早期复发。TSH 水平与甲状腺结节的良恶性相关。降钙素水平 >100pg/ml 提示髓样癌。

（4）超声检查：是甲状腺结节的主要影像学检查,可发现 2mm 的结节,有助于结节良恶性的鉴别。

（5）核素显像：适用于直径 >1cm 且伴血清 TSH 降低的甲状腺结节判断其是否有自主摄取功能,有无功能一般不能作为鉴别良性或恶性的依据。

（6）针吸涂片细胞学检查：应用广泛,但有一定的假阳性及假阴性。

2. 治疗

（1）恰当应用细针抽吸细胞学检查,可更精确地选择治疗方法。

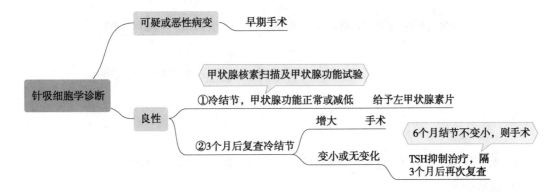

（2）若细胞学检查为良性,需做甲状腺核素扫描及甲状腺功能试验。如是冷结节,以及甲状腺功能正常或减低,可给予左甲状腺素片,以阻断促甲状腺激素（TSH）生成,并嘱患

者在 3 个月后复查。3 个月后如结节增大,则有手术指征;若结节变小或无变化,可仍予以 TSH 抑制治疗,隔 3 个月后再次复查,如总计 6 个月结节不变小,则有手术指征。

(3)对甲状腺可疑结节的手术,一般选择腺叶及峡部切除,并做快速病理检查。

第二节　甲状旁腺功能亢进的外科治疗

一、解剖及生理概要

1. 甲状旁腺紧密附于甲状腺左右甲状腺叶背面,数目不定,一般为 4 枚,每侧上下各 1 个,平均重量每枚 35~40mg。

(1)上甲状旁腺多位于喉返神经与甲状腺下动脉交叉上方 1cm 处为中心、直径 2cm 的一个圆形区域内(约占 80%)。

(2)下甲状旁腺有 60% 位于甲状腺下、后侧方,其余可位于甲状腺前面,或与胸腺紧密联系,或位于纵隔。

2. 甲状旁腺分泌甲状旁腺素(PTH),其主要靶器官为骨和肾。PTH 的生理功能是调节体内钙的代谢并维持钙和磷的平衡,它促进破骨细胞的作用,使骨钙(磷酸钙)溶解释放入血致血钙和血磷浓度升高。当发生甲状旁腺功能亢进时,可出现高血钙、高尿钙和低血磷。

3. PTH 不受垂体控制,而与血钙离子浓度之间存在反馈关系,血钙过低可刺激 PTH 释放;反之,血钙过高则抑制 PTH 释放。

二、病理

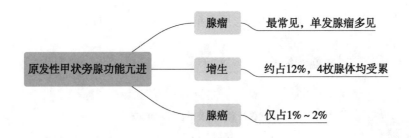

三、临床表现

1. 无症状型　可仅有骨质疏松等非特异性症状,常在普查时因血钙增高而被确诊。

2. 症状型

(1)Ⅰ型:最多见,以骨病为主,也称骨型。可有骨痛,易于发生骨折。骨膜下骨质吸收是本病特点,最常见于中指桡侧或锁骨外 1/3 处。

（2）Ⅱ型：以肾结石为主，故称肾型。患者在长期高血钙后，逐渐发生氮质血症。

（3）Ⅲ型：为兼有上述两型的特点，表现有骨骼改变及尿路结石。

（4）其他症状：消化性溃疡、腹痛、神经精神症状、虚弱及关节痛。

四、诊断

1. 实验室检查

（1）血钙测定：是发现甲状旁腺功能亢进的首要指标，甲状旁腺功能亢进可 >3.0mmol/L（正常值为 2.1~2.5mmol/L）。

（2）血磷测定：血磷值 <0.65~0.97mmol/L。

（3）PTH 测定：PTH 测定值升高是诊断甲状旁腺功能亢进最可靠的直接证据。

（4）尿中环腺苷酸（cAMP）的测定：原发性甲状旁腺功能亢进时，尿中 cAMP 排出量明显增高，可反映甲状旁腺的活性，有助于诊断甲状旁腺功能亢进。

2. 定位检查

（1）超声检查：是常用的检查方法。

（2）核素显像：定位准确率可达 90% 以上，对异位甲状旁腺的定位尤为有用。

五、治疗

主要采用手术治疗，手术方式可选择常规或腔镜。术中超声可帮助定位，术中冰冻切片检查、病灶切除后血钙和甲状旁腺激素降低有助于定性诊断。

1. 甲状旁腺腺瘤　原则是切除腺瘤，对早期病例效果良好。病程长并有严重肾功能损害者，疗效较差。

2. 甲状旁腺增生　手术方法：①甲状旁腺次全切除，即切除 3 枚腺体，保留 1/2 枚腺体。②切除所有 4 枚甲状旁腺，同时做甲状旁腺自体移植，并冻存部分腺体，以备必要时应用。

3. 甲状旁腺癌　应做整块切除，且应包括一定范围的周围正常组织。

> **提示**
>
> 原发性甲状旁腺功能亢进患者，术后出现血清钙下降，往往表示手术成功，病变腺体已经切除。

第三节　颈淋巴结结核

一、概述

多见于儿童和青年人。常为结核分枝杆菌经扁桃体、龋齿侵入所致。

二、临床表现

1. 淋巴结肿大

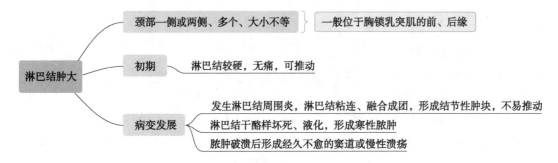

2. 全身症状　少部分患者可见低热、盗汗、食欲缺乏、消瘦等。

三、治疗

1. 全身治疗　注意营养和休息。口服异烟肼 6~12 个月；伴全身症状或身体他处有结核病变者，应接受正规抗结核治疗。

2. 局部治疗　①少数局限的、较大的、能推动的淋巴结，可考虑手术切除。②寒性脓肿尚未穿破者，可行穿刺抽吸治疗。③对溃疡或窦道，如继发感染不明显，可行刮除术，伤口不加缝合，开放引流。④寒性脓肿继发化脓性感染者，需先切开引流，待感染控制后，必要时再行刮除术。

第四节　颈部肿块

一、颈部各区常见肿块（表 3-21-10）

表 3-21-10　颈部各区常见肿块

部位	单发性肿块	多发性肿块
颌下颏下区	颌下腺炎、颏下皮样囊肿	急、慢性淋巴结炎
颈前正中区	甲状舌管囊肿、各种甲状腺疾病	
颈侧区	胸腺咽管囊肿、囊状淋巴管瘤、颈动脉体化学感受器瘤、血管瘤	急、慢性淋巴结炎、淋巴结结核、转移性肿瘤、恶性淋巴瘤
锁骨上窝		转移性肿瘤、淋巴结结核
颈后区	纤维瘤、脂肪瘤	急、慢性淋巴结炎
腮腺区	腮腺炎、腮腺多形性腺瘤或癌	

二、几种常见的颈部肿块

1. **慢性淋巴结炎**　多继发于头、面、颈部和口腔的炎症病灶。肿大的淋巴结散见于颈侧区或颌下、颏下区。

2. **转移性肿瘤**　约占颈部恶性肿瘤的 3/4,原发癌灶绝大部分在头颈部(85%),尤以鼻咽癌和甲状腺癌转移最多见。锁骨上窝转移性淋巴结的原发灶,多在胸腹部;胃肠道、胰腺癌肿多经胸导管转移至左锁骨上淋巴结。

3. **恶性淋巴瘤**　多见于男性青壮年。肿大的淋巴结常先出现于一侧或两侧颈侧区,生长迅速,相互粘连成团。

4. **甲状舌管囊肿**　囊肿感染破溃后成为甲状舌管瘘。多见于 15 岁以下儿童,表现为在颈前区中线、舌骨下方有直径 1~2cm 的圆形肿块。边界清楚,表面光滑,有囊性感,并能随吞咽或伸、缩舌而上下移动。治疗需完整切除囊肿或瘘管,应切除部分舌骨以彻底清除囊壁或窦道,以免复发,术中冰冻切片检查有无恶变。

◦ 经 典 试 题 ◦

(研)1. 甲状腺恶性肿瘤最常见的是

    A. 滤泡状癌　　　　　　　　　B. 髓样癌

    C. 乳头状癌　　　　　　　　　D. 未分化癌

(执)2. 甲状腺功能亢进症手术治疗的适应证是

    A. 中度甲亢内科治疗无效者　　　B. 青少年患者

    C. 甲状腺Ⅰ度肿大　　　　　　　D. 症状较轻者

    E. 合并不稳定心绞痛者

(研)3. 女,42 岁。无痛性甲状腺肿大 3 个月,查体:甲状腺弥漫性肿大,触诊质地较硬、韧,表面光滑。化验:T_3、T_4 略低于正常。最可能的诊断是

    A. 单纯性甲状腺肿

    B. 慢性淋巴细胞性甲状腺炎

    C. 亚急性甲状腺炎

    D. 甲状腺癌

【答案与解析】

1. C　2. A

3. B。解析:慢性淋巴细胞性甲状腺炎,多见于 30~50 岁女性。临床表现多为无痛性、弥漫性甲状腺肿大,对称,质硬,表面光滑,多伴甲状腺功能减退,较大腺肿可有压迫症状。患者表现符合上述临床特点,考虑为慢性淋巴细胞性甲状腺炎。故选 B。

◦ 温 故 知 新 ◦

甲状腺疾病

单纯性甲状腺肿
- 病因　碘缺乏（主要因素）、需要量↑、合成和分泌障碍
- 临床表现
  - 甲状腺对称、弥漫性肿大，随吞咽上下移动，腺体内可扪及结节
  - 压迫气管、食管和喉返神经等
  - 胸骨后甲状腺肿、结节性甲状腺肿（可继发甲亢、恶变）
- 治疗
  - 多食含碘丰富的食物
  - 药物：小量甲状腺素或优甲乐 〉 < 20岁的弥漫性单纯甲状腺肿
  - 手术治疗

甲状腺功能亢进的外科治疗
- 分类　原发性甲亢、继发性甲亢、高功能腺瘤
- 临床特征　甲状腺肿大、全身代谢亢进（脉率增快及脉压增大等）
- 诊断　基础代谢率、甲状腺摄^{131}I率、T_3和T_4含量的测定
- 手术治疗
  - 适应证、禁忌证
  - 术前准备　一般准备、术前检查和药物准备（碘剂、硫脲类、普萘洛尔）
  - 手术和手术后注意事项
  - 并发症 〉 以术后呼吸困难和窒息最严重

甲状腺炎
- 亚急性　常有上呼吸道感染史，甲状腺肿胀、发硬、疼痛，抗生素无效
- 慢性淋巴细胞性　无痛性、弥漫性甲状腺肿，多伴甲状腺功能减退

甲状腺腺瘤　是最常见的甲状腺良性肿瘤，早期行手术切除

甲状腺癌
- 病理
  - 乳头状癌 ⟨ 预后较好 ⟩　是成人甲状腺癌的最主要类型和儿童甲状腺癌的全部 〉 分化型甲状腺癌
  - 滤泡状腺癌　有侵犯血管倾向
  - 髓样癌　可有类癌综合征或其他内分泌失调的表现
  - 未分化癌　预后很差
- 临床表现　甲状腺内肿块、肿瘤侵犯症状、转移症状
- 治疗　手术治疗、放射性核素治疗、TSH抑制治疗、放射外照射治疗

甲状腺结节
- 诊断 ⟨ 明显的孤立结节是最重要的体征 ⟩　病史、体格检查、血清学检查、超声检查、核素显像、针吸涂片细胞学检查
- 治疗　可疑结节：腺叶及峡部切除，并做快速病理检查

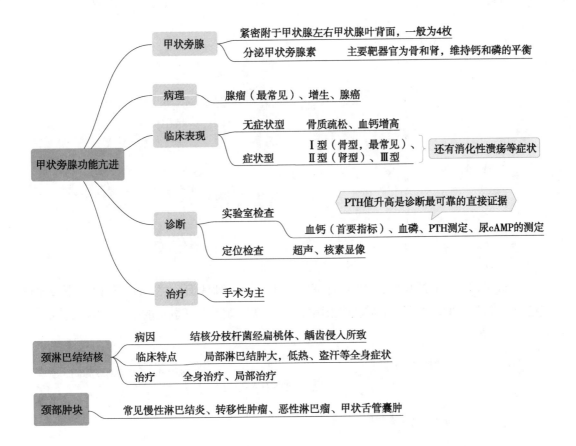

甲状旁腺功能亢进

- 甲状旁腺
  - 紧密附于甲状腺左右甲状腺叶背面，一般为4枚
  - 分泌甲状旁腺素　主要靶器官为骨和肾，维持钙和磷的平衡
- 病理　腺瘤（最常见）、增生、腺癌
- 临床表现
  - 无症状型　骨质疏松、血钙增高
  - 症状型　Ⅰ型（骨型，最常见）、Ⅱ型（肾型）、Ⅲ型　〔还有消化性溃疡等症状〕
- 诊断
  - 实验室检查　〔PTH值升高是诊断最可靠的直接证据〕血钙（首要指标）、血磷、PTH测定、尿cAMP的测定
  - 定位检查　超声、核素显像
- 治疗　手术为主

颈淋巴结结核
- 病因　结核分枝杆菌经扁桃体、龋齿侵入所致
- 临床特点　局部淋巴结肿大，低热、盗汗等全身症状
- 治疗　全身治疗、局部治疗

颈部肿块　常见慢性淋巴结炎、转移性肿瘤、恶性淋巴瘤、甲状舌管囊肿

第二十二章

乳 房 疾 病

第一节　解剖生理概要

一、乳房的解剖特点

1. 成年妇女乳房是两个半球形的性征器官,位于胸大肌浅面,约在第2至第6肋骨水平的浅筋膜浅、深层之间。外上方形成乳腺腋尾部伸向腋窝。乳头位于乳房的中心,周围为乳晕。

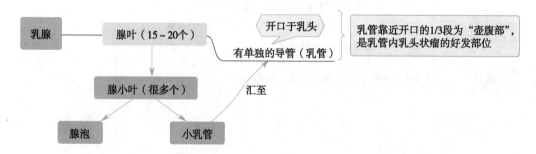

2. 腺叶和乳腺导管均以乳头为中心呈放射状排列。腺叶、小叶和腺泡间有结缔组织间隔,腺叶间还有与皮肤垂直的纤维束,上连浅筋膜浅层,下连浅筋膜深层,称 Cooper 韧带。

二、乳房的淋巴液输出途径

1. 乳房大部分淋巴液流至腋窝淋巴结,部分乳房上部淋巴液可直接流向锁骨下淋巴结。
2. 部分乳房内侧的淋巴液通过肋间淋巴管流向胸骨旁淋巴结。
3. 两侧乳房间皮下有交通淋巴管。
4. 乳房深部淋巴网可沿腹直肌鞘和肝镰状韧带通向肝。

三、腋区淋巴结分组（图 3-22-1）

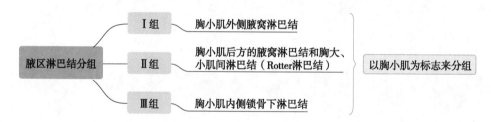

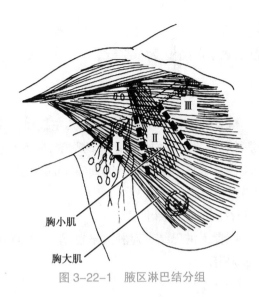

胸小肌

胸大肌

图 3-22-1　腋区淋巴结分组

第二节　乳房检查

一、检查体位

最好采用端坐和仰卧位检查。

二、视诊

观察两侧乳房的形状、大小是否对称,有无局限性隆起或凹陷,皮肤有无红、肿及"橘皮样"改变,浅表静脉是否扩张。两侧乳头是否在同一水平,有无乳头内陷,乳头、乳晕有无糜烂。

三、扪诊

1. 检查者采用手指掌面而不是指尖作扪诊,不要用手指捏乳房组织。

2. 应循序对乳房外上(包括腋尾部)、外下、内下、内上各象限及中央区作全面检查。先查健侧,后查病侧。

3. 最后轻挤乳头,若有溢液,依次挤压乳晕四周,明确并标记溢液来自哪一乳腺导管。

四、乳房肿块的检查

1. 应注意肿块大小、硬度、表面是否光滑、边界是否清楚以及活动度。

2. 轻轻捻起肿块表面皮肤明确肿块是否与皮肤粘连。如有粘连而无炎症表现,应警惕乳腺癌的可能。

3. 一般良性肿瘤的边界清楚,活动度大。恶性肿瘤的边界不清,质地硬,表面不光滑,活动度小。

4. 肿块较大者,还应检查肿块与深部组织的关系。可让患者两手叉腰,使胸肌保持紧张状态,若肿块活动度受限,表示肿瘤侵及深部组织。

五、腋窝淋巴结检查

1. 最好采用直立位。检查者面对患者,以右手扪其左腋窝,左手扪其右腋窝。先让患者上肢外展,以手伸入其腋顶部,手指掌面压向患者的胸壁,然后嘱患者放松上肢,搁置在检查者的前臂上,用轻柔的动作自腋顶部从上而下扪查腋顶部淋巴结,然后将手指掌面转向腋窝前壁,扪查胸大肌深面淋巴结。

2. 站在患者背后,扪查背阔肌前内侧淋巴结。

3. 最后检查锁骨下及锁骨上淋巴结。对肿大淋巴结,应注意其大小,质地,有无压痛,有无融合,活动度或者是否固定。

六、影像学检查

1. 乳房 X 线摄影 广泛用于乳腺癌的普查。乳腺癌的 X 线表现为密度增高的肿块影,边界不规则,或呈毛刺征。有时可见钙化点,颗粒细小、密集。

2. 超声 对囊性病变有检出优势,可以进行血供情况观察,可提高其判断的敏感性,且对肿瘤的定性诊断可提供有价值的依据。适用于致密型乳腺病变的评价,是乳房 X 线摄影检查的有效补充。

3. MRI 是乳腺 X 线摄影和超声检查的重要补充,对微小病灶、多中心、多病灶的发现及评价病变范围有优势。

七、活组织病理检查

1. 常用方法 空芯针穿刺活检术、真空辅助旋切活检系统、细针针吸细胞学(FNAC)。

2. 对疑为乳腺癌、上述方法不能明确者 可将肿块连同周围乳腺组织一并切除,做术中冰冻活检或快速病理检查,一般不宜做切取活检。

3. 乳头溢液未扪及肿块者 可做乳腺导管内视镜检查,乳头溢液涂片细胞学检查。

4. 乳头糜烂疑为湿疹样乳腺癌者 可做乳头糜烂部刮片、印片细胞学检查或乳头区切取活检术。

第三节 急性乳腺炎

一、概述

急性乳腺炎是乳腺的急性化脓性感染,多见于产后哺乳的妇女,尤以初产妇更多见,往往发生在产后 3~4 周。因乳房血管丰富,早期就可出现寒战、高热及脉搏快速等脓毒血症表现。

二、病因

1. 乳汁淤积　乳汁是理想的培养基,乳汁淤积将有利于入侵细菌的生长繁殖。

2. 细菌入侵　乳头破损或皲裂,使细菌沿淋巴管入侵是感染的主要途径。多发生于初产妇,也可发生于断奶时。致病菌主要为金黄色葡萄球菌。

三、临床表现

1. 局部和全身症状　乳房疼痛、局部红肿、发热。随炎症发展,可有寒战、高热、脉搏加快,常有病侧淋巴结肿大、压痛,外周血白细胞(WBC)明显升高。

2. 脓肿形成或破溃

(1)起初呈蜂窝织炎样表现,数天后可形成脓肿(呈单房或多房性)。脓肿可向外溃破,深部脓肿还可穿至乳房与胸肌间的疏松组织中,形成乳房后脓肿。感染严重者,可并发脓毒症。

(2)当局部有波动感或超声证明有脓肿形成时,应在压痛最明显的炎症区或超声定位下进行穿刺,抽到脓液表示脓肿已形成,脓液应做细菌培养及药物敏感试验。

四、治疗

1. 原则　消除感染、排空乳汁。
2. 未形成脓肿之前　应用抗生素治疗。

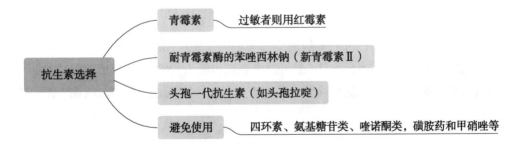

3. 脓肿形成后　应及时做脓肿切开引流(图3-22-2)。

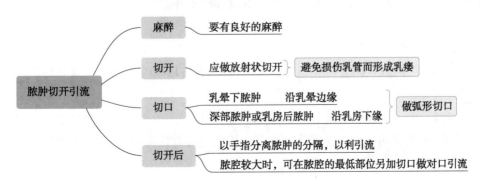

4. 一般不停止哺乳　因停止哺乳既影响婴儿喂养,也提供了乳汁淤积的机会。但病侧乳房应停止哺乳,并以吸乳器吸尽乳汁,促使乳汁通畅排出。若感染严重或脓肿引流后并发乳瘘,应停止哺乳。可口服溴隐亭,或己烯雌酚,或肌内注射苯甲酸雌二醇,至乳汁停止分泌为止。

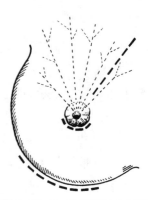

图 3-22-2　乳房脓肿的切口

五、预防

应加强孕期卫生宣教。如有乳头内陷,可经常挤捏、提拉矫正之。要养成定时哺乳、婴儿不含乳头而睡等良好习惯。每次哺乳应将乳汁吸空,如有淤积,可按摩或用吸乳器排尽乳汁。哺乳后应清洗乳头。及时治疗乳头破损或皲裂。注意婴儿口腔卫生。

> **i 提示**
>
> 预防急性乳腺炎的关键在于避免乳汁淤积,防止乳头损伤,并保持其清洁。

第四节　乳腺囊性增生病

一、病理

乳腺囊性增生病亦称乳腺病,其病理形态呈多样性表现,增生可发生于腺管周围并伴囊肿形成,囊内含淡黄色或棕褐色液体;或腺管内表现为乳头状增生,伴乳腺导管囊性扩张,也有发生于小叶实质者,主要为乳腺导管及腺泡上皮增生。临床表现易与乳腺癌混淆。

二、病因

本病系雌、孕激素比例失调,使乳腺实质增生过度和复旧不全。部分乳腺实质成分中激素受体的质和量异常,使乳房各部分的增生程度参差不齐。

三、临床表现

1. 主要为一侧或双侧乳房胀痛和肿块,部分患者有周期性。乳房胀痛一般于月经前明显,月经后减轻,严重者整个月经周期都有疼痛。
2. 体检发现一侧或双侧乳房内可有大小不一、质韧的单个或为多个的结节,可有触痛,与周围分界不清,亦可表现为弥漫性增厚。少数患者可有乳头溢液,多为浆液性或浆液血性液体。

四、诊断

根据临床表现,诊断不难。要注意乳腺癌与本病同时存在的可能,应嘱患者每隔3~6个月复查。钼靶和超声检查有助于两者鉴别。

五、治疗

1. 对症治疗 为主要治疗,可用中药如口服逍遥散等。对症状较重者,可用他莫昔芬治疗,但因对子宫内膜及卵巢有影响而不宜长期服用。

2. 局限性乳腺囊性增生病 应在月经干净后5天内复查:①肿块变软、缩小或消退,继续中药治疗。②肿块无明显消退,或在观察过程中,对局部病灶有恶性病变可疑时,应予切除并做快速病理检查。如有不典型上皮增生,同时有乳腺癌家族史等高危因素者,以及年龄大,肿块周围乳腺组织增生较明显者,可做单纯乳房切除术。

第五节 乳房肿瘤

一、乳房纤维腺瘤

1. 病因 小叶内纤维细胞对雌激素的敏感性异常增高。

2. 临床特点 高发年龄是20~25岁,其次为15~20岁和25~30岁,约75%为单发,少数属多发。除肿块外,患者常无明显自觉症状。肿块增长缓慢,质似硬橡皮球的弹性感,表面光滑,易于推动。月经周期对肿块的大小无明显影响。

3. 治疗 手术切除是目前唯一有效的方法。应将肿瘤连同其包膜整块切除,以周围包裹少量正常乳腺组织为宜,肿块必须常规做病理检查。

 提示

女性乳房良性肿瘤中以纤维腺瘤最多见。

二、乳腺导管内乳头状瘤

1. 临床特点 多见于40~50岁的经产妇。一般无自觉症状,常因乳头溢液污染内衣而引起注意,溢液可为血性、暗棕色或黄色液体。肿瘤小,常不能触及肿块。大乳腺导管内乳头状瘤,可在乳晕区扪及直径为数毫米的小结节,多呈圆形、质软、可推动,轻压此肿块,常可从乳头溢出液体。

2. 治疗 以手术为主,对单发的乳腺导管内乳头状瘤应切除病变的乳腺导管系统。常规做病理检查,如有恶变,应酌情施行相应手术。

提示

　　乳腺导管内乳头状瘤一般属良性,起源于小乳腺导管的乳头状瘤恶变率高,应注意。

三、乳房肉瘤

　　1. 病理　乳房肉瘤是较少见的恶性肿瘤,其中以叶状肿瘤较常见。

　　2. 临床表现　常见于50岁以上的妇女,表现为乳房肿块,体积可较大,但有明显边界,活动度较好,皮肤表面可见扩张静脉。腋窝淋巴结转移或远处转移很少见,可出现血运转移。

　　3. 治疗　一般采用局部肿物扩大切除术,多次复发或恶性叶状肿瘤可考虑单纯乳房切除。

四、乳腺癌

　　1. 病因　①雌酮及雌二醇与乳腺癌的发病有直接关系。20岁以后发病率逐渐上升,45~50岁较高。②月经初潮年龄早、绝经年龄晚、不孕及初次足月产的年龄晚均与乳腺癌的发病有关。一级亲属中有乳腺癌病史者,发病风险较普通人群高。③营养过剩、肥胖、脂肪饮食、环境因素及生活方式等与乳腺癌的发病有关。

　　2. 病理类型(表3-22-1)

表3-22-1　乳腺癌的病理类型

类型	具体种类	其他
非浸润性癌	导管内癌、小叶原位癌、乳头湿疹样乳腺癌(伴发浸润性癌者,不在此列)	此型属早期,预后较好
浸润性特殊癌	乳头状癌、髓样癌(伴大量淋巴细胞浸润)、小管癌(高分化腺癌)、腺样囊性癌、黏液腺癌、大汗腺样癌、鳞状细胞癌等	—
浸润性非特殊癌	浸润性小叶癌、浸润性导管癌、硬癌、髓样癌、单纯癌、腺癌等	是最常见类型,判断预后尚需结合其他因素
其他罕见癌	—	—

　　3. 转移途径

　　(1)局部扩散:癌细胞沿导管或筋膜间隙蔓延,继而侵及 Cooper 韧带和皮肤。

　　(2)淋巴转移:主要途径如下。

　　1)癌细胞→胸大肌外侧缘淋巴管→同侧腋窝淋巴结→锁骨下淋巴结→锁骨上淋巴结→经胸导管(左)或右淋巴管→静脉。

2）癌细胞→内侧淋巴管→乳内淋巴管的肋间穿支→胸骨旁淋巴结→锁骨上淋巴结→经胸导管（左）或右淋巴管→静脉。

（3）血运转移：早期可有，最常见的远处转移依次为骨、肺、肝。

4. 临床表现

（1）早期：病侧乳房出现无痛、单发的小肿块。肿块质硬，表面不光滑，与周围组织分界不很清楚，在乳房内不易被推动。

（2）肿瘤增大后的表现

1）乳房局部隆起。

2）累及 Cooper 韧带，可使其缩短而致肿瘤表面皮肤凹陷，即"酒窝征"。

3）邻近乳头或乳晕的癌肿因侵入乳腺导管使之缩短，可把乳头牵向癌肿一侧，致使乳头扁平、回缩、凹陷。

4）皮下淋巴管被癌细胞堵塞，淋巴回流障碍，出现真皮水肿，皮肤呈"橘皮样"改变。

（3）晚期：癌细胞可侵入胸肌筋膜、胸肌，以致肿瘤固定于胸壁、不易推动。如癌细胞侵入大片皮肤，可出现多个小结节，甚至彼此融合。有时皮肤溃破而形成溃疡，常有恶臭，容易出血。

（4）转移症状：乳腺癌淋巴转移最初多见于腋窝。肿大淋巴结质硬、无痛、可被推动；以后数目增多，并融合成团，可与皮肤或深部组织粘连。乳腺癌转移至肺、骨、肝，可出现相应的症状。

（5）其他类型乳腺癌（表 3-22-2）

表 3-22-2　其他类型乳腺癌

名称	表现	特点
炎性乳腺癌	局部皮肤可呈炎症样表现：发红、水肿、增厚、粗糙、表面温度升高	不多见，但发展迅速，预后差
乳头湿疹样乳腺癌	乳头有瘙痒、烧灼感，之后乳头和乳晕的皮肤变粗糙、糜烂如湿疹样，形成溃疡，有时覆盖黄褐色鳞屑样痂皮。部分病例于乳晕区可扪及肿块	少见，恶性程度低、发展慢

5. 诊断　病史、体格检查以及乳腺超声、钼靶检查或 MRI 是临床诊断的重要依据。确诊乳腺癌，要靠病理检查。

6. 鉴别诊断

（1）纤维腺瘤：常见于青年妇女，肿瘤大多为圆形或椭圆形，边界清楚，活动度大，发展缓慢。

（2）乳腺囊性增生病：特点是乳房胀痛，肿块大小与质地可随月经周期变化。肿块或局部乳腺腺体增厚与周围乳腺组织分界不明显。若经过影像学检查未发现可疑肿物,且月经来潮后"肿块"缩小、变软,则可继续观察。

（3）浆细胞性乳腺炎:为无菌性炎症,炎性细胞中以浆细胞为主。急性期应予抗炎治疗,炎症消退后若肿块仍存在,可考虑手术切除。

1）急性炎症表现:约60%,肿块大时皮肤可呈橘皮样改变。

2）慢性炎症表现:约40%,表现为乳腺肿块,边界不清,可有皮肤粘连和乳头凹陷。

7. 乳腺癌 TNM 分期（表 3-22-3）

表 3-22-3　乳腺癌 TNM 分期

T	原发癌瘤	N	区域淋巴结
T_0	原发癌瘤未查出	N_0	同侧腋窝无肿大淋巴结
Tis	原位癌	N_1	同侧腋窝有肿大淋巴结,尚可推动
T_1	癌瘤长径≤2cm	N_2	同侧腋窝肿大淋巴结彼此融合,或与周围组织粘连
T_2	2cm< 癌瘤长径≤5cm	N_3	有同侧胸骨旁淋巴结转移,有同侧锁骨上淋巴结转移
T_3	癌瘤长径 >5cm	M	远处转移
T_4	癌瘤大小不计,但侵及皮肤或胸壁,炎性乳腺癌亦属之	M_0	无远处转移
		M_1	有远处转移

8. 乳腺癌临床分期（表 3-22-4）

表 3-22-4　乳腺癌临床分期

临床分期	TNM 分期
0 期	$TisN_0M_0$
Ⅰ 期	$T_1N_0M_0$
Ⅱ 期	$T_{0-1}N_1M_0$, $T_2N_{0-1}M_0$, $T_3N_0M_0$
Ⅲ 期	$T_{0-2}N_2M_0$, $T_3N_{1-2}M_0$, T_4 任何 NM_0,任何 TN_3M_0
Ⅳ 期	包括 M_1 的任何 TN

分子生物学研究表明乳腺癌是异质性疾病,目前国际上采用4种标志物（ER、PR、HER2 和 Ki-67）进行乳腺癌分子分型,分子分型与临床预后密切相关。

9. 治疗

（1）手术治疗（表 3-22-5）:对早期乳腺癌患者,手术治疗是首选。全身情况差、主要脏器有严重疾病、年老体弱不能耐受手术者属手术禁忌。

表 3-22-5　乳腺癌的手术治疗

方法	适应证	注意
保留乳房的乳腺癌切除术	适合于临床Ⅰ期、Ⅱ期的乳腺癌患者，且乳房有适当体积，术后能保持外观效果者	①手术目的是完整切除肿块。原发灶切除范围应包括肿瘤、肿瘤周围 1~2cm 的组织 ②无法获得切缘阴性者禁忌施行该手术 ③术后必须辅以放疗等
乳腺癌改良根治术	Ⅰ、Ⅱ期乳腺癌应用根治术及改良根治术的生存率无明显差异，且该术式保留了胸肌，术后外观效果较好，是目前常用的手术方式	有两种术式：①保留胸大肌，切除胸小肌；淋巴结清除范围与根治术相仿。②保留胸大、小肌，不易清除腋上组淋巴结
乳腺癌根治术和乳腺癌扩大根治术	现已少用	①乳腺癌根治术包括乳房、胸大肌、胸小肌、腋窝Ⅰ、Ⅱ、Ⅲ组淋巴结的整块切除 ②扩大根治术还需切除胸廓内动、静脉及其周围的淋巴结（即胸骨旁淋巴结）
全乳房切除术	适宜于原位癌、微小癌及年迈体弱不宜做根治术者	手术须切除整个乳房，包括腋尾部及胸大肌筋膜
前哨淋巴结活检术及腋淋巴结清扫术	①临床腋淋巴结阳性的乳腺癌患者，常规行腋淋巴结清扫术，范围包括Ⅰ、Ⅱ组腋淋巴结 ②临床腋淋巴结阴性的乳腺癌患者，可先行前哨淋巴结活检术，根据病理结果决定是否做腋淋巴结清扫	前哨淋巴结是指接受乳腺癌病灶引流的第一站淋巴结，可采用示踪剂显示后切除活检

（2）化学治疗

1）指征：浸润性乳腺癌伴腋淋巴结转移者是应用辅助化疗的指征。一般腋淋巴结阴性而有高危复发因素者，诸如原发肿瘤直径 >2cm，组织学分级差，雌、孕激素受体阴性，癌基因表皮生长因子受体 2（HER2）有过度表达者，适宜应用术后辅助化疗。

a. 肿瘤分化差、分期晚：常用蒽环类联合紫杉类联合化疗方案，如 EC（表柔比星、环磷酰胺）-T（多西他赛或紫杉醇）方案等。

b. 肿瘤分化较好、分期较早：可考虑基于紫杉类的方案如 TC 方案（多西他赛或紫杉醇、环磷酰胺）等。

c. CMF 方案（环磷酰胺、甲氨蝶呤、氟尿嘧啶）：现已少用。

2）注意事项：化疗前患者应无明显骨髓抑制及肝功能异常。化疗期间定期检查血常规及肝、肾功能。

3）术前化疗：又称新辅助化疗, 多用于局部晚期的病例, 目的在于缩小肿瘤, 提高手术成功机会及探测肿瘤对药物的敏感性。可采用蒽环类联合紫杉类方案, 一般用 4~6 个疗程。

（3）内分泌治疗

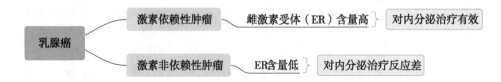

1）他莫昔芬：系非甾体激素的抗雌激素药物, 其结构式与雌激素相似, 可在靶器官内与雌二醇争夺 ER, 他莫昔芬 –ER 复合物能影响基因转录, 从而抑制肿瘤细胞生长。

2）芳香化酶抑制剂：如阿那曲唑、来曲唑、依西美坦等对绝经后患者的效果优于他莫昔芬, 这类药物能抑制肾上腺分泌的雄激素转变为雌激素过程中的芳香化环节, 从而降低雌二醇, 达到治疗乳腺癌的目的。但服用芳香化酶抑制剂的患者骨相关事件发生率较他莫昔芬增加。

（4）放射治疗：是乳腺癌局部治疗的手段之一。

（5）靶向治疗：通过转基因技术制备的曲妥珠单抗对 HER2 过度表达的乳腺癌患者有良好效果, 可降低乳腺癌患者术后的复发转移风险, 提高无病生存期。

 提示

　　乳腺癌治疗采用的是以手术治疗为主的综合治疗策略。

◦ 经 典 试 题 ◦

（研）1. 女, 55 岁。左侧乳房内肿块 4cm×3cm, 基底不固定, 左腋下可触及多个质硬淋巴结相互融合, 淋巴活检病理报告乳腺癌转移, 未发现远处转移。按照国际标准, 应属于的分期是

　　A. $T_1N_1M_0$　　　　　　　　　　　　B. $T_2N_1M_0$

　　C. $T_3N_1M_0$　　　　　　　　　　　　D. $T_2N_2M_0$

（研）2. 乳腺囊性增生病的特点有

　　A. 乳腺疼痛和结节为突出表现

　　B. 一般不必药物治疗

　　C. 触诊可触及颗粒样肿块

　　D. 易发生乳腺癌

【答案与解析】

1. D。解析：2cm< 癌瘤长径≤5cm 为 T_2；同侧腋窝肿大淋巴结彼此融合，或与周围组织粘连为 N_2；无远处转移为 M_0。综上，该患者的乳腺癌属于 $T_2N_2M_0$。故选 D。

2. ABC

○ 温 故 知 新 ○

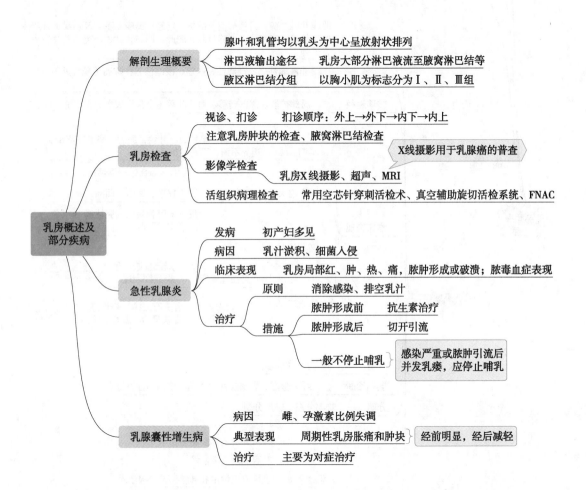

乳房概述及部分疾病

- 解剖生理概要
  - 腺叶和乳管均以乳头为中心呈放射状排列
  - 淋巴液输出途径 —— 乳房大部分淋巴液流至腋窝淋巴结等
  - 腋区淋巴结分组 —— 以胸小肌为标志分为 Ⅰ、Ⅱ、Ⅲ组

- 乳房检查
  - 视诊、扪诊 —— 扪诊顺序：外上→外下→内下→内上
  - 注意乳房肿块的检查、腋窝淋巴结检查
  - 影像学检查 —— 乳房X线摄影、超声、MRI —— X线摄影用于乳腺癌的普查
  - 活组织病理检查 —— 常用空芯针穿刺活检术、真空辅助旋切活检系统、FNAC

- 急性乳腺炎
  - 发病 —— 初产妇多见
  - 病因 —— 乳汁淤积、细菌入侵
  - 临床表现 —— 乳房局部红、肿、热、痛，脓肿形成或破溃；脓毒血症表现
  - 治疗
    - 原则 —— 消除感染、排空乳汁
    - 措施
      - 脓肿形成前 —— 抗生素治疗
      - 脓肿形成后 —— 切开引流
    - 一般不停止哺乳 —— 感染严重或脓肿引流后并发乳瘘，应停止哺乳

- 乳腺囊性增生病
  - 病因 —— 雌、孕激素比例失调
  - 典型表现 —— 周期性乳房胀痛和肿块 —— 经前明显，经后减轻
  - 治疗 —— 主要为对症治疗

乳房纤维腺瘤 —— 为良性肿瘤，20~25岁女性高发 } 手术切除治疗

乳管内乳头状瘤 ——
一般为良性，可恶变，40~50岁经产妇多见
可见乳头溢液（可为血性、暗棕色或黄色液体）} 以手术为主

乳房肉瘤 —— 为恶性，少见 } 手术治疗

乳房肿瘤

乳腺癌

病因 —— 雌酮及雌二醇；月经初潮年龄早、绝经年龄晚、不孕及初次足月产的年龄晚；家族史；营养过剩、肥胖、脂肪饮食、环境因素及生活方式等

病理类型 —— 非浸润性癌、浸润性特殊癌、浸润性非特殊癌（最常见）、其他罕见癌

转移途径 —— 局部扩散、淋巴转移、血运转移（最常见依次为骨、肺、肝）

临床表现

早期 —— 病侧无痛、单发的小肿块，质硬，表面不光滑，边界不清，不易被推动

肿瘤增大后的表现
累及Cooper韧带→酒窝征
乳头扁平、回缩、凹陷
皮下淋巴管被癌细胞堵塞→"橘皮样"改变

转移症状

其他类型
炎性乳腺癌 —— 局部皮肤可呈炎症样表现 } 发展迅速
乳头湿疹样乳腺癌 —— 乳头有瘙痒、烧灼感，皮肤粗糙、糜烂、溃疡 } 发展慢

诊断 —— 病理检查为确诊方法

鉴别诊断 —— 纤维腺瘤、乳腺囊性增生病、浆细胞性乳腺炎

分期 —— TNM分期、临床分期

治疗

手术治疗
保留乳房的乳腺癌切除术
乳腺癌改良根治术
乳腺癌根治术和乳腺癌扩大根治术
全乳房切除术
前哨淋巴结活检术及腋淋巴结清扫术

化学治疗 —— 浸润性乳腺癌伴腋淋巴结转移者是应用辅助化疗的指征等

内分泌治疗 —— 对ER阳性者有效，常用他莫昔芬、芳香化酶抑制剂

放射治疗、靶向治疗（曲妥珠单抗）

第二十三章

胸 部 损 伤

第一节　肋 骨 骨 折

一、概述

1. 第 1~3 肋骨粗短,且有锁骨、肩胛骨保护,不易骨折。

2. 第 4~7 肋骨较长而纤薄,易骨折。

3. 第 8~10 肋前端肋软骨形成肋弓与胸骨相连,第 11~12 肋前端游离,弹性都较大,不易骨折。若发生骨折,应警惕合并腹内脏器和膈肌损伤。

4. 老年人肋骨骨质疏松,脆性较大,容易骨折。已有恶性肿瘤转移灶的肋骨,易发生病理性骨折。

5. 相关概念

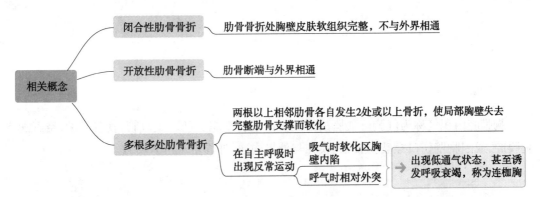

连枷胸的反常呼吸运动可使伤侧肺受到塌陷胸壁的压迫,呼吸时两侧胸腔压力的不均衡造成纵隔扑动,影响肺通气,导致缺氧和二氧化碳滞留,严重时可发生呼吸和循环衰竭。

二、临床表现

1. 局部疼痛　肋骨骨折断端刺激肋间神经产生局部疼痛,在深呼吸、咳嗽或转动体位时加剧。胸痛使呼吸变浅、咳嗽无力,呼吸道分泌物增多,易致肺不张和肺部感染。

2. 查体　胸壁畸形,局部明显压痛,间接挤压骨折处疼痛加重,甚至产生骨摩擦音。

3. 其他　连枷胸可见胸壁反常呼吸运动,出现低氧血症。

三、并发症

骨折断端向内移位可刺破胸膜、肋间血管和肺组织,产生血胸、气胸、皮下气肿或咯血。伤后晚期骨折断端移位,可能造成迟发性血胸或血气胸。

四、治疗

1. 处理原则　有效控制疼痛、肺部物理治疗和早期活动。

2. 闭合性单处肋骨骨折　采用多头胸带或弹性胸带固定胸廓,能减少肋骨断端活动、减轻疼痛。这种方法也适用于胸背部、胸侧壁多根多处肋骨骨折、胸壁软化范围小而反常呼吸运动不严重的患者。

3. 闭合性多根多处肋骨骨折　有效镇痛和呼吸管理是主要治疗原则。

(1)咳嗽无力、呼吸道分泌物潴留的伤员,应施行纤维支气管镜吸痰和肺部物理治疗。

(2)出现呼吸功能不全的伤员,需要气管插管正压通气,正压通气对浮动胸壁可起到"内固定"作用。

(3)长期胸壁浮动且不能脱离呼吸机者,可施行常规手术或电视胸腔镜下固定肋骨,术中采用 Judet 夹板、克氏针或不锈钢丝等固定肋骨断端。

(4)因其他指征需要开胸手术时,也可同时施行肋骨固定手术。

4. 开放性肋骨骨折　胸壁伤口需彻底清创,选用上述方法固定肋骨断端。

第二节　气　　胸

一、概述

胸膜腔内积气称为气胸。气胸的形成多由于肺组织、气管、支气管、食管破裂,空气逸入胸膜腔,或因胸壁伤口穿破胸膜,胸膜腔与外界沟通,外界空气进入所致。

二、闭合性气胸

1. 发病特点　胸内压仍低于大气压。伤侧肺萎陷使肺呼吸面积减少,通气血流比失衡,影响肺通气和换气功能。伤侧胸内压增加引起纵隔向健侧移位。

2. 临床表现　根据胸膜腔内积气的量与速度,轻者患者可无症状,重者有明显呼吸困难。体检可能发现伤侧胸廓饱满,呼吸活动度降低,气管向健侧移位,伤侧胸部叩诊呈鼓音,呼吸音降低。

3. 诊断　胸部 X 线检查可显示肺萎陷和胸膜腔积气,有时可伴少量胸腔积液。

4. 治疗　气胸发生缓慢且积气量少的患者,一般可自行吸收。大量气胸需进行胸膜腔穿刺,或行闭式胸腔引流术,排除积气,促使肺尽早膨胀。

三、开放性气胸

1. 发病特点　外界空气经胸壁伤口或软组织缺损处,随呼吸自由进出胸膜腔。空气出入量与胸壁伤口大小有密切关系,伤口大于气管口径时,空气出入量多,胸内压几乎等于大气压,伤侧肺将完全萎陷,丧失呼吸功能。

2. 临床表现

（1）伤侧胸内压显著高于健侧,纵隔向健侧移位。呼、吸气时,出现两侧胸膜腔压力不均衡的周期性变化,使纵隔在吸气时移向健侧,呼气时移向伤侧,称为纵隔扑动。纵隔扑动和移位影响腔静脉回心血流,可引起严重循环功能障碍。

（2）伤员出现明显呼吸困难、鼻翼扇动、口唇发绀、颈静脉怒张。伤侧胸壁可见伴有气体进出胸腔发出吸吮样声音的伤口,称为胸部吸吮性伤口。气管向健侧移位,伤侧胸部叩诊鼓音,呼吸音消失,严重者可发生休克。

3. 诊断　胸部 X 线检查可见伤侧胸腔大量积气,肺萎陷,纵隔移向健侧。

4. 治疗

（1）急救要点:立即将开放性气胸变为闭合性气胸,赢得挽救生命的时间,并迅速转送至医院。

（2）送达医院进一步处理:给氧,补充血容量,纠正休克;清创、缝合胸壁伤口,并做闭式胸腔引流;给予抗生素,鼓励患者咳嗽排痰,预防感染。如疑有胸腔内脏器损伤或进行性出血,则需行开胸探查手术。

（3）闭式胸腔引流

1）适应证:①中、大量气胸、开放性气胸、张力性气胸。②经胸腔穿刺术治疗,伤员下肺无法复张者。③需使用机械通气或人工通气的气胸或血气胸者。④拔除胸腔引流管后气胸或血胸复发者。⑤剖胸手术。

2）方法

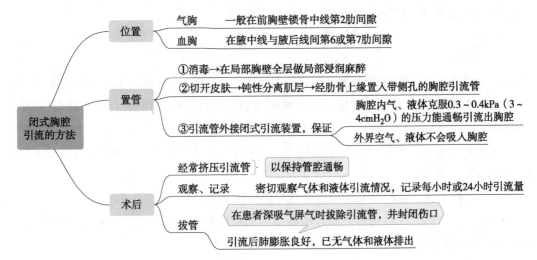

四、张力性气胸

1. 发病特点　气管、支气管或肺损伤处形成活瓣,气体随每次吸气进入胸膜腔并积累增多,导致胸膜腔压力高于大气压,又称为高压性气胸。

2. 临床表现

（1）伤侧肺严重萎陷,纵隔显著向健侧移位,健侧肺受压,腔静脉回流障碍。高于大气压的胸内压,驱使气体经支气管、气管周围疏松结缔组织或壁层胸膜裂伤处,进入纵隔或胸壁软组织,形成纵隔气肿或面、颈、胸部的皮下气肿。

（2）张力性气胸患者表现为严重或极度呼吸困难、烦躁、意识障碍、大汗淋漓、发绀。气管明显移向健侧,颈静脉怒张,多有皮下气肿。伤侧胸部饱满,叩诊呈鼓音,呼吸音消失。

3. 诊断　胸部 X 线检查显示胸腔严重积气,肺完全萎陷、纵隔移位,并可能有纵隔和皮下气肿。胸腔穿刺有高压气体外推针筒芯。不少患者有脉搏细速、血压降低等循环障碍表现。

4. 治疗　入院前或院内急救需迅速使用粗针头穿刺胸膜腔减压,并外接单向活瓣装置;进一步处理应安置闭式胸腔引流,使用抗生素预防感染。闭式引流装置可连接负压引流瓶,以利加快气体排出,促使肺膨胀。待漏气停止 24 小时后,X 线检查证实肺已膨胀,方可拔除引流管。持续漏气而肺难以膨胀时需考虑开胸或电视胸腔镜探查手术。

第三节　血　　胸

一、概述

胸膜腔积血称为血胸,与气胸同时存在称为血气胸。胸腔积血主要来源于心脏、胸内大血管及其分支、胸壁、肺组织、膈肌和心包血管出血。

二、分类

1. 凝固性血胸　当胸腔内迅速积聚大量血液,超过肺、心包和膈肌运动所起的去纤维蛋白作用时,胸腔内积血发生凝固。凝血块机化后形成纤维板,限制肺与胸廓活动,损害呼吸功能。

2. 感染性血胸　经伤口或肺破裂口侵入的细菌,会在积血中迅速繁殖,引起感染性血胸,最终导致脓血胸。

3. 进行性血胸　指持续大量出血所致胸膜腔积血。

4. 迟发性血胸　少数伤员因肋骨断端活动刺破肋间血管或血管破裂处血凝块脱落,发生延迟出现的胸腔内积血。

三、临床表现

1. 血胸分类　在成人伤员,血胸量≤500ml 为少量血胸,500~1 000ml 为中量,>1 000ml 为大量血胸。

2. 伤员会出现面色苍白、脉搏细速、血压下降和末梢血管充盈不良等低血容量休克表现。并有呼吸急促、肋间隙饱满、气管向健侧移位、伤侧叩诊浊音和呼吸音减低等胸腔积液的临床表现。

3. 进行性血胸和感染性血胸(表 3-23-1)

表 3-23-1　进行性血胸和感染性血胸

名　称	提　示　征　象
进行性血胸	①持续脉搏加快、血压降低,或虽经补充血容量血压仍不稳定 ②闭式胸腔引流量每小时超过 200ml,持续 3 小时 ③血红蛋白量、红细胞计数和红细胞比容进行性降低,引流胸腔积血的血红蛋白量和红细胞计数与周围血相接近,且迅速凝固
感染性血胸	①有畏寒、高热等感染的全身表现 ②抽出胸腔积血 1ml,加入 5ml 蒸馏水,无感染呈淡红透明状,出现混浊或絮状物提示感染 ③胸腔积血无感染时,红细胞白细胞计数比例应与周围血相似,即 500∶1。感染时白细胞计数明显增加,比例达 100∶1 可确定为感染性血胸 ④积血涂片和细菌培养发现致病菌有助于诊断,并可依此选择有效的抗生素

4. 辅助检查　胸部 X 线检查表现为胸腔积液征象。胸膜腔穿刺抽出血液可确诊。

四、治疗

1. 非进行性血胸　胸腔积血量少,可采用胸腔穿刺及时排出积血。

2. 中等量以上血胸、血胸持续存在会增加凝固性或感染性血胸的可能　应积极安置闭式胸腔引流,促使肺膨胀,改善呼吸功能,并使用抗生素预防感染。

3. 进行性血胸　应及时开胸探查手术。

4. 凝固性血胸　应待伤员情况稳定后尽早手术,开胸手术可提早到伤后 2~3 天。

5. 感染性血胸　应及时改善胸腔引流,排尽感染性积血积脓;若效果不佳或肺复张不良,应尽早手术清除感染性积血,剥离脓性纤维膜。

电视胸腔镜用于凝固性血胸、感染性血胸的处理,具有创伤小、疗效好、住院时间短、费用低等优点。

第四节　创伤性窒息

一、病因

创伤性窒息是钝性暴力作用于胸部所致的上半身广泛皮肤、黏膜、末梢毛细血管淤血及出血性损害。

二、临床表现

1. 伤员面、颈、上胸部皮肤出现针尖大小的紫蓝色瘀斑,以面部与眼眶部为明显。

2. 口腔、球结膜、鼻腔黏膜瘀斑,甚至出血。

3. 视网膜或视神经出血可产生暂时性或永久性视力障碍。

4. 鼓膜破裂可致外耳道出血、耳鸣,甚至听力障碍。

5. 伤后多数患者有暂时性意识障碍、烦躁不安、头晕、谵妄,甚至四肢痉挛性抽搐,瞳孔可扩大或极度缩小。

6. 若颅内静脉破裂,患者可发生昏迷或死亡。

三、治疗

创伤性窒息患者预后取决于承受压力大小、持续时间长短和有无合并伤。患者在严密观察下对症处理,皮肤黏膜的出血点及瘀斑多数于2~3周后自行吸收消退。少数伤员在压力移除后可发生心跳呼吸停止,应做好抢救准备。有合并伤者应针对具体伤情给予积极处理。

第五节　肺　损　伤

一、分类

根据致伤原因和损伤的特点,肺损伤可表现为肺裂伤、肺挫伤和肺爆震(冲击)伤。

二、临床表现

肺挫伤患者表现为呼吸困难、咯血、血性泡沫痰及肺部啰音,重者出现低氧血症,并常伴有连枷胸。

三、辅助检查

1. 肺内血肿　胸部X线检查表现为肺内圆形或椭圆形、边缘清楚、密度增高的团块状阴影,常在 2 周至数月自行吸收。

2. 肺挫伤　胸部 X 线片出现斑片状浸润影,一般伤后 24~48 小时变得更明显。CT 检查对于肺挫伤的范围和严重程度判断准确率高于常规胸部 X 线片检查。

四、治疗原则

1. 肺裂伤所致血气胸　诊断与处理如前所述。

2. 肺挫伤　及时处理合并伤;保持呼吸道通畅;氧气吸入;限制晶体液过量输入;早期合理使用肾上腺皮质激素;低氧血症使用机械通气支持;预防和治疗感染。

3. 肺爆震伤　参见第十一章"创伤"。

第六节　心　脏　损　伤

一、钝性心脏损伤

1. 钝性心脏损伤中,轻者为无症状的心肌挫伤,重者甚至可发生心脏破裂。

2. 心肌挫伤

(1)轻度挫伤可能无明显症状,中、重度挫伤可能出现胸痛、心悸、气促,甚至心绞痛等症状。可能存在胸前壁软组织损伤和胸骨骨折。

(2)常用检查有心电图、超声心动图、心肌酶学检测。

(3)早期严密监护,充分休息、吸氧、镇痛等。积极预防可能致死的并发症,如心律失常和心力衰竭,如果患者的血流动力学不稳定、心电图异常或上述心肌标志物异常,应转入 ICU 监护治疗。

二、穿透性心脏损伤

1. 穿透性心脏损伤多由火器、刃器或锐器致伤。

2. 致伤物和致伤动能较小时,导致心脏压塞,临床表现为静脉压升高、颈静脉怒张,心音遥远、心搏微弱,脉压窄、动脉压降低的贝克三联征。迅速解除心脏压塞并控制心脏出血,可成功地挽救患者生命。

3. 致伤物和致伤动能较大时,主要表现为失血性休克。伤员已有心脏压塞或失血性休克表现,应立即在急诊手术室施行开胸手术。在气管插管全身麻醉下,切开心包缓解压塞,控制出血,迅速补充血容量。

4. 穿透性心脏损伤经抢救存活者,应注意心腔内和心包内有无遗留的异物及其他病变。重视随访,积极处理心脏的残余病变。

第七节 膈 肌 损 伤

一、穿透性膈肌损伤

1. 下胸部或上腹部穿透性损伤都可累及膈肌,造成穿透性膈肌损伤。穿透性暴力同时伤及胸部、腹部内脏和膈肌,可造成胸腹联合伤、腹胸联合伤。受损胸部脏器多为肺与心脏,受损腹部脏器右侧多为肝、左侧常为脾,其他依次为胃、结肠、小肠等。

2. 穿透性膈肌损伤应急诊手术治疗。首先处理胸部吸吮性伤口和张力性气胸,积极纠正休克,并迅速手术。

二、钝性膈肌损伤

1. 钝性膈肌损伤多由于膈肌附着的胸廓下部骤然变形和胸腹腔之间压力梯度骤增引起膈肌破裂。交通事故和高处坠落是导致钝性膈肌伤的最常见原因。多数的钝性膈肌损伤发生在左侧。腹内脏器很容易通过膈肌裂口疝入胸腔。严重钝性暴力致膈肌损伤的伤员,常伴胸腹腔内脏器挫裂伤,以及颅脑、脊柱、骨盆和四肢等多部位损伤。

2. 一旦高度怀疑或确诊为创伤性膈破裂或膈疝,应尽早行手术探查和膈肌修补术。视具体伤情选择经胸、经腹或胸腹复合手术径路。

———○ 经 典 试 题 ○———

〔研〕1. 男,58岁。3小时前在投掷铅球转身后突感左侧胸痛,随即出现胸闷气短,呼吸急促,行走后症状加重,伴出汗、心悸,自行半坐位休息后症状稍有缓解而来院。既往有高血压、冠心病及肺结核病史。根据临床症状分析,应首先考虑下列哪种疾病的可能性最大

    A. 心绞痛

    B. 心肌梗死

    C. 急性肺栓塞

    D. 急性闭合性气胸

〔执〕2. 男,60岁。肺癌根治术后1天,胸腔闭式引流1.5小时引出血性液体500ml。查体:P 120次/min,BP 100/75mmHg。此时最重要的处理方法是

    A. 输注全血

    B. 静脉滴注多巴胺

    C. 开胸止血

    D. 快速补液

E. 继续观察

（执）（3~5题共用题干）

男，30岁。30分钟前被刀刺伤右前胸部，咳血痰，呼吸困难。查体：血压107/78mmHg，脉搏96次/min，右前胸有轻度皮下气肿，右锁骨中线4肋间可见3cm长创口，随呼吸有气体进出伤口响声。

3. 该患者纵隔的位置是

A. 右偏　　　　　　　　　　　　　B. 左偏

C. 正中间　　　　　　　　　　　　D. 在右侧与正中间摆动

E. 在左侧与正中间摆动

4. 此时应采取的急救措施是

A. 吸氧　　　　　　　　　　　　　B. 静脉输液

C. 摄胸部X线片　　　　　　　　　D. 立即闭合胸部创口

E. 立即剖胸探查

5. 该患者半小时后被收入病房，患者呼吸困难，轻度发绀，右胸部皮下气肿明显加重。胸部X线片示右肺完全萎陷，纵隔向左侧偏移，右侧平膈肌水平可见气液平面。正规处理是

A. 立即输血　　　　　　　　　　　B. 准备行手术探查

C. 继续观察　　　　　　　　　　　D. 用注射器穿刺排气

E. 伤口清创并行胸腔闭式引流

（研）（6~7题共用备选答案）

A. 开放性气胸　　　　　　　　　　B. 闭合性气胸

C. 进行性血气胸　　　　　　　　　D. 张力性气胸

6. 上述疾病中，急需手术探查的是

7. 上述疾病中，可引起纵隔扑动的是

【答案与解析】

1. D。解析：患者胸内压增高后突发左侧胸痛，呼吸急促，最可能的诊断为急性闭合性气胸，属于继发性自发性气胸，肺结核为其基础肺部病变，投掷铅球是促使气胸发生的诱因。故选D。

2. D　3. E　4. D　5. E

6. C。解析：气胸指胸腔内仅含气体，血胸指胸腔内血液积存，血气胸为二者并存。临床上，自发性血胸常合并自发性气胸。持续大量出血所致的胸膜腔积血，称为进行性血气胸，要及时开胸探查。故选C。

7. A。解析：开放性气胸患者呼、吸气时，出现两侧胸膜腔压力不均衡的周期性变化，使纵隔在吸气时移向健侧，呼气时移向伤侧，称为纵隔扑动。故选A。

温 故 知 新

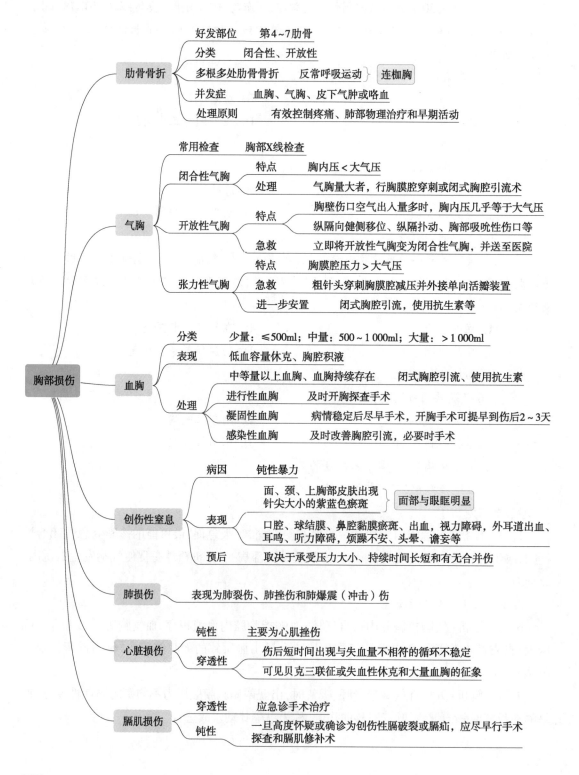

第二十四章

胸壁、胸膜疾病

第一节　先天性胸壁畸形

一、漏斗胸

1. **概述**　漏斗胸是胸骨连同肋骨向内、向后凹陷形成舟状或漏斗状畸形,通常胸骨体与剑突交界处凹陷最深,是最常见的胸壁畸形。

2. **临床表现**　患儿常体形瘦弱,易患上呼吸道感染,活动能力受限。活动时可出现心慌、气短和呼吸困难。阳性体征除胸廓畸形外,常有轻度驼背、腹部凸出等特殊体型。

3. **辅助检查**(表 3-24-1)

表 3-24-1　漏斗胸的辅助检查

项目	临床意义
肺功能	常见用力呼气量和最大通气量明显↓
心电图	常提示顺时针方向旋转
侧位胸部 X 线片	可见下段胸骨向后凹陷,与脊柱间距离缩短
CT 扫描	能确诊漏斗胸,评估其严重程度,常作为手术治疗的依据

4. **治疗**　畸形程度较轻者无需特殊处理,随年龄增长多可自行矫正。畸形严重者,应进行手术治疗。手术时机以 2~5 岁最佳,早期手术效果较好。常用的传统手术方式有胸骨抬举术、胸骨翻转术和带蒂胸骨翻转术。

二、鸡胸

1. **概述**　鸡胸是一种表现为胸骨前凸的畸形,常伴两侧肋软骨和肋骨凹陷,是仅次于漏斗胸的第二种常见胸壁畸形。

2. **临床表现**　畸形轻者对心肺功能无影响,亦无临床症状。重症者因胸廓前后径加长,导致呼吸幅度减弱,肺组织弹性减退,产生气促、乏力症状,患儿常反复出现上呼吸道感染和哮喘,活动耐力较差、易疲劳。主要体征是前胸壁前凸畸形、胸廓前后径增大以及驼背。

3. **辅助检查**　①侧位胸部 X 线片,能清楚显示胸骨的畸形状况。②胸部 CT,有助于诊断胸部及心血管等系统有无合并畸形。

4. 治疗　包括锻炼身体塑形矫形、胸廓动力按压装置矫形和手术矫形等方法。对保守治疗效果不佳或严重畸形患者,需要手术治疗。

第二节　脓　　胸

一、分类

脓胸是指脓性渗出液积聚于胸膜腔内的化脓性感染。脓胸也可因支气管胸膜瘘等手术并发症所引起。

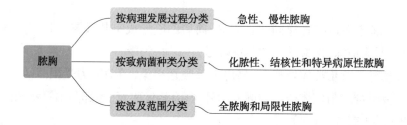

二、病因

1. 感染来源　致病菌多来自肺内感染灶,少数来自胸腔内和纵隔内其他脏器或身体其他部位病灶直接侵入或经淋巴管侵入胸膜腔而引起化脓感染。继发于脓毒血症或败血症的脓胸,则多通过血行播散引起。

2. 致病菌种类　以肺炎球菌、链球菌多见,由于抗生素的应用,其所致肺炎和脓胸已较前减少;而葡萄球菌特别是耐药性金黄色葡萄球菌引起的脓胸则明显增多,尤以小儿患者更多见,且感染不易控制。此外,常见致病菌还包括大肠埃希菌、铜绿假单胞菌、真菌等。厌氧菌感染会导致腐败性脓胸。

三、病理分期(表 3-24-2)

表 3-24-2　脓胸的病理分期

分期	表　现
1 期(肺炎旁积液期)	感染侵犯胸膜后,引起胸液大量渗出。早期脓液稀薄,在胸膜腔内可自由流动,其胸液呈浆液性
2 期(脓性纤维蛋白期)	渗出液逐渐由浆液性转为脓性,胸液中脓细胞及纤维蛋白增多,纤维蛋白逐步沉积于脏、壁胸膜表面形成纤维素层,可将胸液分隔成多个小腔
3 期(慢性机化期)	随纤维素层不断增厚,在壁层和脏层胸膜表面形成瘢痕组织。晚期形成肉芽组织和纤维板,构成脓腔壁

四、急性脓胸

1. **临床表现**　①常有高热、脉快、呼吸急促、食欲缺乏、胸痛、全身乏力、白细胞增高等征象。积脓较多者还有胸闷、咳嗽、咳痰症状。②查体见病侧语颤减弱，叩诊呈浊音，听诊呼吸音减弱或消失。严重者可伴发绀和休克。

2. **诊断**

（1）胸部 X 线检查：病侧存在积液所致的致密阴影。若有大量积液，病侧可呈现大片浓密阴影，纵隔向健侧移位。如脓液在下胸部，可见由外上向内下的斜行弧线形阴影。

（2）胸部超声检查：是目前最常用的检查方法，有助于胸腔积液穿刺定位和实时干预治疗。

（3）胸部 CT：能评估胸膜腔受累情况、胸管放置位置；能发现是否存在脓腔分隔，是否存在肺实质改变和支气管病灶，并有助于区分脓胸和肺脓肿。

（4）胸腔穿刺术：可抽出脓液送检，是确诊的主要方法。脓液可做涂片镜检、细菌培养及药物敏感试验，以指导临床用药。

（5）支气管镜检查：有助于明确是否存在支气管胸膜瘘，对脓胸诊断没有帮助。

3. **治疗原则**　①控制原发感染，根据致病菌对药物的敏感性，选用有效抗生素。②彻底排净脓液，促使肺组织尽快复张。排净脓液的方法有胸腔穿刺抽脓和胸腔闭式引流两种。近年来胸腔镜手术被应用于急性脓胸的治疗，并取得了满意效果。

五、慢性脓胸

1. **病因**　①急性脓胸未及时治疗。②急性脓胸处理不当，如引流太迟、引流管拔除过早等。③脓腔内有异物存留。④存在支气管瘘或食管瘘等并发症而未及时处理，或毗邻胸膜腔的慢性感染病灶等反复侵入感染，导致脓腔不能闭合。⑤存在特殊病原菌，如结核分枝杆菌、真菌感染。

2. **临床表现**　①患者常有长期低热、食欲减退、消瘦、贫血、低蛋白血症等慢性全身中毒症状；有时还有气促、咳嗽、咳脓痰等症状；部分患者可见杵状指 / 趾。曾做胸腔闭式引流术者胸壁可见引流管口瘢痕或瘘管形成。②影像学检查可见肋间隙变窄、胸廓塌陷、纵隔向病侧移位等。

3. **诊断**　慢性脓胸根据病史、体征和胸部 CT 扫描可诊断。

4. **治疗**　治疗原则是通过手术方法消灭致病原因和脓腔，使受压的肺复张，恢复肺通气功能。常用手术方法如下。

（1）胸膜纤维板剥脱术：是治疗慢性脓胸的主要方法之一。目前常用胸腔镜手术，创伤小，对于大部分病例与开胸手术同等有效，但对于病史太长、纤维板过厚的患者不适合。

（2）胸廓成形术：此术式创伤大，目前少用。

（3）胸膜全肺切除术：当慢性脓胸合并肺内严重病变时可选用，必须严格掌握手术适应证。

第三节　胸　壁　结　核

一、病因

胸壁结核是继发于肺或胸膜结核感染的肋骨、胸骨、胸壁软组织结核病变,多表现为结核性寒性脓肿或慢性胸壁窦道。

二、临床表现

1. 全身症状多不明显。若原发结核病灶尚处于活动期,患者则有疲倦、盗汗、低热、虚弱等症状。多数患者除存在局部不红、不热、无痛的脓肿外,几乎没有症状,故称为寒性脓肿。

2. 寒性脓肿穿破皮肤,常排出无臭的混浊脓液,伴有干酪样物质排出,经久不愈,形成溃疡或窦道,且其边缘往往有悬空现象。若寒性脓肿继发化脓性感染,可出现急性炎症症状。

三、诊断

1. 胸壁无痛软块,按之有波动,首先应考虑胸壁结核的可能性。穿刺若抽得脓液,涂片及细菌培养阴性,多可确定诊断。

2. 胸部 X 线检查有时可发现肺、胸膜或肋骨结核病变。

3. 对慢性瘘管或溃疡,病变部位活检有助于明确诊断。

四、治疗

1. 首先应采用全身抗结核药物治疗。有活动性结核时不可进行手术治疗。

2. 在上述全身治疗基础上,对于胸壁结核脓肿可行穿刺排脓并注入抗结核药物。手术治疗胸壁结核的原则要求彻底切除病变组织。术毕加压包扎,必要时留置引流,24 小时后拔除引流再加压包扎。

3. 结核脓肿合并化脓性感染时,应先切开引流,待局部感染控制后再按上述原则进行处理。

第四节　胸壁、胸膜肿瘤

一、胸壁肿瘤

1. 胸壁肿瘤是指起源于胸壁深部软组织、肌肉、骨骼的肿瘤,可分为原发性(又分为良性、恶性）和转移性两类。

2. 诊断主要根据病史、症状和肿块的性质，CT扫描有助于诊断及鉴别诊断。必要时活检以明确诊断。

3. 确诊的良性原发性胸壁肿瘤如无症状且肿瘤较小者可暂不处理，定期随访观察。无法确定性质的原发性胸壁肿瘤均应手术切除。转移性胸壁肿瘤若原发病变已经切除，亦可采用手术治疗。对恶性肿瘤应手术治疗，放疗和化疗对某些不能手术的恶性肿瘤有一定缓解作用。

二、胸膜肿瘤

1. 概述　胸膜肿瘤包括原发性和继发性胸膜肿瘤两类。

2. 胸膜转移瘤　①可无症状，或因胸腔积液出现胸闷、气短、呼吸困难等症状。②通过胸腔穿刺抽液行脱落细胞学检查或胸腔镜胸膜活检得到确诊。③治疗应主要针对原发肿瘤，但在大量胸腔积液引起呼吸困难时应行胸腔穿刺抽液或闭式引流术，同时可向胸腔内注射药物或生物制品。

3. 原发性胸膜肿瘤　较少见。胸膜间皮瘤是一种来源于中胚层的罕见肿瘤，绝大多数为恶性，临床分类：①弥漫型恶性胸膜间皮瘤，恶性程度高，病变广泛，部分患者进展极快，预后差。②局限型胸膜间皮瘤，生长缓慢，临床上比弥漫型恶性间皮瘤多见，绝大多数呈良性表现。

─○ 经 典 试 题 ○─

（研）男，46岁。发热伴咳嗽、咳痰3天，右侧胸痛2天。既往有"关节炎"病史。查体：T 38.7℃，右下肺呼吸音减低，可闻及少许湿啰音。胸部X线片提示右侧胸腔积液，积液检查结果：白细胞$15\,000 \times 10^6$/L，单核细胞10%，pH 6.9，LDH 986U/L，ADA 90U/L。胸腔积液的原因最可能是

    A. 结核性胸膜炎   B. 肺癌

    C. 类风湿关节炎   D. 脓胸

【答案与解析】

D。解析：pH降低见于脓胸、食管破裂、类风湿关节炎积液；如pH<7.0者仅见于脓胸以及食管破裂所致胸腔积液。渗出液的白细胞常超过500×10^6/L。脓胸时白细胞多达10×10^9/L。LDH是反映胸膜炎症程度的指标，其值越高，表明炎症越明显，LDH>500U/L常提示为恶性肿瘤或并发细菌感染。结合患者有发热、咳嗽、咳痰，胸腔积液呈渗出性，最可能是脓胸所致胸腔积液。故选D。

○ 温 故 知 新 ○

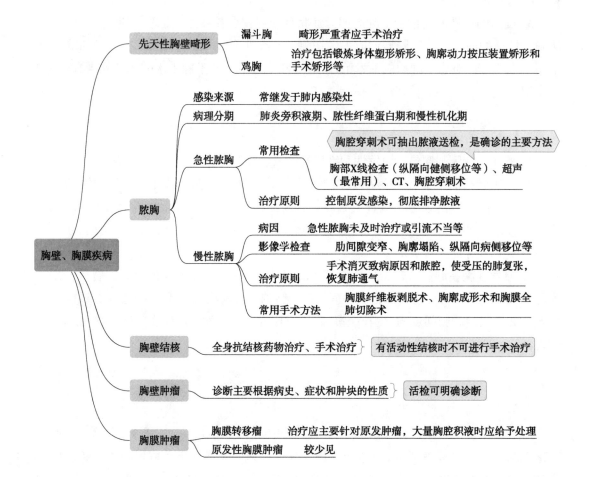

第二十五章

肺 疾 病

第一节 肺 大 疱

一、病因

肺大疱一般继发于小支气管的炎性病变,如肺炎、肺结核或肺气肿。有些肺大疱由先天基因异常引起。临床也有不少病因不清的特发性肺大疱。

二、病理

肺大疱可单发、多发,以位于肺尖部及肺上叶边缘多见。依据肺大疱的形态及与正常肺组织的关系,分型如表 3-25-1。

表 3-25-1　肺大疱的分型

分型	特点	病 理 表 现	好发部位
Ⅰ型	窄基底肺大疱	突出于肺表面,有狭窄的蒂部与肺实质相连。常单发,也可见多个大疱呈簇状集中构成。壁薄,易破裂形成自发性气胸	肺上叶
Ⅱ型	宽基底表浅肺大疱	位于肺实质表层,在脏层胸膜与肺组织之间。肺大疱腔内可见结缔组织间隔	任何肺叶
Ⅲ型	宽基底深部肺大疱	结构与Ⅱ型相似,部位较深,周围为肺组织,肺大疱可伸展至肺门	任何肺叶

三、临床表现和诊断

患者症状与大疱的数目、大小以及是否伴有其他肺部疾病密切相关。较小的、数目少的单纯肺大疱可无任何症状,有时只是在胸部 X 线片或胸部 CT 检查(两者为主要诊断方法)时偶然被发现。体积大或多发性肺大疱可有胸闷、气短,少数肺大疱患者有咯血和胸痛。

四、并发症

主要并发症是自发性气胸(最常见)、自发性血气胸和继发感染。

五、治疗

检查发现的无症状的肺大疱一般无需治疗。手术适应证：①肺大疱破裂引起自发性气胸或血气胸者。②肺大疱体积大、压迫邻近肺组织，症状明显者。③肺大疱反复感染者。

第二节 肺感染性疾病的外科治疗

一、支气管扩张的外科治疗

1. 概述 支气管扩张是由于支气管壁及其周围肺组织的炎症性破坏所造成。青壮年发病主要继发于感染，如幼儿时期的百日咳、支气管肺炎等；儿童发病主要是继发于先天畸形。根据支气管扩张的形态通常分为柱状、囊状和混合型，以双肺下叶、舌叶及中叶多见。

2. 临床表现 主要为咳痰、咯血，反复发作呼吸道和肺部感染。患者排痰量较多，呈黄绿色脓性黏液，甚至有恶臭。体位改变，尤其是清晨起床时可能诱发剧烈咳嗽、咳痰。部分患者痰中带血或大量咯血。病程久者可能有贫血、营养不良或杵状指／趾。

3. 诊断

（1）X 线平片：显示轻度支气管扩张可无明显异常，随病情发展可出现肺纹理增多、紊乱或呈网格、蜂窝状改变。

（2）CT：表现为局限性炎症浸润，肺容积减小，支气管远端呈现柱状或囊状扩张。高分辨率 CT 薄层扫描是目前支气管扩张最重要的检查手段。

4. 治疗 外科治疗是治疗支气管扩张的主要手段，其原则是切除病变组织，消除肺部感染和出血病灶。

（1）手术适应证：①一般情况较好，心、肝、肾等重要器官功能可以耐受手术。②经规范内科治疗，但症状无明显减轻，存在大量脓痰、反复或大量咯血等症状。③病变相对局限。

（2）手术禁忌证：①一般情况差，心、肺、肝、肾功能不全，合并肺气肿、哮喘或肺源性心脏病等不能耐受手术者。②双肺弥漫性病变。

（3）手术方法（表 3-25-2）

表 3-25-2 支气管扩张的手术方法

病 情		手 术 方 法
一侧病变	局限于一叶肺、一段或多段	肺叶或肺段切除术
	病变累及多叶、全肺，对侧肺的功能良好	多叶甚至一侧全肺切除术
双侧病变	一侧肺的肺段或肺叶病变显著，估计痰或血主要来自病重的一侧	病重侧的肺段或肺叶切除术
	根据情况	同期或分期做双侧手术

续表

病　情		手 术 方 法
双侧病变	范围广泛	一般不宜做手术治疗
	反复大咯血不止,积极内科治疗无效,能明确出血部位	考虑切除出血的病肺
弥散性病变和多肺段切除患者		考虑肺移植

二、肺结核的外科治疗

1. 肺切除术

（1）适应证:①肺结核空洞。②结核球。③毁损肺。④结核性支气管狭窄或支气管扩张。⑤其他适应证,如久治不愈的慢性纤维干酪性肺结核等。

（2）禁忌证:①肺结核正在扩展或处于活动期,全身症状重,血沉等基本指标不正常,或肺内其他部位出现新的浸润性病灶者。②肺外其他脏器结核病未得到有效控制者。③严重的心、肝、肾疾病未得到控制,代偿能力差;肺功能测定提示病肺切除后将严重影响患者呼吸功能;糖尿病未得到良好控制者。

2. 胸廓成形术　适应证:主要适用于患者一般情况差不能耐受肺切除术,或病变广泛而不能耐受一侧全肺切除术者。

三、肺棘球蚴病的外科治疗

棘球蚴病目前尚无特效治疗药物,外科手术是肺棘球蚴囊肿唯一有效的治疗方法。手术要求全部摘除内囊,并防止囊液外溢,以免引起过敏反应或棘球蚴头节播散。手术方法有内囊摘除术、囊肿摘除术、肺叶或肺段切除术。

四、侵袭性肺真菌感染的外科治疗

虽然新型广谱抗真菌药物的应用使得治疗有效率有所提高,但部分局限性侵袭性肺真菌感染在标准的药物治疗过程中,仍需要联合手术治疗。根据病变部位及范围,手术方式包括肺楔形切除、肺段切除、肺叶切除甚至全肺切除。胸膜胸壁受累者应行引流或扩大切除术,胸壁有瘘管者应行扩创术。

第三节　肺　肿　瘤

一、肺癌

1. 概述　肺癌又称原发性支气管肺癌,指的是源于支气管黏膜上皮或肺泡上皮的恶性肿瘤。肺癌的发病年龄大多在 40 岁以上,男性居多,但女性肺癌的发病率近年明显增加。

2. 病因 肺癌危险因素包括吸烟、大气污染、烹饪油烟、职业接触、饮食因素、遗传易感性、基因变异等。长期大量吸烟是肺癌的最重要风险因素。

> **(i) 提示**
>
> 吸烟量越大、开始年龄越早、吸烟年限越长,则患肺癌的危险性越高。

3. 病理

(1)肺癌的分布,以右肺多于左肺,上叶多于下叶。中心型肺癌:起源于肺段支气管开口以近,位置靠近肺门。周围型肺癌:起源于肺段支气管开口以远,位于肺周围部分。

(2)肺癌通常分为小细胞肺癌和非小细胞肺癌(NSCLC)两大类。常见的肺癌病理类型,见表 3-25-3。部分肺癌病例可同时存在不同类型的癌肿组织,如腺癌和鳞癌混合。

表 3-25-3 常见的肺癌病理类型

类型	鳞状细胞癌	腺癌	小细胞癌
与吸烟的关系	密切	—	密切
常见类型	中心型	周围型	中心型
转移	常先经淋巴转移,血行转移相对较晚	有时在早期发生血行转移,淋巴转移相对较晚	很早可出现淋巴和血行转移
生长速度	较缓慢	一般较慢	快
特点	男性占多数。大多起源于较大的支气管。分化程度不一,病程较长,肿块较大时可发生中心坏死,形成厚壁空洞	近年来发病率上升明显,已超越鳞癌成为最常见的肺癌。发病年龄普遍低于鳞癌和小细胞肺癌	老年男性多见。小细胞癌为神经内分泌起源,恶性程度高。其对放射和化学治疗虽较敏感,但可迅速耐药,预后差

4. 扩散及转移

(1)直接扩散:癌肿沿支气管壁并向支气管腔内生长,造成支气管腔阻塞;癌肿可穿越肺叶间裂侵入相邻的肺叶;肺癌可突破脏层胸膜,造成胸膜腔种植转移;癌肿可直接侵犯胸壁、纵隔内其他组织和器官。

(2)淋巴转移:常见,小细胞癌和鳞癌较多见。

1)癌细胞经支气管和肺血管周围的淋巴管道,先侵入邻近的肺段或肺叶支气管周围的淋巴结,然后到达肺门或隆突下淋巴结,或经气管旁淋巴结,最后累及锁骨上前斜角肌淋巴结和颈部淋巴结。

2）纵隔和锁骨上及颈部淋巴结转移一般发生在原发灶同侧，但也可以在对侧，即交叉转移。

3）肺癌也可在肺内、肺门淋巴结无转移情况下发生纵隔淋巴结转移，为跳跃转移。

（3）血行转移：肺癌最常见的远处转移部位是肺、骨、脑、肝、肾上腺。

5. 临床表现

（1）早期肺癌：特别是周围型肺癌往往无任何症状，大多在行胸部 X 线片或胸部 CT 检查时发现。随肿瘤进展，可见咳嗽、血痰、胸痛、发热、气促。其中以咳嗽最常见，癌肿在较大的支气管内长大后，常出现刺激性咳嗽。当癌肿继发肺部感染时，痰量增多，伴脓痰。血痰常见于中心型肺癌，常为痰中带血点、血丝或断续地少量咯血；大量咯血很少见。

（2）晚期肺癌压迫或侵犯邻近器官的表现（表 3-25-4）

表 3-25-4　晚期肺癌压迫或侵犯邻近器官的表现

部位	引起的表现
压迫或侵犯膈神经	同侧膈肌麻痹
压迫或侵犯喉返神经	声带麻痹、声音嘶哑
压迫上腔静脉	上腔静脉梗阻综合征，表现为面部、颈部、上肢和上胸部静脉怒张，皮下组织水肿
胸膜腔种植	胸膜腔积液，常为血性积液，导致气促
侵犯胸膜及胸壁	持续性剧烈胸痛
侵入纵隔，压迫食管	吞咽困难
侵入纵隔和压迫位于胸廓入口的器官或组织	肺上沟瘤（Pancoast 瘤），产生剧烈胸肩痛、上肢静脉怒张、水肿、臂痛和上肢运动障碍，引起同侧上眼睑下垂、瞳孔缩小、眼球内陷、面部无汗等颈交感神经综合征（Horner 综合征）

（3）远处转移

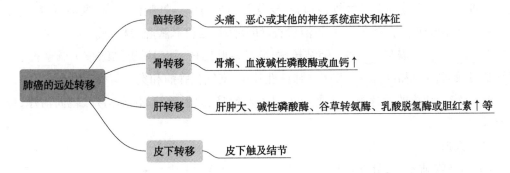

（4）副瘤综合征：少数肺癌产生内分泌物质，临床上呈现非转移性的全身症状，如骨关节病综合征（杵状指、骨关节痛、骨膜增生等）、Cushing 综合征、Lambert-Eaton 综合征、男

性乳腺增大、多发性肌肉神经痛等。这些症状在切除肺癌后有可能会消失。

6. 诊断

（1）胸部正侧位片：临床常用，可发现较典型的肺内病灶。

1）中心型肺癌早期胸部 X 线片可无异常征象。当癌肿阻塞支气管，受累的肺段或肺叶出现肺炎征象。支气管管腔被癌肿完全阻塞，可产生相应的肺叶或一侧全肺不张。癌肿转移到肺门及纵隔淋巴结可出现肺门阴影或纵隔阴影增宽，不张的上叶肺与肺门肿块联合可形成"反 S 征"影像。

2）纵隔转移淋巴结压迫膈神经时，可见膈肌抬高，透视可见膈肌反常运动。气管隆突下肿大的转移淋巴结，可使气管分叉角度增大。晚期病例还可看到胸膜腔积液或肋骨破坏。

（2）CT：可显示病灶的局部影像特征，评估肿瘤范围、肿瘤与邻近器官关系、淋巴结转移状况，为制定治疗方案提供重要依据。

1）低剂量胸部 CT：是目前肺癌筛查最有效的手段，可发现早期病变。

2）肺癌常见的 CT 征象：①有分叶征、毛刺征、空泡征、空气支气管像、肿瘤滋养动脉、血管切迹和集束征、胸膜凹陷或牵拉征、偏心空洞等。②部分早期腺癌，可见磨玻璃样病灶。③中心型肺癌，可见肺门肿块、支气管内占位、管腔狭窄、阻塞、管壁增厚，同时伴肺门增大，阻塞性肺炎或肺不张等改变。

（3）PET 检查：可用于肺结节的鉴别诊断、肺癌分期、转移灶检测、疗效评价、肿瘤复发转移监测等。PET-CT 提高了诊断的效能及准确性。

（4）MRI：并非肺癌的常用检查手段，但对肺上沟瘤需显示锁骨下血管和臂丛神经受累情况，MRI 可提供更准确的诊断信息。也用于对碘过敏不能行增强 CT 扫描的患者。

（5）超声检查：对肺癌分期具有重要意义。

（6）骨扫描：采用 ^{99m}Tc 标记的二膦酸盐进行骨代谢显像是肺癌骨转移筛查的重要手段。

（7）有助于明确病理的检查方法：痰细胞学检查（中心型肺癌，特别是伴血痰者，痰中找到癌细胞的机会较高）、支气管镜检查、支气管内超声引导针吸活检术、纵隔镜检查、经胸壁针吸细胞学或组织学检查、胸腔积液检查、转移病灶活检和胸腔镜检查。

7. 鉴别诊断 需与肺结核（肺结核球、粟粒性肺结核、肺门淋巴结结核）、肺部炎症（支气管肺炎、肺脓肿）和肺部其他肿瘤（肺良性肿瘤、支气管腺瘤和炎性假瘤）相鉴别。

8. 治疗 肺癌的治疗方法主要有外科手术治疗、放射治疗、化学治疗、靶向治疗、免疫治疗等。

（1）原则

1）小细胞肺癌：远处转移早，除早期（$T_{1\sim2}N_0M_0$）的患者适于手术治疗外，其他应以非手术治疗为主。

2）非小细胞肺癌：依据确诊时的 TNM 分期治疗（表 3-25-5）。

表 3-25-5　非小细胞肺癌分期治疗原则

TNM 分期	一般治疗原则
ⅠA	手术治疗
ⅠB	手术治疗 ± 术后化疗
Ⅱ	手术治疗 + 术后化疗
ⅢA	多学科综合治疗：化疗、放疗 ± 手术治疗
ⅢB	多学科综合治疗：化疗、放疗
Ⅳ	综合治疗，根据基因突变情况考虑靶向治疗、化疗或免疫治疗

（2）具体治疗方法

1）手术治疗：早期肺癌手术治疗通常能达到治愈的效果。手术适应证为：Ⅰ、Ⅱ 期和部分经过选择的 ⅢA 期（如 $T_3N_1M_0$）的非小细胞肺癌。已明确纵隔淋巴结转移（N_2）的患者，手术可考虑在（新辅助）化疗 / 放化疗后进行。ⅢB 期、Ⅳ 期肺癌，除个别情况外，手术不应列为主要治疗手段。

2）放射治疗：是肺癌局部治疗手段之一。对有纵隔淋巴结转移的肺癌，全剂量放疗联合化疗是主要的治疗模式。对有远处转移的肺癌，放疗仅用于对症治疗，是姑息治疗方法。一些早期肺癌患者，因高龄、心肺疾病不能耐受手术者，放疗可作为一种局部治疗手段。

> ⓘ 提示
>
> 在各种类型的肺癌中，小细胞癌对放疗的敏感性较高，鳞癌次之。

3）化学治疗：肺癌的化疗分为术前化疗（新辅助化疗）、术后化疗（辅助化疗）和系统性化疗。肺癌的标准化疗方案是包含铂类药（顺铂或卡铂）的两药联合方案。

4）靶向治疗：目前，肺癌治疗的靶点主要有表皮生长因子受体（EGFR）、血管内皮生长因子（VEGF）、间变淋巴瘤激酶（ALK）等。包括中国在内的东亚肺腺癌患者群中，特别是女性、非吸烟者，EGFR 基因突变比例超过 50%，是最重要的治疗靶点。

5）免疫治疗：可使少数晚期患者获得远期生存。

6）中医中药治疗。

二、肺良性肿瘤

1. 临床相对较常见的有错构瘤、软骨瘤、纤维瘤、平滑肌瘤、血管瘤和脂肪瘤、支气管囊腺瘤或乳头状瘤等。

2. 错构瘤的包膜完整，生长缓慢。大多发生在肺的边缘部分，靠近胸膜或肺叶间裂处。多见于男性青壮年。一般不出现症状，往往在胸部 X 线检查时发现。肿瘤呈圆形、椭圆形或分叶状块影，边界清楚，典型的表现为爆米花样钙化。

3. 治疗方法是肺楔形切除术或肺叶切除术。肺表浅部位、肿瘤较小，也可做肿瘤摘除术。

三、肺转移性肿瘤

1. 肺是恶性肿瘤常见的转移部位，常见的原发恶性肿瘤有胃肠道、泌尿生殖系统、肝、甲状腺、乳腺、骨、软组织、皮肤的癌肿和肉瘤等。

2. 肺转移瘤的影像学特点为多发、大小不一、密度均匀、轮廓清楚的圆形周围病灶。少数病例，肺内只有单个转移病灶。确诊需病理证实。

3. 手术治疗　手术需具备的条件：①原发肿瘤已得到比较彻底的治疗或控制。②身体其他部位没有转移。③肺部转移瘤能被全部切除。④患者可耐受相应手术。常用方法是肺楔形切除术。

第四节　气　管　肿　瘤

一、临床特点

1. 病理　气管良性肿瘤组织学上包括乳头状瘤、软骨瘤和纤维瘤等，气管恶性肿瘤中以鳞状细胞癌最常见。

2. 临床表现　气管肿瘤的症状主要取决于肿瘤的大小、生长速度、活动度、是否破溃及气管狭窄的程度。主要包括：①咳嗽、咯血。②呼吸困难、喘憋和喘鸣。③反复发作的肺炎。④晚期可有声音嘶哑和吞咽困难等。⑤远处转移症状。

二、辅助检查

胸部 CT 是气管肿瘤最好的影像学检查方法。支气管镜检查是另一项常用重要的检查方法，并可取活检，明确病理。如气管肿瘤较大，则术前还应进行食管造影或食管镜检查。

三、治疗原则

气管肿瘤原则上首选以切除重建为主的手术治疗，其他治疗手段包括支气管内镜下的肿瘤切除、腔内支架置入、放疗等。

───── ◇ 经 典 试 题 ◇ ─────

（执）1. 下列表现属于肺癌副瘤综合征的是

    A. 一侧眼睑下垂、瞳孔缩小　　　　B. 声音嘶哑

    C. 胸壁静脉曲张　　　　　　　　　D. 吞咽困难

    E. 杵状指

（研）（2~3题共用备选答案）

A. 鳞状细胞癌   B. 腺癌

C. 小细胞癌   D. 大细胞癌

2. 中老年男性吸烟患者易发生的肺癌是

3. 女性患者易发生的肺癌是

【答案】

1. E   2. A   3. B

温 故 知 新

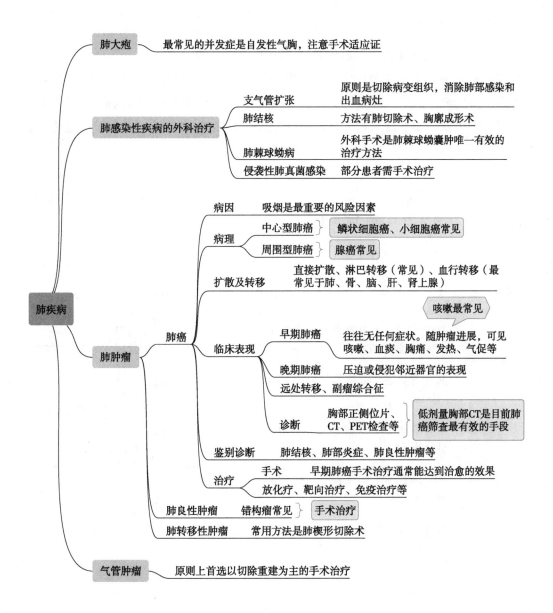

第二十六章

食 管 疾 病

第一节　食　管　癌

一、流行病学及病因学

1. **发病**　欧、美等国家以食管腺癌多见,我国以鳞癌多见。

2. **病因**　吸烟和重度饮酒已证明是食管鳞癌重要致病原因。在我国食管癌高发区,主要致癌危险因素还有亚硝胺和某些霉菌及其毒素。其他可能的病因包括:①缺乏某些微量元素及维生素。②不良饮食习惯,如食物过硬、过热、进食过快。③食管癌遗传易感因素。

二、病理

1. 食管分段(表 3-26-1、图 3-26-1)

表 3-26-1　食管分段标准

分段		含义	距门齿距离
颈段		自食管入口(环状软骨水平)至胸骨切迹	约 20cm
胸段	胸上段	从胸骨切迹至奇静脉弓下缘	约 25cm
	胸中段	从奇静脉弓下缘至下肺静脉下缘	约 30cm
	胸下段	从下肺静脉下缘至食管裂孔上缘	约 40cm
腹段		食管裂孔上缘至胃食管交界处	约 42cm

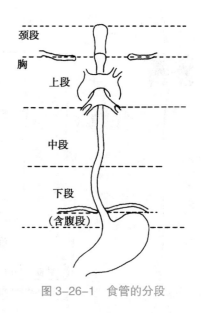

图 3-26-1　食管的分段

提示

　　胸中段食管癌较多见，下段次之，上段较少。

2. 病理分型（表 3-26-2 ）

表 3-26-2　食管癌的病理分型

分型	含义
髓质型	管壁明显增厚并向腔内外扩展，使癌瘤的上下边缘呈坡状隆起。多数累及食管周径的全部或绝大部分
蕈伞型	瘤体呈卵圆形扁平肿块状，向腔内呈蘑菇样突起。瘤体表面多有浅表溃疡，其底部凹凸不平
溃疡型	瘤体的黏膜面呈深陷而边缘清楚的溃疡。溃疡的大小和外形不一，深入肌层，阻塞程度较轻
缩窄型	瘤体形成明显的环行狭窄，累及食管全部周径，较早出现阻塞症状

　　早期病变多限于黏膜（原位癌），表现为黏膜充血、糜烂、斑块或乳头状，少见肿块。至中、晚期癌肿长大，逐渐累及食管全周，肿块突入腔内，还可穿透食管壁全层，侵入纵隔和心包。

　　3. 扩散及转移　癌肿最先向黏膜下层扩散，继而向上、下及全层浸润，很易穿透疏松的外膜侵入邻近器官。癌转移主要经淋巴途径，血行转移发生较晚。

　　三、临床表现

　　1. 早期食管癌　症状不明显，吞咽粗硬食物时可能偶有不适，如胸骨后烧灼样、针刺样或牵拉摩擦样疼痛。食物通过缓慢，并有停滞感或异物感。哽噎停滞感常通过吞咽水后缓解消失。症状时轻时重，进展缓慢。

　　2. 中晚期食管癌　典型症状为进行性吞咽困难。患者逐渐消瘦、脱水、无力。持续胸痛或背痛表示癌已侵犯食管外组织。食管癌侵犯喉返神经可出现声音嘶哑；压迫颈交感神经节可产生 Horner 综合征；侵入气管、支气管，可形成食管 - 气管瘘，出现吞咽水或食物时剧烈呛咳，并发生呼吸系统感染。最终出现恶病质状态。若有肝、脑等脏器转移，可出现相应症状。体格检查时应注意锁骨上有无肿大淋巴结、肝有无肿块和有无腹水、有无胸水等远处转移体征。

　　四、诊断

　　1. 食管气钡双重造影

　　（1）早期：①食管黏膜皱襞紊乱、粗糙或有中断现象。②小的充盈缺损。③局限性管壁僵硬蠕动中断。④小龛影。

（2）中、晚期：可见明显的不规则狭窄和充盈缺损,管壁僵硬。有时狭窄上方食管有扩张。

2. 纤维胃镜　可见食管腔内肿物,多呈菜花样改变,病变活检可确诊。对于食管黏膜浅表性病变可行碘染色检查法鉴别良恶性病变。

3. 食管超声内镜检查（EUS）　可确定食管癌的浸润深度以及有无纵隔淋巴结转移。

4. 胸、腹部 CT 扫描、头颅核磁以及骨扫描　可以帮助确定食管癌外侵及远处转移。

五、鉴别诊断

食管癌应与食管良性肿瘤、贲门失弛缓症和食管良性狭窄相鉴别。诊断方法主要依靠食管吞钡造影、纤维胃镜检查和食管测压。

六、治疗

1. 治疗原则　多学科综合治疗,即包括手术、放射治疗和化学治疗。

2. 内镜治疗　早期食管癌及癌前病变可采用内镜下治疗,包括射频消融、冷冻治疗、内镜黏膜切除术或内镜黏膜下剥离术治疗,但应严格掌握手术适应证。

3. 手术治疗　是可切除食管癌的首选治疗方法。手术方式是肿瘤完全性切除（切除的长度应在距癌瘤上、下缘 5~8cm 以上）、消化道重建和胸、腹两野或颈、胸、腹三野淋巴结清扫。

（1）手术适应证：①Ⅰ、Ⅱ期和部分Ⅲ期食管癌（$T_3N_1M_0$ 和部分 $T_4N_1M_0$）。②放疗后复发,无远处转移,一般情况能耐受手术者。③全身情况良好,有较好的心肺功能储备。④对较长的鳞癌估计切除可能性不大而患者全身情况良好者,可先采用术前放化疗,待瘤体缩小后再做手术。

（2）手术禁忌证：①Ⅳ期及部分Ⅲ期食管癌（侵及主动脉及气管的 T_4 病变）。②心肺功能差或合并其他重要器官系统严重疾病,不能耐受手术者。

（i）提示

消化道重建中最常用的食管替代物是胃,吻合口瘘是较严重的术后并发症之一。

4. 放射治疗

（1）术前放疗：可增加手术切除率,提高远期生存率。一般放疗结束 2~3 周后再做手术。

（2）术后放疗：对术中切除不完全的残留癌组织在术后 3~6 周开始放疗。

（3）根治性放疗：多用于颈段和胸上段食管癌,也用于有手术禁忌证且患者尚可耐受放疗者。

5. 化学治疗　食管癌化疗分为姑息性化疗、新辅助化疗（术前）、辅助化疗（术后）。

6. 放化疗联合　局部晚期食管癌但无全身远处转移可进行新辅助同步或序贯放化疗，然后重新评估疗效以决定是否外科手术治疗或继续根治性放化疗。

第二节　食管良性肿瘤

一、临床表现

食管良性肿瘤患者的症状和体征主要取决于肿瘤的部位和大小。较大的肿瘤可不同程度地堵塞食管腔，出现吞咽困难、呕吐和消瘦等症状。很多患者伴有吸入性肺炎、胸骨后压迫感或疼痛感。血管瘤患者可发生出血。

二、诊断

食管良性肿瘤患者，通过影像学检查（钡剂造影和胸部 CT 扫描）和内镜检查可诊断。食管镜检查可见肿瘤表面黏膜光滑、正常。食管钡剂检查可出现"半月状"压迹。

三、治疗

食管良性肿瘤均可通过外科手术治疗。对腔内型小而长蒂的肿瘤可经内镜摘除。对壁内型和黏膜下型肿瘤，一般可行胸腔镜或开胸手术切除。术中小心保护食管黏膜防止破损。

第三节　腐蚀性食管灼伤

一、病因

误吞强酸或强碱等化学腐蚀剂引起食管化学性灼伤。强碱产生较严重的溶解性坏死；强酸则产生蛋白凝固性坏死。

二、病理（表 3-26-3）

表 3-26-3　腐蚀性食管灼伤的病理

分度	表　现	预后
Ⅰ度	食管黏膜表浅充血水肿，经过脱屑期后 7~8 天而痊愈	不遗留瘢痕
Ⅱ度	灼伤累及食管肌层。在急性期组织充血、水肿、渗出，组织坏死脱落后形成溃疡。3~6 周内发生肉芽组织增生。以后纤维组织形成瘢痕	可致狭窄
Ⅲ度	食管全层及其周围组织凝固性坏死	导致食管穿孔和纵隔炎

三、临床表现

1. 误服腐蚀剂后,立即引起唇、口腔、咽、胸骨后以及上腹部剧烈疼痛,随即有反射性呕吐,呕出物常带血性。若灼伤涉及会厌、喉及呼吸道,可出现咳嗽、声音嘶哑、呼吸困难。严重者可出现昏迷、虚脱、发热等中毒症状。

2. 瘢痕狭窄形成后可导致食管部分或完全梗阻。后期常出现营养不良、脱水、消瘦、贫血等。如为小儿,其生长发育可受影响。

四、诊断

依据有吞服腐蚀剂病史以及上述有关临床表现,体检发现口咽部有灼伤表现,即可确立诊断。必要时要通过食管造影确诊。

五、治疗

1. 急诊处理程序　①明确所服腐蚀剂的种类、时间、浓度和量。②迅速判断一般情况,保持呼吸道通畅,必要时气管切开。尽快建立静脉通道。③尽早吞服植物油或富含蛋白质的液体,以保护食管和胃黏膜。无条件时可吞服生理盐水或清水稀释。④积极处理并发症,包括喉头水肿、休克等。⑤防止食管狭窄,早期使用糖皮质激素和抗生素。对疑有食管、胃穿孔者禁用激素。

> **ⓘ 提示**
>
> 腐蚀性食管灼伤患者慎用酸碱中和的方法,因化学反应产生的热可造成二次损伤。

2. 扩张疗法　宜在伤后 2~3 周后食管急性炎症、水肿开始消退后进行。
3. 手术疗法　对严重长段狭窄及扩张疗法失败者,可采用手术治疗。

第四节　食管运动功能障碍

一、贲门失弛缓症

1. 病因　一般认为本病系食管肌层内神经节的变性、减少或缺如,食管失去正常的推动力。食管下括约肌不能松弛,致食物滞留于食管内。
2. 病理　食管扩张、肥厚、伸长、屈曲、失去肌张力。食物淤滞,慢性刺激食管黏膜,致充血、发炎甚至发生溃疡。时间久后,极少数患者可发生癌变。
3. 临床表现　主要症状为间断性咽下困难、胸骨后沉重感或阻塞感。多数病程较长,症状时轻时重,发作常与精神因素有关。热食较冷食易于通过,有时咽固体食物因可形成一定压力,反而可以通过。食管扩大明显时,可容纳大量液体及食物。在夜间可发生气管误吸,并发肺炎。

4. 诊断

(1)食管吞钡造影:特征为食管体部蠕动消失,食管下端及贲门部呈鸟嘴状,边缘整齐光滑,上端食管明显扩张,可有液面。钡剂不能通过贲门。

(2)食管腔内压力测定:可以确诊。

(3)食管纤维镜检查:可帮助排除癌肿。

5. 治疗

(1)非手术治疗:改变饮食习惯,如少吃多餐,细嚼慢咽,避免吃过热或过冷食物。部分轻症早期患者可先试行食管扩张术。

(2)手术疗法:食管下段贲门肌层切开术(Heller 手术)方法简单,是治疗贲门失弛缓症的有效方法,效果良好。目前多采用经腹腔镜或胸腔镜微创方法,部分患者可采用内镜治疗。

二、胃食管反流病

1. 临床表现　消化系统症状较典型,包括反酸、反食、胃灼热、嗳气、胸痛和吞咽困难等。但食管外症状易被误诊为呼吸或耳鼻喉等疾病,包括咽炎、鼻炎等。

2. 并发症　包括食管炎、食管狭窄、出血、Barrett 食管、食管腺癌以及某些气道炎性病变和肿瘤。

3. 诊断　胃镜显示贲门松弛、食管裂孔疝或有明确的胃食管反流病并发症,和/或反流监测阳性,和/或质子泵抑制剂诊断性治疗有效,则可诊断胃食管反流病。

4. 治疗　包括内科治疗和手术治疗。手术适应证:①内科治疗失败。②药物治疗有效但需要长期维持治疗。③有胃食管反流病并发症。④存在明显反流相关症状和疝相关症状的食管裂孔疝。⑤有慢性或复发性食管外症状和并发症。

第五节　食　管　憩　室

一、咽食管憩室

1. 临床表现　早期无症状。当憩室增大,可在吞咽时有咕噜声。若憩室内有食物潴留,可引起颈部压迫感。淤积的食物可致黏膜炎症水肿,引起咽下困难。巨大憩室可压迫喉返神经,引起声音嘶哑。如反流食物吸入肺内,可并发肺部感染。

2. 诊断　食管钡剂造影或胸部 CT 扫描可确诊。

3. 治疗　有症状的患者可手术切除憩室。若一般情况不宜手术者,可每次进食时推压憩室,减少食物淤积,并于进食后喝温开水冲净憩室内食物残渣。

二、食管中段憩室

1. 临床表现　常无症状。若发生炎症水肿时,可有咽下哽噎感或胸骨后、背部疼痛感。长期感染可形成憩室–支气管瘘,可出现肺部同一部位反复感染,还可出现呛咳等相应症状。

2. 诊断　主要依靠食管钡剂造影确诊。有时做胃镜检查排除癌变。

3. 治疗　无症状者无需手术。并发出血、穿孔或有明显症状者,可考虑手术治疗。游离被外牵的食管壁,予以复位或切除憩室。

三、膈上憩室

主要症状为胸骨后或上腹部疼痛。有时出现咽下困难或食物反流。诊断主要依靠食管吞钡 X 线检查。有明显症状或食物淤积者,可考虑切除憩室,同时处理食管、膈肌的其他疾病。

◦ 经 典 试 题 ◦

(研)1. 诊断胃食管反流病最准确的方法是

　　A. 食管吞钡 X 线检查

　　B. 食管测压

　　C. 24 小时食管 pH 监测

　　D. 胃镜检查

(研)2. 中晚期食管癌的肉眼类型有

　　A. 胶样型

　　B. 蕈伞型

　　C. 溃疡型

　　D. 髓质型

【答案】

1. D　2. BCD

温 故 知 新

食管疾病
├─ 食管癌
│ ├─ 发病　我国以鳞癌多见
│ ├─ 病因　吸烟和重度饮酒、亚硝胺和某些霉菌及其毒素、不良饮食习惯（食物过硬、过热等）、遗传易感因素等
│ ├─ 病理
│ │ ├─ 胸中段食管癌较多见
│ │ └─ 分型　髓质型、蕈伞型、溃疡型和缩窄型
│ ├─ 临床表现
│ │ ├─ 早期　食物通过缓慢，并有停滞感或异物感
│ │ └─ 中晚期　进行性吞咽困难、食管癌侵犯或压迫周围组织、转移症状等
│ ├─ 诊断　食管气钡双重造影（中晚期可见不规则狭窄和充盈缺损，管壁僵硬）、纤维胃镜、食管超声内镜检查等
│ ├─ 鉴别诊断　食管良性肿瘤、贲门失弛缓症和食管良性狭窄
│ └─ 治疗
│   ├─ 内镜下治疗　用于早期食管癌及癌前病变
│   ├─ 手术治疗　是可切除食管癌的首选治疗方法
│   └─ 放疗、化疗、放化疗联合
├─ 食管良性肿瘤　均可通过外科手术治疗
├─ 腐蚀性食管灼伤
│ ├─ 病因　误吞强酸或强碱
│ ├─ 病理　Ⅰ～Ⅲ度
│ ├─ 临床表现
│ │ ├─ 剧烈疼痛，反射性呕吐，呕出物常带血性
│ │ └─ 咳嗽、声音嘶哑、呼吸困难，严重者可出现中毒症状等
│ └─ 治疗
│   ├─ 急诊处理程序　保持呼吸道通畅、尽快建立静脉通道、尽早吞服植物油或富含蛋白质的液体等
│   └─ 扩张疗法、手术疗法
├─ 贲门失弛缓症
│ ├─ 临床表现　主要为间断性咽下困难、胸骨后沉重感或阻塞感
│ ├─ 诊断
│ │ ├─ 食管吞钡造影　食管体部蠕动消失，食管下端及贲门部呈鸟嘴状
│ │ └─ 食管腔内压力测定、食管纤维镜检查
│ └─ 治疗　非手术治疗、手术疗法（食管下段贲门肌层切开术）
└─ 胃食管反流病、食管憩室　注意手术治疗的指征

第二十七章

原发性纵隔肿瘤

一、纵隔肿瘤分类

1. 神经源性肿瘤　多起源于交感神经,少数起源于外周神经。这类肿瘤多位于后纵隔脊柱旁肋脊区内。

2. 畸胎瘤与皮样囊肿　多位于前纵隔,接近心底部的心脏大血管前方。

3. 胸腺瘤　多位于前上纵隔。

4. 纵隔囊肿　较常见的有支气管囊肿、食管囊肿和心包囊肿,均因胚胎发育过程中部分胚细胞异位而引起。

5. 胸内异位组织肿瘤和淋巴源性肿瘤　前者有胸骨后甲状腺肿、甲状旁腺瘤等;后者多为恶性,如淋巴瘤等。

6. 其他肿瘤　一般有血管源性、脂肪组织性、结缔组织性、来自肌组织等间叶组织肿瘤。

二、临床表现

1. 纵隔肿瘤的症状与肿瘤大小、部位、生长方向和速度、质地、性质等有关。常见症状有胸痛、胸闷、刺激或压迫呼吸系统、神经系统、大血管、食管的症状。

2. 压迫症状(表 3-27-1)

表 3-27-1　纵隔肿瘤的压迫症状

压迫部位	症　状
交感神经干	出现 Horner 综合征
喉返神经	出现声音嘶哑
臂丛神经	出现上臂麻木、肩胛区疼痛及向上肢放射性疼痛
脊髓	引起截瘫
呼吸系统	引起剧烈咳嗽、呼吸困难甚至发绀。破入呼吸系统可出现发热、咳脓痰甚至咯血
无名静脉	可致单侧上肢及颈静脉压增高
上腔静脉	可出现面部上肢肿胀发绀、颈浅静脉怒张、前胸静脉迂曲等征象的上腔静脉综合征
食管	吞咽困难

3. 特异性症状　如随吞咽运动上下为胸骨后甲状腺肿；咳出头发样细毛或豆腐渣样皮脂为破入肺内的畸胎瘤；伴重症肌无力为胸腺瘤等。

4. 诊断

（1）胸部影像学检查：是诊断纵隔肿瘤的重要手段。

（2）超声扫描：有助于鉴别实质性、血管性或囊性肿瘤。

（3）颈部肿大淋巴结活检：有助于鉴别淋巴源性肿瘤或其他恶性肿瘤。

（4）气管镜、食管镜、纵隔镜等检查：有助于鉴别诊断。

5. 治疗　除恶性淋巴源性肿瘤适用放射治疗外，绝大多数原发性纵隔肿瘤只要无其他禁忌证，均应外科治疗。恶性纵隔肿瘤若已侵入邻近器官无法切除或已有远处转移，则禁忌手术，可根据病理性质给予放射或化学治疗。

温 故 知 新

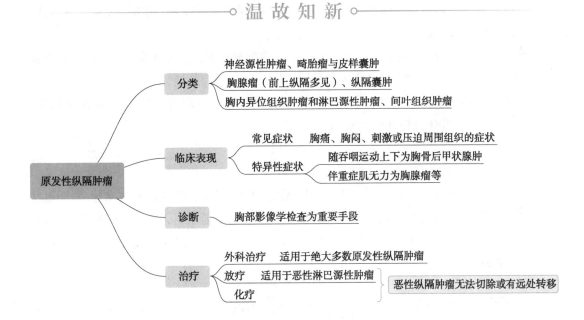

第二十八章

心 脏 疾 病

第一节 心内直视手术基础措施

一、体外循环（CPB）

1. CPB 是利用特殊装置将回心静脉血引出体外,进行气体交换、调节温度和过滤后,输回体内动脉的生命支持技术。

2. 体外循环的基本装置主要由人工心肺机和配件组成,包括血泵（人工心）、氧合器（人工肺）、变温器、变温水箱、回收血贮血器、滤器、管道和动静脉插管等。

3. 体外循环的实施　包括:①建立体外循环。②体外循环与低温。③体外循环转流。④体外循环撤除。⑤体外循环中的监测。

二、心肌保护

体外循环心内直视手术,为保证手术视野无血、清楚,必须暂时钳闭升主动脉,阻断冠状动脉血液循环,将造成心脏缺血缺氧及再灌注损伤。为了既能获得无血手术野的条件,又能减轻心肌缺血再灌注损伤,所采用的预防措施和方法称为心肌保护。心肌保护的关键环节是防止高能磷酸盐耗竭。

第二节 先天性心脏病的外科治疗

一、动脉导管未闭

1. 临床表现

（1）症状

1）导管直径细、分流量小者常无明显症状。

2）直径粗、分流量大者常并发充血性心力衰竭,表现为易激惹、气促、乏力、多汗以及喂养困难、发育不良等。当病情发展为严重肺动脉高压且出现右向左分流时,表现为下半身发绀和杵状指 / 趾,称为"差异性发绀"。

（2）体征

1）听诊可在胸骨左缘第 2 肋间闻及粗糙的连续性机器样杂音,以收缩末期最为响亮,向颈背部传导,常扪及连续性震颤。肺动脉高压时,表现为收缩期杂音或杂音消失,肺动脉瓣第二心音亢进。

2）左向右分流量大者,可因相对性二尖瓣狭窄而闻及心尖部舒张中期隆隆样杂音。

3）由于舒张压降低,脉压增大,有甲床毛细血管搏动、水冲脉、股动脉枪击音等周围血管征。

2. 辅助检查(表 3-28-1)

表 3-28-1　动脉导管未闭的辅助检查

项目	临床意义
心电图	正常或左心室肥大,肺动脉高压时左、右心室肥大
X 线检查	①心影增大,主动脉结突出,左心室扩大,肺血增多,透视下可见肺门区动脉搏动增强,称为"肺门舞蹈征" ②心影较原来缩小,肺门血管增粗,肺野外带血管变细,即"残根征",表明肺动脉高压严重
超声	左心房、左心室增大。超声可显示未闭动脉导管及血流信号异常

3. 治疗

(1)手术适应证:早产儿、婴幼儿反复发生肺炎、呼吸窘迫、心力衰竭、喂养困难或发育不良者,应及时手术。无明显症状者若伴肺充血、心影增大,宜择期手术。

(2)手术方法:①结扎 / 钳闭、切断缝合术。②导管封堵术。③体外循环下结扎导管或内口缝闭。

二、肺动脉口狭窄

1. 临床表现

(1)症状:轻度狭窄者可长期无症状。中重度狭窄者表现为活动后胸闷、气短、心悸甚至晕厥,活动耐量差,易疲劳。症状随年龄增长而加重,晚期出现肝大、下肢水肿、腹水等右心衰竭表现。

(2)体征:听诊可在胸骨左缘第 2 肋间闻及响亮的喷射性收缩期杂音,伴收缩期震颤,肺动脉第二心音减弱或消失。漏斗部狭窄者杂音位置一般在胸骨左缘第 3~4 肋间。严重狭窄者心脏杂音较轻,口唇、肢端发绀。

2. 辅助检查(表 3-28-2)

3. 手术适应证　轻度狭窄者不需手术。中度以上狭窄,有明显临床症状、心电图显示右心室肥厚、右心室与肺动脉压力阶差 >50mmHg 时,应择期手术。重度狭窄者出现晕厥或继发性右心室流出道狭窄,应尽早手术。

表 3-28-2　肺动脉口狭窄的辅助检查

项目	临 床 意 义
心电图	电轴右偏,右心室肥大劳损,T 波倒置和 P 波高尖
胸部 X 线检查	肺血减少,右心房、右心室增大,心尖圆钝。瓣膜狭窄者因狭窄后扩张,肺动脉段突出
超声	能明确狭窄部位和程度,并初步估算跨瓣压差

三、房间隔缺损

1. 临床表现

（1）症状:房间隔缺损分为原发孔型和继发孔型。继发孔型儿童期多无明显症状,少数分流量大者出现发育迟缓、活动耐量差,青年期逐渐出现易疲劳、活动后气短等症状。原发孔型症状出现早,病情进展快。

（2）体征:胸骨左缘第 2~3 肋间闻及 Ⅱ~ Ⅲ级吹风样收缩期杂音,肺动脉瓣第二心音亢进伴固定分裂。原发孔型房间隔缺损伴二尖瓣裂缺者在心尖部闻及 Ⅱ~ Ⅲ级收缩期杂音。病程晚期出现心房颤动和肝大、腹水、下肢水肿等表现。

2. 辅助检查（表 3-28-3）

表 3-28-3　房间隔缺损的辅助检查

项目	临 床 意 义
心电图	继发孔型电轴右偏,右束支传导阻滞,右心室肥大;原发孔型电轴左偏,PR 间期延长,左心室肥大。房间隔缺损晚期常出现心房颤动、心房扑动
X 线检查	右心房、右心室增大,肺动脉段突出,主动脉结小,呈典型"梨形心";肺血增多,透视下可见"肺门舞蹈征"。原发孔型显示左心室扩大
超声	准确显示缺损位置、大小和房间隔水平分流信号,以及缺损与上腔静脉、下腔静脉及二尖瓣、三尖瓣的位置关系。原发孔型可有右心、左心扩大和二尖瓣裂缺、反流
右心导管	当右心房血氧含量超过上腔静脉、下腔静脉血氧含量 1.9vol%,或右心导管进入左心房,提示存在房间隔缺损

3. 手术适应证　无症状但存在右心房、右心室扩大的患者应手术治疗。年龄不是决定手术的主要因素,合并肺动脉高压时应尽早手术,>50 岁的成人、合并心房颤动或内科治疗能控制的心力衰竭患者也应考虑手术。

四、室间隔缺损

1. 临床表现

（1）症状:缺损小、分流量少者,一般无明显症状。分流量大者出生后即反复呼吸道感染、充血性心力衰竭、喂养困难和发育迟缓。能度过婴幼儿期的较大缺损者,表现为活动耐量差、劳累后心悸、气促，逐渐出现发绀和右心衰竭。室间隔缺损患者易并发感染性心内膜炎。

（2）体征：听诊可在胸骨左缘第2~4肋间闻及Ⅲ级以上粗糙、响亮的全收缩期杂音，常伴收缩期震颤。分流量大者在心尖部可闻及柔和的、舒张期杂音。肺动脉高压时心前区杂音柔和、短促且强度降低，肺动脉瓣第二心音亢进，可伴肺动脉瓣关闭不全的舒张期杂音。

2. 辅助检查（表3-28-4）

表3-28-4　室间隔缺损的辅助检查

项目	临床意义
心电图	缺损小者心电图多正常；缺损大者常有左心室高电压。肺动脉高压时表现为双心室肥大、右心室肥大伴劳损
X线检查	缺损小者肺充血及心影改变轻。缺损较大者左心室增大，肺动脉段突出，肺血增多。阻力性肺动脉高压时，左、右心室扩张程度反而减轻，伴肺血管影"残根征"
超声	可显示缺损大小、位置和分流方向、合并畸形等。室间隔缺损时左心房、左心室扩大或双室扩大

3. 治疗　是否手术治疗须根据症状体征、心功能、缺损大小和位置、肺动脉高压程度、房室扩大等情况综合判断。肺动脉瓣下（干下型）缺损易并发主动脉瓣脱垂导致主动脉瓣关闭不全，宜尽早手术。心内直视手术仍然是治疗室间隔缺损的主要方法。

 提示

　　对于动脉导管未闭、房间隔缺损及室间隔缺损患者，艾森门格综合征是手术禁忌。

五、主动脉缩窄

1. 临床表现

（1）症状

1）缩窄较轻，不合并其他心血管畸形：多无明显症状，常在体检时发现上肢高血压。

2）缩窄较重：出现头痛、头晕、耳鸣、眼花、气促、心悸、面部潮红等高血压症状，并有下肢易麻木、发冷或间歇性跛行等缺血症状。

3）严重主动脉缩窄合并心脏畸形：症状出现早，婴幼儿期即有充血性心力衰竭、喂养困难和发育迟缓。

（2）体征：上肢血压高，桡动脉、颈动脉搏动增强。下肢血压低，股动脉、足背动脉搏动弱甚至不能扪及。胸骨左缘第2~3肋间和背部肩胛区可闻及喷射性、收缩期杂音，合并心脏畸形者在心前区闻及相应杂音。部分患者有差异性发绀。

2. 辅助检查　常用心电图、X线检查和超声检查。CTA、MRI或主动脉造影可明确缩窄部位、范围、程度、与周围血管关系和侧支血管分布情况,有助于制定个体化治疗方案。

3. 手术适应证　当上、下肢动脉收缩压差 >50mmHg、缩窄处管径小于主动脉正常段内径 50%,单纯主动脉缩窄者,若上肢动脉收缩压 >150mmHg,即具备手术指征。婴幼儿期反复肺部感染、心力衰竭或合并其他心脏畸形,应尽早手术和一期矫治。

六、主动脉窦动脉瘤破裂

1. 临床表现

(1)主动脉窦动脉瘤未破裂时多无明显症状,少数情况下较大瘤体突入右心室流出道引起梗阻表现。瘤体破裂常有明确病史和诱因,如剧烈活动、创伤等。约 40% 患者突发胸痛、气促等症状,可因急性右心衰竭死亡。多数患者发病隐匿,呈渐进性劳力性心慌、气短。

(2)体格检查:破入右心室者,胸骨左缘第 3~4 肋间可闻及Ⅲ～Ⅳ级收缩中期增强的连续性机器样杂音,向心尖传导并伴收缩期震颤。破入右心房者震颤和杂音位置偏向胸骨中线或右缘。多有脉压增宽、水冲脉和毛细血管搏动等周围血管征,并有颈静脉充盈、肝大、双下肢水肿等右心衰竭表现。

2. 辅助检查　常用心电图、X 线检查和超声检查。

3. 治疗　一经确诊,应尽早手术。

七、法洛四联症

1. 病理解剖　主要包括肺动脉口狭窄、室间隔缺损、主动脉骑跨和右心室肥厚。

2. 临床表现

(1)大多数患者出生即有呼吸困难,生后 3~6 个月出现发绀,并随年龄增长逐渐加重。体力和活动耐量均较同龄人差,伴喂养困难、发育迟缓。蹲踞是特征性姿态,多见于儿童期。蹲踞时发绀和呼吸困难有所减轻。缺氧发作多见于单纯漏斗部狭窄的婴幼儿,常发生在清晨和活动后,表现为骤然呼吸困难,发绀加重,甚至晕厥、抽搐死亡。

(2)体格检查:生长发育迟缓,口唇、眼结膜和肢端发绀,杵状指 / 趾。胸骨左缘第 2~4 肋间可闻及Ⅱ～Ⅲ级喷射性收缩期杂音,肺动脉瓣区第二心音减弱或消失。严重肺动脉口狭窄者,杂音很轻或无杂音。

3. 辅助检查(表 3-28-5)

4. 手术适应证　根治手术的两个必备条件:①左心室发育正常,左心室舒张末期容量指数≥30ml/m^2。②肺动脉发育良好,McGoon 比值≥1.2 或 Nakata 指数≥150mm^2/m^2。对不具备上述条件,或者冠状动脉畸形影响右心室流出道疏通的患者,应先行姑息手术。有症状的新生儿和婴儿应早期手术,符合条件者应实施一期根治。手术禁忌证均为顽固性心力衰竭、严重肝肾功能损害。

表 3-28-5 法洛四联症的辅助检查

项目	临床意义
心电图	电轴右偏,右心室肥大
超声	右心室流出道、肺动脉瓣或肺动脉主干狭窄;右心室增大,右心室壁肥厚;室间隔连续性中断;升主动脉内径增宽,骑跨于室间隔上方;室间隔水平右向左分流信号
X线检查	心影正常或稍大,肺血减少,肺血管纹理纤细;肺动脉段凹陷,心尖圆钝,呈"靴状心",升主动脉增宽
实验室检查	血红细胞计数、血细胞比容与血红蛋白含量升高,动脉血氧饱和度降低。重度发绀患者血小板计数和全血纤维蛋白原含量明显减少,血小板功能差,凝血时间和凝血酶原时间延长

第三节 后天性心脏病的外科治疗

一、冠状动脉粥样硬化性心脏病

1. 冠状动脉粥样硬化性心脏病简称冠心病,是成人因心脏病死亡的主要原因。冠心病的治疗可分为内科药物治疗、介入治疗和外科治疗。

2. 冠心病外科治疗主要是应用冠状动脉旁路移植手术(简称"搭桥")为缺血心肌重建血运通道,改善心肌的供血和供氧。手术治疗的主要适应证为心绞痛经内科治疗不能缓解,影响工作和生活,经冠状动脉造影发现冠状动脉主干或主要分支明显狭窄,其狭窄的远端血流通畅的病例。

二、二尖瓣狭窄

1. 临床表现

(1)症状主要取决于瓣口狭窄的程度。当瓣口面积缩小至 $2.5cm^2$ 左右,心脏听诊虽有二尖瓣狭窄的杂音,静息时可无症状。瓣口面积小于 $1.5cm^2$ 时,左心房排血困难,肺部慢性淤血,肺顺应性减低,临床上可出现气促、咳嗽、咯血、发绀等症状。此外,还常有心悸、心前区闷痛、乏力等症状。

(2)肺部慢性淤血患者可见二尖瓣面容。典型杂音为心尖区可听到第一心音亢进和舒张中期隆隆样杂音。

2. 治疗 无症状或心脏功能属于 I 级者,不主张施行手术。有症状且心功能 II 级以上者均应手术治疗。

三、二尖瓣关闭不全

1. 临床表现

(1)症状:病变轻、心脏功能代偿良好者可无明显症状。病变较重或历时较久者可出现乏力、心悸、劳累后气促等症状。急性肺水肿和咯血的发生率远较二尖瓣狭窄少。

（2）体征：主要体征是心尖搏动增强并向左向下移位。心尖区可听到全收缩期杂音，常向左侧腋中线传导。肺动脉瓣区第二心音亢进，第一心音减弱或消失。晚期可呈现右心衰竭以及肝大、腹水等体征。

2. 治疗　二尖瓣关闭不全症状明显，心功能受影响，心脏扩大时即应及时在体外循环下进行直视手术。手术方法包括二尖瓣修复成形术和二尖瓣替换术。

四、主动脉瓣狭窄

1. 临床表现

（1）症状：轻度狭窄病例没有明显的症状。中度和重度狭窄者可有乏力、眩晕或晕厥、心绞痛、劳累后气促、端坐呼吸、急性肺水肿等症状，并可并发细菌性心内膜炎或猝死。

（2）体征：胸骨右缘第二肋间能扪到收缩期震颤。主动脉瓣区有粗糙喷射性收缩期杂音，向颈部传导，主动脉瓣区第二心音延迟并减弱。重度狭窄病例常呈现脉搏细小、血压偏低和脉压小。

2. 治疗　临床上呈现心绞痛、晕厥或心力衰竭者，一旦出现症状，病情往往迅速恶化，在 2~3 年内有较高的猝死发生率，应争取尽早施行手术治疗，进行人工瓣主动脉瓣膜替换术。经心尖或经皮支架瓣膜植入术在近年得到应用，仅在不适合手术的患者才考虑选用。

五、主动脉瓣关闭不全

1. 临床表现

（1）症状：轻度关闭不全病例，没有明显症状。早期症状为心悸、心前区不适、头部强烈搏动感。重度关闭不全者常有心绞痛发作、气促，并可出现阵发性呼吸困难、端坐呼吸或急性肺水肿。

（2）体征：心界向左下方增大，心尖部可见抬举性搏动。在胸骨左缘第 3、4 肋间和主动脉瓣区有叹息样舒张早、中期或全舒张期杂音，向心尖区传导。重度关闭不全者呈现水冲脉、动脉枪击音、毛细血管搏动等征象。

2. 治疗　临床出现如心绞痛或左心室衰竭症状，应尽早施行人工瓣膜替换或者瓣膜修复术。

六、心脏黏液瘤

1. 临床表现

（1）血流阻塞现象

1）左心房黏液瘤：最常见的症状是由于房室瓣血流受阻引起心悸、气急等。在心尖区可听到舒张期或收缩期杂音，肺动脉瓣区第二心音增强。

2）右心房黏液瘤：造成三尖瓣瓣口阻塞时可呈现颈静脉怒张、肝大、腹水、下肢水肿等与三尖瓣狭窄或缩窄性心包炎相类似的症状。在胸骨左缘第 4、5 肋间可听到舒张期杂音。

3）移动度较大的黏液瘤如突然阻塞房室瓣瓣孔，患者可发作晕厥、抽搐，甚或猝死。

（2）全身反应：常有发热、消瘦、贫血等表现。

（3）动脉栓塞：可见偏瘫、失语、昏迷；急性腹痛；肢体疼痛、缺血等。有的病例摘除栓子经病理检查后才明确诊断。

（4）其他表现：左心房黏液瘤在胸部 X 线检查常显示左心房、右心室增大、肺部淤血等与二尖瓣病变相类似的征象。心电图表现与二尖瓣病变相似，但黏液瘤病例很少出现心房颤动。

2. 治疗　明确诊断后应尽早施行手术摘除肿瘤。

七、慢性缩窄性心包炎

1. 病因　过去多数由结核性心包炎导致，现在大多数患者病因不明。

2. 临床表现　主要是右心功能不全的表现。常见易倦、乏力咳嗽、气促、腹部饱胀和胃纳不佳等。气促常发生于劳累后，肺部明显淤血者，可出现端坐呼吸。查体可见颈静脉怒张、肝大、腹水、下肢水肿，心搏动减弱或消失，心浊音界一般不增大。心音遥远。一般心律正常，脉搏细速，有奇脉。收缩压较低，脉压小。可有一侧或双侧胸膜腔积液征。

3. 治疗　缩窄性心包炎明确诊断后，应行手术治疗。

◦ 温 故 知 新 ◦

心内直视手术基础措施 —— 体外循环、心肌保护 —— 心肌保护的关键环节是防止高能磷酸盐耗竭

先天性心脏病的外科治疗

动脉导管未闭
- 听诊特点　胸骨左缘第2肋间粗糙的连续性机器样杂音
- 治疗
  - 及时手术　早产儿、婴幼儿反复发生肺炎、呼吸窘迫、心力衰竭、喂养困难或发育不良
  - 择期手术　无明显症状者伴肺充血、心影增大

肺动脉口狭窄
- 听诊特点　胸骨左缘第2肋间响亮的喷射性收缩期杂音
- 治疗
  - 轻度狭窄　不需手术
  - 中、重度狭窄　手术治疗

房间隔缺损
- 听诊特点　胸骨左缘第2～3肋间Ⅱ～Ⅲ级吹风样收缩期杂音，肺动脉瓣第二心音亢进伴固定分裂
- 手术治疗
  - 无症状但存在右心房、右心室扩大的患者
  - 合并肺动脉高压　尽早手术
  - >50岁的成人、合并心房颤动或内科治疗能控制的心力衰竭患者　考虑手术

室间隔缺损
听诊特点 胸骨左缘第2~4肋间闻及Ⅲ级以上粗糙、响亮的全收缩期杂音
治疗 心内直视手术仍是主要方法

主动脉缩窄
上肢血压高，下肢血压低，胸骨左缘第2~3肋间和背部肩胛区可闻及喷射性、收缩期杂音

主动脉窦动脉瘤破裂
一经确诊，应尽早手术

法洛四联症
病理解剖 肺动脉口狭窄、室间隔缺损、主动脉骑跨和右心室肥厚
手术治疗 根治手术、姑息手术

后天性心脏病的外科治疗

冠心病
外科治疗主要是冠状动脉旁路移植手术

二尖瓣狭窄
有症状且心功能Ⅱ级以上者手术治疗

二尖瓣关闭不全
手术方法：二尖瓣修复成形术和二尖瓣替换术

主动脉瓣狭窄
呈现心绞痛、晕厥或心力衰竭者，一旦出现症状，应尽早施行手术治疗

主动脉瓣关闭不全
临床出现如心绞痛或左心室衰竭症状，尽早施行人工瓣膜替换或者瓣膜修复术

心脏黏液瘤
明确诊断后应尽早施行手术摘除肿瘤

慢性缩窄性心包炎
诊断后应手术治疗

第二十九章

胸主动脉疾病

第一节 胸主动脉瘤

一、病因

1. 局部病因　主要有机制不明的特发性囊性中层退化,或继发于主动脉夹层、主动脉瓣膜病变和局部创伤病变。

2. 全身性因素　有遗传性疾病(如马方综合征)、自身免疫疾病(如白塞病等)、病原微生物感染(如细菌、真菌、梅毒等)以及其他(如动脉粥样硬化、动脉炎等)。

二、分类

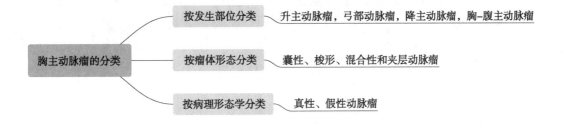

胸主动脉瘤的分类

- 按发生部位分类　升主动脉瘤,弓部动脉瘤,降主动脉瘤,胸-腹主动脉瘤
- 按瘤体形态分类　囊性、梭形、混合性和夹层动脉瘤
- 按病理形态学分类　真性、假性动脉瘤

三、临床表现

1. 病程早期　多无症状、体征,常在影像学检查时偶尔发现。

2. 升主动脉瘤的表现

(1)可侵蚀胸骨及肋软骨而凸出于前胸,呈搏动性肿块。

(2)可能致主动脉瓣关闭不全,出现相应的杂音和症状。

(3)压迫上腔静脉导致上腔静脉梗阻综合征,出现面部、颈部和肩部静脉怒张。

(4)压迫气管和支气管引起咳嗽和气急。

3. 主动脉弓动脉瘤的表现

(1)压迫气管、支气管,出现咳嗽、呼吸困难、肺不张。

(2)压迫交感神经出现 Horner 综合征。

4. 降主动脉瘤的表现

（1）压迫食管引起吞咽困难。

（2）压迫喉返神经出现声音嘶哑（部分患者可以此为首发症状就医）。

（3）瘤腔贴壁血流缓慢与涡流可引起瘤腔内血栓形成，附壁血栓脱落会导致脑、内脏、四肢动脉栓塞。

5. 进展及预后　本病自然病程进展较快，瘤体扩大到一定程度常引起疼痛，如果疼痛突然加剧则预示破裂可能。预后多不良，死亡原因主要为动脉瘤破裂，主动脉 – 食管 / 气管瘘等。

四、诊断

主要依赖影像学检查确诊，常用 X 线检查、CTA（对选择制定手术方案有指导意义）、MRA（血流动力学不稳定者应用时存在危险）、超声（适宜于血流动力学不稳定者的快速检查及围术期监测）。

五、治疗

1. 手术指征　①胸主动脉瘤出现压迫症状，破裂和 / 或破裂包裹症状。②瘤体直径 >5cm。③瘤体直径增长 >1cm/ 年。④假性动脉瘤与夹层动脉瘤应尽早治疗。

2. 手术禁忌证　①重要器官（心、脑、肝、肾）功能损害。②全身情况不能耐受治疗。

3. 胸主动脉瘤明确诊断后应积极地施行治疗，包括外科开胸手术、血管腔内修复术和复合手术三大类。

第二节　主动脉夹层

一、病因

常与以下情况有关：高血压、遗传性结缔组织病（如马方综合征等）、主动脉炎性疾病、动脉粥样硬化及其溃疡、动脉瘤、主动脉缩窄、先天性主动脉瓣膜病、多囊肾、高龄、妊娠、钝性或医源性创伤等。

二、临床表现

急性主动脉夹层发病突然，大多表现为前胸、后背或腹部突发性剧烈的撕裂样或刀割样锐痛，疼痛可沿大动脉走行方向传导和转移至腹部或下腹部，80% 患者伴高血压和心动过速。患者多烦躁不安、大汗淋漓。随病程进展，主动脉夹层患者可能出现与主动脉破裂、主动脉瓣关闭不全或 / 和重要脏器组织供血障碍相关的症状和体征。

三、诊断

全主动脉 CTA 是主动脉夹层的诊断首选和治疗后随访评价的主要技术。

四、治疗

主动脉夹层急性期应迅速给予镇静、止痛、持续心电监护和支持治疗,使用药物控制血压、心率。手术方法包括:①开胸,在体外循环支持下行病损段血管的置换(适用于 Stanford A 型主动脉夹层)。②血管腔内修复术。

○ 温 故 知 新 ○

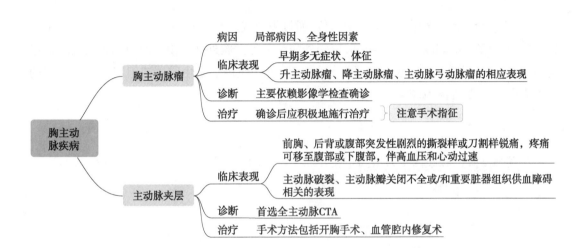

第三十章

腹 外 疝

第一节 概 述

一、疝的概念

体内脏器或组织离开其正常解剖部位,通过先天或后天形成的薄弱点、缺损或孔隙进入另一部位,称为疝。疝多发生于腹部,以腹外疝为多见。腹外疝是由腹腔内的脏器或组织连同腹膜壁层,经腹壁薄弱点或孔隙向体表突出而致。腹内疝是由脏器或组织进入腹腔内的间隙囊内而形成,如网膜孔疝。

二、病因

腹壁强度降低和腹内压力增高是腹外疝发生的两个主要原因。

三、病理解剖

典型的腹外疝由疝环、疝囊、疝内容物和疝外被盖等组成。疝囊是壁腹膜的憩室样突出部,由疝囊颈和疝囊体组成。疝囊颈是疝囊比较狭窄的部分,是疝环所在的部位,也是疝突向体表的门户,又称疝门,亦即腹壁薄弱区或缺损所在。疝内容物是进入疝囊的腹内脏器或组织,以小肠为最多见,大网膜次之。

四、临床类型(表 3-30-1)

表 3-30-1 腹外疝的临床类型

名称	特 点
易复性疝	疝内容物很容易回纳入腹腔
难复性疝	疝内容物不能回纳或不能完全回纳入腹腔内,但并不引起严重症状
滑动疝	疝内容物成为疝囊的一部分,属于难复性疝
嵌顿性疝	疝囊颈较小而腹内压突然增高时,疝内容物可强行扩张囊颈而进入疝囊,随后因囊颈的弹性收缩,又将内容物卡住,使其不能回纳,这种情况称为嵌顿性疝
绞窄性疝	肠管嵌顿如不及时解除,肠壁及其系膜受压情况不断加重可使动脉血流减少,最后导致完全阻断,即为绞窄性疝
儿童腹外疝	因疝环组织一般比较柔软,嵌顿后很少发生绞窄

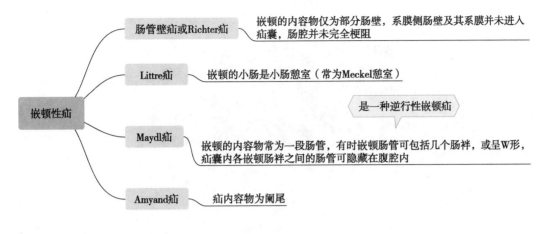

（i）提示

儿童腹外疝嵌顿后很少发生绞窄。

第二节　腹股沟疝

一、分类

1. 腹股沟斜疝　指疝囊经过腹壁下动脉外侧的腹股沟管深环（内环）突出，向内、向下、向前斜行经过腹股沟管，再穿出腹股沟管浅环（皮下环），并可进入阴囊。

2. 腹股沟直疝　指疝囊经腹壁下动脉内侧的直疝三角区直接由后向前突出，不经过内环，也不进入阴囊。

二、腹股沟区解剖概要

1. 腹股沟区的解剖层次　由浅而深如下。

（1）皮肤、皮下组织和浅筋膜。

（2）腹外斜肌

1）腹外斜肌腱膜：腹外斜肌在髂前上棘与脐之间连线以下移行为腱膜。

2）腹股沟区的韧带（表 3-30-2、图 3-30-1）

表 3-30-2　腹股沟区的韧带

名称	又称	形　　成
腹股沟韧带	—	腹外斜肌腱膜下缘在髂前上棘至耻骨结节之间向后、向上反折并增厚形成
腔隙韧带	陷窝韧带	由腹股沟韧带内侧端一小部分纤维又向后、向下转折而形成
耻骨梳韧带	Cooper 韧带	腔隙韧带向外侧延续的部分附着于耻骨梳

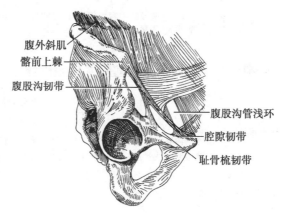

图 3-30-1　腹股沟区的韧带

3）腹股沟管浅环（外环或皮下环）：腹外斜肌腱膜纤维在耻骨结节上外方形成一三角形的裂隙。

4）腹外斜肌腱膜深面与腹内斜肌之间有髂腹下神经及髂腹股沟神经通过,在施行疝手术时应避免其损伤。

（3）腹内斜肌和腹横肌：腹内斜肌在此区起自腹股沟韧带的外侧 1/2。肌纤维向内下走行,其下缘呈弓状越过精索前方、上方,在精索内后侧止于耻骨结节。腹横肌在此区起自腹股沟韧带外侧 1/3,其下缘也呈弓状越过精索上方,在精索内后侧与腹内斜肌融合而形成腹股沟镰（或称联合腱）,也止于耻骨结节。

（4）腹横筋膜：位于腹横肌深面。其下面部分的外侧 1/2 附着于腹股沟韧带,内侧 1/2 附着于耻骨梳韧带。在腹股沟中点上方 2cm、腹壁下动脉外侧处,男性精索和女性子宫圆韧带穿过腹横筋膜而造成一个卵圆形裂隙,即为腹股沟管深环（内环或腹环）。

（5）腹膜外脂肪和腹膜壁层。

从上述解剖层次可见,在腹股沟内侧 1/2 部分,腹壁强度较薄弱,因为该部位在腹内斜肌和腹横机的弓状下缘与腹股沟韧带之间有一空隙,这就是腹外疝好发于腹股沟区的重要原因。

2. 腹股沟管解剖　腹股沟管位于腹前壁、腹股沟韧带内上方,大体相当于腹内斜肌、腹横肌弓状下缘与腹股沟韧带之间的空隙。

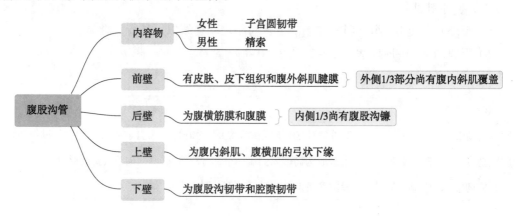

> ⓘ 提示
>
> 　　腹股沟管的内口即深环,外口即浅环。它们的大小一般可容纳一指尖。以内环为起点,腹股沟管的走向由外向内、由上向下、由深向浅斜行。

　　3. 直疝三角(Hesselbach 三角,海氏三角)

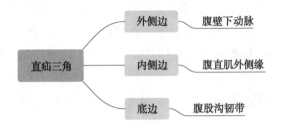

　　腹股沟直疝即在此由后向前突出,故称直疝三角。直疝三角与腹股沟深环之间有腹壁下动脉和凹间韧带相隔。

三、发病机制

　　1. 先天性解剖异常

　　(1)胚胎早期,睾丸位于腹膜后第2~3腰椎旁,以后逐渐下降,同时在未来的腹股沟管深环处带动腹膜、腹横筋膜以及各肌经腹股沟管逐渐下移,并推动皮肤而形成阴囊。随之下移的腹膜形成一鞘突,睾丸则紧贴在其后壁。

　　(2)鞘突下段在婴儿出生后不久成为睾丸固有鞘膜,其余部分即自行萎缩闭锁而遗留一纤维索带。如鞘突不闭锁或闭锁不完全,就成为先天性斜疝的疝囊。右侧睾丸下降比左侧略晚,鞘突闭锁也较迟,故右侧腹股沟疝较多。

　　2. 后天性腹壁薄弱或缺损　任何腹外疝,都存在腹横筋膜不同程度的薄弱或缺损。此外,腹横肌和腹内斜肌发育不全对发病也起重要作用。腹内斜肌弓状下缘发育不全或位置偏高者,易发生腹股沟疝(特别是直疝)。

四、临床表现

　　1. 易复性斜疝　除腹股沟区有肿块和偶有胀痛外,并无其他症状。肿块常在站立、行走、咳嗽或劳动时出现,多呈带蒂柄的梨形,并可降至阴囊或大阴唇。用手按肿块并嘱患者咳嗽,可有膨胀性冲击感。如患者平卧休息或用手将肿块向腹腔推送,肿块可向腹腔回纳而消失。回纳后,以手指通过阴囊皮肤伸入浅环,可感浅环扩大、腹壁软弱;此时如嘱患者咳嗽,指尖有冲击感。用手指紧压腹股沟管深环让患者起立并咳嗽,斜疝疝块并不出现;但一旦移去手指,则可见疝块由外上向内下鼓出。

　　2. 难复性斜疝　胀痛稍重,疝块不能完全回纳,但疝内容物未发生器质性病理改变。

3. 滑动性斜疝　除疝块不能完全回纳外,尚有消化不良和便秘等症状。左右发病率之比约为 1∶6。注意,滑入疝囊的盲肠或乙状结肠可能在疝修补手术时被误认为疝囊的一部分而被切开。

4. 嵌顿性疝　①通常发生在斜疝,强力劳动或排便等腹内压骤增是其主要原因。表现为疝块突然增大,并伴明显疼痛。平卧或用手推送不能使疝块回纳。肿块紧张发硬,有明显触痛。如为肠袢嵌顿,不但局部疼痛明显,还可伴机械性肠梗阻的表现。②肠管壁疝(Richter疝)嵌顿时,由于局部肿块不明显,又不一定有肠梗阻表现,易被忽略。

5. 绞窄性疝　临床症状多较严重。但在肠袢坏死穿孔时,疼痛可因疝块压力骤降而暂时有所缓解。绞窄时间较长者,由于疝内容物发生感染,可引起疝外被盖组织的急性炎症。严重者可发生脓毒症。

6. 腹股沟直疝　常见于年老体弱者。患者直立时,在腹股沟内侧端、耻骨结节上外方出现一半球形肿块,并不伴疼痛或其他症状。平卧后疝块多能自行消失,不需用手推送复位。直疝很少进入阴囊,极少发生嵌顿。

五、诊断和鉴别诊断

1. 腹股沟斜疝和直疝的鉴别(表 3-30-3)

表 3-30-3　腹股沟斜疝和直疝的鉴别

鉴别要点	斜疝	直疝
发病年龄	多见于儿童及青壮年	多见于老年
突出途径	经腹股沟管突出,可进阴囊	由直疝三角突出,很少进入阴囊
疝块外形	椭圆或梨形,上部呈蒂柄状	半球形,基底较宽
回纳疝块后压住深环	疝块不再突出	疝块仍可突出
精索与疝囊的关系	精索在疝囊后方	精索在疝囊前外方
疝囊颈与腹壁下动脉的关系	疝囊颈在腹壁下动脉外侧	疝囊颈在腹壁下动脉内侧
嵌顿机会	较多	极少

2. 鉴别诊断

(1)睾丸鞘膜积液:肿块完全局限在阴囊内,可清楚扪及上界,透光试验多为阳性,肿块各方均呈囊性而不能扪及实质感的睾丸。腹股沟斜疝时,疝块不能透光,可在肿块后方扪及实质感的睾丸。注意,幼儿的疝块常能透光。

(2)交通性鞘膜积液:于每日起床后或站立活动时肿块缓慢地出现并增大。平卧或睡觉后肿块逐渐缩小,挤压肿块,其体积也可逐渐缩小。透光试验为阳性。

(3)精索鞘膜积液:肿块较小,在腹股沟管内,牵拉同侧睾丸可见肿块移动。

(4)隐睾:肿块较小,挤压时可出现特有的胀痛感觉。如病侧阴囊内睾丸缺如,则诊断更明确。

（5）急性肠梗阻：肠管被嵌顿的疝可伴发急性肠梗阻，应注意。

六、治疗

1. 非手术治疗　适用于 <1 岁婴幼儿，年老体弱或伴有其他严重疾病而禁忌手术者。

2. 手术治疗　腹股沟疝最有效的治疗方法是手术修补。

（1）传统的疝修补术：手术的基本原则是疝囊高位结扎、加强或修补腹股沟管管壁。

1）疝囊高位结扎术：显露疝囊颈，予以高位结扎、贯穿缝扎或荷包缝合，然后切去疝囊。所谓高位，解剖上应达内环口，术中以腹膜外脂肪为标志。婴幼儿的腹肌在发育中可逐渐强壮而使腹壁加强，单纯疝囊高位结扎常能获得满意的疗效，不需施行修补术。绞窄性斜疝因肠坏死而局部有严重感染，常采取单纯疝囊高位结扎，避免施行修补术，因感染常使修补失败。

2）加强或修补腹股沟管管壁（表 3-30-4）：成年腹股沟疝，只有在疝囊高位结扎后，加强或修补薄弱的腹股沟管前壁或后壁，才有可能得到彻底的治疗。

表 3-30-4　加强或修补腹股沟管管壁

加强或修补腹股沟管的管壁	术式	方法	应用
前壁	Ferguson 法	在精索前方将腹内斜肌下缘和联合腱缝至腹股沟韧带上	腹横筋膜无显著缺损、腹股沟管后壁尚健全者
后壁	Bassini 法	提起精索，在其后方把腹内斜肌下缘和联合腱缝至腹股沟韧带上，置精索于腹内斜肌与腹外斜肌腱膜之间	最广泛。适用于腹横筋膜已哆开、松弛，腹股沟管后壁较薄弱者，尤其适用于青壮年斜疝和老年人直疝
	Halsted 法	与 Bassini 法相似，但把腹外斜肌腱膜也在精索后方缝合，从而把精索移至腹壁皮下层与腹外斜肌腱膜之间	—
	Mc Vay 法	在精索后方把腹内斜肌下缘和联合腱缝至耻骨梳韧带上	后壁薄弱严重病例，及股疝修补
	Shouldice 法	既加强内环，又修补腹股沟管薄弱的后壁	较大的成人腹股沟斜疝和直疝

（2）无张力疝修补术：是在无张力情况下，利用人工高分子材料网片进行修补，具有术后疼痛轻、恢复快、复发率低等优点。常用术式：平片无张力疝修补术（Lichtenstein 手术）、疝环充填式无张力疝修补术（Rutkow 手术）、巨大补片加强内脏囊手术（Stoppa 手术）。人工高分子修补材料毕竟属异物，有潜在的排异和感染的危险，故临床上应选择适应证应用。

（3）经腹腔镜疝修补术：方法有经腹腔的腹膜前修补、完全经腹膜外路径的修补、腹腔内的补片修补、单纯疝环缝合法。具有创伤小、术后疼痛轻、恢复快、复发率低、无局部牵扯感等优点,目前临床应用越来越多。

3. 嵌顿疝和绞窄性疝的处理原则

(1) 嵌顿疝手法复位的适应证:①嵌顿时间在 3~4 小时以内,局部压痛不明显,也无腹部压痛或腹肌紧张等腹膜刺激征者。②年老体弱或伴有其他较严重疾病而估计肠襻尚未绞窄坏死者。手法必须轻柔,复位后还需严密观察腹部情况,注意有无腹膜炎或肠梗阻的表现,如有这些表现,应尽早手术探查。

(2) 手术治疗:除上述情况外,嵌顿性疝原则上需紧急手术治疗,以防止疝内容物坏死并解除伴发的肠梗阻。绞窄性疝原则上应立即手术治疗。手术的关键在于正确判断疝内容物的活力,然后根据病情确定处理方法。

如肠管确已坏死,或经上述处理后病理改变未见好转,或一时不能肯定肠管是否已失去活力时,则应在患者全身情况允许的前提下,切除该段肠管并进行一期吻合。凡施行肠切除吻合术的患者,因手术区污染,在高位结扎疝囊后,一般不宜做疝修补术,以免因感染而致修补失败。

4. 复发性腹股沟疝的处理原则

(1) 复发性腹股沟疝的类型

1) 真性复发疝:在疝手术的部位再次发生疝,再发生的疝在解剖部位及疝类型上,与初次手术的疝相同。

2) 假性复发疝:①遗留疝:初次疝手术时,除了手术处理的疝外,还有另外的疝,也称伴发疝。②新发疝:初次疝手术时,经彻底探查并排除了伴发疝,疝修补手术也是成功的。手术若干时间后再发生疝,疝的类型与初次手术的疝相同或不相同,但解剖部位不同,为新发疝。

(2) 疝再次修补手术的基本要求:①由具有丰富经验的、能够做不同类型疝手术的医师施行。②所采用的手术步骤及修补方式只能根据每个病例术中所见来决定,而辨别其复发类型并非必要。

提示

除少数特殊情况外,腹股沟疝一般均应尽早施行手术治疗。

第三节　股　　疝

一、病因

疝囊通过股环、经股管向卵圆窝突出的疝,称为股疝。多见于 40 岁以上妇女。女性骨盆较宽大、联合肌腱和腔隙韧带较薄弱,以致股管上口宽大松弛而易发病。妊娠是腹内压增高的主要原因。

二、股管解剖概要

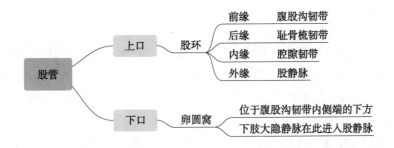

三、病理解剖

在腹内压增高的情况下,对着股管上口的腹膜,被下坠的腹内脏器推向下方,经股环向股管突出而形成股疝。疝内容物常为大网膜或小肠。股疝容易嵌顿,一旦嵌顿,可迅速发展为绞窄性疝。

在腹外疝中,股疝嵌顿者最多,高达 60%。

四、临床表现

疝块往往不大,常在腹股沟韧带下方卵圆窝处表现为一半球形的突起。平卧回纳内容物后,疝块有时不能完全消失。由于疝囊颈较小,咳嗽冲击感也不明显。一部分患者可在久站或咳嗽时感到患处胀痛,并有可复性肿块。股疝如发生嵌顿,除引起局部明显疼痛外,也常伴较明显的急性机械性肠梗阻。

五、鉴别诊断

需与腹股沟斜疝、脂肪瘤、肿大的淋巴结、大隐静脉曲张结节样膨大、髂腰部结核性脓肿等相鉴别。

六、治疗

股疝容易嵌顿,一旦嵌顿又可迅速发展为绞窄性疝。因此,股疝诊断确定后,应及时手术治疗。最常用的手术是 Mc Vay 修补法。另一方法是在处理疝囊后,在腹股沟韧带下方把腹股沟韧带、腔隙韧带和耻骨肌筋膜缝合在一起,借以关闭股环。也可采用无张力疝修补法或经腹腔镜疝修补术。

第四节 其他腹外疝

一、切口疝

1. **概述** 切口疝是发生在腹壁手术切口处的疝。在常用腹部切口中,最常发生切口疝的是经腹直肌切口,其次为正中切口和旁正中切口。腹部切口疝多见于腹部纵行切口,手术操作不当是导致切口疝的重要原因。其中最主要的是切口感染所致腹壁组织破坏,由此引起的腹部切口疝占50%左右。

2. **临床表现** 腹部切口疝的主要症状是腹壁切口处逐渐膨隆,有肿块出现。肿块通常在站立或用力时更为明显,平卧休息则缩小或消失。较大的切口疝有腹部牵拉感,伴食欲减退、恶心、便秘、腹部隐痛等表现。多数切口疝无完整疝囊,疝内容物常可与腹膜外腹壁组织粘连而成为难复性疝,有时还伴不完全性肠梗阻。切口疝的疝环一般比较宽大,很少发生嵌顿。

3. **治疗原则** 需手术修补。

二、脐疝

1. **概述** 小儿脐疝的发病原因是脐环闭锁不全或脐部瘢痕组织不够坚强,在腹内压增加的情况下(主要为经常啼哭和便秘)发生。成人脐疝为后天性疝,多数是中年经产妇女。

2. **治疗** 2岁之前可采取非手术疗法。原则上,5岁以上儿童的脐疝均应采取手术治疗。成人脐疝应采取手术疗法。

三、白线疝

白线疝是指发生于腹壁正中线(白线)处的疝,绝大多数在脐上,故也称上腹疝。疝块较小而无明显症状者,可不必治疗。症状明显者可行手术。一般只需切除突出的脂肪,缝合白线的缺损。

───── ∘ 经 典 试 题 ∘ ─────

(执)1. 下列哪项不是股疝的常见特点

    A. 多见于中老年妇女　　　　　　　　B. 疝块较小

    C. 疝块呈半球形　　　　　　　　　　D. 咳嗽冲击感明显

    E. 易嵌顿、易绞窄

(研)2. 男,65岁。右腹股沟包块3年,卧位可消失,12小时前突然不能还纳,并出现右下腹痛。查体:T 38℃,P 100次/min,右侧腹股沟4cm×3cm肿块,触痛明显,右下腹有压

痛及肌紧张。正确的治疗措施是

  A. 急行疝修补术

  B. 切除坏死肠管并行高位疝囊结扎术

  C. 切除坏死肠管后疝修补术

  D. 注射止痛剂后手法复位

〔执〕（3~4题共用题干）

  女,51岁。右腹股沟下方包块3年,平卧后可变小,4小时前搬重物后包块突然增大,并出现胀痛,逐渐加重。1小时前出现右下腹阵发性绞痛。查体:表情痛苦,肠鸣音亢进,可闻及气过水声。右腹股沟下方可及3cm×3cm包块,触痛明显,无搏动感,平卧手法还纳未成功。

  3. 如行外科治疗,传统术式中最常用的是

  A. Mc Vay 法　　　　　　　　B. Bassini 法

  C. Halsted 法　　　　　　　　D. Ferguson 法

  E. Shouldice 法

  4. 在处理疝囊后,一般将切断的腹股沟韧带修复后缝合在

  A. 精索后方与腹外斜肌腱膜上　　B. 精索前方与联合腱上

  C. 精索后方与联合腱上　　　　　D. 精索前方与腹外斜肌腱膜上

  E. 耻骨肌筋膜上

〔执〕（5~8题共用备选答案）

  A. 疝内容物易回纳入腹腔

  B. 疝内容物不能完全回纳入腹腔

  C. 疝内容物有动脉性血循环障碍

  D. 疝内容物为部分肠壁

  E. 疝内容物被疝环卡住不能还纳,但无动脉性循环障碍

  5. 绞窄性疝为

  6. 易复性疝为

  7. 嵌顿性疝为

  8. 难复性疝为

【答案与解析】

  1. D

  2. B。解析:患者为老年男性,既往有可复性右腹股沟包块史,提示可能为易复性疝;12小时前出现包块不能还纳,右下腹痛,考虑为嵌顿疝;结合发病时间,触痛明显,出现腹膜刺激征,可能发展为绞窄性疝。绞窄疝因肠坏死而局部有严重感染,应手术切除坏死的肠管,只做单纯疝囊高位结扎,避免施行修补术。故选 B。

  3. A　4. E　5. C　6. A　7. E　8. B

◦ 温 故 知 新 ◦

```
腹外疝
├─ 概述
│   ├─ 发病    临床以腹外疝为多见
│   └─ 病因    主要是腹壁强度降低和腹内压力增高
│
├─ 腹股沟疝
│   ├─ 分类    斜疝、直疝
│   ├─ 腹股沟区解剖概要
│   │   ├─ 腹股沟区解剖层次
│   │   │   ├─ 皮肤、皮下组织和浅筋膜
│   │   │   ├─ 腹外斜肌    腱膜、韧带、腹股沟管浅环
│   │   │   ├─ 腹内斜肌和腹横肌 ┐ 形成腹股沟管深环
│   │   │   └─ 腹膜外脂肪和腹膜壁层 ┘（腹股沟中点上方2cm）
│   │   ├─ 腹股沟管解剖    两口、四壁
│   │   └─ 直疝三角    腹股沟直疝由此突出
│   │
│   ├─ 发病机制    先天性解剖异常、后天性腹壁薄弱或缺损
│   ├─ 临床表现
│   │   ├─ 易复性斜疝、难复性斜疝（包括滑动性斜疝）
│   │   ├─ 嵌顿性疝（Richter疝嵌顿时易被忽略）、绞窄性疝
│   │   └─ 腹股沟直疝
│   ├─ 鉴别诊断    主要是斜疝和直疝的鉴别
│   │
│   ├─ 治疗
│   │   ├─ 非手术治疗    <1岁婴幼儿，年老体弱或伴有其他严重疾病
│   │   └─ 手术治疗
│   │       ├─ 传统的疝修补术
│   │       │   ├─ 疝囊高位结扎术
│   │       │   └─ 加强或修补腹股沟管管壁
│   │       │       ├─ 前壁    Ferguson法
│   │       │       └─ 后壁    Bassini法、Halsted法、Mc Vay法、Shouldice法
│   │       ├─ 无张力疝修补术
│   │       └─ 经腹腔镜疝修补术
│   │
│   └─ 其他疝的处理原则
│       ├─ 嵌顿疝    除部分情况可手法复位外，原则上需紧急手术治疗
│       ├─ 绞窄性疝    原则上应立即手术治疗 ┤ 避免施行修补术
│       └─ 复发性腹股沟疝
│           ├─ 类型    真性复发疝、遗留疝、新发疝
│           └─ 手术的基本要求
│               ├─ 由经验丰富的医师施行
│               └─ 根据术中所见来决定手术步骤及修补方式
│
├─ 股疝
│   ├─ 股管解剖概要    上口（为股环）、下口（为卵圆窝）
│   ├─ 临床特点    在腹股沟韧带下方卵圆窝处表现为一半球形的突起，易嵌顿，发展为绞窄性疝
│   ├─ 鉴别诊断    腹股沟斜疝、脂肪瘤、肿大的淋巴结、大隐静脉曲张结节样膨大、髂腰部结核性脓肿等
│   └─ 治疗    应及时手术，最常用Mc Vay修补法
│
└─ 其他腹外疝
    ├─ 切口疝    切口感染是重要原因，很少发生嵌顿，需手术修补
    ├─ 脐疝
    │   ├─ 儿童    非手术疗法（2岁之前）、手术治疗
    │   └─ 成人    手术治疗
    └─ 白线疝    症状明显者可行手术
```

第三十一章

腹部损伤

第一节 概　述

一、分类及病因（表 3-31-1）

表 3-31-1　腹部损伤的分类及病因

项目	开放性损伤	闭合性损伤
概述	有腹膜破损者为穿透伤（多伴内脏损伤），无腹膜破损者为非穿透伤（可伴内脏损伤）；其中投射物有入口、出口者为贯通伤，有入口无出口者为盲管伤	可能仅局限于腹壁，也可同时兼有内脏损伤。体表无伤口，要确定有无内脏损伤
病因	刀刃、枪弹、弹片等利器	坠落、碰撞、冲击、挤压、拳打脚踢、棍棒等钝性暴力
受损内脏	依次是肝脏、小肠、胃、结肠、大血管等	依次是脾脏、肾脏、小肠、肝脏、肠系膜等

此外，穿刺、内镜、灌肠、刮宫、腹部手术等各种诊疗措施导致的腹部损伤称医源性损伤。

二、临床表现

1. 单纯腹壁损伤　一般症状和体征较轻，可表现为受伤部位疼痛，局限性腹壁肿胀和压痛，有时可见皮下瘀斑。

2. 内脏挫伤　可有腹痛或无明显症状，严重者主要的病理变化是腹腔内出血或腹膜炎。

3. 实质性脏器损伤

（1）如肝、脾、肾等或大血管损伤主要临床表现为腹腔内或腹膜后出血，严重者可发生休克。

（2）腹痛呈持续性，一般不很剧烈，腹膜刺激征不明显。

（3）如果肝破裂伴较大肝内胆管断裂时，可出现明显的腹痛和腹膜刺激征，体征最明显处一般是损伤所在部位。肾脏损伤时可出现血尿。

（4）移动性浊音是腹腔内出血的有力证据，但出血量较大时才会出现，对早期诊断帮助不大。

4. 空腔性脏器破裂

（1）如胃肠道、胆道、膀胱等破裂的主要临床表现是局限性或弥漫性腹膜炎。

（2）除胃肠道症状（恶心、呕吐、便血、呕血等）及稍后出现的全身性感染的表现外，最为突出的是腹膜刺激征，通常，胃液、胆汁、胰液的刺激最强，肠液次之，血液最轻。

（3）伤者可因肠麻痹而出现腹胀，严重时可发生感染性休克。空腔脏器破裂处也可有出血，但出血量一般不大，除非有合并邻近大血管损伤。

三、诊断

腹部闭合性损伤的诊断思路如下。

1. 有无内脏损伤　必须做到详细了解受伤史、重视观察生命体征、全面而有重点的体格检查和必要的实验室检查。考虑有腹内脏器损伤的情况：①早期出现休克，尤其是出血性休克征象。②有持续性甚至进行性加重的腹部疼痛，伴恶心、呕吐等消化道症状。③明显腹膜刺激征。④气腹表现。⑤腹部出现移动性浊音。⑥便血、呕血或尿血。⑦直肠指诊发现前壁有压痛或波动感，或指套染血。

2. 判断何种脏器损伤　①有恶心、呕吐、便血、气腹者多为胃肠道损伤。②有排尿困难、血尿、外阴或会阴部牵涉痛者，提示泌尿系脏器损伤。③有肩部牵涉痛者，多提示上腹部脏器损伤，以肝和脾破裂多见。④有下位肋骨骨折者，注意肝或脾破裂的可能。⑤有骨盆骨折者，提示直肠、膀胱、尿道损伤的可能。

3. 是否存在多发性损伤　可能情况：①腹内某一脏器有多处损伤。②腹内有一个以上脏器受到损伤。③除腹部损伤外，尚有腹部以外的合并损伤。④腹部以外损伤累及腹内脏器。

4. 诊断有困难时的措施

（1）辅助检查

1）诊断性腹腔穿刺术和腹腔灌洗术：阳性率可达 90% 以上，对于判断腹腔内脏有无损伤和哪类脏器损伤有很大帮助。

a. 诊断性腹腔穿刺术：穿刺点最多选在脐和髂前上棘连线的中、外 1/3 交界处或经脐水平线与腋前线相交处。疑有胰腺损伤时可测定其淀粉酶含量。如果抽到不凝血，提示实质性器官破裂所致内出血。抽不到液体并不完全排除内脏损伤的可能性，应继续严密观察，必要时可重复穿刺，或改行腹腔灌洗术。

b. 诊断性腹腔灌洗术检查结果为阳性的情况：①灌洗液含有肉眼可见的血液、胆汁、胃肠内容物或证明是尿液。②显微镜下红细胞计数 $>100 \times 10^9$/L 或白细胞计数 $>0.5 \times 10^9$/L。③淀粉酶 >100 Somogyi 单位。④灌洗液中发现细菌。

2）X 线检查：腹腔游离气体为胃肠道破裂的证据，立位腹部 X 线平片可表现为膈下新月形阴影。腹膜后积气提示腹膜后十二指肠或结直肠穿孔。静脉或逆行肾盂造影可诊断泌尿系损伤。

3）超声检查：主要用于诊断肝、脾、胰、肾等实质脏器的损伤。超声检查可动态观察伤情，但是对空腔脏器损伤的因腔内气体干扰而难以判断，如果空腔脏器周围有积液，可以在超声引导下腹腔穿刺，有助于诊断。

4）CT检查：需搬动患者，因此仅适用于伤情稳定而又需明确诊断者。能清晰地显示实质器官损伤的部位及范围，为选择治疗方案提供重要依据。

5）诊断性腹腔镜检查：可应用于一般状况良好而不能明确有无或何种腹内脏器伤的患者。

6）其他检查：可疑肝、脾、胰、肾、十二指肠等脏器损伤，经上述检查方法未能证实者，选择性血管造影可有一定诊断价值。MRI检查对血管损伤和某些特殊部位的血肿如十二指肠壁间血肿有较高的诊断价值，而磁共振胆胰管成像（MRCP）适用于胆道损伤的诊断。

（2）进行严密观察

内容
- 每15~30分钟　测定一次血压、脉率和呼吸
- 每30分钟　检查一次腹部体征，注意腹膜刺激征程度和范围的改变
- 每30~60分钟　测定一次红细胞数、血红蛋白和血细胞比容
- 必要时　可重复进行诊断性腹腔穿刺或灌洗术、超声等

严密观察

应做到
- 不随便搬动伤者　[以免加重伤情]
- 禁用或慎用止痛剂　[以免掩盖伤情]
- 暂禁食水　[以免有胃肠道穿孔而加重腹腔污染]

处理
- 积极补充血容量，并防治休克
- 应用广谱抗生素以预防或治疗可能存在的腹内感染
- 疑有空腔脏器破裂或有明显腹胀时，应进行胃肠减压

（3）剖腹探查指征：①全身情况有恶化趋势，出现口渴、烦躁、脉率增快，或体温及白细胞计数上升，或红细胞计数进行性下降。②腹痛和腹膜刺激征进行性加重或范围扩大。③肠鸣音逐渐减弱、消失或腹部逐渐膨隆。④膈下有游离气体，肝浊音界缩小或消失，或者出现移动性浊音。⑤积极抗休克后病情未见好转或继续恶化。⑥消化道出血。⑦腹腔穿刺抽出气体、不凝血、胆汁、胃肠内容物等。⑧直肠指诊有明显触痛。

四、处理

1. 穿透性开放损伤和闭合性腹内损伤多需手术。穿透性损伤如伴腹内脏器或组织自腹壁伤口突出，可用消毒碗覆盖保护，勿予强行回纳，以免加重腹腔污染。回纳应在手术室

经麻醉后进行。

2. 已确诊或高度怀疑腹内脏器损伤的处理原则　做好紧急术前准备,力争尽早手术。

（1）首先处理对生命威胁最大的损伤:如腹部以外另有伴发损伤,应全面权衡轻重缓急,如首先处理进展迅速的颅脑外伤。对危重病例,心肺复苏是压倒一切的任务,解除气道梗阻是首要一环;其次要迅速控制大出血、消除开放性气胸或张力性气胸,同时尽快恢复循环血容量、纠正休克等。腹腔内实质性脏器损伤常可发生威胁生命的大出血,故比空腔脏器损伤更紧急。

（2）防治休克:腹腔脏器损伤的伤者易发生休克,故防治休克是救治中的重要环节。

1）休克诊断已明确者,可给予镇静剂或止痛药。

2）已发生休克的腹腔内出血者,要积极抗休克,力争在收缩压回升至 90mmHg 以上后进行手术;若在积极治疗下休克仍未能纠正,提示腹内可能有活动性大出血,应在抗休克的同时迅速剖腹止血。

3）空腔脏器破裂者,休克发生较晚,多属低血容量性休克,应在纠正休克的前提下进行手术治疗;少数因同时伴感染性休克导致休克不易纠正者,也可在抗休克的同时进行手术治疗;对空腔脏器破裂者应当使用足量广谱抗生素。

3. 麻醉　选择气管内插管麻醉。胸部有穿透伤者,麻醉前都应先做病侧胸腔闭式引流。

4. 手术切口　常用腹部正中切口,进腹迅速,创伤和出血较少,能满足彻底探查腹腔内所有部位的需要;根据需要还可向上、向下延长切口,或向侧方添加切口甚至联合开胸。腹部有开放伤时,不宜通过扩大伤口去探查腹腔。

5. 腹腔内出血　开腹后应立即吸出积血,清除凝血块,迅速查明出血来源进行相应处理。腹腔探查顺序的参考点:①根据术前诊断或判断,首先探查受伤的脏器。②凝血块集中处一般即是出血部位。若出血猛烈,危及生命,一时又无法判明来源时,可用手指压迫腹主动脉穿过膈肌处,查明原因再作处理。

6. 无腹腔内大出血时对腹腔脏器的探查

（1）探查顺序:肝、脾等实质性器官→膈肌、胆囊→胃→十二指肠第一段、空肠、回肠、大肠以及其系膜→盆腔脏器→切开胃结肠韧带显露网膜囊,检查胃后壁和胰腺→必要时切开后腹膜,探查十二指肠二、三、四段。

（2）处理顺序:原则上为出血性损伤→空腔器官破裂伤(污染重→污染轻)。

7. 关腹前　应彻底清除腹腔内残留的液体和异物,恢复腹腔内脏器的正常解剖关系。用生理盐水冲洗腹腔,污染严重的部位应反复冲洗;根据需要引流;腹壁切口污染不重者,可分层缝合,污染较重者,可在皮下可放置乳胶片引流,或暂不缝合皮肤和皮下组织,留作延期处理。

第二节　常见内脏损伤的特征和处理

一、脾损伤

1. 发生率

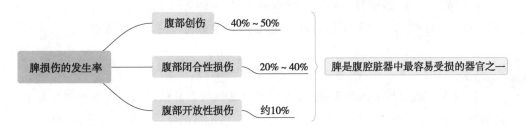

2. 分类

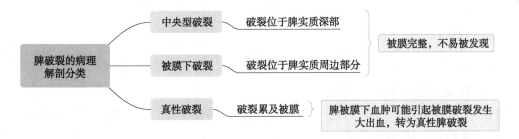

3. 分级（表 3-31-2）

表 3-31-2　脾损伤的分级

级别	内　　容
Ⅰ级	脾被膜下破裂或被膜及实质轻度损伤,手术所见脾裂伤长度≤5.0cm,深度≤1.0cm
Ⅱ级	脾裂伤长度 >5.0cm,深度 >1.0cm,但脾门未累及,或脾段血管受累
Ⅲ级	脾破裂伤及脾门部或脾部分离断,或脾血管受损
Ⅳ级	脾广泛破裂,或脾蒂、脾动静脉主干受损

4. 处理

（1）脾破裂的处理原则是"抢救生命第一,保脾第二"。脾切除术后的患者,主要是婴幼儿,可发生以肺炎球菌为主要病原菌的脾切除后凶险性感染(OPSI),严重者可致死。

（2）具体处理方法

1）非手术治疗:①无休克或容易纠正的一过性休克,脾裂伤比较局限、表浅,无其他腹腔脏器合并伤者,可在严密观察下行非手术治疗。②主要措施为绝对卧床休息至少 1 周,禁食、水,输血补液,应用止血药物和抗生素等。

2)手术治疗:①不符合非手术治疗条件者。②观察中发现继续出血,或有其他脏器损伤,应立即手术。

3)手术探查时,要彻底查明伤情,如果损伤轻(Ⅰ、Ⅱ级损伤),可保留脾,如生物胶粘合止血、物理凝固止血、单纯缝合修补、脾动脉结扎及部分脾切除等;如果损伤严重,如脾中心部破裂等,需迅速施行全脾切除术。

4)在野战条件下,或病理性脾发生的破裂,应行全脾切除术。

5)延迟性脾破裂,一般发生在伤后两周,也有迟至数月以后。一旦发生,应立即手术。

> **ⓘ 提示**
>
> 　　脾被膜下破裂形成的较大血肿,或少数脾真性破裂后被网膜等周围组织包裹形成的局限性血肿,可因轻微外力作用,导致被膜或包裹组织胀破而发生大出血,称延迟性脾破裂。

二、肝损伤

1. 概述

(1)肝损伤在腹部损伤中占 20%~30%。

(2)肝外伤的致伤因素、病理类型和临床表现与脾外伤相似,主要危险因素是失血性休克、胆汁性腹膜炎和继发性感染。

1)肝破裂后,血液有时可通过受伤的胆管进入十二指肠而出现黑便或呕血,称外伤性胆道出血。

2)肝被膜下破裂有转为真性破裂的可能,而中央型肝破裂形成的血肿,可被吸收,也可能形成肝脓肿。

2. 处理

(1)非手术治疗:轻度肝实质裂伤,血流动力学指标稳定,或经补充血容量后保持稳定的伤员,可在严密观察下进行非手术治疗。

(2)手术治疗

1)基本要求:确切止血,彻底清创,消除胆汁溢漏,建立通畅的引流。

2)措施:①暂时控制出血,尽快查明伤情:开腹后发现肝破裂并有大量活动性出血时,立即用手指或橡皮管阻断肝十二指肠韧带暂时控制出血,同时用纱布压迫创面暂时止血,以利探查和处理。②清创缝合术。③肝动脉结扎术:如果裂口内有不易控制的动脉性出血,可考虑行肝动脉结扎术。尽量不结扎肝固有动脉和肝总动脉。④肝切除术。⑤纱布填塞法,非至不得已,应避免采用。

三、胰腺损伤

1. 概述　胰腺损伤占腹部损伤的 1%~2%,多因<u>上腹部外力冲击,强力挤压胰腺于脊柱</u>所致。因此,损伤多发生在胰的颈、体部。

2. 临床表现和诊断

（1）胰腺破损或断裂后,胰液可积聚于网膜囊内而表现为<u>上腹明显压痛和肌紧张</u>,还可因膈肌受刺激而出现肩部疼痛。外渗的胰液经网膜孔或破裂的小网膜进入腹腔,可很快引起<u>弥漫性腹膜炎伴剧烈腹痛</u>。结合致伤原因、受伤部位和临床表现,应考虑胰腺损伤的可能。单纯的胰腺钝性伤,临床表现可不明显,易延误诊断。

（2）<u>血淀粉酶和腹腔穿刺液的淀粉酶升高</u>,对诊断有参考价值。注意,有些胰腺损伤者可无淀粉酶升高。

（3）超声可发现胰腺回声不均和周围积血、积液。CT 或 MRI 检查,能显示胰腺轮廓是否整齐及周围有无积血、积液。

3. 处理

（1）上腹部创伤,高度怀疑或诊断为胰腺损伤,特别有明显腹膜刺激征者,应立即<u>手术探查胰腺</u>。手术原则是彻底止血,控制胰液外漏和充分引流。如有合并伤,同时予以处理。

（2）充分而有效的腹腔及胰周引流是保证手术效果和预防术后并发症（腹水、继发出血、感染和胰瘘）的重要措施。如发现胰瘘,应保证引流通畅,一般可在 4~6 周内自愈。

 提示

胰腺损伤的病情较重,死亡率高达 20% 左右。

四、胃损伤

1. 临床表现

（1）上腹或下胸部的穿透伤常导致胃损伤,且多伴有肝、脾、横膈及胰腺等损伤。

（2）若损伤未波及胃壁全层,可无明显症状;若全层破裂,立即出现剧烈腹痛及腹膜刺激征,肝浊音界消失,膈下有游离气体,胃管引流出血性液体。单纯胃后壁破裂时症状体征不典型,有时不易诊断。

2. 处理

（1）空腹时发生小的胃损伤,腹腔污染程度轻,无明显腹膜炎表现者,可以采取非手术处理,包括禁食、胃肠减压等,同时密切观察病情变化。

（2）损伤较重者,应立即手术探查。

（3）穿透伤者,胃壁可能有破口。边缘整齐的裂口,止血后可直接缝合;边缘有挫伤或失活组织者,需修整后缝合;广泛损伤者,可行胃部分切除术。

五、十二指肠损伤

1. **临床表现** 损伤多见于十二指肠的二、三部。十二指肠损伤如发生在腹腔内部分，胰液和胆汁经破口流入腹腔，在早期就有腹膜炎症状。闭合伤所致的腹膜后十二指肠破裂，早期症状体征多不明显，以下情况应提高警惕：

（1）右上腹或腰部持续性疼痛且进行性加重，可向右肩及右睾丸放散。

（2）右上腹及右腰部有明显的固定压痛。腹部体征相对轻微而全身情况不断恶化；有时可有血性呕吐物。直肠指检有时可在骶前扪及捻发音，提示气体已达到盆腔腹膜后间隙。

（3）血清淀粉酶升高。腹部 X 线平片可见腰大肌轮廓模糊，有时可见腹膜后呈花斑状改变（积气）并逐渐扩展；胃管内注入水溶性碘剂可见外溢；CT 或 MRI 显示腹膜后及右肾前间隙有气泡。

2. **处理** 关键是抗休克和手术处理。治疗十二指肠破裂的任何手术方式，都应附加胃肠道减压。

六、小肠损伤

1. **临床表现** 小肠占据着中、下腹的大部分空间，故受伤的机会比较多。小肠损伤早期即出现明显的腹膜炎。小肠穿孔仅少数患者有气腹，所以如无气腹表现不能否定小肠穿孔的诊断。一部分患者的小肠裂口不大或被堵塞，可能无弥漫性腹膜炎的表现。

2. **处理** 小肠损伤一经诊断，除非条件限制，均需手术治疗。手术方式以简单修补为主。

七、结肠损伤

1. **临床表现** 结肠损伤发生率仅次于小肠，但因结肠内容物液体成分少而细菌含量多，故腹膜炎出现得较晚，但较严重。一部分结肠位于腹膜后，受伤后易漏诊，常导致严重的腹膜后感染。

2. **处理** 除少数裂口小、腹腔污染轻、全身情况良好的患者，可以考虑一期修补或一期切除吻合（尤其是右半结肠）外，大部分患者先采用肠造口术或肠外置术处理，待 3~4 周后患者情况好转时，再行关闭瘘口。对比较严重的损伤一期修复后，可加做近端结肠造口术。

> ⓘ **提示**
>
> 结肠壁薄、血液供应差、含菌量大，故结肠损伤的治疗不同于小肠损伤。

八、直肠损伤

1. 临床表现

（1）直肠上段损伤：损伤在腹膜反折之上，其临床表现与结肠破裂基本相同。

（2）直肠下段损伤：损伤在腹膜反折之下，引起严重的直肠周围间隙感染，无腹膜炎症状，容易延误诊断。

（3）腹膜外直肠损伤：①血液从肛门排出。②会阴部、骶尾部、臀部、大腿部的开放伤口有粪便溢出。③尿液中有粪便残渣。④尿液从肛门排出。

（4）直肠指检：直肠损伤后可发现直肠内有出血，有时还可摸到直肠破裂口。

2. 处理 原则是早期彻底清创，修补直肠破损，行转流性结肠造瘘和直肠周围间隙彻底引流。

（1）直肠上段破裂：应剖腹进行修补，如属毁损性严重损伤，可切除后端端吻合，同时行乙状结肠双腔造瘘术，2~3 个月后闭合造口。

（2）直肠下段破裂：应充分引流直肠周围间隙以防感染扩散，并施行乙状结肠造口术，使粪便改道直至直肠伤口愈合。

九、腹膜后血肿

1. 病因 外伤性腹膜后血肿多系高处坠落、挤压、车祸等所致腹膜后脏器（胰、肾、十二指肠）损伤，或骨盆或下段脊柱骨折和腹膜后血管损伤所引起。

2. 临床表现 除部分伤者可有髂腰部瘀斑（Grey-Turner 征）外，突出的表现是内出血征象、腰背痛和肠麻痹；伴尿路损伤者则常有血尿；血肿进入盆腔者可有里急后重感，并可借直肠指诊触及骶前区伴有波动感的隆起；有时血液可流至腹腔内。超声或 CT 检查可帮助诊断。

3. 处理 在治疗方面，除积极防治休克和感染外，多数需行剖腹探查。感染是腹膜后血肿最重要的并发症。

第三节 损伤控制的外科理念

一、病理生理

严重腹部损伤的患者的病理生理特征是低体温、代谢性酸中毒和凝血障碍三联症。低温对机体凝血过程的各个环节都有不良影响，大量输血、输液的稀释反应引起血小板和凝血因子减少，与低体温和酸中毒呈协同作用，加剧凝血障碍。这一恶性循环呈螺旋式恶化，最终导致机体生理耗竭，难以耐受手术创伤的二次打击。此时如施行创伤大的复杂手术，虽然手术可能获得成功，但将加重机体的生理紊乱，增加复苏的难度。

二、治疗

包括三个阶段：简单的剖腹手术；ICU 科综合治疗；确定性手术。

○ 经 典 试 题 ○

〔研〕（1~3题共用题干）

男，24岁。背重物时突然晕倒2小时入院，查体：P 120次/min，R 30次/min，BP 80/60mmHg，神清，面色苍白，腹胀，全腹轻度压痛及反跳痛，移动性浊音阳性，肠鸣音消失，左下胸有皮肤瘀斑痕迹。1周前因车祸撞击左下胸部，曾卧床休息2天。

1. 为进一步明确诊断，急诊首选的检查是

A. CT   B. 超声   C. MRI   D. 腹部X线

2. 该患者最可能的诊断是

A. 脾破裂   B. 肝破裂

C. 肠系膜血管破裂   D. 腹膜后血肿

3. 该患者手术探查的顺序是

A. 先探查胰腺，后探查肝脾   B. 先探查肝脾，后探查肠道

C. 先探查盆腔器官，后探查肝脾   D. 最先探查肠系膜根部大血管

【答案】

1. B   2. A   3. B

○ 温 故 知 新 ○

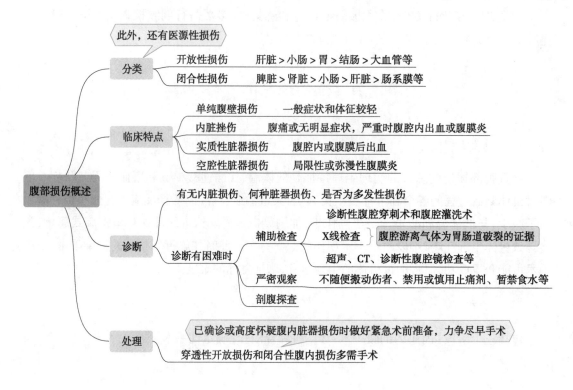

脾损伤
- 分类　　中央型、被膜下、真性破裂
- 分级　　Ⅰ~Ⅳ级
- 处理原则　"抢救生命第一,保脾第二"
- 治疗　　非手术治疗、手术治疗 } 延迟性脾破裂一旦发生,应立即手术

肝损伤
- 非手术治疗
- 手术治疗
  - 基本要求　确切止血,彻底清创,消除胆汁溢漏,建立通畅的引流
  - 措施
    - 暂时控制出血,尽快查明伤情
    - 清创缝合术、肝动脉结扎术、肝切除术、纱布填塞法

胰腺损伤
- 常见原因　上腹部外力冲击,强力挤压胰腺于脊柱
- 手术原则　彻底止血,控制胰液外漏和充分引流

胃损伤
- 损伤轻者　禁食、胃肠减压,观察病情变化
- 损伤较重者　立即手术探查

十二指肠损伤
- 部位　　多见于十二指肠的二、三部
- X线腹部平片　腰大肌轮廓模糊,有时可见腹膜后呈花斑状改变(积气)并逐渐扩展
- 关键　　抗休克和手术处理

小肠损伤　早期即出现明显的腹膜炎,一般均需手术治疗

结肠损伤　腹膜炎出现较晚,但较严重;大部分患者先行肠造口术或肠外置术处理,3~4周后关闭瘘口

直肠损伤
- 直肠上段破裂　剖腹修补,如属毁损性严重损伤,可切除后端端吻合,行乙状结肠双腔造瘘术,2~3个月后闭合造口
- 直肠下段破裂　引流直肠周围间隙,施行乙状结肠造口术

腹膜后血肿　积极防治休克和感染,多数需行剖腹探查

常见腹部内脏损伤

第三十二章

急性化脓性腹膜炎

第一节　急性弥漫性腹膜炎

一、解剖生理概要

腹膜分为相互连续的壁腹膜和脏腹膜两部分,两者之间的潜在间隙即腹膜腔,是人体最大的体腔(表 3-32-1)。腹膜表面是一层排列规则的扁平间皮细胞。腹膜的面积几乎与全身皮肤面积相等,约为 $1.5m^2$。

表 3-32-1　壁腹膜和脏腹膜

项目	壁腹膜	脏腹膜
神经支配	主要为体神经(肋间神经和腰神经的分支)	自主神经(来自交感神经和迷走神经末梢)
敏感刺激	各种刺激	牵拉、胃肠腔内压力增加或炎症、压迫等
产生的痛觉	定位准确	常为钝痛,定位不准确

二、病因

1. 继发性腹膜炎

(1)病因:①腹腔空腔脏器穿孔、外伤引起的腹壁或内脏破裂,是最常见的原因。②腹腔内脏器炎症扩散,常见,如急性胆囊炎等。③其他如腹部手术中的腹腔污染,胃肠道、胆管、胰腺吻合口渗漏,腹前、后壁的严重感染。

(2)常见致病菌:主要是胃肠道内的常驻菌群,以大肠埃希菌最为多见,其次为厌氧拟杆菌、链球菌、变形杆菌等。一般是混合性感染,故毒性较强。

2. 原发性腹膜炎(自发性腹膜炎)

(1)致病菌:多为溶血性链球菌(脓液稀薄,无臭味)、肺炎双球菌或大肠埃希菌。

(2)细菌进入腹腔的途径:包括血行播散(婴幼儿的原发性腹膜炎多属此类)、上行性感染、直接扩散、透壁性感染。

三、病理生理

1. 胃肠内容物和细菌进入腹腔后,腹膜充血、水肿并失去光泽。相继产生大量清亮浆液性渗出液,以稀释腹腔内的毒素,并出现大量的巨噬细胞、中性粒细胞,加以坏死组织、细菌和凝固的纤维蛋白,使渗出液变混浊而成为脓液。以大肠埃希菌为主的脓液呈黄绿色,常与其他致病菌混合感染而变得稠厚,并有粪便的特殊臭味。

2. 腹膜炎的结局,取决于:①患者全身的和腹膜局部的防御能力。②污染细菌的性质、数量和时间。病变损害轻,可发展为局限性腹膜炎。渗出物逐渐被吸收,炎症消散,自行修复而痊愈。若局限部位化脓,积聚于膈下、髂窝、肠袢间、盆腔,则可形成局限性脓肿。

3. 腹膜炎治愈后,腹腔内多留有粘连,大多数粘连无不良后果。部分粘连可造成粘连性肠梗阻。

四、临床表现

1. 症状　常见有腹痛(最主要)、恶心、呕吐、体温升高、脉搏加快以及感染中毒症状。

> **提示**
> 急性弥漫性腹膜炎时,年老体弱者的体温可不升高。脉搏快、体温反而下降,是病情恶化的征象之一。

2. 腹部体征

(1)腹胀,腹式呼吸减弱或消失。

(2)腹部压痛、腹肌紧张和反跳痛(即腹膜刺激征)是腹膜炎的典型体征,尤以原发病灶所在部位最为明显。腹胀加重是病情恶化的重要标志。胃肠或胆囊穿孔可引起强烈的腹肌紧张,甚至呈"木板样"强直。

(3)腹部叩诊因胃肠胀气而呈鼓音。胃十二指肠穿孔时,肝浊音界缩小或消失。腹腔内积液较多时可叩出移动性浊音。听诊肠鸣音减弱,肠麻痹时肠鸣音可能完全消失。

> **提示**
> 急性弥漫性腹膜炎时,幼儿、老人或极度衰弱的患者腹肌紧张可不明显,易被忽视。

(4)直肠指检:直肠前窝饱满及触痛,表明盆腔已有感染或形成盆腔脓肿。

五、辅助检查

1. 实验室检查　白细胞计数和中性粒细胞计数比例增高。病情险恶或机体反应能力低下的患者,白细胞计数不增高,仅中性粒细胞比例增高,可见中毒颗粒。

2. 立位腹部 X 线平片　小肠普遍胀气并有多个小气液平面是肠麻痹征象。胃肠穿孔时多可见膈下游离气体。

3. 超声检查　可显示腹腔内有不等量的液体,但不能鉴别液体的性质。超声引导下腹腔穿刺抽液或腹腔灌洗可帮助诊断。

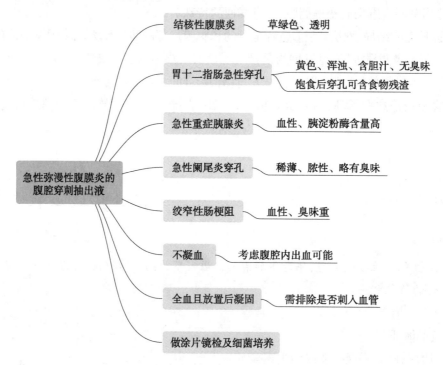

4. CT 检查　对诊断腹腔内实质性脏器病变帮助较大,如急性胰腺炎,并有助于确定腹腔内液体量。

5. 直肠指检　发现直肠前窝饱满及触痛,表明已形成盆腔脓肿。可经肛门直肠前穿刺抽液有助诊断。已婚女性患者可做经阴道(超声)检查或经后穹窿穿刺检查。

六、诊断

根据病史、典型体征及辅助检查等一般可诊断腹膜炎,腹腔镜探查术有助于明确原发病。

七、治疗

1. 非手术治疗　适用于病情较轻,或病程较长 >24 小时,且腹部体征逐渐减轻者,或伴有严重心肺等脏器疾病不能耐受手术者。

(1)体位:一般取半卧位,可促使腹腔渗出液流向盆腔,减少吸收并减轻中毒症状;有利于局限和引流;可促使腹内脏器下移,腹肌松弛,减轻因腹胀挤压膈肌而影响呼吸和循环。

（2）禁食、胃肠减压：可减少消化道内容物继续流入腹腔，减轻胃肠内积气，改善胃壁的血运，有利于炎症的局限和吸收，促进胃肠道恢复蠕动。

（3）纠正水、电解质紊乱。

（4）抗生素：继发性腹膜炎大多为混合感染，致病菌主要为大肠埃希菌、肠球菌和厌氧菌。第三代头孢菌素足以杀死大肠埃希菌而无耐药性。抗生素治疗不能替代手术，有些病例只有手术才可治愈。

（5）补充热量和营养支持：急性腹膜炎的代谢率约为正常人的140%。长期不能进食的患者应尽早给予肠外营养；手术时已做空肠造口者，肠管功能恢复后可给予肠内营养。

（6）镇静、止痛、吸氧：诊断不清或需进行观察的患者，暂不能用止痛剂。

2. 手术治疗

（1）适应证

1）经上述非手术治疗 6~8 小时后（一般不超过 12 小时），腹膜炎症状及体征不缓解反而加重者。

2）腹腔内原发病严重，如胃肠道穿孔或胆囊坏疽等导致的腹膜炎。

3）腹腔内炎症较重，有大量积液，出现严重的肠麻痹或中毒症状，尤其是有休克表现者。

4）腹膜炎病因不明确，且无局限趋势者。

（2）麻醉方法：多选用全身麻醉或硬膜外麻醉，个别休克危重患者也可用局部麻醉。

（3）原发病的处理：手术切口应根据原发病变的脏器所在的部位而定。如不能确定原发病变源于哪个脏器，则以右旁正中切口为好，开腹后可向上下延长。如曾做过腹部手术，可经原切口或在其附近作切口。

（4）彻底清洁腹腔：开腹后立即用吸引器吸净腹腔内的脓液及渗出液，清除食物残渣、粪便和异物等。可用甲硝唑、生理盐水冲洗腹腔至清洁。关腹前一般不在腹腔内应用抗生素，以免造成严重粘连。

（5）充分引流

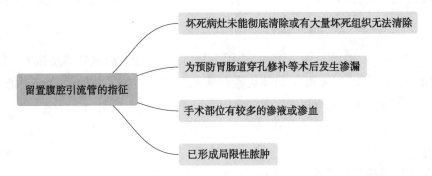

（6）术后处理：继续禁食、胃肠减压、补液、应用抗生素、营养支持治疗，保证引流管通畅。

急性化脓性腹膜炎是外科最常见的急腹症,继发性化脓性腹膜炎是最常见的腹膜炎。

第二节 腹 腔 脓 肿

一、膈下脓肿

1. 病理 患者平卧时膈下部位最低,急性腹膜炎时腹腔内的脓液易积聚此处。细菌亦可由门静脉和淋巴系统到达膈下。脓肿的位置与原发病有关,如十二指肠溃疡穿孔时脓液常积聚在右膈下;胃穿孔时脓肿常发生在左膈下。

2. 临床表现 ①全身症状,如发热、乏力、衰弱、盗汗、厌食、消瘦。②局部症状,如脓肿部位持续性钝痛,深呼吸时加重,呃逆、胸膜反应、胸腔积液、肺不张。③有季肋区叩痛,局部皮肤凹陷性水肿,肝浊音界扩大。患侧胸部下方呼吸音减弱或消失。

3. 诊断 急性腹膜炎或腹腔内脏器的感染性病变治疗过程中,或腹部手术数日后出现发热、腹痛者,均应想到本病,并做进一步检查(表3-32-2)。

表 3-32-2 膈下脓肿的常用检查

检查项目	特 点
血常规	白细胞计数升高,中性粒细胞比例增高
X 线	①透视见病侧膈肌升高,随呼吸活动受限或消失,肋膈角模糊、积液 ②X线平片显示胸膜反应、胸腔积液、肺下叶不张;膈下占位阴影。左膈下脓肿可见胃底受压
超声或 CT	对膈下脓肿的诊断及鉴别诊断帮助很大,可在超声指导下穿刺、抽脓、冲洗脓腔、注入抗生素

4. 治疗 ①经皮穿刺置管引流术,适用于与体壁靠近的、局限性单房脓肿。②切开引流术,适用于肝右叶上、肝右叶下间隙位置靠前及左膈下间隙靠前的脓肿。③加强支持治疗,包括补液、输血、营养支持和抗生素的应用。

经皮穿刺置管引流术已成为膈下脓肿治疗的主要方法。

二、盆腔脓肿

1. 临床表现　①急性腹膜炎治疗过程中,如阑尾穿孔或结直肠手术后,<u>出现体温升高、典型的直肠或膀胱刺激症状,如里急后重、大便频而量少、有黏液便、尿频、排尿困难等</u>,应想到本病的可能。②腹部检查多无阳性发现。③直肠指检可发现肛管括约肌松弛,在直肠前壁可触及向直肠腔内膨出、有触痛、有时有波动感的肿物。④已婚女患者可进行阴道检查,以协助诊断。如是盆腔炎性肿块或脓肿,还可经后穹窿穿刺,有助于诊断和治疗。

2. 辅助检查　常用下腹部超声及经直肠或阴道超声检查,必要时行 CT 检查。

3. 治疗　盆腔脓肿较小或尚未形成时,可采用非手术治疗。应用抗生素,辅以腹部热敷、温热盐水灌肠及物理透热等疗法。脓肿较大者须手术治疗。已婚女患者可经后穹窿穿刺后切开引流。

三、肠间脓肿

1. 概述　肠间脓肿是指脓液被包裹在肠管、肠系膜与网膜之间的脓肿。

2. 治疗　肠间脓肿可应用抗生素、物理透热及全身支持治疗。非手术治疗无效或发生肠梗阻者,应考虑剖腹探查解除梗阻,清除脓液并行引流术。如超声或 CT 检查提示脓肿较局限且为单房,并与腹壁贴靠,也可采用超声引导下经皮穿刺置管引流术。

第三节　腹腔间隔室综合征

一、概述

正常人腹内压接近大气压,为 5~7mmHg,或受生理因素如咳嗽、肥胖等影响有所波动。腹内压≥12mmHg 为腹腔高压,腹内压≥20mmHg 伴有与腹腔高压有关的器官功能衰竭为腹腔间隔室综合征(ACS)。ACS 的病理生理,见图 3-32-1。

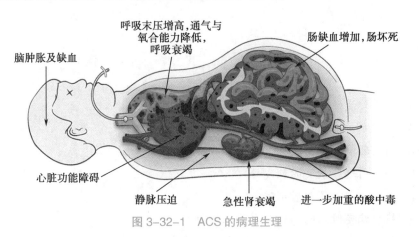

图 3-32-1　ACS 的病理生理

二、病因

1. **腹壁因素** 腹部深度烧伤焦痂对腹腔的压迫、腹壁的缺血和水肿、巨大腹壁疝修补术后勉强关腹等所导致腹壁顺应性降低。

2. **腹腔因素** 主要是腹腔内容量的增加,如腹腔内大出血、器官严重水肿、胃肠扩张等。需要大量液体复苏如大面积烧伤、重症胰腺炎、出血性休克等患者,均可能出现腹内压增高。

三、临床表现

患者胸闷气短,呼吸困难,心率加快。腹部膨隆,张力高可伴有腹痛、肠鸣音减弱或消失等。ACS 早期即可有高碳酸血症($PaCO_2$ >50mmHg)和少尿(每小时尿量 <0.5ml/kg)。后期出现无尿、氮质血症、呼吸功能衰竭及低心排血量综合征。

四、诊断

1. 临床怀疑 ACS 者应常规监测腹腔压力。膀胱测压是诊断 ACS 最常用的方法,可间接反映腹内压的水平。

2. 影像学检查在 ACS 诊断中有重要意义,表现为腹腔大量积液,圆腹征;肠壁增厚,肠系膜广泛肿胀、模糊;腹腔器官间隙闭合;肾脏受压或移位,肾动、静脉及下腔静脉狭窄。

五、治疗

1. **非手术治疗** ①应给予积极的综合治疗,包括科学的液体复苏,利尿脱水,机械辅助正压通气,减轻全身炎症反应,改善器官功能状态,促进胃肠道排空,合理的营养支持等。②经皮穿刺引流腹水是创伤小且有效的治疗方法,可在超声或 CT 引导下多点穿刺,并置管持续引流。

2. **手术治疗** 非手术治疗无效,腹内压持续 >25mmHg 且威胁生命时,应施行腹腔开放术。

————◦ 经 典 试 题 ◦————

(执)1. 急性弥漫性腹膜炎手术治疗的步骤不包括

    A. 关腹前均在腹腔内用抗生素控制感染

    B. 用生理盐水冲洗腹腔至清洁

    C. 寻找引起腹膜炎的原发灶

    D. 术后一般放置腹腔引流

    E. 根据病变脏器的部位确定手术切口

（研）2. 男，33岁。因急性穿孔性阑尾炎伴局限性腹膜炎，行阑尾切除术后5天，体温38℃以上，白细胞计数 $18 \times 10^9/L$，腹痛、腹胀，大便3~5次/d，伴下坠感。应考虑是

A. 盆腔脓肿
B. 并发肠炎或痢疾
C. 并发膈下脓肿
D. 切口感染

【答案与解析】

1. A。解析：急性弥漫性腹膜炎手术治疗时，关腹前一般不在腹腔内应用抗生素，以免造成严重粘连。故选A。

2. A。解析：患者为阑尾切除术后5天，主要表现为发热、白细胞计数增高、腹痛、腹胀、大便次数增多、伴下坠感等直肠刺激症状，首先考虑是盆腔脓肿。切口感染常表现为切口处痛、局部红、肿、热和压痛等。肠炎或痢疾常有大便性状改变。故选A。

◦ 温 故 知 新 ◦

急性化脓性腹膜炎
├─ 急性弥漫性腹膜炎
│　├─ 病因
│　│　├─ 继发性　　大肠埃希菌最多见，一般是混合性感染
│　│　└─ 原发性　　多为溶血性链球菌、肺炎双球菌或大肠埃希菌
│　├─ 病理生理
│　│　├─ 腹膜浆液性渗出→脓性渗出液
│　│　└─ 结局　　局限性腹膜炎、局限性脓肿、痊愈，部分可遗留粘连性肠梗阻
│　├─ 临床表现
│　│　├─ 症状　　腹痛、恶心、呕吐、体温升高、脉搏加快以及感染中毒症状　〔腹痛是最主要的症状〕
│　│　└─ 体征　　腹胀，腹式呼吸减弱或消失，腹膜刺激征（典型），腹部叩诊鼓音等　〔腹胀加重是病情恶化的重要标志〕
│　├─ 辅助检查　　实验室检查、立位腹平片、超声、CT、腹腔穿刺抽液或腹腔灌洗、直肠指检
│　└─ 治疗
│　　　├─ 非手术治疗
│　　　│　├─ 适用于病情较轻或病程＞24小时且腹部体征逐渐减轻者，或伴严重脏器疾病不能耐受手术者
│　　　│　└─ 半卧位，禁食、胃肠减压，纠正水、电解质紊乱，应用抗生素，补充热量和营养支持，镇静、止痛、吸氧
│　　　└─ 手术治疗　　注意适应证等
├─ 腹腔脓肿
│　├─ 膈下脓肿　　经皮穿刺置管引流术（主要方法）、切开引流术、支持治疗
│　├─ 盆腔脓肿
│　│　├─ 较小或尚未形成　　可行非手术治疗
│　│　└─ 较大　　须手术治疗
│　└─ 肠间脓肿　　非手术治疗、手术治疗
└─ 腹腔间隔室综合征
　　├─ 临床特点　　腹内压≥20mmHg伴有与腹腔高压有关的器官功能衰竭
　　├─ 诊断　　监测腹腔压力（最常用膀胱测压）、影像学检查
　　└─ 治疗　　综合治疗、经皮穿刺引流腹水、腹腔开放术

第三十三章

胃十二指肠疾病

第一节　解剖生理概要

一、胃的解剖

1. 胃的位置和分区　胃位于上腹部,介于食管和十二指肠之间。胃与食管结合部称为贲门,与十二指肠结合部称为幽门。介于贲门与幽门间的胃右侧称为胃小弯,左侧为胃大弯。胃自上而下依次为贲门胃底区、胃体区和胃窦幽门区(图3-33-1)。幽门前静脉是区分幽门与十二指肠的标志。

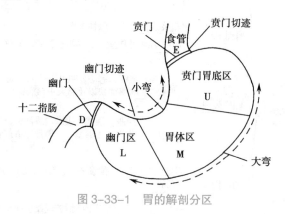

图 3-33-1　胃的解剖分区

2. 胃的韧带　包括胃膈韧带、肝胃韧带、脾胃韧带、胰胃韧带和胃结肠韧带。
3. 胃的血管
（1）动脉（图3-33-2）

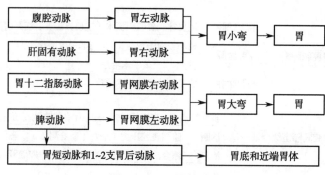

图 3-33-2　胃的动脉

（2）胃的静脉：胃的静脉汇入门静脉系统，与同名动脉伴行。胃左静脉（即冠状静脉）→门静脉/脾静脉，胃右静脉→门静脉，胃网膜右静脉→肠系膜上静脉，胃网膜左静脉和胃短静脉→脾静脉。

4. 胃的淋巴引流（表 3-33-1）

表 3-33-1　胃的淋巴引流

分群	主要引流
腹腔淋巴结群	胃小弯上部淋巴液
幽门上淋巴结群	胃小弯下部淋巴液
幽门下淋巴结群	胃大弯下部淋巴液
胰脾淋巴结群	胃大弯上部淋巴液

5. 胃的神经

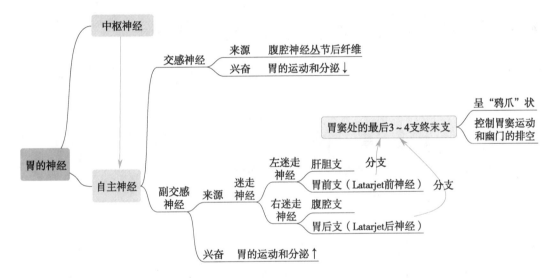

6. 胃壁结构　胃壁由外向内依次为浆膜层、肌层、黏膜下层和黏膜层。黏膜层含有大量胃腺，主要分布在胃底和胃体。胃腺的主要分泌细胞，见表 3-33-2。

表 3-33-2　胃腺的主要分泌细胞

名　　称	功　　能
壁细胞	主要分泌盐酸和抗贫血因子，是维持胃 pH 的主要分泌细胞
主细胞	分泌胃蛋白酶原和凝乳酶原
黏液细胞	主要分泌含碱性因子的黏液
G 细胞	分泌胃泌素
D 细胞	分泌生长抑素
嗜银细胞和其他内分泌细胞	分泌组胺、5- 羟色胺和其他多肽类激素

二、胃的生理

1. 胃的运动　胃的运动包括容纳、研磨和输送功能。胃排空的速度与食物的性质和量有关,也受神经和内分泌激素的调节。

2. 胃液分泌　胃液的主要成分为胃酸、酶、黏液、电解质和水。壁细胞分泌盐酸,非壁细胞分泌的成分略偏碱性,钠是主要的阳离子。

三、十二指肠的解剖和生理

1. 十二指肠介于胃和空肠之间,起于胃幽门,止于十二指肠悬韧带,长约 25cm,呈 C 形环绕胰腺头部,是小肠中最为固定的部分。

2. 十二指肠由近至远分为球部(是十二指肠溃疡的好发部位)、降部、水平部、升部四部分。

第二节　胃十二指肠溃疡的外科治疗

一、胃十二指肠溃疡分型(表 3-33-3)

表 3-33-3　胃十二指肠溃疡分型

分型	发生率	部位	胃酸分泌
Ⅰ	50%~60%	胃小弯角切迹附近	低
Ⅱ	20%	胃溃疡合并十二指肠溃疡	高
Ⅲ	20%	幽门管或幽门前	高
Ⅳ	5%	胃上 1/3 或贲门周围	低

二、急性胃十二指肠溃疡穿孔

1. 病因和病理　十二指肠溃疡穿孔多发生在球部前壁,胃溃疡穿孔多见于胃小弯。溃疡穿孔后酸性的胃内容物流入腹腔,引起化学性腹膜炎。6~8 小时后逐渐形成化脓性腹膜炎。腹膜受到刺激产生剧烈腹痛和渗出。常见病菌为大肠埃希菌、链球菌。胃十二指肠后壁溃疡穿孔,可形成慢性穿透性溃疡。

2. 临床表现

(1)病史:多有溃疡病史,部分患者有服用阿司匹林等非甾体抗炎药或皮质激素病史。

(2)诱发因素:患者在穿孔前常有溃疡症状加重或过度疲劳、精神紧张等。

(3)症状:突发上腹部剧痛,呈"刀割样",腹痛迅速波及全腹。患者面色苍白、出冷汗。

常伴恶心、呕吐。严重时可伴血压下降。

（4）体征：表情痛苦，取屈曲体位，不敢移动。腹式呼吸减弱或消失，全腹压痛，但以穿孔处最重。腹肌紧张呈"板状腹"，反跳痛明显。肠鸣音减弱或消失。叩诊肝浊音界缩小或消失，可闻及移动性浊音。

（5）辅助检查：血常规示白细胞计数升高，立位X线检查膈下可见新月状游离气体影。

3. 诊断与鉴别诊断　既往有溃疡病史，突发上腹部刀割样剧痛，加上典型的"板状腹"腹部体征和X线检查的膈下游离气体，可诊断。鉴别诊断需要除外急性胆囊炎、急性胰腺炎和急性阑尾炎。

> ⓘ **提示**
>
> 高龄、体弱以及空腹小穿孔患者的临床表现和腹部体征可以表现不典型，注意询问病史和体格检查。

4. 外科治疗　急性胃十二指肠溃疡穿孔的主要术式是穿孔缝合术，术后仍需正规的抗溃疡药物治疗。彻底性的手术可选择胃大部切除术，它可以一次性解决穿孔和溃疡两个问题。迷走神经切断术已很少应用。

三、胃十二指肠溃疡大出血

1. 病因和病理　溃疡基底因炎症腐蚀血管，导致破裂出血。通常多为动脉性出血。十二指肠溃疡出血多位于球部后壁，胃溃疡出血多位于小弯。

2. 临床表现　与出血量及出血速度有关。

（1）出血量少者可仅有黑便。出血量大且速度快者可伴呕血，且色泽红。便血色泽可由黑色转呈紫色，便血前有头晕，眼前发黑，心慌、乏力。如出血更甚者可出现晕厥和休克症状。短期内出血 >800ml，可出现烦躁不安、脉搏细速、呼吸急促、四肢湿冷。

（2）出血时患者通常无明显腹部体征。由于肠腔内积血，使肠鸣音增强。

（3）红细胞计数、血红蛋白值和血细胞比容的连续检测可帮助评估出血量和速度。

3. 诊断与鉴别诊断

（1）溃疡性出血主要需与胃底食管静脉曲张破裂（常有肝硬化病史、面色灰暗、蜘蛛痣等）、胃癌和应激性溃疡（多有重度感染、创伤、使用激素、非甾体抗炎药等病因）引起的出血鉴别。

（2）胃镜检查可明确出血部位和原因。选择性动脉造影也可用于明确出血部位。

4. 治疗

（1）补充血容量：快速输入平衡盐溶液补充容量，同时进行输血配型试验。观察生命体征，维持良好的呼吸和肾脏功能。

（2）放置胃管：吸出残血，冲洗胃腔，直至胃液变清，以便观察后续出血情况。也可经胃管注入 200ml 含 8mg 去甲肾上腺素的生理盐水溶液,并夹管约 30 分钟。

（3）药物治疗:凝血酶、H_2 受体拮抗药或质子泵抑制剂、生长抑素类制剂。

（4）胃镜治疗:可通过电凝、喷洒止血粉、上血管夹等措施止血。

（5）手术治疗

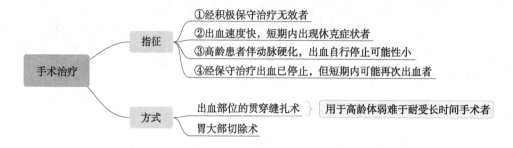

四、胃十二指肠溃疡瘢痕幽门梗阻

1. 病因和病理　溃疡引起幽门梗阻的原因有痉挛、水肿和瘢痕,通常三者同时存在。在溃疡瘢痕尚未狭窄到足以影响胃的流出道时,待痉挛和炎症水肿消退后,症状是可逆的。但当瘢痕引致严重狭窄时,则需手术介入。

2. 临床表现　主要表现为腹痛和反复呕吐。

（1）初期:上腹部胀和不适,阵发性上腹部痛,同时伴嗳气、恶心。

（2）随症状加重:腹痛和呕吐,呕吐物为宿食,有腐败酸臭味,不含胆汁。出现脱水时,可见皮肤干燥、皱缩、弹性降低,眼眶凹陷;尿量减少,尿液浓缩,色泽变深。上腹部可见胃型,晃动上腹部可闻"振水声"。

3. 诊断　根据长期的溃疡病史和典型的表现,多可确定诊断。放置胃管可吸出大量胃液,含宿食和腐败酸臭味。

4. 鉴别诊断

（1）水肿性幽门梗阻:可在水肿消退后通过正规的消化性溃疡药物治疗,避免手术。主要鉴别方法就是行胃肠减压,高渗盐水洗胃,补充水和电解质,维持酸碱平衡和营养等保守措施,观察患者症状能否缓解。

（2）胃、十二指肠降部或胰头部的肿瘤:通过内镜或 CT、磁共振可明确这类肿块性病变。

5. 治疗

（1）保守治疗:放置胃管,进行胃减压和引流。高渗温盐水洗胃,以减轻胃壁水肿。同时补充液体、电解质,维持酸碱平衡和营养。

（2）手术治疗:如保守治疗症状未能缓解,可考虑手术治疗。手术目的是解除梗阻、消除病因,因此首选胃大部切除术。

提示

瘢痕性幽门梗阻是手术治疗的绝对适应证。

五、手术方式与注意事项

1. 穿孔缝合术　适用于胃或十二指肠溃疡急性穿孔。胃十二指肠溃疡穿孔多采用腹腔镜方式进行，仅部分合并出血或腹腔污染严重的患者仍需开放手术。

2. 胃大部切除术　主要术式是远端胃大部切除术，主要包括胃组织的切除和重建胃肠连续性。

（1）手术适应证：胃十二指肠溃疡保守治疗无效或者并发穿孔、出血、幽门梗阻、癌变者。

（2）胃切除的范围：①应切除远端 2/3~3/4 胃组织并包括幽门、近胃侧部分十二指肠球部。②胃大部切除术的胃切断线的解剖标志是小弯侧胃左动脉第一降支至大弯侧胃网膜左动脉的最下第一个垂直分支的连线，按此连线可切除 60% 的远端胃组织。

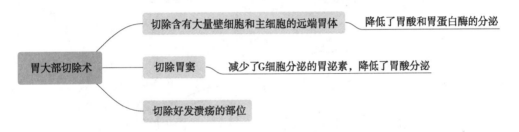

（3）重建胃肠连续性

1）毕（Billroth）Ⅰ式（图3-33-3）：指将胃与十二指肠吻合。它比较符合原来的生理状况，但要注意吻合口不得有张力。如果吻合前判断有张力，应选择毕Ⅱ式或 Roux-en-Y 式。

2）毕（Billroth）Ⅱ式：是将十二指肠断端缝闭，胃和空肠吻合，又分为结肠前和结肠后方式。常用的手术见表3-33-4、图3-33-4。

吻合口径一般为 3~4cm，过大易发生倾倒综合征，过小影响胃排空。Treitz 韧带到吻合口的空肠袢长度，一般结肠前方式为 8~10cm，结肠后方式为 6~8cm。胃和空肠吻合时，近端空肠置于胃小弯侧抑或大弯侧，但应高于远端空肠。

3）胃空肠 Roux-en-Y 术式：是胃大部切除后，十二指肠断端关闭，取 Treitz 韧带以远 10~15cm 空肠横断，远断端与残胃吻合，近断端与距前胃肠吻合口 45~60cm 的远断端空肠行端侧吻合。此术式可防止胆胰液流入残胃招致的反流性胃炎。

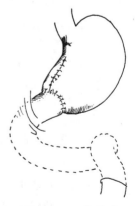

图 3-33-3　毕Ⅰ式胃大部切除术

表 3-33-4 常用的毕 Ⅱ 式胃大部切除术

术式	方法
霍氏（Hoffmeister）法	结肠后，部分胃断端与空肠吻合，输入段对小弯侧
波氏（Polya）法	结肠后，全部胃断端与空肠吻合，输入段对小弯侧
莫氏（Moynihan）法	结肠前，全部胃断端与空肠吻合，输入段对大弯侧
艾氏（V. Eiselsberg）法	结肠前，部分胃断端与空肠吻合，输入段对小弯侧

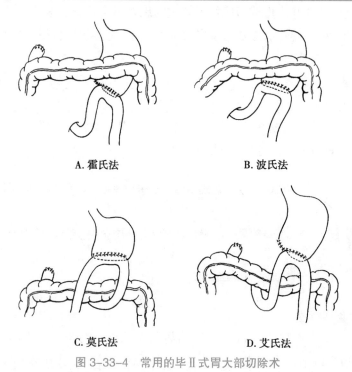

A. 霍氏法　　　　　　　　　　B. 波氏法

C. 莫氏法　　　　　　　　　　D. 艾氏法

图 3-33-4 常用的毕 Ⅱ 式胃大部切除术

六、术后并发症

1. 术后早期并发症

（1）术后出血（表 3-33-5）

表 3-33-5 胃十二指肠溃疡术后出血

	胃肠道腔内出血	腹腔内出血
原因	包括胃或十二指肠残端出血、吻合口出血等	多为胃周围结扎血管或网膜血管结扎线松脱出血
特点	可通过内镜检查明确出血部位，通过喷洒止血粉、上血管夹等止血；如果出血无明显缓解应再次手术止血	可通过腹腔穿刺抽得不凝血或腹腔引流管引流液性状明确诊断

（2）术后胃瘫

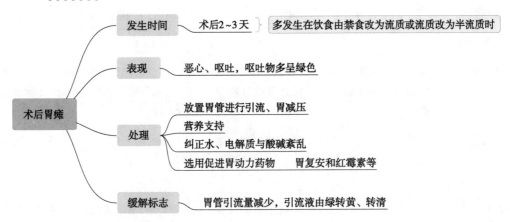

（3）术后胃肠壁缺血坏死、吻合口破裂或漏：发现胃肠壁坏死应立即禁食，放置胃管进行胃肠减压，并严密观察。一旦发生坏死穿孔，出现腹膜炎体征应立即手术探查并进行相应处理。

（4）十二指肠残端破裂：①见于十二指肠残端处理不当或毕Ⅱ式输入袢梗阻。②患者上腹部剧烈疼痛，伴发热。腹部检查有腹膜刺激体征，腹腔穿刺可得腹腔液含胆汁。③一旦确诊立即手术。

（5）术后肠梗阻：多见于毕Ⅱ式吻合。

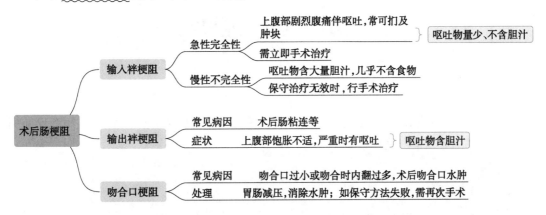

2. 术后远期并发症

（1）倾倒综合征（表3-33-6）：指胃大部切除术后，由于失去了幽门的节制功能，导致胃内容物排空过快的临床症状。

（2）碱性反流性胃炎：表现为胸骨后或上腹部烧灼痛，呕吐物含胆汁，体重下降。一般抑酸剂无效。多采用保护胃黏膜、抑酸、调节胃动力等综合措施。

（3）溃疡复发：因胃大部切除术未能切除足够胃组织或迷走神经切断不完全导致。应先进行溃疡的正规保守治疗，如出现并发症则选用适当的处置方法。

（4）营养性并发症：常出现上腹部饱胀、贫血、消瘦等症状。治疗应采取调节饮食，少食多餐，选用高蛋白、低脂肪饮食，补充维生素、铁剂和微量元素。

表 3-33-6　倾倒综合征

鉴别要点	早期倾倒综合征	晚期倾倒综合征
发生时间	进食后 0.5 小时	进食后 2~4 小时
病理机制	可能与高渗性胃内容物快速进入肠道导致肠道内分泌细胞大量分泌血管活性物质有关	食物进入肠道后刺激胰岛素大量分泌,继而导致反应性低血糖(又称低血糖综合征)
临床表现	心悸、出冷汗、乏力、面色苍白等短暂血容量不足的相应表现,并伴恶心和呕吐、腹部绞痛和腹泻	头晕、面色苍白、出冷汗、乏力,脉搏细数
治疗	调整饮食,少食多餐,避免过甜的高渗食品。症状重者可采用生长抑素治疗。手术宜慎重	饮食调整,减缓碳水化合物的吸收,严重病例可采用皮下注射生长抑素

（5）残胃癌:因良性疾病行胃大部切除术后 5 年以上,残胃出现原发癌称为残胃癌。可能与残胃黏膜萎缩有关。临床症状为进食后饱胀伴贫血、体重下降。胃镜检查可确定诊断。

第三节　胃癌及其他胃肿瘤

一、胃癌

1. 病因　发病与地域环境、饮食生活因素、幽门螺杆菌（HP）感染、慢性疾病和癌前病变、遗传和基因等因素有关。

2. 病理

（1）大体类型

1）早期胃癌:指病变仅限于黏膜或黏膜下层,不论病灶大小或有无淋巴结转移。癌灶直径 <10mm 称小胃癌,癌灶直径 <5mm 为微小胃癌。分型见表 3-33-7。

表 3-33-7　早期胃癌分型

分型	病 理 特 点
Ⅰ型（隆起型）	癌灶突向胃腔
Ⅱ型（表浅型）	癌灶比较平坦,没有明显的隆起与凹陷。又分为三个亚型,即Ⅱa 浅表隆起型、Ⅱb 浅表平坦型和Ⅱc 浅表凹陷型
Ⅲ型（凹陷型）	表现为较深的溃疡

2）进展期胃癌：癌组织浸润深度超过黏膜下层的胃癌。分型见表 3-33-8。

表 3-33-8 进展期胃癌的分型

分型	病理特点
Ⅰ型（息肉型，也叫肿块型）	为边界清楚突入胃腔的块状癌灶
Ⅱ型（溃疡局限型）	为边界清楚并略隆起的溃疡状癌灶
Ⅲ型（溃疡浸润型）	为边界模糊不清的溃疡，癌灶向周围浸润
Ⅳ型（弥漫浸润型）	癌肿沿胃壁各层全周性浸润生长，边界不清。若全胃受累胃腔缩窄、胃壁僵硬如革囊状，称皮革胃，恶性度极高，发生转移早

胃癌好发部位以胃窦部为主，约占一半，其次是胃底贲门部约占 1/3，胃体较少。

（2）世界卫生组织（WHO）2000 年将胃癌分为：①腺癌（肠型和弥漫型），占绝大多数。②乳头状腺癌。③管状腺癌。④黏液腺癌。⑤印戒细胞癌。⑥腺鳞癌。⑦鳞状细胞癌。⑧小细胞癌。⑨未分化癌。⑩其他。

（3）胃癌的扩散与转移

1）直接浸润。

2）淋巴转移：是主要转移途径。淋巴结转移通常是循序渐进，即先由原发部位经淋巴网向胃周淋巴结转移（1~6 组），继之癌细胞随支配胃的血管，沿血管周围淋巴结向心性转移，并可向更远重要血管周围转移（7~16 组）（表 3-33-9）。但有时也可发生跳跃式淋巴转移，终末期胃癌可经胸导管向左锁骨上淋巴结转移，或经肝圆韧带转移至脐部。

表 3-33-9 胃的淋巴结分组

分组	名称	分组	名称
第 1 组	贲门右	第 10 组	脾门
第 2 组	贲门左	第 11 组	脾动脉旁（脾动脉近侧为 11p，脾动脉远侧为 11d）
第 3 组	胃小弯		
第 4 组	胃大弯	第 12 组	肝十二指肠韧带（沿肝动脉为 12a，沿门静脉为 12p）
第 5 组	幽门上		
第 6 组	幽门下	第 13 组	胰头后
第 7 组	胃左动脉旁	第 14 组	肠系膜上血管旁（肠系膜上静脉旁为 14v，肠系膜上动脉旁为 14a）
第 8 组	肝总动脉旁（动脉前方表示为 8a，动脉后方表示为 8p）		
		第 15 组	结肠中血管旁
第 9 组	腹腔动脉旁	第 16 组	腹主动脉旁

3）血行转移：常转移至肝（多见）、肺、胰、骨骼等。

4）腹膜种植转移：直肠前凹的转移癌，直肠指检可以发现。女性患者胃癌可形成卵巢转移性肿瘤，称 Krukenberg 瘤。癌细胞腹膜广泛播散时，可出现大量癌性腹水。

（4）临床病理分期：胃癌的 TNM 分期，分期的病理依据主要是肿瘤浸润深度、淋巴结以及远处转移情况（表 3-33-10）。

表 3-33-10　胃癌的 TNM 分期

T	原发肿瘤浸润胃壁的深度	N	局部淋巴结的转移情况
T_1	肿瘤侵及固有层、黏膜肌层或黏膜下层	N_0	无淋巴结转移
T_2	肿瘤浸润至固有肌层	N_1	1~2 个区域淋巴结转移
T_3	肿瘤穿透浆膜下结缔组织而未侵犯脏腹膜或邻近结构	N_2	3~6 个区域淋巴结转移
		N_3	7 个以上区域淋巴结转移
T_{4a}	肿瘤侵犯浆膜	M	肿瘤远处转移的情况
		M_0	无远处转移
T_{4b}	肿瘤侵犯邻近组织或脏器	M_1	有远处转移

3. 临床表现

（1）早期胃癌多数患者无明显症状，有时出现上腹部不适、进食后饱胀恶心等非特异性的上消化道症状，胃窦癌常出现类似十二指肠溃疡的症状。随病情发展，患者出现上腹疼痛加重，食欲下降、乏力、消瘦，体重减轻。肿瘤的部位不同，也有其特殊表现，如贲门胃底癌可有胸骨后疼痛和进食梗阻感。

（2）早期患者多无明显体征，晚期患者可触及上腹部质硬、固定的肿块，锁骨上淋巴结肿大、直肠前凹扪及肿块、贫血、腹水、黄疸、营养不良甚至恶病质等表现。

4. 诊断

（1）为提高早期胃癌诊断率，应对以下人群定期检查：①40 岁以上，既往无胃病史而出现上述消化道症状者，或已有溃疡病史但症状和疼痛规律明显改变者。②有胃癌家族病史者。③有胃癌前期病变者，如萎缩性胃炎、胃溃疡、胃息肉、胃大部切除病史者。④有原因不明的消化道慢性失血或短期内体重明显减轻者。

（2）常用的辅助检查：①电子胃镜检查，是诊断胃癌的最有效方法。②X 线钡剂检查，X 线征象主要有龛影、充盈缺损、胃壁僵硬、胃腔狭窄、黏膜皱襞的改变等。同时，钡剂检查对胃上部癌是否侵犯食管有诊断价值。③CT 检查，螺旋增强 CT 是手术前判断肿瘤 N 分期和 M 分期的首选方法。④肿瘤标志物检查等。

5. 治疗

（1）早期胃癌的内镜下治疗

1）直径 <2cm 的无溃疡表现的分化型黏膜内癌，可在内镜下行胃黏膜切除术（EMR）

或内镜下黏膜下剥离术（ESD）。

2）对于肿瘤浸润深度达到黏膜下层、无法完整切除和可能存在淋巴结转移的早期胃癌，原则上应采用标准的外科根治性手术。

（2）根治性手术治疗：目前公认的胃癌根治手术的标准术式是 D₂淋巴结清扫的胃切除术。胃切断线要求距肿瘤边缘至少 5cm，保证切缘无肿瘤残留。

（3）姑息性手术：指原发灶无法切除，针对由于胃癌导致的梗阻、穿孔、出血等并发症状而做的手术，如胃切除术、胃空肠吻合术、空肠造口、穿孔修补术等。

（4）化学治疗：适用于不可切除或术后复发的患者，也可用于胃癌根治术后的辅助治疗。早期胃癌根治术后原则上不必辅助化疗；进展期胃癌根治术后均需化疗。

（5）放疗：胃癌对放疗的敏感度较低，较少采用，可用于缓解癌肿的局部疼痛症状。

（6）免疫治疗：包括非特异生物反应调节剂、细胞因子以及过继性免疫治疗等的临床应用。

（7）靶向治疗：包括曲妥珠单抗（抗 HER2 抗体）、贝伐珠单抗（抗 VEGFR 抗体）和西妥昔单抗（抗 EGFR 抗体），在晚期胃癌的治疗有一定的效果。

> ⓘ 提示
>
> 　　胃癌的治疗策略是以外科手术为主要方式的综合治疗。部分早期胃癌可内镜下切除。

二、胃淋巴瘤

1. 概述　原发性胃淋巴瘤是结外型淋巴瘤中最常见者，占胃恶性肿瘤的 3%~5%，仅次于胃癌而居第二位。近年发现幽门螺杆菌感染与胃的黏膜相关淋巴样组织（MALT）淋巴瘤发病密切相关，几乎所有胃淋巴瘤患者的胃黏膜上均可发现幽门螺杆菌（HP）存在。

2. 病理　95% 以上的胃原发性恶性淋巴瘤为非霍奇金淋巴瘤，组织学类型以 B 淋巴细胞为主。病变以胃远端 2/3 后壁、小弯侧多发。恶性淋巴瘤以淋巴转移为主。

3. 临床表现　早期症状无特异性，最常见的症状为上腹痛，可伴恶心、呕吐、体重下降、消化道出血、贫血等表现。部分患者上腹部可触及肿块，少数患者可有不规则发热。

4. 诊断

（1）X 线钡剂检查：可见胃窦后壁或小弯侧面积较大的浅表溃疡，胃黏膜多个大小不等的充盈缺损，胃壁不规则增厚，肿块虽大仍可见蠕动通过病变处是其特征。

（2）胃镜检查：黏膜隆起、溃疡、粗大肥厚的皱襞呈卵石样改变、黏膜下多发结节或肿块等；胃恶性淋巴瘤多向黏膜下层浸润生长。

（3）内镜超声（EUS）：可判断淋巴瘤浸润胃壁深度与淋巴结转移情况，结合胃镜检查可显著提高诊断率。

（4）CT 检查：可见胃壁增厚，并了解肝脾有无侵犯、纵隔与腹腔淋巴结的情况，有助于排除继发性胃淋巴瘤。

5. 治疗　早期低度恶性胃黏膜相关淋巴瘤的可采用抗幽门螺杆菌治疗。抗生素治疗无效的病例可能存在潜在的高度恶性的病灶，可选择放疗、化疗（常用 CHOP 方案）。手术治疗胃淋巴瘤有助于准确判断临床病理分期，病变局限的早期患者可获根治机会。姑息性切除也可减瘤，结合术后化疗而提高疗效、改善预后。

三、胃肠道间质瘤（GIST）

1. 病理　GIST 是消化道最常见的间叶源性肿瘤，胃为好发部位。呈膨胀性生长，可向黏膜下或浆膜下浸润形成球形或分叶状的肿块。肿瘤可单发或多发，直径从 1cm 到 20cm 以上不等，质地坚韧，境界清楚，表面呈结节状。瘤体生长较大可造成瘤体内出血、坏死及囊性变，并在黏膜表面形成溃疡导致消化道出血。

2. 临床表现

（1）瘤体小时症状不明显，可有上腹部不适；瘤体较大可扪及腹部肿块。肿瘤浸润到胃肠道腔内常有消化道出血表现。

（2）小肠的间质瘤易发生肠梗阻；十二指肠间质瘤可压迫胆总管引起梗阻性黄疸。

> ⓘ 提示
>
> GIST 的症状与肿瘤的部位、大小和生长方式有关。

3. 诊断

（1）钡剂造影：胃局部黏膜隆起，呈凸向腔内的类圆形充盈缺损。

（2）胃镜检查：可见黏膜下肿块，顶端可有中心溃疡。

（3）超声内镜检查：可明确肿物的来源。

（4）CT、MRI 扫描：有助于发现胃腔外生长的结节状肿块以及有无肿瘤转移。

（5）组织标本：镜下可见多数梭形细胞，免疫组织化学检测显示 CD117 和 / 或 DOG-1 过度表达，有助于病理学最终确诊。GIST 应视为具有恶性潜能的肿瘤。

4. 治疗

（1）手术治疗：首选。手术争取彻底完整切除，术中应避免肿瘤破裂。不必常规进行淋巴结清扫。

（2）甲磺酸伊马替尼：属于酪氨酸激酶抑制剂，可抑制 c-kit 活性，治疗不能切除或术后复发转移的 GIST 有效率在 50% 左右。中高危险度的 GIST 术后予甲磺酸伊马替尼可控制术后复发，改善预后，也可以用于术前辅助治疗，以提高手术切除率。

四、胃的良性肿瘤

1. 分类

（1）黏膜上皮样肿瘤：主要有胃腺瘤和腺瘤性息肉，多见于胃窦部。

（2）间叶组织良性肿瘤：主要有平滑肌瘤、纤维瘤、脂肪瘤、血管瘤、神经纤维瘤等。最常见的为平滑肌瘤，多见于胃体和胃窦部。

2. 临床表现　①上腹部不适、饱胀感或腹痛。②上消化道出血。③腹部肿块。④位于贲门或幽门的肿瘤可引起不全梗阻等。

3. 诊断　X 线钡剂检查、胃镜、超声及 CT 检查等有助于诊断。

4. 治疗　手术切除是胃良性肿瘤的主要治疗方法。

第四节　先天性肥厚性幽门狭窄

一、病因

先天性肥厚性幽门狭窄是新生儿期幽门肥大增厚而致的幽门机械性梗阻，是新生儿器质性呕吐最常见的原因之一。可能与幽门肌层中肌间神经丛缺如、血中胃泌素水平增高以及幽门肌持续处于紧张状态有关。

二、临床表现

1. 呕吐　吸乳后几分钟发生呕吐，呕吐物为不含胆汁的胃内容物，最初是回奶，接着发展为喷射状呕吐，呕吐的频率和强度呈进行性加重。

2. 典型体征　上腹部见有胃蠕动波，剑突与脐之间触到橄榄状的肥厚幽门。

3. 其他　可有脱水、低钾性碱中毒，体重减轻和营养不良。

 提示

先天性肥厚性幽门狭窄多在出生后 1~3 周内出现典型的表现。

三、诊断

1. 确诊　根据患儿典型的喷射状呕吐，胃蠕动波，扪及幽门肿块，即可确诊。

2. 辅助检查

（1）超声检查：幽门肌层厚度≥4mm、幽门管长度≥16mm、幽门管直径≥14mm，提示本病。

（2）X 线钡剂：胃扩张、蠕动增强、幽门管腔细长、幽门口呈"鸟喙状"，通过受阻、胃排空延缓。

四、治疗

主要方法是幽门环肌切开术。手术前需纠正脱水及电解质紊乱,营养不良者给予静脉营养,改善全身情况。

第五节　十二指肠憩室

一、临床表现

1. 75% 的憩室位于十二指肠乳头周围 2cm 范围内,故有乳头旁憩室之称。

2. 绝大多数十二指肠憩室无临床症状,仅 5% 的患者出现症状。表现为上腹疼痛、恶心、嗳气、在饱食后加重等。

3. 并发憩室炎时有中上腹或脐部疼痛,可放射至右上腹或后背,伴恶心、发热、白细胞计数增加,体检有时可有上腹压痛。

4. 十二指肠降部憩室穿孔至腹膜后可引起腹膜后严重感染。

5. 乳头附近的憩室可并发胆道感染、胆石症、梗阻性黄疸和胰腺炎而出现相应的症状。

二、诊断

1. X 线钡剂检查　特别是低张性十二指肠造影,可见圆形或椭圆形腔外光滑的充盈区,立位可见憩室内呈气体、液体及钡剂三层影。

2. 电子十二指肠镜检查　可判断憩室的部位、大小。

3. 超声与 CT 检查　可发现位于胰腺实质内的十二指肠憩室。

三、治疗

无症状的憩室无需治疗。如确认症状由憩室引起,可采用调节饮食、抗炎、抗酸、解痉等治疗。手术适应证:①憩室穿孔合并腹膜炎。②憩室大出血、憩室内异物形成。③因憩室引发胆管炎、胰腺炎。④内科治疗无效,确有憩室症状者。

第六节　十二指肠淤滞症

一、概述

十二指肠淤滞症是十二指肠水平部受肠系膜上动脉压迫导致的肠腔梗阻,也称为良性十二指肠淤滞症,或肠系膜上动脉综合征。

二、临床表现

1. 症状　多呈间歇性反复发作,表现为十二指肠通过障碍。呕吐是主要症状,常在餐后 2~3 小时或夜间出现,呕吐物为含胆汁的胃内容物,常伴上腹饱胀不适、腹痛等。症状可通过改变体位而减轻,如取左侧卧位、俯卧位、胸膝位,是该综合征的特征。缓解期仅有食欲缺乏等非特异性消化道症状。长期反复发作者可出现消瘦、营养不良、贫血和水电解质代谢紊乱。

2. 体征　上腹饱满可有胃型和蠕动波,无明显腹部压痛,肠鸣音正常,胃肠减压可引出大量胃液。

三、诊断

1. 有反复发作呕吐胆汁与胃内容物的患者,特别是体位改变后症状减轻的患者,应考虑本病。

2. X 线钡剂为首选诊断方法,特征性表现有:①近端十二指肠及胃扩张,有明显的十二指肠逆蠕动。②钡剂在十二指肠水平部脊柱中线处中断,有整齐的类似笔杆压迫的斜行切迹("笔杆征"),钡剂通过受阻。③钡剂在 2~4 小时内不能从十二指肠排空。④侧卧或俯卧时钡剂可迅速通过十二指肠水平部进入空肠。

3. 超声检查和 CT 检查。

四、治疗

一般先采用非手术治疗。发作期间休息、禁食、胃肠减压、维持水电解质平衡和营养支持。缓解期宜少量多餐,以易消化食物为主,餐后侧卧或俯卧位可预防发作。非手术治疗无效可采用手术治疗。

———◦ 经 典 试 题 ◦———

(研) 1. 应用高选择性迷走神经切断术治疗十二指肠溃疡病,手术时注意保留

　　A. 迷走神经的前后干

　　B. 肝支

　　C. 腹腔支

　　D. 分布到胃窦的"鸦爪"支

(执) 2. 属于胃十二指肠溃疡手术后早期并发症的是

　　A. 术后胃瘫

　　B. 营养性并发症

　　C. 早期倾倒综合征

D. 残胃癌

E. 碱性反流性胃炎

〔研〕3. 男,57 岁。胃窦部溃疡直径 1.5cm,内科治疗 8 周无效,应采取的手术方式是

A. 毕Ⅰ式胃大部切除术

B. 毕Ⅱ式胃大部切除术

C. 选择性迷走神经切断术

D. 高选择性迷走神经切断术

〔执〕4. 女,56 岁。下腹不适、腹胀半年,发现腹部包块 1 个月。3 年前行胃癌根治术,病理为胃窦部腺癌。妇科检查:外阴、阴道正常,宫颈光,萎缩,子宫正常大小,双侧附件区各触及一个约 8cm×6cm×5cm 大小的椭圆形包块,移动性浊音(－)。最可能的诊断是

A. 库肯勃瘤

B. 卵巢上皮性癌

C. 卵巢纤维瘤

D. 卵巢无性细胞瘤

E. 卵巢畸胎瘤

〔研〕(5~6 题共用备选答案)

A. 癌组织侵入黏膜下层并有淋巴结转移

B. 癌组织侵入胃壁肌层,有淋巴结转移

C. 癌组织侵出浆膜,无淋巴结转移

D. 皮革胃

5. 属于早期胃癌的是

6. 预后最差的是

【答案与解析】

1. D　2. A　3. A

4. A。解析:库肯勃瘤为经典的种植性转移肿瘤,为胃肠道癌经腹膜种植转移到卵巢所致。患者为中老年女性,既往有胃癌病史,主要表现为下腹不适、腹胀、腹部包块,查体可见双附件区有椭圆形包块,考虑库肯勃瘤的可能性大。卵巢上皮性癌、卵巢纤维瘤、卵巢无性细胞瘤、卵巢畸胎瘤都为卵巢原发性肿瘤,且一般常累及单侧卵巢。故选 A。

5. A　6. D

温故知新

解剖生理概要
- **胃**
  - 分区　贲门胃底区、胃体区和胃窦幽门区
  - 神经支配
    - 中枢神经
    - 自主神经　交感（胃的运动和分泌↓）、副交感（胃的运动和分泌↑）
  - 胃壁结构　由外向内依次为浆膜层、肌层、黏膜下层和黏膜层
- **十二指肠**　呈C形环绕胰腺头部，由近至远分为球部（好发溃疡）、降部、水平部、升部

胃十二指肠溃疡的外科治疗
- **溃疡穿孔**
  - 常见部位
    - 十二指肠溃疡　球部前壁
    - 胃溃疡　胃小弯
  - 临床表现
    - 多有溃疡病史、诱发因素（过度疲劳等）
    - 突发上腹部剧痛，呈"刀割样"，迅速波及全腹；面色苍白、出冷汗，常伴恶心、呕吐等
    - 屈曲体位，全腹压痛，但以穿孔处最重，呈"板状腹"，肝浊音界缩小或消失等
  - 立位X线检查　膈下可见新月状游离气体影
  - 治疗　主要术式是穿孔缝合术，彻底性的手术可选择胃大部切除术
- **溃疡大出血**
  - 常见部位
    - 十二指肠溃疡　球部后壁
    - 胃溃疡　胃小弯
  - 临床表现　与出血量及出血速度有关　| 出血时常无明显腹部体征，可有肠鸣音增强 |
  - 治疗
    - 补充血容量、放置胃管、药物及胃镜治疗
    - 手术治疗　出血部位的贯穿缝扎术、胃大部切除术
- **溃疡瘢痕幽门梗阻**
  - 病因　痉挛、水肿和瘢痕　| 瘢痕引致严重狭窄时，需手术 |
  - 临床表现　主要为腹痛和反复呕吐　| 呕吐物为宿食，有腐败酸臭味 |
  - 治疗　保守治疗、手术治疗（首选胃大部切除术）
- **手术方式**
  - 穿孔缝合术
  - 胃大部切除术
    - 手术适应证　胃十二指肠溃疡保守治疗无效或者并发穿孔、出血、幽门梗阻、癌变者
    - 重建胃肠连续性
      - 毕Ⅰ式　符合原来的生理状况
      - 毕Ⅱ式　吻合口径一般为3~4cm
      - 胃空肠Roux-en-Y术式　可防止胆胰液流入残胃招致的反流性胃炎
- **术后并发症**
  - 早期　术后出血，术后胃瘫，胃肠壁缺血坏死、吻合口破裂或漏，十二指肠残端破裂，术后肠梗阻
  - 远期　倾倒综合征、碱性反流性胃炎、溃疡复发、营养性并发症、残胃癌

病因　地域环境、饮食生活因素、HP感染、慢性疾病和癌前病变、遗传和基因等

大体类型
- 早期胃癌　病变仅限于黏膜或黏膜下层，不论病灶大小或有无淋巴结转移
- 进展期胃癌　癌组织浸润深度超过黏膜下层

WHO分类　腺癌最多见

扩散与转移
- 直接浸润
- 淋巴转移　常是循序渐进，可发生跳跃式转移 ⎫ 主要途径
- 血行转移　常转移至肝（多见）、肺、胰、骨骼等
- 腹膜种植转移　女性卵巢转移性肿瘤，称Krukenberg瘤

TNM分期法

胃癌 — 病理

临床表现
- 早期　有时可见上腹部不适，进食后饱胀、恶心等
- 晚期　食欲下降、乏力、消瘦，体重减轻等
  - 上腹部质硬、固定的肿块，锁骨上淋巴结肿大，贫血、腹水、黄疸、营养不良等

诊断　电子胃镜检查是诊断胃癌的最有效方法

治疗　内镜下治疗（早期）、根治性手术治疗、姑息性手术治疗、放疗、化疗、免疫治疗和靶向治疗

胃癌及其他胃肿瘤

胃淋巴瘤
- 病理　95%以上的原发性恶性淋巴瘤为非霍奇金淋巴瘤，组织学类型以B淋巴细胞为主
  - 以淋巴转移为主
- 治疗　抗幽门螺杆菌治疗、放疗、化疗（常用CHOP方案）、手术治疗（病变局限的早期患者可获根治机会）

胃肠道间质瘤
- 特征　是最常见的间叶源性肿瘤，具有恶性潜能
- 治疗　手术（首选）、甲磺酸伊马替尼

胃的良性肿瘤　治疗以手术切除为主

先天性肥厚性幽门狭窄
- 临床表现
  - 喷射状呕吐，查体见胃蠕动波，扪及幽门肿块 ⎫ 多在出生后1~3周内出现
  - 脱水、低钾性碱中毒，体重减轻和营养不良
- 诊断　超声检查、X线钡剂（幽门口呈"鸟喙状"等）
- 治疗　主要是幽门环肌切开术

胃十二指肠其他疾病

十二指肠憩室
- 无症状的憩室　不须治疗
- 症状由憩室引起　调节饮食、抗炎、抗酸、解痉等
- 手术治疗　注意手术适应证

十二指肠淤滞症
- 特征　反复发作，呕吐含胆汁的胃内容物，体位改变症状减轻
- 辅助检查　首选X线钡剂
- 治疗　非手术治疗、手术治疗

第三十四章

小 肠 疾 病

第一节 肠感染性疾病

一、肠结核

1. 定义 肠结核是结核分枝杆菌侵犯肠管所引起的慢性特异性感染。

2. 感染途径

（1）原发性肠结核：较少见，为结核分枝杆菌直接感染肠道引起。

（2）继发性肠结核：多见，其最常见的原发病变是肺结核，开放性肺结核患者常咽下含有结核分枝杆菌的痰液而引起继发性肠结核。

（3）粟粒性结核：结核分枝杆菌可通过血行播散而引起全身性结核感染（包括肠结核）。

（4）盆腔结核、肾结核等：结核病灶可直接蔓延至肠道。

3. 病理 肠结核主要发生在回盲部及远端回肠。

（1）溃疡型肠结核：溃疡多呈环形，其长轴与肠腔长轴垂直。病变开始于肠壁淋巴集结，继而融合并发生干酪样坏死，破溃后形成溃疡，溃疡修复时可致肠腔狭窄。

（2）增生型肠结核：在黏膜下层大量结核性肉芽肿形成和纤维组织增生，黏膜隆起呈假性息肉样变，可有浅小溃疡。由于肠壁增厚和变硬，以及与周围组织粘连，易导致肠腔狭窄和梗阻。

4. 临床表现

（1）全身症状：低热、盗汗、乏力、消瘦、食欲减退等。

（2）溃疡型肠结核：主要症状为慢性腹部隐痛，偶有阵发性绞痛，以右下腹和脐周为著，常有进食后加剧，排便后减轻。腹泻，腹泻和便秘交替出现。病变侵犯结肠者，可有黏液便和脓液便。检查右下腹有轻度压痛。

（3）增生型肠结核及肠管环形瘢痕狭窄的溃疡型肠结核：主要表现为低位不完全性肠梗阻，腹部可见肠型，肠鸣音高亢，右下腹常可触及固定、较硬且有压痛的肿块。发生慢性肠穿孔时常形成腹腔局限脓肿，脓肿穿破腹壁便形成肠外瘘。

5. 诊断 ①血象、红细胞沉降率（ESR，简称血沉）、胸部 X 线平片。②X 线钡剂或钡剂灌肠检查。③纤维结肠镜检查,可发现结肠乃至回肠末端的病变,并可做活组织检查。

6. 治疗

（1）肠结核以内科治疗为主,当伴外科并发症时才考虑手术治疗。除急诊情况外,手术前原则上应先进行一段抗结核治疗和支持疗法。

（2）手术适应证:①病变穿孔形成局限性脓肿或肠瘘。②溃疡型病变伴瘢痕形成或增生型病变导致肠梗阻。③不能控制的肠道出血。④病变游离穿孔合并急性腹膜炎。③④较少见。

二、肠伤寒穿孔

1. 病因和病理　伤寒病由沙门菌属伤寒杆菌所引起,经口进入肠道,在发病的第 2 周开始发生坏死,形成溃疡。溃疡的长轴与肠的长轴平行,当肠腔压力增高时可急性穿孔。穿孔后立即形成急性弥漫性腹膜炎。

2. 临床表现和诊断

（1）症状:伤寒病患者,突然发生右下腹痛,短时间内扩散至全腹,伴有呕吐、腹胀。

（2）体征:检查有明显腹部压痛、肠鸣音消失等腹膜炎征象。

（3）辅助检查:①X 线检查发现腹腔游离气体。②伤寒患者本应是相对缓脉、白细胞计数下降、体温高,穿孔后反有脉搏增快,白细胞计数增加,体温下降;腹腔穿刺可抽到脓液。③取血做伤寒菌培养和肥达试验可进一步明确诊断。

3. 治疗　伤寒肠穿孔确诊后应及时手术治疗。

第二节　肠炎性疾病

一、急性出血性肠炎

1. 病理　病变主要在空肠或回肠,常呈节段性,严重时可融合成片。肠管扩张,肠腔内充满暗红色血性液体和坏死物质,肠壁充血水肿、炎性细胞浸润、广泛出血、坏死和溃疡形成,甚至穿孔。腹腔内可有混浊或血性渗液。

2. 临床表现　主要为急性腹痛、腹胀、呕吐、腹泻、便血及全身中毒症状。腹痛呈阵发性绞痛或持续性疼痛伴阵发性加剧,随之有腹泻,多为血水样便或果酱样腥臭便。有发热、恶心、呕吐,少数患者腹痛不明显而以血便为主要症状。当肠坏死或穿孔时,可有明显的腹膜炎征象,严重时出现中毒性休克。

3. 鉴别诊断　需与肠套叠、克罗恩病、中毒性菌痢或急性肠梗阻等相鉴别。

4. 治疗

（1）非手术治疗：①禁食,胃肠减压。②维持内环境平衡,纠正水、电解质与酸碱紊乱。③应用广谱抗生素和甲硝唑。④防治脓毒血症和中毒性休克。⑤应用静脉营养。

（2）手术适应证：①有明显腹膜炎表现,或腹腔穿刺有脓性或血性渗液,怀疑有肠坏死或穿孔。②不能控制的肠道大出血。③有肠梗阻表现,经非手术治疗不能缓解。

> **提示**
>
> 血便是急性出血性肠炎最主要的症状。

二、克罗恩病

1. 病理

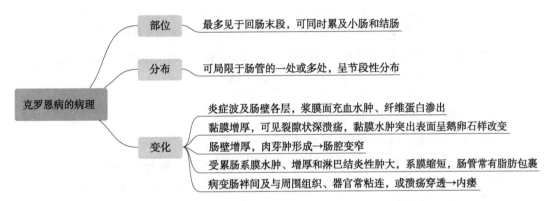

2. **临床表现**　起病常较缓慢,病史较长。常见腹泻、腹痛、体重下降,可见黏液血便。腹痛常位于右下腹或脐周,一般为痉挛性痛,常伴局部轻压痛。当有慢性溃疡穿透、肠内瘘和粘连形成时,可出现腹内肿块。部分患者出现肠梗阻症状,但多为不完全性。部分患者以肛周病变为首诊症状。

3. 诊断与鉴别诊断

（1）诊断需结合临床表现、内镜、病理组织学、影像学和临床生化检查等来综合判断。

（2）克罗恩病应与肠结核、白塞病、肠道淋巴瘤和溃疡性结肠炎等鉴别。少数患者需与急性阑尾炎相鉴别。

4. 治疗

（1）一般采用内科治疗。

（2）手术适应证：肠狭窄梗阻、腹腔脓肿、肠瘘、游离性肠穿孔、不可控制的肠道出血、癌肿形成、肛周病变,内科治疗无效,儿童生长发育迟缓者。手术应切除病变部位包括近远侧肉眼观正常肠管 2cm,肠管吻合推荐侧侧吻合方式。

第三节 肠 梗 阻

一、病因和分类

1. 按梗阻原因分类（表 3-34-1）

表 3-34-1 肠梗阻的病因分类

分类	病因
机械性肠梗阻	①肠外因素：如粘连带压迫、疝嵌顿、肿瘤压迫等 ②肠壁因素：如肠套叠、炎症性狭窄、肿瘤、先天性畸形等 ③肠腔内因素：如蛔虫梗阻、异物、粪块或胆石堵塞等
动力性肠梗阻	①麻痹性肠梗阻：多发生在腹腔手术后、腹部创伤或弥漫性腹膜炎患者 ②痉挛性肠梗阻：可发生于急性肠炎、肠道功能紊乱或慢性铅中毒患者
血运性肠梗阻	由于肠系膜血管栓塞或血栓形成，使肠管血运障碍，肠失去蠕动能力，肠腔虽无阻塞，但肠内容物停止运行；可迅速继发肠坏死

2. 按肠壁血运有无障碍分类

（1）单纯性肠梗阻：仅有肠内容物通过受阻，而无肠管血运障碍。

（2）绞窄性肠梗阻：存在肠梗阻、肠段血运障碍，继而可引起肠坏死、穿孔。

3. 按梗阻部位分类　可分为高位（空肠）梗阻、低位小肠（回肠）和结肠梗阻，后者因有回盲瓣的作用，肠内容物只能从小肠进入结肠，而不能反流，故又称"闭祥性梗阻"。

4. 按梗阻程度分类　分为完全性和不完全性肠梗阻。

5. 按病情发展快慢分类　分为急性和慢性肠梗阻。

二、病理和病理生理

1. 局部变化　以机械性肠梗阻为例，介绍如下。

（1）梗阻以上：肠蠕动增加，肠腔内因气体和液体的积聚而膨胀。肠梗阻部位愈低，时间愈长，肠膨胀愈明显。

（2）梗阻以下：肠管瘪陷、空虚或仅存积少量粪便。

（3）扩张肠管和塌陷肠管交界处即为梗阻所在。这对手术中寻找梗阻部位至关重要。

（4）肠腔压力不断升高，可使肠壁静脉回流受阻，肠壁充血水肿，液体外渗。肠壁及毛细血管通透性增加，肠壁上有出血点，并有血性渗出液渗入肠腔和腹腔。肠内容物和大量细菌渗入腹腔，引起腹膜炎。

（5）最后，肠管可因缺血坏死而溃破穿孔。

2. 全身变化

（1）水、电解质和酸碱失衡

1）肠梗阻时，胃肠道分泌的液体不能被吸收返回全身循环而积存在肠腔，同时肠壁继续有液体向肠腔内渗出，导致体液在第三间隙的丢失。

2）高位肠梗阻，不能进食且有大量呕吐，同时丢失大量的胃酸和氯离子，可引起代谢性碱中毒。

3）低位小肠梗阻，丢失大量的碱性消化液加之组织灌注不良，酸性代谢产物剧增，可引起代谢性酸中毒。

（2）血容量下降：肠膨胀可影响肠壁静脉回流，大量血浆渗出至肠腔和腹腔内。肠梗阻时蛋白质分解增多，肝合成蛋白的能力下降等，都可加剧血浆蛋白的减少和血容量下降。

（3）休克：严重的缺水、血容量减少、电解质紊乱、酸碱平衡失调、细菌感染、中毒等可引起休克。当肠坏死、穿孔，发生腹膜炎时，全身中毒尤为严重。最后可引起严重的低血容量性休克和中毒性休克。

（4）呼吸功能障碍：肠膨胀时腹压增高，横膈上升，影响肺内气体交换；腹痛和腹胀可使腹式呼吸减弱。

（5）循环功能障碍：腹压增高和血容量不足可使下腔静脉回流量减少，心排血量减少。

三、临床表现

1. 症状

（1）腹痛

1）机械性肠梗阻：腹痛呈阵发性绞痛，同时伴肠鸣音高亢。当肠腔有积气积液时，肠鸣音呈气过水声或高调金属音。如果腹痛的间歇期不断缩短，以致成为剧烈的持续性腹痛，则应警惕可能是绞窄性肠梗阻。

2）麻痹性肠梗阻：呈持续性胀痛或不适。听诊时肠鸣音减弱或消失。

（2）呕吐

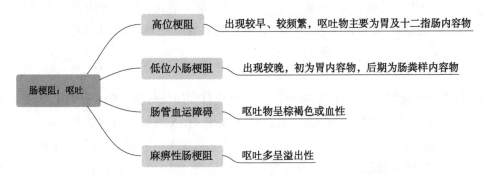

（3）腹胀：①高位肠梗阻，腹胀不明显，有时可见胃型。②低位肠梗阻及麻痹性肠梗阻，腹胀显著，遍及全腹。

（4）排气排便停止：见于完全性肠梗阻。但在梗阻的初期，尤其是高位其下面积存的气体和粪便仍可排出，不能误诊为不是肠梗阻或是不完全性肠梗阻。某些绞窄性肠梗阻，如肠套叠、肠系膜血管栓塞或血栓形成，则可排出血性黏液样粪便。

 提示

　　肠梗阻共同的表现为腹痛、呕吐、腹胀及停止自肛门排气排便。

2. 体征

（1）全身体征：单纯性肠梗阻早期无明显变化，晚期可见唇干舌燥、眼窝内陷、皮肤弹性减退、脉搏细弱等。绞窄性肠梗阻患者可出现全身中毒症状及休克。

（2）腹部体征

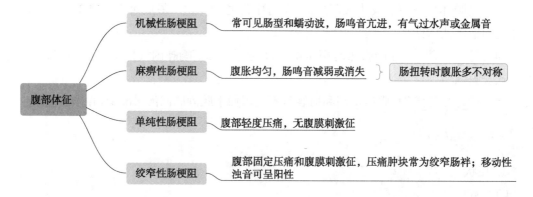

3. 辅助检查

（1）化验检查：单纯性肠梗阻由于失水和血液浓缩，白细胞计数、血红蛋白和血细胞比容都可增高。尿比重增高。血气分析可了解酸碱失衡、电解质紊乱和肾功能的状况。有大量红细胞或隐血阳性，应考虑肠管有血运障碍。

（2）X线检查：摄片可见气胀肠袢和气液平面。空肠黏膜的环状皱襞在肠腔充气时呈鱼骨刺状；回肠扩张的肠袢多，可见阶梯状的气液平面；结肠胀气位于腹部周边，显示结肠袋形。当疑有肠套叠、肠扭转或结肠肿瘤时，可做钡灌肠或 CT 检查以协助诊断。

四、诊断

1. 是否为肠梗阻　根据腹痛、呕吐、腹胀、停止自肛门排气排便四大症状和腹部可见肠型或蠕动波，肠鸣音亢进等，一般可作出诊断。化验检查、X 线检查可有助于诊断。

2. 是机械性还是动力性梗阻　机械性肠梗阻早期腹胀可不显著，胀气限于梗阻以上的部分肠管。麻痹性肠梗阻肠蠕动减弱或消失，腹胀显著，肠鸣音微弱或消失；大、小肠全部充气扩张。

3. 是单纯性还是绞窄性梗阻　有下列表现者，应考虑绞窄性肠梗阻的可能，必须尽早进行手术治疗。

（1）腹痛发作急骤,初始即为持续性剧烈疼痛,或在阵发性加重之间仍有持续性疼痛。有时出现腰背部痛。

（2）病情发展迅速,早期出现休克,抗休克治疗后改善不明显。

（3）有腹膜炎的表现,体温上升、脉率增快、白细胞计数增高。

（4）腹胀不对称,腹部有局部隆起或触及有压痛的肿块（孤立胀大的肠袢）。

（5）呕吐出现早而频繁,呕吐物、胃肠减压抽出液、肛门排出物为血性。腹腔穿刺抽出血性液体。

（6）腹部 X 线检查见孤立扩大的肠袢。

（7）经积极的非手术治疗症状体征无明显改善。

4. 是高位还是低位梗阻

（1）高位小肠梗阻:呕吐发生早而频繁,腹胀不明显。

（2）低位小肠梗阻:腹胀明显,呕吐出现晚而次数少,并可吐粪样物。X 线检查可见扩张的肠袢在腹中部,呈"阶梯状"排列。

（3）结肠梗阻:X 线检查可见扩大的肠袢分布在腹部周围,可见结肠袋,胀气的结肠阴影在梗阻部位突然中断,盲肠胀气最显著。

5. 是完全性还是不完全性梗阻

（1）完全性梗阻:呕吐频繁,如为低位梗阻则腹胀明显,完全停止排便排气。X 线检查见梗阻以上肠袢明显充气扩张,梗阻以下结肠内无气体。

（2）不完全性梗阻:呕吐与腹胀均较轻,X 线所见肠袢充气扩张都较不明显,结肠内可见气体存在。

6. 什么原因引起梗阻　①粘连性肠梗阻,可由腹部手术、损伤或炎症史引起。②嵌顿性或绞窄性腹外疝,常引起肠梗阻。③新生儿以肠道先天性畸形多见,2 岁以内的小儿多为肠套叠。蛔虫团所致的肠梗阻常发生于儿童。④老年人常见肿瘤及粪块堵塞。

> **提示**
>
> 粘连性肠梗阻是肠梗阻最常见的一种类型,其发生率占肠梗阻的 40%~60%。

五、治疗

1. 非手术治疗　包括胃肠减压,纠正水、电解质和酸碱失衡,防治感染,其他治疗（吸氧,给予生长抑素,酌情应用止痛剂）。

2. 手术治疗　包括单纯解除梗阻的手术（如粘连松解术等）,肠切除肠吻合术（适用于肠管肿瘤、炎症性狭窄,或局部肠袢失活坏死）,肠短路吻合术,肠造口或肠外置术。

肠管无生机的表现:①肠壁已呈紫黑色并已塌陷。②肠壁已失去张力和蠕动能力,对刺激无收缩反应。③相应的肠系膜终末小动脉无搏动。

六、粘连性肠梗阻

1. 病因和病理 肠粘连和腹腔内粘连带可分先天性和后天性两种。临床上以手术后所致的粘连性肠梗阻为最多。粘连性肠梗阻一般都发生在小肠,引起结肠梗阻者少见。

2. 诊断

(1)急性粘连性肠梗阻:主要是小肠机械性梗阻的表现,多有腹腔手术、创伤或感染的病史。

(2)广泛粘连引起的梗阻:多见于以往有慢性肠梗阻症状或多次急性发作者。

(3)绞窄性肠梗阻:长期无症状,突然出现急性梗阻症状,腹痛较重,出现腹膜刺激征,考虑为粘连带、内疝或扭转等所致。

3. 治疗 肠梗阻的治疗原则适用于粘连性肠梗阻。单纯性肠梗阻可先行非手术治疗,绞窄性和完全性则应手术治疗。反复发作者可根据病情行即期或择期手术治疗。

七、肠扭转

1. 临床表现(表3-34-2) 肠扭转是闭袢型肠梗阻加绞窄性肠梗阻,发病急骤,发展迅速。起病时腹痛剧烈且无间歇期,早期即可出现休克。

表 3-34-2 肠扭转的临床表现

项目	小肠扭转	乙状结肠扭转
表现	①突发持续性剧烈腹部绞痛,阵发性加剧;疼痛可放射至腰背部。呕吐频繁,腹胀以某一部位特别明显 ②腹部有时可扪及压痛的扩张肠袢。肠鸣音减弱,可闻及气过水声	①多见于乙状结肠冗长、有便秘的老年人,以往可有多次腹痛发作经排气、排便后缓解的病史 ②腹部持续胀痛,左腹部明显膨胀,可见肠型。腹部压痛及肌紧张不明显
腹部 X 线检查	符合绞窄性肠梗阻的表现,有时可见空肠和回肠换位,或排列成多种形态的小跨度蜷曲肠袢等特有的征象	显示马蹄状巨大的双腔充气肠袢,圆顶向上;立位可见两个气液平面
其他	CT 检查有助于明确诊断	钡剂灌肠 X 线检查见扭转部位钡剂受阻,钡影尖端呈"鸟嘴"形

 提示

肠扭转的好发部位是小肠和乙状结肠。

2. 治疗 应及时手术治疗。早期乙状结肠扭转,可在结肠镜的直视下,将肛管通过扭转部进行减压,并将肛管保留 2~3 日。但这些治疗必须在严密观察下进行,一旦怀疑有肠绞窄,必须及时改行手术治疗。

八、肠套叠

1. 临床表现

（1）急性肠套叠

1）幼儿多见,表现为突然发作剧烈的阵发性腹痛,阵发哭闹不安,有安静如常的间歇期。伴有呕吐和果酱样血便。随病程进展,逐步出现腹胀等肠梗阻症状。

2）腹部常可扪及腊肠形、表面光滑、稍可活动、具有压痛的肿块,常位于脐右上方,右下腹扪诊有空虚感。

（2）慢性复发性肠套叠:多见于成人,常与肠息肉、肿瘤、憩室等病变有关。多呈不完全梗阻,故症状较轻,可表现为阵发性腹痛发作,便血不多见。套叠常可自行复位。

> **ⓘ 提示**
>
> 肠套叠的三大典型症状是腹痛、血便和腹部肿块。

2. 钡剂灌肠 X 线检查 对诊断肠套叠有较高的价值。

3. 治疗

（1）空气或钡剂灌肠:适用于回盲型或结肠型的早期。

（2）手术治疗:适用于灌肠后套叠不能复位,或病期已超过 48 小时,或怀疑有肠坏死,或灌肠复位后出现腹膜刺激征及全身情况恶化者。术前应纠正脱水或休克。成人肠套叠一般主张手术。

第四节 肠系膜血管缺血性疾病

一、原因

肠系膜血管缺血性疾病主要发生于肠系膜动脉缺血。可由下列原因引起:①肠系膜上动脉栓塞。②肠系膜上动脉血栓形成。③肠系膜上静脉血栓形成。

二、临床表现

1. 肠系膜上动脉栓塞

（1）一般发病急骤,早期表现为突然发生剧烈的腹部绞痛,其后出现肠坏死,疼痛转为持续,多数伴有频繁呕吐,呕吐物多为血性。部分患者有腹泻,并排出暗红色血便。

（2）早期症状明显且严重,其特点是严重的症状与轻微的体征不相称。起初腹软不胀,可有轻度压痛,肠鸣音存在;全身改变不明显,但如血管闭塞范围广泛,可较早出现休克。

（3）随着肠坏死和腹膜炎的发展,腹胀渐趋明显,肠鸣音消失,出现腹部压痛、腹肌紧张等腹膜刺激征。呕出暗红色血性液体,或出现血便;腹腔穿刺抽出液为血性。

2. 肠系膜上动脉血栓形成　常先有慢性肠系膜上动脉缺血的征象。表现为饱餐后腹痛,以致患者不敢进食而日渐消瘦,和伴有慢性腹泻等肠道吸收不良的症状。当血栓形成突然引起急性完全性血管阻塞时,则表现与肠系膜上动脉栓塞相似。

3. 肠系膜上静脉血栓形成　症状发展较慢,表现多不典型,有腹部不适、便秘或腹泻等前驱症状。数日至数周后可突然剧烈腹痛、持续性呕吐,但呕血和便血更多见,腹胀和腹部压痛,肠鸣音减少;腹腔穿刺可抽出血性液体,常有发热和白细胞计数增高。

三、诊断

诊断主要依靠病史和临床表现,腹部 X 线平片早期显示受累小肠、结肠轻度或中度扩张胀气,晚期显示腹部普遍密度增高。选择性动脉造影对诊断有重要意义,早期可有助于鉴别血管栓塞、血栓形成或痉挛,并可同时给予血管扩张剂等治疗。

四、治疗

1. 应及早诊断,及早治疗,包括支持疗法和手术治疗。

2. 肠系膜上动脉栓塞可行取栓术;血栓形成则可行血栓内膜切除或肠系膜上动脉－腹主动脉"搭桥"手术。肠系膜上静脉血栓形成者需施行肠切除术,切除范围应包括全部有静脉血栓形成的肠系膜。

3. 短肠综合征、再栓塞、肠外瘘、胃肠道出血、局限性肠纤维化狭窄等是术后可能发生的并发症。

第五节　短肠综合征

一、概述

短肠综合征是指小肠被广泛切除后,残存的功能性肠管不能维持患者营养需要的吸收不良综合征。

二、临床表现

早期最主要是腹泻、水和电解质紊乱,以及营养不良。其中腹泻一般最早出现,其严重程度与残留肠管的长度密切相关。腹泻导致进行性脱水、血容量降低,水、电解质紊乱和酸碱失衡。后期腹泻渐趋减少，患者的营养状况可得到维持或逐渐出现营养不良的症状，各种维生素与电解质缺乏的症状，及胆结石和肾结石发生率升高。

三、治疗

首在预防，在处理小肠疾病时，应尽量避免不必要的扩大切除。一般分为三个阶段（表3-34-3）。

表 3-34-3　短肠综合征的阶段

阶段	一般发生时间	特　点
第一阶段（急性期）	术后2个月	治疗目标是控制腹泻，维持水、电解质和酸碱平衡，并主要通过全胃肠外营养（TPN）进行营养支持
第二阶段（代偿期）	术后2个月至术后2年	患者逐渐出现肠道适应和代偿，腹泻次数和量减少，应尽早开始循序渐进的肠内营养；营养和液体量不足的部分仍需经肠外途径加以补充
第三阶段（维持期）	术后2年以后	患者肠道已完成适应，腹泻基本控制，代谢和营养状况趋于稳定。此期内患者若仍不能达到维持正常代谢的要求，则将考虑长期甚至终身应用肠外营养支持或特殊的肠内营养

第六节　小肠肿瘤

一、临床表现和诊断

小肠肿瘤的临床表现很不典型，常见腹痛、肠道出血、肠梗阻、腹内肿块、肠穿孔和类癌综合征。诊断主要依靠临床表现和 X 线钡剂检查。

二、治疗

1. 小的或带蒂的良性肿瘤可连同周围肠壁组织一并做局部切除。较大的或局部多发的肿瘤做肠段切除吻合术。

2. 恶性肿瘤则需连同肠系膜及区域淋巴结做根治性切除术；术后根据分期情况，选用化疗等治疗。如肿瘤已与周围组织浸润固定，无法切除，并有梗阻者，则可做短路手术，以缓解梗阻。

3. 抗组胺类药物及氢化可的松可改善类癌综合征。

第七节　先天性肠疾病

一、先天性肠闭锁和肠狭窄

1. 病因　肠闭锁和肠狭窄是肠道的先天性发育畸形，为新生儿时期肠梗阻的常见原因之一。

2. 临床表现

（1）肠闭锁

1）呕吐：①高位肠闭锁，出生后首次喂奶即有呕吐，逐渐加重且频繁。呕吐物含哺喂的水、奶和胆汁。很快出现脱水、电解质紊乱及酸中毒。②回肠和结肠闭锁，呕吐多在生后2~3天出现，呕吐物含有胆汁和粪汁。呕吐次数不如高位闭锁频繁。

2）腹胀：①高位闭锁者，上腹膨隆，可见胃型，剧烈呕吐后膨隆消失。②低位闭锁者，全腹膨胀、肠鸣音亢进，或可见肠型，后期可伴发穿孔引起腹膜炎。

3）排便情况：患儿生后不排胎粪或仅排出少量灰绿色黏液样物。

> **ⓘ 提示**
>
> 肠闭锁均为完全性肠梗阻。

（2）肠狭窄：呕吐出现的早晚和腹胀程度，视狭窄的程度而不同，可表现为慢性不全肠梗阻。狭窄严重者表现与肠闭锁相似。

3. 诊断　①临床表现。②腹部X线平片，高位肠闭锁可见上腹部有数个气液平面，而其他肠腔内无空气。低位肠闭锁可见多数扩大肠袢与气液平面，钡灌肠可见结肠瘪细。③肠狭窄，可借助钡剂检查，并确定其狭窄部位。

4. 治疗　肠闭锁应尽早手术治疗。肠狭窄以切除狭窄肠段后行肠端端吻合效果为好。

二、先天性肠旋转不良

1. 概述　先天性肠扭转不良是由于胚胎发育中肠旋转及固定发生障碍，形成异常索带或小肠系膜根部缩短，从而引起肠梗阻或肠扭转。

2. 临床表现

（1）新生儿期的典型症状：出生后有正常胎粪排出，生后3~5天出现间歇性呕吐，呕吐物含有胆汁。十二指肠梗阻多为不完全性，发生时上腹膨隆，有时可见胃蠕动波，剧烈呕吐后即平坦萎陷。梗阻常反复发生，时轻时重。患儿可出现消瘦、脱水、体重下降。

（2）肠扭转：突出症状为阵发性腹痛和频繁呕吐。轻度扭转可因改变体位等自动复位缓解,如不能复位而扭转加重,肠管坏死后出现全腹膨隆,满腹压痛,腹肌紧张,血便及严重中毒、休克等症状。

3. 诊断 新生儿有上述高位肠梗阻症状,应怀疑肠旋转不良的可能。腹部 X 线平片可见胃和十二指肠第一段扩张并有气液平面,小肠内仅有少量气体。钡剂灌肠显示大部分结肠位于左腹部,盲肠位于上腹部或左侧。

4. 治疗 有明显肠梗阻症状时,应尽早施行手术治疗。手术原则是解除梗阻恢复肠道的通畅。有肠坏死者,做受累肠段切除吻合术。

经典试题

(执)1. 肠梗阻非手术治疗中,矫正全身生理紊乱的主要措施是

A. 纠正水、电解质紊乱和酸碱失衡　　B. 胃肠减压

C. 禁食　　　　　　　　　　　　　　D. 吸氧

E. 抗感染治疗

(执)2. 女,65 岁。阵发性腹痛、腹胀、停止排气排便 2 天。既往有类似发作,程度较轻,未诊治。查体:P 100 次/min,BP 110/70mmHg,双肺呼吸音清,未闻及干湿啰音,心率 100 次/min,心律齐,腹肌紧张,压痛明显,反跳痛阳性,移动性浊音阳性。最可能的诊断是

A. 不全性粘连性肠梗阻

B. 单纯性机械性肠梗阻

C. 绞窄性肠梗阻

D. 麻痹性肠梗阻

E. 完全性高位肠梗阻

(研)(3~5 题共用题干)

男,24 岁。间断下腹痛、腹胀、腹泻 1 年余。腹痛常于进食后加重,排便后缓解,粪便呈糊状,一般无黏液脓血,未进行系统检查和治疗,3 天来再次发作。查体:T 36.5℃,浅表淋巴结不大,心肺(-),腹平软,右下腹压痛(+),无肌紧张和反跳痛,肝脾肋下未触及。钡剂灌肠检查见回盲部纵行性溃疡和鹅卵石征。

3. 最可能的诊断是

A. 肠结核　　　　　　　　　　　　　B. 克罗恩病

C. 结肠癌　　　　　　　　　　　　　D. 肠淋巴瘤

4. 下列最有意义的检查是

A. PPD 检查　　　　　　　　　　　　B. 腹部超声

C. 腹部 CT　　　　　　　　　　　　D. 结肠镜及活检

5. 该疾病最常见的并发症是

A. 肠穿孔　　　　　　　　　　　　B. 肠出血

C. 肠梗阻　　　　　　　　　　　　D. 腹腔内脓肿

【答案与解析】

1. A

2. C。解析：患者为老年女性，主要表现为腹痛、腹胀、停止排气排便等肠梗阻的基本症状。查体可见腹膜刺激征，移动性浊音阳性，符合绞窄性肠梗阻的临床特点。故选 C。

3. B。解析：克罗恩病是一种慢性炎性肉芽肿性疾病，多见于末段回肠和邻近结肠，以腹痛、腹泻、体重下降为主要临床表现，常有发热、疲乏等全身表现，肠道病变呈节段性，病变黏膜呈纵行溃疡及鹅卵石样外观。患者表现符合上述特点，考虑最可能为克罗恩病。故选 B。

4. D。解析：患者考虑为克罗恩病，结肠镜应作为本病的常规首选检查，有助于明确诊断及鉴别诊断。故选 D。

5. C。解析：克罗恩病的并发症中以肠梗阻最常见，其次是腹腔脓肿，偶可并发急性穿孔或大量便血。炎症迁延不愈者癌变风险增加。故选 C。

◦ 温 故 知 新 ◦

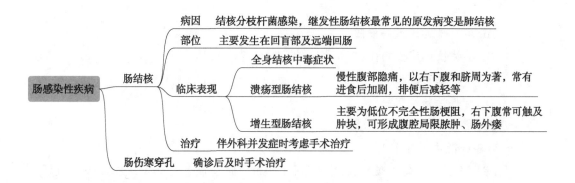

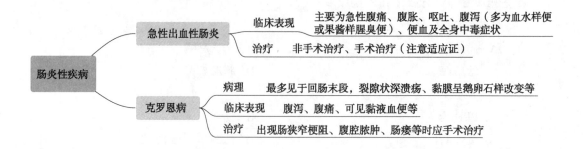

分类
- 按梗阻原因分　机械性、动力性、血运性
- 按肠壁血运有无障碍分　单纯性、绞窄性
- 按梗阻部位分　高位、低位和结肠梗阻
- 按梗阻程度分　完全性、不完全性
- 按病情发展快慢分　急性、慢性

病理生理
- 局部变化
  - 梗阻以上肠蠕动增加，肠膨胀；梗阻以下肠管瘪陷、空虚或仅存积少量粪便
  - 肠壁充血水肿，液体外渗，肠壁及毛细血管通透性增加，肠腔和腹腔内血性渗出液，肠管溃破穿孔
- 全身变化　水、电解质和酸碱失衡，血容量下降，休克，呼吸和循环功能障碍

临床表现
- 症状　腹痛、呕吐、腹胀及停止自肛门排气排便
- 体征　全身体征、腹部体征（如绞窄性肠梗阻时有腹部固定压痛和腹膜刺激征，移动性浊音可呈阳性）

X线检查　空肠梗阻→黏膜呈鱼骨刺状，回肠梗阻→阶梯状液平面，结肠梗阻→结肠袋形

诊断
- 是否为肠梗阻
- 梗阻性质　机械性还是动力性、单纯性还是绞窄性、高位还是低位、完全性还是不完全性
- 什么原因引起梗阻　}　临床以粘连性肠梗阻最常见

治疗　非手术治疗和手术治疗　}　绞窄性肠梗阻必须尽早手术治疗

举例
- 粘连性肠梗阻
  - 病因　多为手术后所致
  - 治疗
    - 单纯性肠梗阻→非手术治疗
    - 绞窄性和完全性→手术治疗
- 肠扭转
  - 特点　肠扭转是闭襻型肠梗阻加绞窄性肠梗阻，好发于小肠、乙状结肠
  - 治疗　及时手术治疗
- 肠套叠
  - 典型症状　腹痛、血便和腹部肿块
  - 治疗　空气或钡剂灌肠、手术治疗

肠梗阻

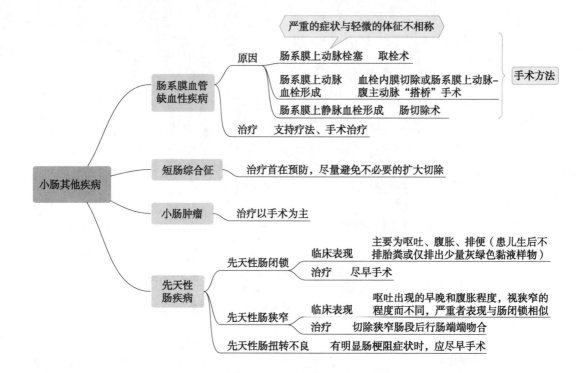

第三十五章

阑 尾 疾 病

第一节　解剖生理概要

一、解剖

1. 位置　阑尾位于右髂窝部，外形呈蚯蚓状，长度一般为 6~8cm。阑尾为一管状器官，远端为盲端，近端开口于盲肠。阑尾起于盲肠末端，附于三条结肠带的会合点。因此，沿三条结肠带向盲肠末端追踪，是手术中寻找阑尾根部的常用方法。

2. 阑尾体表投影　约在脐与右髂前上棘连线中外 1/3 交界处，称为麦氏点（McBurney 点）。麦氏点是选择阑尾手术切口的标记点。

3. 阑尾尖端方位（图 3-35-1、表 3-35-1）

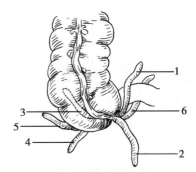

图 3-35-1　阑尾的尖端方位

1. 回肠前位；2. 盆位；3. 盲肠后位；4. 盲肠下位；5. 盲肠外侧位；6. 回肠后位。

表 3-35-1　阑尾尖端方位

类型	方　位
回肠前位	相当于 0~3 点位，尖端指向左上
盆位	相当于 3~6 点位，尖端指向盆腔
盲肠后位	相当于 9~12 点位，在盲肠后方、髂肌前，尖端向上，位于腹膜后
盲肠下位	相当于 6~9 点，尖端向右下
盲肠外侧位	相当于 9~10 点，位于腹腔内，盲肠外侧
回肠后位	相当于 0~3 点，但在回肠后方

4. 阑尾系膜　内含有血管、淋巴管和神经。

（1）阑尾动脉：系回结肠动脉的分支，是一种无侧支的终末动脉，当血运障碍时，易导致阑尾坏死。

（2）阑尾静脉：与阑尾动脉伴行，最终回流入门静脉。当阑尾发生炎症时，菌栓脱落可引起门静脉炎和细菌性肝脓肿。

（3）淋巴管：阑尾的淋巴管与系膜内血管伴行，可引流到右结肠动脉、十二指肠前和肝曲前的结肠系膜淋巴结及肠系膜上动脉周围淋巴结。

（4）神经：阑尾的神经由交感神经纤维经腹腔丛和内脏小神经传入，由于其传入的脊髓节段在第10、11胸节，故当急性阑尾炎发病开始时，常表现为脐周的牵涉痛，属内脏性疼痛。

二、生理功能

阑尾是一个淋巴器官，参与B淋巴细胞的产生和成熟，具有一定的免疫功能。阑尾壁内有丰富的淋巴组织，被认为与回肠末端Peyer淋巴滤泡一起可产生淋巴细胞和抗体，对防止病毒等感染有一定的作用。

第二节　急性阑尾炎

一、病因

1. 阑尾管腔堵塞　是急性阑尾炎最常见的病因。

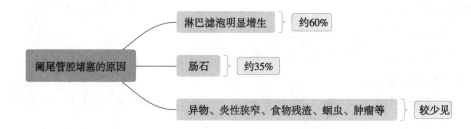

2. 细菌入侵　致病菌多为肠道内的各种革兰氏阴性杆菌和厌氧菌。

3. 其他　阑尾先天畸形，如阑尾过长、过度扭曲、管腔细小、血运不佳等都是急性炎症的病因，胃肠道功能障碍引起内脏神经反射，导致肠管肌肉和血管痉挛，黏膜受损，细菌入侵而致急性炎症。

二、临床病理分型（表3-35-2）

表3-35-2　急性阑尾炎的临床病理分型

类型	特　点	其他
急性单纯性阑尾炎	病变多只限于黏膜和黏膜下层。阑尾轻度肿胀，浆膜充血并失去正常光泽，表面有少量纤维蛋白性渗出物	属轻型阑尾炎或病变早期，临床症状和体征均较轻
急性化脓性阑尾炎	阑尾肿胀明显，浆膜高度充血，表面覆以纤维蛋白性（脓性）渗出物。阑尾周围的腹腔内有稀薄脓液，形成局限性腹膜炎	亦称急性蜂窝织炎性阑尾炎，临床症状和体征较重

续表

类型	特 点	其他
坏疽性及穿孔性阑尾炎	阑尾管壁坏死或部分坏死,呈暗紫色或黑色。阑尾腔内积脓,压力升高,阑尾壁血液循环障碍。穿孔部位多在阑尾根部和尖端	为重型阑尾炎。穿孔如未被包裹,感染继续扩散,则可引起急性弥漫性腹膜炎
阑尾周围脓肿	急性阑尾炎化脓坏疽或穿孔,如果此过程进展较慢,大网膜可移至右下腹部,将阑尾包裹并形成粘连,形成炎性肿块或阑尾周围脓肿	—

急性阑尾炎的转归有炎症消退、炎症局限化(形成阑尾周围脓肿)、炎症扩散。

三、临床表现

1. 症状

(1)腹痛:典型的腹痛发作始于上腹,逐渐移向脐部,数小时(6~8小时)后转移并局限在右下腹。70%~80%的患者具有这种典型的转移性腹痛的特点。部分病例发病开始即出现右下腹痛。

(2)胃肠道症状:早期可能有厌食,可有恶心、呕吐,但程度较轻。有的病例可能发生腹泻。盆腔位阑尾炎,引起排便、里急后重症状。弥漫性腹膜炎时可致麻痹性肠梗阻,腹胀、排气排便减少。

(3)全身症状:早期乏力。炎症重时出现中毒症状,心率增快,发热,达38℃左右。阑尾穿孔时体温会更高。门静脉炎时可出现寒战、高热和轻度黄疸。并发弥漫性腹膜炎,可同时出现血容量不足及败血症表现,甚至合并其他脏器功能障碍。

2. 体征

(1)右下腹压痛:是最重要的体征。压痛点通常位于麦氏点,可随阑尾位置的变异而改变,但压痛点始终在一个固定的位置上。发病早期腹痛尚未转移至右下腹时,右下腹便可出现固定压痛。压痛的程度与病变的程度相关。老年人对压痛的反应较轻。

(2)腹膜刺激征象:反跳痛、腹肌紧张,肠鸣音减弱或消失等。这是壁腹膜受炎症刺激出现的防卫性反应。提示阑尾炎症加重,出现化脓、坏疽或穿孔等病理改变。

(3)右下腹肿块:如体检发现右下腹饱满,扪及一压痛性肿块,边界不清,固定,应考虑阑尾周围脓肿的诊断。

(4)结肠充气试验(Rovsing征):患者仰卧位,用右手压迫左下腹,再用左手挤压近侧结肠,结肠内气体可传至盲肠和阑尾,引起右下腹疼痛者为阳性。

(5)腰大肌试验(Psoas征):阳性说明阑尾位于腰大肌前方,盲肠后位或腹膜后位。

(6)闭孔内肌试验(Obturator征):阳性提示阑尾靠近闭孔内肌。

（7）经肛门直肠指检：压痛常在直肠右前方。当阑尾穿孔时直肠前壁压痛广泛。当形成阑尾周围脓肿时，有时可触及痛性肿块。

3. 实验室检查　大多数患者的白细胞计数和中性粒细胞比例增高。尿中出现少数红细胞，说明炎性阑尾与输尿管或膀胱相靠近。血清淀粉酶和脂肪酶检查有助于除外急性胰腺炎。

4. 影像学检查　在诊断不肯定时选择应用，包括：①腹部 X 线平片可见盲肠扩张和液气平面，偶尔可见钙化的肠石和异物影。②超声可发现肿大的阑尾或脓肿。③CT 有助于阑尾周围脓肿的诊断。

5. 腹腔镜检查　对明确诊断具有决定性作用。明确诊断后，同时可经腹腔镜做阑尾切除术。

四、诊断与鉴别诊断

诊断主要依靠病史、临床症状、体检所见和实验室检查。急性阑尾炎需与胃十二指肠溃疡穿孔、右侧输尿管结石、妇产科疾病、急性肠系膜淋巴结炎等进行鉴别。

五、治疗

1. 手术治疗　绝大多数急性阑尾炎一旦确诊，应早期施行阑尾切除术。

2. 非手术治疗　仅适用于单纯性阑尾炎及急性阑尾炎的早期阶段，适当药物治疗可恢复正常；患者不接受手术治疗，全身情况差或客观条件不允许，或伴存其他严重器质性疾病有手术禁忌证者。主要措施包括选择有效的抗生素和补液治疗。

六、并发症及处理

1. 急性阑尾炎的并发症

（1）腹腔脓肿：是急性阑尾炎未经及时治疗的后果，以阑尾周围脓肿最常见。表现可有麻痹性肠梗阻的腹胀症状、压痛性肿块和全身感染中毒症状等。超声和 CT 可协助定位。一经诊断，即可在超声引导下穿刺抽脓冲洗或置管引流，必要时手术切开引流。阑尾脓肿非手术疗法治愈后复发率很高，应在治愈后 3 个月左右择期手术切除阑尾。

（2）内、外瘘形成：阑尾周围脓肿未及时引流所致。X 线钡剂检查或经外瘘置管造影可协助了解瘘管走行，有助于选择治疗方法。

（3）化脓性门静脉炎：少见。临床表现为寒战、高热、肝大、剑突下压痛、轻度黄疸等。如病情加重会产生感染性休克和脓毒症，治疗延误可发展为细菌性肝脓肿。行阑尾切除并大剂量抗生素治疗有效。

2. 阑尾切除术后并发症（表 3-35-3）

表 3-35-3　阑尾切除术后并发症

名称	处理
出血	一旦发生出血表现,应立即输血补液,紧急再次手术止血
切口感染	是最常见的术后并发症。可先行试穿抽出脓液,或于波动处拆除缝线,排出脓液,放置引流,定期换药
粘连性肠梗阻	较常见。一旦诊断为急性阑尾炎,应早期手术,术后早期离床活动可适当预防此并发症。粘连性肠梗阻病情重者须手术治疗
阑尾残株炎	应行钡剂灌肠透视检查以明确诊断。症状较重时应再次手术切除阑尾残株
粪瘘	如为非结核或肿瘤病变等,一般经非手术治疗粪瘘可闭合自愈

第三节　特殊类型阑尾炎

特殊类型阑尾炎的临床特点及治疗,见表 3-35-4。

表 3-35-4　特殊类型阑尾炎的临床特点及治疗

名称	临床特点	治疗
新生儿急性阑尾炎	早期临床表现无特殊性,仅有厌食、恶心、呕吐、腹泻和脱水等,发热和白细胞升高均不明显;穿孔率、死亡率高	早期手术治疗
小儿急性阑尾炎	病情发展较快且较重,早期即出现高热、呕吐等;右下腹体征不明显、不典型,有局部压痛和肌紧张;穿孔率高,并发症和死亡率较高	早期手术,并配合输液、纠正脱水,应用广谱抗生素等
妊娠期急性阑尾炎	压痛部位上移,压痛、肌紧张和反跳痛均不明显;腹膜炎不易被局限而易在腹腔内扩散;炎症发展易致流产或早产,威胁母子生命安全	以早期阑尾切除术为主
老年人急性阑尾炎	主诉不强烈,体征不典型,临床表现轻而病理改变重,体温和白细胞升高均不明显;易导致阑尾缺血,病情更趋复杂严重	应及时手术,同时注意处理伴发的内科疾病
AIDS/HIV 感染患者的阑尾炎	临床症状及体征不典型,患者白细胞计数不高,常被延误诊断和治疗,穿孔率较高(占 40%)	早期治疗,阑尾切除术是主要的治疗方法

第四节　慢性阑尾炎

一、病因

多由急性阑尾炎转变而来,少数开始即呈慢性过程。

二、临床表现和诊断

1. 既往常有急性阑尾炎发作病史。常有右下腹疼痛,有的患者仅有隐痛或不适,剧烈活动或饮食不节可诱发急性发作。主要的体征是阑尾部位的局限性压痛,位置也较固定。

2. 钡剂灌肠 X 线检查可见阑尾变形、形态扭曲、边缘毛糙以及分节状改变,单个或多个充盈缺损等征象。薄层 CT 扫描可发现阑尾内肠石,管径不规则增粗、粘连等表现。

三、治疗

诊断明确后需手术切除阑尾,并行病理检查证实此诊断。

第五节 阑尾肿瘤

一、阑尾类癌

阑尾类癌起源于阑尾的嗜银细胞,约占胃肠道类癌的 45%,占阑尾肿瘤的 90%,阑尾是消化道类癌的最常见部位。临床表现与急性阑尾炎相似,大多是阑尾切除术中偶然发现。如肿物小,无转移,可行单纯阑尾切除手术。如肿瘤浸润或有淋巴结转移,应采用右半结肠切除术。远处转移者可用化疗。

二、阑尾腺癌

阑尾腺癌起源于阑尾黏膜的腺上皮,被分为结肠型和黏液型两型。治疗原则为右半结肠切除术。

三、阑尾囊性肿瘤

包括阑尾黏液囊肿和假性黏液瘤。阑尾黏液囊肿破裂时,良性者经阑尾切除可治愈。如为恶性可发生腹腔内播散种植转移。假性黏液瘤主张彻底切除或需反复多次手术处理。

◦ 经 典 试 题 ◦

(研)1. 诊断急性阑尾炎最有意义的体征是

    A. 右下腹固定压痛   B. 腰大肌试验阳性

    C. 结肠充气试验阳性   D. 闭孔内肌试验阳性

(执)2. 如腰大肌试验阳性,则术中阑尾最可能的位置是

    A. 盆位   B. 回肠前位

    C. 盲肠后位   D. 盲肠下位

E. 回肠后位

（执）3. 男,28 岁。急性化脓性阑尾炎接受阑尾切除术后 5 小时,再次出现腹痛,伴烦躁、焦虑。查体:T 37.8℃,P 130 次 /min,BP 80/60mmHg,面色苍白,皮肤湿冷,双肺呼吸音清,未闻及啰音,腹胀,全腹轻度压痛,轻度肌紧张,未闻及肠鸣音。该患者首先要注意排除的危急情况是

    A. 术后出血   B. 肠瘘

    C. 粘连性肠梗阻   D. 盆腔脓肿

    E. 切口裂开

【答案与解析】

1. A   2. C

3. A。解析:阑尾切除术后出血的主要原因是术中止血不彻底,可能是阑尾动脉结扎线脱落导致。表现为腹痛、腹胀和失血性休克等症状。本题中患者为青年男性,阑尾切除术后 5 小时,症状表现符合术后出血的临床特点。切口裂开可见切口出血或血肿。故选 A。

温 故 知 新

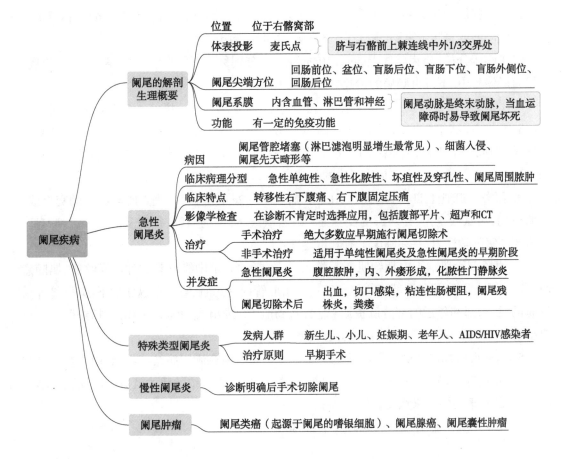

第三十六章

结、直肠与肛管疾病

第一节　解剖生理概要

一、结、直肠与肛管解剖

1. 结肠　包括升结肠、横结肠、降结肠和乙状结肠,下接直肠。结肠有三个解剖标志,即结肠袋、肠脂垂和结肠带,对于术中寻找结肠及沿着结肠带寻找阑尾有重要的临床意义。盲肠以回盲瓣为界与回肠相连接,回盲瓣有单向括约功能,由于回盲瓣的存在,结肠梗阻易发展为闭袢性肠梗阻。

2. 直肠　直肠后方是骶骨、尾骨和梨状肌。

（1）以腹膜返折为界分为：①上段直肠,其前面和两侧有腹膜覆盖,前面的腹膜返折成直肠膀胱陷凹或直肠子宫陷凹。②下段直肠,全部位于腹膜外。

（2）临床分类：将齿状线上 5cm、10cm、15cm,分别称为下段直肠、中段直肠、上段直肠。上段直肠癌与中、下段直肠癌的治疗方案有所不同。

（3）肛垫：位于直肠、肛管结合处,亦称直肠肛管移行区（痔区）。该区为一环状、约 1.5cm 宽的海绵状组织带,富含血管、结缔组织及 Treitz 肌。Treitz 肌呈网络状结构缠绕直肠静脉丛,构成一个支持性框架,将肛垫固定于内括约肌上。肛垫似一胶垫协助括约肌封肛门。现在认为肛垫松弛下移是痔形成的基础。

3. 肛管　肛管上自齿状线,下至肛门缘,长 1.5~2cm。齿状线是直肠与肛管的交界线。胚胎时期,齿状线是内、外胚层的交界处。故齿状线上、下的血管、神经及淋巴来源都不同,是重要的解剖学标志,并在临床上有其重要性。

4. 直肠肛管肌　①内括约肌属不随意肌;外括约肌是围绕肛管的环形横纹肌,属随意肌,分为皮下部、浅部和深部。②肛管直肠环由肛管内括约肌、直肠壁纵肌的下部、肛管外括约肌的浅、深部和邻近的部分肛提肌（耻骨直肠肌）纤维组成的强大肌环,是括约肛管的重要结构,如手术时不慎完全切断,可引起大便失禁。

5. 直肠肛管周围间隙　是感染的常见部位。间隙内充满脂肪结缔组织,由于神经分布很少、感觉迟钝,故发生感染时一般无剧烈疼痛,往往在形成脓肿后才就医。肛周脓肿易引起肛瘘,故有重要的临床意义。

6. 直肠肛管的血管、淋巴和神经（表 3-36-1）

表 3-36-1　直肠肛管的血管、淋巴和神经

项目	齿状线以上	齿状线以下
动脉	主要来自直肠上动脉(痔上动脉),其次为来自髂内动脉的直肠下动脉和骶正中动脉	肛管动脉
静脉	直肠上静脉丛→直肠上静脉(痔上静脉)→肠系膜下静脉→门静脉	直肠下静脉丛 ⟶ 直肠下静脉→髂内静脉 ⟶ 下腔静脉 / 肛管静脉→阴部内静脉
淋巴	向上→肠系膜下动脉旁淋巴结 向两侧→直肠下动脉旁淋巴结→髂内淋巴结 向下→沿肛管动脉、阴部内动脉旁淋巴结→髂内淋巴结	向下→腹股沟淋巴结→髂外淋巴结 向周围→沿闭孔动脉旁→髂内淋巴结
神经	交感神经和副交感神经(无疼痛感)	主要为阴部神经的分支(疼痛敏感)

二、结、直肠肛管的生理功能

1. 结肠　主要功能是吸收水分,储存和转运粪便,也能吸收葡萄糖、电解质和部分胆汁酸。吸收功能主要发生于右侧结肠。分泌碱性黏液以润滑黏膜,也分泌数种胃肠激素。

2. 直肠　有排便、吸收和分泌功能。可吸收少量的水、盐、葡萄糖和一部分药物;也能分泌黏液以利排便。肛管的主要功能是排泄粪便。直肠下端是排便反射的主要发生部位,是排便功能中的重要环节,在直肠手术时应予以足够重视。

第二节　结、直肠及肛管检查方法

一、常见检查体位(图 3-36-1)

1. 左侧卧位　直肠指检常采用此体位。
2. 膝胸位　是检查直肠肛管的常用体位,亦是前列腺按摩的常规体位。
3. 截石位　双合诊检查常选择该体位。
4. 蹲位　适用于检查直肠脱垂、三期内痔和下段息肉。可见到内痔或脱肛最严重的情况。

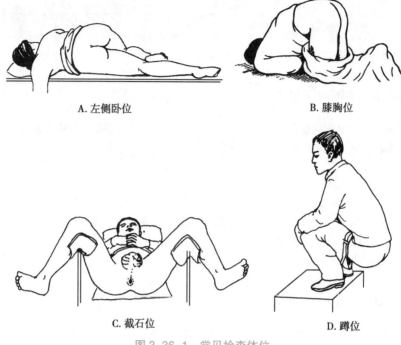

A. 左侧卧位　　　　　　　　　　　B. 膝胸位

C. 截石位　　　　　　　　　　　　D. 蹲位

图 3-36-1　常见检查体位

二、肛门视诊

常用体位有左侧卧位、膝胸位和截石位。

三、触诊

首先触诊肛周皮温弹性是否正常。肛周脓肿可触及皮温升高、肿胀等。肛瘘往往可触及条索状硬结。

四、直肠指诊

是简单而重要的临床检查方法,对及早发现肛管、直肠癌意义重大。据统计70%左右的直肠癌可在直肠指诊时被发现。

1. 经肛直肠指诊可发现的常见病变(表 3-36-2)

表 3-36-2　经肛直肠指诊可发现的常见病变

疾病名称	临 床 意 义
痔	内痔多较柔软不易扪及,如有血栓形成,可扪及硬结,有时有触痛、出血
肛瘘	常可扪及条索状物或瘘内口处小硬结
直肠息肉	可扪及质软可推动的圆形肿块,移动度大的息肉多可扪及蒂部
肛管、直肠癌	可扪及高低不平的硬结、溃疡、菜花状肿物,肠腔可有狭窄,指套上常有脓血和黏液
直肠脱垂	触诊直肠腔内是否空虚,初步判定有无直肠黏膜脱垂

2. 直肠指诊发现直肠肛管外的一些疾病 如前列腺炎、盆腔脓肿、急性附件炎、骶前肿瘤等；如在直肠膀胱陷凹或直肠子宫陷凹触及硬结，应考虑腹腔内肿瘤的种植转移。

五、内镜检查

1. 肛门镜检查 用于低位直肠病变和肛门疾病的检查。如检查时取膝胸位，则以肛门后方中点为 12 点，前方中点为 6 点；截石位则记录方法相反（图 3-36-2）。

2. 结肠镜检查 是目前诊断大肠疾病最直接和最准确的方法。

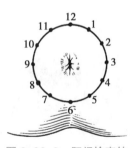

图 3-36-2 肛门检查的时钟定位记录法（截石位）

第三节 乙状结肠扭转

乙状结肠是肠扭转最常见的发生部位，其次为盲肠，偶见横结肠及脾区。多见于 60 岁以上老人。

第四节 溃疡性结肠炎的外科治疗

一、外科治疗的适应证

溃疡性结肠炎的外科指征包括中毒性巨结肠、穿孔、出血、难以忍受的结肠外症状（坏疽性脓皮病、结节性红斑、肝功能损害、眼并发症和关节炎）及癌变。当患者出现顽固性的症状而内科治疗无效时可考虑手术治疗。

二、手术方式

外科手术主要包括：①全结、直肠切除及回肠造口术。②结肠切除、回直肠吻合术。③结直肠切除、回肠储袋肛管吻合术。

第五节 肠息肉及肠息肉病

一、概述

肠息肉及肠息肉病是一类从黏膜表面突出到肠腔内的隆起状病变的临床诊断。

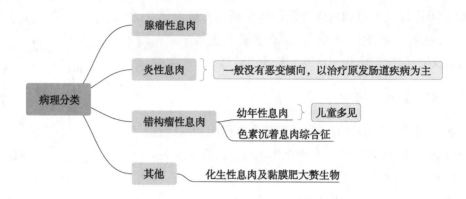

二、肠息肉

肠息肉可发生在肠道的任何部位。小肠息肉的症状常不明显,可表现为反复发作的腹痛和肠道出血。不少患者往往因并发肠套叠等始引起注意,或在手术中才被发现。

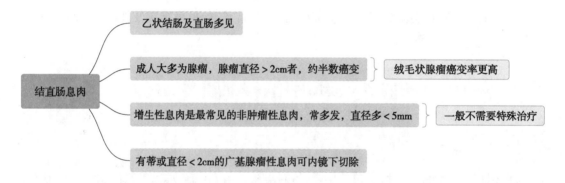

三、肠息肉病(表 3-36-3)

表 3-36-3　肠息肉病

名称	好发人群	特　点	表　现
色素沉着息肉综合征	青少年	常有家族史,可癌变,属于错构瘤一类。多发性息肉可出现在全部消化道,以小肠最多见,占 64%。在口唇及其周围、口腔黏膜、手掌、足趾或手指上有色素沉着,呈黑斑,也可为棕黄色斑	无法手术根治,并发肠道大出血、肠梗阻或肠套叠时,可做部分肠切除术
家族性肠息肉病	青年	又称家族性腺瘤性息肉病(FAP),与遗传因素有关,由 5 号染色体长臂上的 APC 基因突变致病。其特点是婴幼儿期并无息肉,常开始出现于青年时期,癌变的倾向性很大。直肠及结肠常布满腺瘤,极少累及小肠	如不治疗,几乎所有 FAP 患者都将发展为结直肠癌,平均癌变年龄约 39 岁

续表

名称	好发人群	特　点	表　现
肠息肉病合并多发性骨瘤和多发性软组织瘤	30~40 岁	与 FAP 属于同一类型疾病，也与遗传因素有关，但其可有肠外表现。癌变倾向明显	治疗原则与家族性肠息肉病相同；对肠道外伴发的肿瘤，其处理原则与同脏器肿瘤相同

第六节　结　肠　癌

一、病因

1. 遗传突变因素　结肠癌的发生发展是一个多步骤、多阶段、多基因参与的细胞遗传性疾病。约 70% 的结肠癌是由腺瘤性息肉演变而来，从腺瘤到癌的演变过程经历 10~15 年。在此癌变过程中，遗传突变包括癌基因激活（KRAS、MYC、EGFR）、抑癌基因失活（APC、DCC、TP53）、错配修复基因突变（MLH1、MSH2、PMS1、PMS2）、基因过度表达（PTGS2、CD44）。

2. 高危因素

（1）腺瘤性息肉、炎症性肠病、家族史、过多脂肪蛋白质的摄入、缺乏膳食纤维、年龄、肥胖、人种、吸烟等。

（2）遗传易感性在结肠癌的发病中也具有重要地位，如遗传性非息肉性结肠癌的错配修复基因突变携带者的家族成员，应视为结肠癌的高危人群。

（3）有些病如家族性肠息肉病，已被公认为癌前病变；结肠腺瘤、溃疡性结肠炎以及结肠血吸虫病肉芽肿，与结肠癌的发生有较密切的关系。

二、病理与分型

1. 大体分型　①溃疡型，最多见，早期即可有溃疡，易出血，此型分化程度较低，转移较早。②隆起型，向周围浸润少，预后较好。③浸润型，分化程度低，转移早而预后差。

2. 组织学分类　①腺癌，包括管状腺癌、乳头状腺癌（前两者为主要类型）、黏液腺癌、印戒细胞癌。②腺鳞癌。③未分化癌。

三、临床病理分期

1. 结直肠癌采用 TNM 分期法（表 3-36-4）

2. 转移

（1）淋巴转移：为主要转移途径。首先转移到结肠壁和结肠旁淋巴结，再到肠系膜血管周围、肠系膜血管根部淋巴结。

（2）血行转移：可转移至肝（多见）、肺、骨等。

表 3-36-4　结直肠癌的 TNM 分期法

T	原发肿瘤	N	区域淋巴结
T_x	原发肿瘤无法评价	N_x	区域淋巴结无法评价
T_0	无原发肿瘤证据	N_0	无区域淋巴结转移
Tis	原位癌	N_1	1~3 个区域淋巴结转移
T_1	肿瘤侵及黏膜下层	N_2	4 个及 4 个以上区域淋巴结转移
T_2	肿瘤侵及固有肌层	M	远处转移
T_3	肿瘤穿透固有肌层至浆膜下或侵犯无腹膜覆盖的结直肠旁组织	M_x	远处转移无法估计
		M_0	无远处转移
T_{4a}	肿瘤穿透脏腹膜	M_1	有远处转移
T_{4b}	肿瘤侵犯或粘连于其他器官或结构		

（3）直接浸润：如乙状结肠癌常侵犯膀胱、子宫、输尿管；横结肠癌可侵犯胃壁。

（4）腹膜种植转移：脱落的癌细胞可在腹膜种植转移。

四、临床表现

结肠癌早期常无特殊症状，发展后主要有下列症状。

1. 排便习惯与粪便性状的改变　常为最早出现的症状。多表现为排便次数增加、腹泻、便秘、粪便中带血、脓液或黏液。

2. 腹痛　常为定位不确切的持续性隐痛，或仅为腹部不适或腹胀感，出现肠梗阻时则腹痛加重或为阵发性绞痛。

3. 腹部肿块　多为瘤体本身，有时可能为梗阻近侧肠腔内的积粪。肿块大多坚硬，呈结节状。如癌肿穿透并发感染，肿块固定，可有明显压痛。

4. 肠梗阻症状　一般属结肠癌的中晚期症状，多表现为慢性低位不完全肠梗阻，主要表现是腹胀和便秘，腹部胀痛或阵发性绞痛。当发生完全梗阻时，症状加剧。左侧结肠癌有时可以急性完全性结肠梗阻为首发症状。

5. 全身症状　由于慢性失血、癌肿溃烂、感染、毒素吸收等，患者可出现贫血、消瘦、乏力、低热等。病程晚期可出现肝大、黄疸、水肿、腹水、直肠前凹肿块、锁骨上淋巴结肿大及恶病质等。

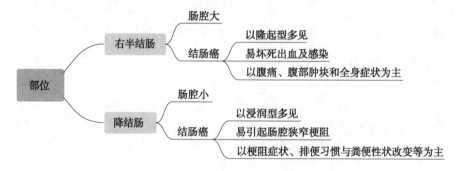

五、诊断

1. 凡 >40 岁有以下任一表现者应列为高危人群 ①I 级亲属有结直肠癌史者。②有癌症史或肠道腺瘤或息肉史。③大便隐血试验阳性者。

2. 辅助检查

（1）结肠镜检查：镜下发现病灶取病理活检，不难确诊。

（2）X 线钡剂灌肠或气钡双重对比造影检查：可见肠腔内肿块、管腔狭窄或龛影，对诊断结肠癌有很大的价值。

（3）超声和 CT 检查：对了解腹部肿块和肿大淋巴结及肝内有无转移等均有帮助。

（4）血清癌胚抗原（CEA）和糖类抗原 19-9（CA19-9）：分别在约 45% 和 30% 的结肠癌患者中升高，对结肠癌的特异性诊断意义不大，用于术后判断预后和复发更有价值。多种分子标志物：应用于粪便 DNA 检查以早期筛查结直肠癌，正在逐渐推广。

六、鉴别诊断

主要与结肠息肉、溃疡性结肠炎、克罗恩病、肠结核、慢性细菌性痢疾、血吸虫病、阿米巴肠病等相鉴别。最可靠的鉴别是通过结肠镜取活组织检查。

七、治疗

原则是以手术切除为主的综合治疗。

1. 结肠癌根治性手术（表 3-36-5） 要求整块切除肿瘤及其远、近两端 10cm 以上的肠管，并包括系膜和区域淋巴结。

表 3-36-5 结肠癌根治性手术

名称	适应证	方法
右半结肠切除术	盲肠、升结肠、结肠肝曲的癌肿	切除范围包括右半横结肠以近及肠末段和相应系膜、胃第 6 组淋巴结，回肠与横结肠端端或端侧吻合（图 3-36-3）
横结肠切除术	横结肠癌	切除包括肝曲或脾曲的整个横结肠、大网膜及其相应系膜及胃第 6 组淋巴结，行升结肠和降结肠端端吻合（图 3-36-4）
左半结肠切除术	结肠脾曲和降结肠癌	切除范围包括横结肠左半以远及部分或全部乙状结肠，然后做结肠间或结肠与直肠端端吻合术（图 3-36-5）
乙状结肠切除术	乙状结肠癌	切除范围见图 3-36-6

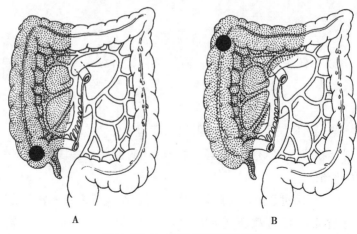

图 3-36-3　右半结肠切除范围

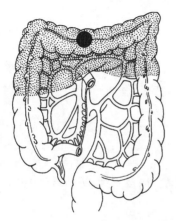

图 3-36-4　横结肠切除范围

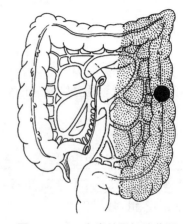

图 3-36-5　左半结肠切除范围

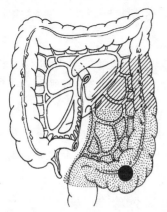

图 3-36-6　乙状结肠切除范围

2. 结肠癌并发急性梗阻的手术　应当在进行胃肠减压、纠正水和电解质紊乱以及酸碱失衡等适当的准备后,早期施行手术。

（1）右侧结肠癌并发急性梗阻:做右半结肠切除加一期回肠结肠吻合术。如癌肿不能切除,可行回肠横结肠侧侧吻合。

（2）左侧结肠癌并发急性梗阻:可置入支架缓解梗阻,限期行根治性手术。若开腹手术见粪便较多可行术中灌洗后予以吻合。若肠管扩张、水肿明显,可行近端造口、远端封闭,将封闭的断端固定在造口周围并做好记录,以便在回纳造口时容易寻找。如肿物不能切除,可在梗阻部位的近侧做横结肠造口。术后行辅助治疗,待肿瘤缩小降期后,再评估能否行二期根治性切除。

3. 化学治疗及其他辅助治疗

第七节 直 肠 癌

一、概述

1. 分类　直肠癌以腹膜返折为界分为上段直肠癌和下段直肠癌,也可分为低位直肠癌(距肛缘 5cm 以内)、中位直肠癌(距肛缘 5~10cm)和高位直肠癌(距肛缘 10cm 以上),以肿瘤下缘确定位置。

2. 我国直肠癌的流行病学特点　①直肠癌比结肠癌发生率高,大约占 60%;最近的资料显示结肠癌和直肠癌发生率逐渐靠近,有些地区已接近 1∶1,主要是结肠癌发生率增高所致。②低位直肠癌所占的比例高,占直肠癌的 60%~70%,绝大多数癌肿可在直肠指诊时触及。

二、病理与分期

大体分型、组织学分类和临床病理分期与结肠癌相同。

三、扩散与转移

主要包括直接浸润(癌肿浸润肠壁一圈需 1.5~2 年)、淋巴转移(是主要的扩散途径)、血行转移和种植转移(上段直肠癌可发生种植转移)。

四、症状

1. 直肠刺激症状　便意频繁,排便习惯改变;便前肛门有下坠感、里急后重、排便不尽感,晚期有下腹痛。

2. 癌肿破溃出血症状　大便表面带血及黏液,甚至有脓血便。

3. 肠腔狭窄症状　初时大便进行性变细,当造成肠管部分梗阻后,有腹痛、腹胀、肠鸣音亢进等不全性肠梗阻表现。

4. 癌肿侵犯周围组织或转移远处器官

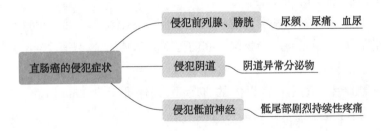

> **ⓘ 提示**
>
> 　　直肠癌早期无明显症状,癌肿影响排便或破溃出血时才出现症状。局部症状中以便血最常见,其次为大便频次改变。

五、体征

1. **直肠指诊触及肿物**　直肠指诊是诊断低位直肠癌最重要的体格检查,凡遇直肠刺激症状、便血、大便变细等均应采用。

2. **腹股沟淋巴结肿大**　腹股沟淋巴结肿大多见于累及齿状线以下的直肠癌,提示肿瘤可能含有鳞癌成分。

3. **其他**　并发肠梗阻可见腹部膨隆、肠鸣音亢进;并发肝转移可见肝大、黄疸、移动性浊音;晚期可见营养不良或恶病质。

六、辅助检查

1. **大便潜血**　可作为结、直肠癌的初筛手段,阳性者再做进一步检查。

2. **肿瘤标志物**　CEA 缺乏对早期结、直肠癌的诊断价值,CEA 主要用于评估肿瘤负荷和监测术后复发。CA19-9 的临床意义与 CEA 相似。

3. **内镜检查**　根据检查范围不同分为肛门镜、乙状结肠镜和结肠镜。结肠镜通过活检取得病理学诊断,是制订治疗方案的依据。

4. **影像学检查**　包括直肠腔内超声、盆腔增强 MRI、胸腹盆增强 CT 和全身 PET-CT。

七、诊断

直肠癌根据病史、体检、内镜和影像学检查不难作出临床诊断。

八、治疗

直肠癌主要治疗手段包括手术、放疗和化疗。手术是直肠癌的主要治愈方法。Ⅰ期不建议新辅助或辅助治疗;Ⅱ~Ⅳ期中低位直肠癌建议新辅助放化疗;Ⅲ~Ⅳ期直肠癌建议辅助化疗,高危Ⅱ期也可获益。姑息治疗适用于无法进行治愈性手术的晚期直肠癌,原则是尽量解除痛苦、改善生活质量、延长生命。

1. **手术**　手术方式根据肿瘤位置、分期、细胞分级、体型以及控便能力等因素综合选择。大量研究提示,直肠癌向远端肠壁浸润的范围较结肠癌小,只有 2% 的直肠癌向远端浸润超过 2cm。这是选择手术方式的重要依据。

（1）**局部切除术**:适用于 T_1 以内的直肠癌,并保证至少 3mm 切缘。主要手术方式:①经肛局部切除术。②骶后入路局部切除术。

（2）根治性切除术（表3-36-6）：整块切除癌肿和足够的切缘、区域淋巴结和伴行血管以及完整的直肠系膜。术中尽量保护排尿功能和性功能。直肠癌侵犯子宫时，可一并切除子宫，称为后盆腔脏器清扫；直肠癌侵犯膀胱，行直肠和膀胱（男性）或直肠、子宫和膀胱（女性）切除时，称为全盆腔清扫。如伴发能切除的肝、肺或腹股沟淋巴结转移，可同时切除及清扫。

表 3-36-6　直肠癌的根治性切除术

手术名称	方　　法
腹会阴切除术（Miles 手术）	同时经腹部、会阴两个入路进行整块肿瘤切除和淋巴结清扫。会阴部需切除部分肛提肌、坐骨肛门窝内脂肪、肛管及肛门周围 3~5cm 的皮肤、皮下组织及全部肛管括约肌，于左下腹行永久性乙状结肠单腔造口（图 3-36-7）
低位前切除术（Dixon 手术）	属于直肠癌保肛手术，切除肿瘤后一期吻合、恢复肠管连续性，是目前应用最多的直肠癌根治术（图 3-36-8）。根治原则要求肿瘤远端距切缘至少 2cm；低位直肠癌至少 1cm。只要肛门外括约肌和肛提肌未受累，保证环周切缘阴性的前提下，均可行结肠 - 直肠低位吻合（Dixon 手术）或结肠 - 肛管超低位吻合
经腹直肠癌切除、近端造口、远端封闭手术（Hartmann 手术）	切除肿瘤后近端结肠造口，远端残腔封闭。适用于一般情况很差，不能耐受 Miles 手术或急性梗阻不宜行 Dixon 手术的患者（图 3-36-9）

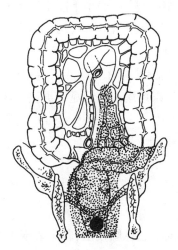

图 3-36-7　Miles 手术

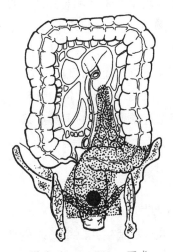

图 3-36-8　Dixon 手术

（3）姑息手术：晚期直肠癌的姑息手术以解除痛苦和处理并发症为主要目的。例如：排便困难或肠梗阻可行乙状结肠双腔造口；肿瘤出血无法控制可行肿瘤姑息性切除。

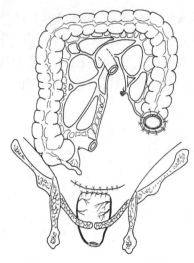

图 3-36-9　Hartmann 手术

2. 放疗　围术期的放疗可提高治愈的机会，术后放疗的效果不如术前放疗；姑息放疗可缓解症状。

3. 化疗　给药途径有全身静脉给药、术后腹腔热灌注化疗等。结直肠癌的化疗均以氟尿嘧啶为基础用药，以全身静脉化疗为主。方式包括辅助化疗、新辅助化疗、姑息化疗和局部化疗。

4. 其他　直肠癌形成梗阻且不能手术者，可采用烧灼、激光或冷冻等局部疗法，或放置金属支架或肠梗阻导管。手术无法切除的多发肝转移，可采用超声或 CT 引导的介入消融尽量减少病灶。晚期患者应注意支持治疗，以改善生活质量为原则。

第八节　直肠肛管先天性疾病

一、先天性直肠肛管畸形

1. 临床表现

（1）绝大多数直肠肛管畸形患儿，在正常位置没有肛门，易于发现。不伴有瘘管的直肠肛管畸形在出生后不久即表现为无胎粪排出，腹胀，呕吐；瘘口狭小不能排出胎粪或仅能排出少量胎粪时，患儿喂奶后呕吐，以后可吐粪样物，逐渐腹胀；若瘘口较大，出生后一段时间可不出现肠梗阻症状，而在几周至数年逐渐出现排便困难。

（2）高位直肠闭锁，肛门肛管正常的患儿表现为无胎粪排出，或从尿道排出混浊液体，直肠指诊可以发现直肠闭锁。女孩常伴有阴道瘘。泌尿系瘘几乎都见于男孩。从尿道口排气和胎粪是直肠泌尿瘘的主要症状。

2. 治疗　均需手术治疗。肛管直肠闭锁应在出生后立即手术。

二、先天性巨结肠

1. 临床表现

（1）大多数新生儿巨结肠病例在出生后 1 周内发生急性肠梗阻，临床表现为 90% 患儿有胎粪性便秘，24~48 小时没有胎粪排出，或只有少量。除胎粪不排或排出延迟外，患儿还会有顽固性便秘、腹胀、呕吐等症状。

（2）婴儿期大便秘结，需要灌肠、使用开塞露等，且便秘越来越顽固。随年龄增长，患儿表现为营养不良、发育迟缓。多需灌肠或其他方法帮助排便。

（3）体检最突出的体征为腹胀，部分病例可在左下腹触及肿块。直肠指诊可发现直肠壶腹空虚，粪便停留在扩张的结肠内，指诊可激发排便反射，手指拔出后，大量粪便和气体随之排出，腹胀可有一定程度缓解。

> (i) **提示**
>
> 先天性巨结肠的临床表现以便秘为主。

2. 治疗　以手术为主。

第九节　肛　裂

一、定义

肛裂是齿状线下肛管皮肤层裂伤后形成的小溃疡。方向与肛管纵轴平行，呈梭形或椭圆形，常引起肛周剧烈疼痛。多见于青中年人，绝大多数肛裂位于肛管的后正中线上，也可在前正中线上，侧方出现肛裂者极少。

二、临床表现

肛裂患者有典型的临床表现，即疼痛、便秘和出血。

1. 肛裂周期性疼痛　肛裂的疼痛多剧烈，有典型的周期性：排便时由于肛裂病灶内神经末梢受刺激，立刻感到肛管烧灼样或刀割样疼痛，称为排便时疼痛；便后数分钟可缓解，称为间歇期；随后因肛门括约肌收缩痉挛，再次剧痛，此期可持续半小时到数小时，临床称为括约肌挛缩痛。直至括约肌疲劳、松弛后疼痛缓解，但再次排便时又发生疼痛。

2. 便秘　因害怕疼痛不愿排便，久而久之引起便秘，粪便更为干硬，便秘又加重肛裂，形成恶性循环。

3. 出血　排便时常在粪便表面或便纸上见到少量血迹，或滴鲜血，大量出血少见。

> (i) **提示**
>
> 肛裂、前哨痔、肛乳头肥大称为肛裂"三联症"，是肛裂的典型表现之一。

三、诊断

急性肛裂可见裂口边缘整齐，底浅，呈红色并有弹性，无瘢痕形成。慢性肛裂因反复发作，底深不整齐，质硬，边缘增厚纤维化、肉芽灰白。若发现肛裂"三联症"，不难诊断。肛裂行肛门检查时，常会引起剧烈疼痛，有时需在局麻下进行。

四、治疗

1. 原则 急性或初发的肛裂可用坐浴和润便的方法治疗；慢性肛裂可用坐浴、润肠通便加以扩肛的方法；经久不愈、非手术治疗无效、且症状较重者可采用手术治疗。

2. 方法

（1）非手术治疗：原则是解除括约肌痉挛，止痛，帮助排便，中断恶性循环，促使局部愈合。具体措施包括排便后用 1∶5 000 高锰酸钾温水坐浴、口服缓泻剂或液体石蜡、局部麻醉后扩肛。

（2）手术治疗：包括肛裂切除术、肛管内括约肌切断术。

第十节 直肠肛管周围脓肿

一、概述

直肠肛管周围脓肿是指直肠肛管周围软组织或其周围间隙发生的急性化脓性感染，并形成脓肿。脓肿破溃或切开引流后常形成肛瘘。绝大部分直肠肛管周围脓肿由肛腺感染引起。

二、临床表现

1. 肛周脓肿（最常见） ①脓肿范围一般不大。②主要症状为肛周持续性跳动性疼痛，全身感染性症状不明显。③病变处明显红肿，有硬结和压痛，脓肿形成可有波动感，穿刺易抽出脓液。

2. 坐骨肛管间隙脓肿 ①脓肿大而深。②患侧持续性胀痛、跳痛，排便或行走时疼痛加剧，可有排尿困难和里急后重；脓肿范围较大时全身感染症状明显。③患侧肛门红肿，双臀不对称，触诊或直肠指检有深压痛，波动感。不及时切开，可形成肛瘘。

3. 骨盆直肠间隙脓肿 ①脓肿较深、更大。②早期有全身中毒症状。局部表现为直肠坠胀感，便意不尽，排便时尤感不适，常伴排尿困难。③会阴部检查多无异常，直肠指诊可在直肠壁上触及肿胀隆起，有压痛和波动感。诊断主要靠穿刺抽脓。

4. 其他 有肛管括约肌间脓肿、直肠后间隙脓肿、高位直肠肌间脓肿、直肠壁内脓肿（黏膜下脓肿）。由于位置较深，局部症状大多不明显，主要表现为会阴、直肠部坠胀感，排便时疼痛加重；可伴有全身感染症状。直肠指诊可触及痛性肿块。

三、治疗

1. 非手术治疗 ①抗生素治疗，选用对革兰氏阴性杆菌有效的抗生素。②温水坐浴。③局部理疗。④口服缓泻剂或液体石蜡。

2. 手术治疗　脓肿切开引流是治疗直肠肛管周围脓肿的主要方法。肛周脓肿切开引流后, 70% 左右会形成肛瘘。

第十一节　肛　瘘

一、分类

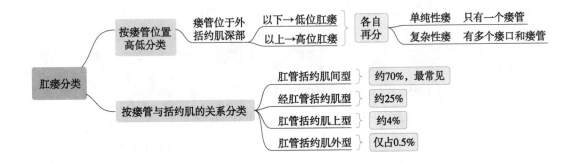

二、临床表现

肛瘘外口持续或间断流出少量脓性、血性、黏液性分泌物为主要症状。上述症状的反复发作是肛瘘的临床特点。

三、治疗

1. 堵塞法　对单纯性肛瘘可采用, 但治愈率较低。

2. 手术治疗（表 3-36-7）　手术的关键是明确瘘管行程和内口位置, 尽量减少肛门括约肌的损伤, 防止肛门失禁, 同时避免瘘的复发。

表 3-36-7　肛瘘的手术治疗

名称	适应证
瘘管切开术	低位肛瘘
挂线疗法	距肛门 3~5cm, 有内外口的低位或高位单纯性肛瘘, 或作为复杂性肛瘘切开、切除的辅助治疗
肛瘘切除术	低位单纯性肛瘘或高位肛瘘结构中瘘管成熟的较低部分或括约肌外侧部分

> **ℹ 提示**
>
> 挂线疗法的最大优点是不会造成严重肛门失禁。

第十二节　痔

一、分类和临床表现

1. 内痔　①是由肛垫的支持结构、静脉丛及动静脉吻合支发生病理性改变、导致肛垫充血增生肥大移位而形成。②主要表现是出血和脱出。常见间歇性便后出鲜血。内痔的好发部位为截石位 3、7、11 钟点位。内痔的分度见表 3-36-8。

表 3-36-8　内痔的分度

分度	临 床 特 点
Ⅰ度	便时带血、滴血或手纸带血,便后出血可自行停止,无痔脱出
Ⅱ度	排便时有痔脱出,便后可自行还纳,可伴出血
Ⅲ度	排便或久站、咳嗽、劳累、负重时痔脱出肛门外,需用手辅助还纳,可伴出血
Ⅳ度	痔脱出不能还纳或还纳后又脱出,可伴出血。严重时可见喷射状出血

2. 外痔　①是齿状线远侧皮下静脉丛的病理性扩张或结缔组织增生形成。②主要表现是肛门不适、潮湿不洁,有时有瘙痒。如发生急性血栓形成时,可伴肛门剧痛,称为血栓性外痔。

3. 混合痔　①是内痔通过丰富的静脉丛吻合支和相应部位的外痔相互融合而形成。②表现为内痔和外痔的症状可同时存在。混合痔呈环状脱出肛门外,脱出的痔块在肛周呈梅花或环状,称为环状痔。脱出痔块若被痉挛的括约肌嵌顿,不能有效还纳于肛门内,以至水肿、淤血、坏死,称为嵌顿性痔或绞窄性痔。

提示

> 内痔发展到Ⅲ度以上时多形成混合痔。

二、诊断

主要靠肛门直肠检查。首先做肛门视诊,内痔除Ⅰ度外,其他三度都可在肛门视诊下见到。对有脱垂者,最好在蹲位排便后立即观察。直肠指诊可了解直肠内有无其他病变,如直肠癌、直肠息肉、肥大肛乳头等。最后做肛门镜检查。血栓性外痔表现为肛周暗紫色卵圆形肿物,表面皮肤水肿、质硬、急性期触痛压痛明显。

三、治疗

1. 原则　①无症状的痔无需治疗。②有症状的痔重在减轻或消除症状,而非根治。③以非手术治疗为主。

2. 措施　包括一般治疗(防治便秘和腹泻、热水坐浴等)、注射疗法、胶圈套扎疗法、多普勒超声引导下痔动脉结扎术、手术疗法[痔单纯切除术、吻合器痔上黏膜环切钉合术(PPH)、血栓外痔剥离术等]。

> ⓘ 提示
>
> 　　注射疗法和胶圈套扎疗法是痔的主要治疗方法。手术治疗只限于非手术治疗失败或不适宜非手术治疗患者。

第十三节　直肠脱垂

一、病因

1. 解剖因素　幼儿发育不良、营养不良者、年老衰弱者,易出现肛提肌和盆底筋膜薄弱无力;小儿骶骨弯曲度小、过直;手术、外伤损伤肛门直肠周围肌肉或神经等。

2. 腹压增加　如便秘、腹泻、前列腺肥大、慢性咳嗽、排尿困难、多次分娩等,经常致使腹压升高,推动直肠向下脱出。

3. 其他　内痔、直肠息肉经常脱出,向下牵拉直肠黏膜,诱发黏膜脱垂。

二、临床表现

主要症状为直肠黏膜自肛门脱出。随脱垂加重,可引起肛门失禁,肛周皮肤湿疹、瘙痒。出现便秘。黏膜糜烂、破溃后有血液流出。内脱垂可无明显症状,可有排便不尽感或排便困难,偶尔在行钡剂灌肠检查时发现。体格检查时嘱患者下蹲后用力屏气做排便动作,使直肠脱出。直肠指诊时感到肛门括约肌收缩无力。

三、治疗

婴幼儿直肠脱垂以非手术治疗为主;成人的黏膜脱垂可采用硬化剂注射治疗及黏膜切除术。成人的完全性直肠脱垂原则上以手术治疗为主,同时尽量消除直肠脱垂的诱发因素。

第十四节　便秘的外科治疗

一、临床表现

便秘表现为便质干结、坚硬,排出困难,排便时间明显延长。

二、治疗

1. 非手术治疗　慢性便秘宜先行非手术治疗,如多食富含膳食纤维素食物,养成良好的排便习惯等,必要时可辅用促排便药物、栓剂或灌肠等治疗。经非手术治疗无效时,有明确的解剖异常或手术指征,排除手术禁忌证,可考虑手术治疗。

2. 手术治疗　目的是主要针对粪便在传输和排出过程中的两种缺陷:出口梗阻型便秘需依据出口梗阻的原因作出相应处理,结肠慢传输型便秘则需切除无传输力的结肠。两种病因同时存在时,应慎重合理选择手术治疗方案。

─○ 经 典 试 题 ○─

(执)1. 肛裂"三联征"为

　　A. 肛裂、前哨痔、肛周脓肿

　　B. 肛裂、肛乳头肥大、肛周脓肿

　　C. 肛裂、前哨痔和肛乳头肥大

　　D. 肛裂、大便失禁和肛乳头肌肥大

　　E. 肛裂、前哨痔和大便失禁

(研)(2~3 题共用备选答案)

　　A. 瘘管切开

　　B. 挂线疗法

　　C. 肛瘘切除

　　D. 切开联合挂线

　　2. 高位单纯性肛瘘的治疗方法是

　　3. 低位单纯性肛瘘的治疗方法是

【答案】

1. C　2. B　3. C

温 故 知 新

结、直肠与肛管疾病-1

解剖生理概要
- 结肠
  - 对于术中寻找结肠及沿着结肠带寻找阑尾有重要意义
  - 解剖标志为结肠袋、肠脂垂和结肠带
- 直肠 以腹膜返折为界分为上段直肠、下段直肠
- 直肠肛管的血管、淋巴和神经 齿状线以上、以下各不相同

检查方法 肛门视诊，触诊，直肠指诊（对及早发现肛管、直肠癌意义重大）、内镜（肛门镜、结肠镜）检查

乙状结肠扭转 60岁以上多见

溃疡性结肠炎 注意外科治疗的指征

肠息肉及肠息肉病 结直肠息肉以乙状结肠、直肠多见，绒毛状腺瘤癌变率高

结肠癌
- 病因 遗传突变因素、高危因素（腺瘤性息肉、炎症性肠病、遗传易感性等）
- 病理
  - 大体分型 溃疡型、隆起型和浸润型
  - 组织学分类 腺癌（主要为管状腺癌和乳头状腺癌）、腺鳞癌、未分化癌
- 转移 淋巴转移（主要）、血行转移、直接浸润和腹膜种植转移
- 分期 采用TNM分期法
- 临床表现 排便习惯与粪便性状的改变、腹痛、腹部肿块、肠梗阻症状和全身症状
- 诊断 注意对高危人群的筛查，结肠镜检查取病理活检可确诊
- 治疗 以手术切除为主的综合治疗 } 注意结肠癌根治性手术的适应证

直肠癌
- 概述 我国直肠癌比结肠癌发生率高，低位直肠癌所占的比例高，绝大多数癌肿可在直肠指诊时触及
- 病理与分期 同结肠癌
- 临床表现
  - 直肠刺激、癌肿破溃出血、肠腔狭窄症状，侵犯周围组织或远处转移症状
  - 直肠指诊触及肿物、腹股沟淋巴结肿大、并发肠梗阻和肝转移的体征，营养不良或恶病质
- 辅助检查 大便潜血可作为结、直肠癌的初筛手段；结肠镜活检可取得病理学诊断
- 治疗
  - 手术
    - 局部切除术、姑息手术
    - 根治性切除术 Miles手术、Dixon手术（目前应用最多）、Hartmann手术
  - 放疗、化疗等

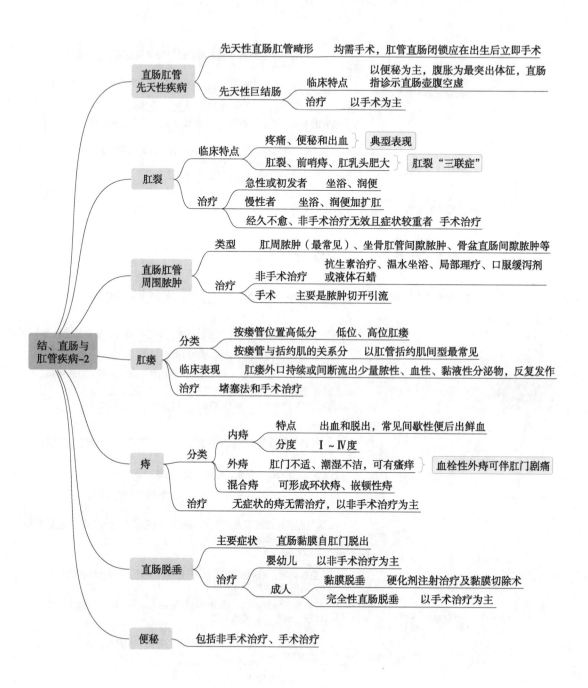

结、直肠与肛管疾病-2

- 直肠肛管先天性疾病
  - 先天性直肠肛管畸形　均需手术，肛管直肠闭锁应在出生后立即手术
  - 先天性巨结肠
    - 临床特点　以便秘为主，腹胀为最突出体征，直肠指诊示直肠壶腹空虚
    - 治疗　以手术为主

- 肛裂
  - 临床特点
    - 疼痛、便秘和出血　典型表现
    - 肛裂、前哨痔、肛乳头肥大　肛裂"三联症"
  - 治疗
    - 急性或初发者　坐浴、润便
    - 慢性者　坐浴、润便加扩肛
    - 经久不愈、非手术治疗无效且症状较重者　手术治疗

- 直肠肛管周围脓肿
  - 类型　肛周脓肿（最常见）、坐骨肛管间隙脓肿、骨盆直肠间隙脓肿等
  - 治疗
    - 非手术治疗　抗生素治疗、温水坐浴、局部理疗、口服缓泻剂或液体石蜡
    - 手术　主要是脓肿切开引流

- 肛瘘
  - 分类
    - 按瘘管位置高低分　低位、高位肛瘘
    - 按瘘管与括约肌的关系分　以肛管括约肌间型最常见
  - 临床表现　肛瘘外口持续或间断流出少量脓性、血性、黏液性分泌物，反复发作
  - 治疗　堵塞法和手术治疗

- 痔
  - 分类
    - 内痔
      - 特点　出血和脱出，常见间歇性便后出鲜血
      - 分度　Ⅰ～Ⅳ度
    - 外痔　肛门不适、潮湿不洁，可有瘙痒　血栓性外痔可伴肛门剧痛
    - 混合痔　可形成环状痔、嵌顿性痔
  - 治疗　无症状的痔无需治疗，以非手术治疗为主

- 直肠脱垂
  - 主要症状　直肠黏膜自肛门脱出
  - 治疗
    - 婴幼儿　以非手术治疗为主
    - 成人
      - 黏膜脱垂　硬化剂注射治疗及黏膜切除术
      - 完全性直肠脱垂　以手术治疗为主

- 便秘　包括非手术治疗、手术治疗

第三十七章

肝 疾 病

第一节　解剖生理概要

一、解剖

1. 肝的位置　肝是人体内最大的实质性脏器,大部分隐匿在右侧膈下和季肋深面,小部分横过腹中线达左上腹。肝的右下缘齐右肋缘,左下缘可在剑突下扪及,但一般在腹中线处不超过剑突与脐连线的中点。

2. 肝的韧带

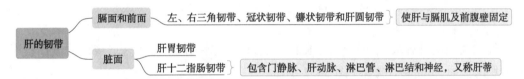

3. 肝门　门静脉、肝动脉和肝总管在肝脏面的横沟处各自分出左、右干进入肝实质内,称为第一肝门。在肝实质内,门静脉、肝动脉和肝内胆管的走向和分布大体上相一致,共同被包裹在 Glisson 鞘内。三条主要的肝静脉在肝后上方的静脉窝进入下腔静脉,被称为第二肝门;此外还有小部分肝血液经数支肝短静脉汇入肝后方的下腔静脉,被称为第三肝门。

4. 基本结构　肝的基本结构为肝小叶,肝小叶中央是中央静脉。

5. 肝的血液供应　来自肝动脉(25%~30%)和门静脉(70%~75%)。肝动脉含氧量高,供给肝所需氧量的 40%~60%。

二、生理功能

1. 分泌胆汁　每日分泌胆汁 800~1 000ml。

2. 代谢功能　食物消化后由肠道吸收的营养物质经门静脉系统进入肝。

(1)肝能将碳水化合物、蛋白质和脂肪转化为糖原,储存于肝内。当血糖减少时,又将糖原分解为葡萄糖,释入血液。

(2)在蛋白质代谢过程中,肝主要起合成、脱氨和转氨作用。

(3)在脂肪代谢中,肝能维持体内各种脂质(包括磷脂和胆固醇)的恒定性,使之保持一定浓度和比例。

（4）肝参与多种维生素代谢和激素代谢。

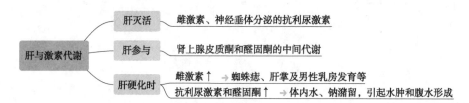

3. **凝血功能** 肝除合成纤维蛋白原、凝血酶原外,还产生凝血因子Ⅴ、Ⅶ、Ⅷ、Ⅸ、Ⅹ、Ⅺ和Ⅻ。

4. **解毒作用** 肝可将代谢产生的毒物或外来的毒物转化为无毒物质。

5. **吞噬和免疫作用** 肝通过单核-吞噬细胞系统的 Kupffer 细胞的吞噬作用,将细菌、抗原抗体复合物、色素和其他碎屑从血液中清除。

6. **其他** 此外,肝内有铁、铜、维生素 B_{12}、叶酸等造血因子,能间接参与造血。肝储藏大量血液,当急性失血时,有一定调节血液循环的作用。正常肝可耐受常温下持续肝门阻断时间约 60 分钟,但伴肝硬化者耐受时间明显缩短,此类患者实施肝切除手术时,常温下肝门阻断的时间不宜超过 15~20 分钟。

第二节 偶然发现的肝肿块

偶然发现的肝肿块往往较小,有良性病变,也有恶性肿瘤,必须采取规范的诊疗程序明确肿块的性质,拟定治疗方案(图 3-37-1)。

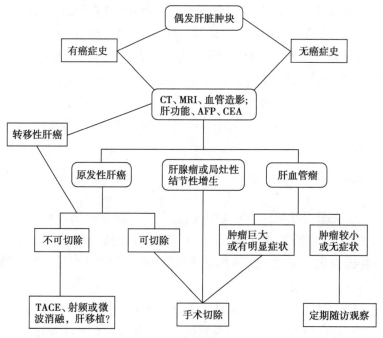

图 3-37-1 规范的诊疗程序
转移性肝癌需辅助化疗。

第三节 肝 脓 肿

一、细菌性肝脓肿

1. 病因病理　全身细菌性感染,特别是腹腔内感染时,细菌可侵入肝,如患者抵抗力弱,可发生肝脓肿。有基础性疾病者为高发人群。

（1）细菌侵入肝的途径

1）胆道:各种病变导致胆道梗阻并发生化脓性胆管炎时,细菌沿着胆管上行,是引起细菌性肝脓肿的主要原因。

2）门静脉:如坏疽性阑尾炎、胃肠道憩室炎等时,细菌可经此入肝。

3）肝动脉:体内化脓性病变并发菌血症时,细菌可经此入肝。

4）肝毗邻器官或组织存在感染病灶,细菌可循淋巴系统侵入或直接扩散感染至肝。

5）开放性肝损伤:细菌可直接经伤口侵入肝引起感染,形成脓肿。

6）肝其他疾病的有创性治疗方法,如经肝动脉化疗栓塞、消融等肿瘤治疗措施,也可能导致肝脓肿。

7）一些肝脓肿的病因难以确定,称为隐源性感染。

（2）致病菌:多为肺炎克雷伯菌、大肠埃希菌、厌氧链球菌、葡萄球菌等。

2. 临床表现

（1）症状:寒战、高热、肝区疼痛和肝大,可伴恶心、呕吐、食欲缺乏和周身乏力。

（2）体征:肝区钝痛或胀痛,多属持续性,可伴右肩牵涉痛,右下胸及肝区叩击痛,肿大的肝有压痛。肝前下缘比较表浅的脓肿,可伴上腹肌紧张和局部明显触痛;巨大肝脓肿可使右季肋区呈现饱满状态,有时可见局限性隆起,局部皮肤红肿。严重时或并发胆道梗阻者,可见黄疸。

（3）脓肿破溃:①肝右叶脓肿可穿破肝包膜形成膈下脓肿,也可突破入右侧胸腔,左叶脓肿则偶可穿入心包。②脓肿向腹腔穿破,引起急性腹膜炎。③少数肝脓肿可穿破血管和胆管壁,引起大量出血并从胆道排出,表现为上消化道出血。

3. 辅助检查

（1）实验室检查:白细胞计数和中性粒细胞百分比增高,转氨酶和碱性磷酸酶增高,C反应蛋白（CRP）增高,血沉（ESR）增快。慢性病程患者可有贫血和低蛋白血症。

（2）超声:可明确脓肿的部位和大小,是首选的检查方法。

（3）CT 检查:更易显示多发小脓肿。

（4）MRI 检查:对存在可疑胆道疾病时帮助较大。

（5）X 线胸腹部检查:右叶脓肿可使右膈肌升高,肝阴影增大或有局限性隆起,有时出现右侧反应性胸膜炎或胸腔积液。

4. 诊断 根据病史、临床表现、实验室和超声检查,即可诊断本病。必要时可在肝区压痛最剧处或超声引导下施行诊断性穿刺予以确诊。

5. 鉴别诊断 主要应与阿米巴性肝脓肿鉴别(表 3-37-1)。

表 3-37-1 细菌性肝脓肿与阿米巴性肝脓肿的鉴别

鉴别要点	细菌性肝脓肿	阿米巴性肝脓肿
年龄	>50 岁	20~40 岁
男女比例	1.5∶1	>10∶1
病史	继发于胆道感染或其他化脓性疾病,多有糖尿病病史	继发于阿米巴痢疾后,少见糖尿病病史
症状	病情急骤严重,全身中毒症症状明显,有寒战、高热,部分患者可有黄疸	起病较缓慢,病程较长,可有高热,或不规则发热、盗汗,黄疸少见
血液化验	白细胞计数及中性粒细胞可明显升高,可见胆红素升高,血液细菌培养可阳性	白细胞计数可升高,如无继发细菌感染,血液细菌培养阴性,血清学阿米巴抗体检测阳性
粪便检查	无特殊表现	部分患者可找到阿米巴滋养体或包囊
脓液	多为黄白色脓液,涂片和培养可发现细菌	大多为棕褐色脓液,无臭味,镜检有时可找到阿米巴滋养体。若无混合感染,涂片和培养无细菌
诊断性治疗	抗阿米巴药物治疗无效	抗阿米巴药物治疗有效
脓肿	较小,常为多发性	较大,多为单发,多见于肝右叶

6. 治疗 细菌性肝脓肿必须早期诊断,积极治疗。

(1)全身支持治疗:充分营养支持,必要时多次小量输血和血浆、纠正低蛋白血症,纠正水和电解质平衡失调等。

(2)抗生素治疗:应经验性选用广谱抗生素,通常为第三代头孢联合应用甲硝唑,或者氨苄西林、氨基糖苷类联合应用;病原菌确定后根据药敏结果调整。抗生素应用应大剂量、足疗程。

(3)经皮肝穿刺脓肿置管引流术:对直径 3~5cm 的单个脓肿,可在超声或 CT 引导下行穿刺抽尽脓液并冲洗,也可置管引流。多数肝脓肿可经抗生素联合穿刺抽液或置管引流治愈。

(4)手术治疗:适用于脓肿较大、分隔较多;已穿破胸腔或腹腔;胆源性肝脓肿;慢性肝脓肿。手术方式为切开引流,适用于多数患者。经腹腔镜切开引流已成为常规手术。

二、阿米巴性肝脓肿

1. 概述 阿米巴性肝脓肿是肠道阿米巴感染的并发症,绝大多数单发。

2. 治疗（表3-37-2）

表3-37-2 阿米巴性肝脓肿的治疗

方法	特 点
非手术治疗	首先考虑。以抗阿米巴药物（甲硝唑、氯喹、依米丁），必要时反复穿刺吸脓和支持疗法为主
经皮肝穿刺置管引流术	适用于病情较重，脓肿较大，有穿破危险者，或经抗阿米巴治疗及多次穿刺吸脓，而脓腔未见缩小者
手术切开引流	适用于：①经抗阿米巴治疗及穿刺引流后仍高热不退者。②脓肿伴继发细菌感染，经穿刺引流及药物治疗不能控制者。③脓肿已穿破入胸腹腔并发脓胸和腹膜炎。切开后采用持续胸腔闭式引流

第四节 肝棘球蚴病

一、病因

肝棘球蚴病又称肝包虫病，系棘球绦虫的蚴感染所致的人畜共患病。

二、临床表现

囊肿增大缓慢，初期无明显症状，常在体格检查时偶然被发现，亦有因腹部肿块或因囊肿导致压迫症状或引起并发症而就医者。由于包虫寄生部位、囊肿体积及数量、机体反应性及并发症（破裂、压迫、感染等）的不同，临床表现各异。

三、诊断

询问病史时应了解患者是否有流行地区居住史，及犬、羊等接触史。常用辅助检查包括超声检查（为筛选和初步诊断的首选检查方法）、X线检查、CT和MRI检查、免疫学检查（常用于流行病学筛查）。

四、治疗

1. 手术治疗 原则是尽量完整摘除外囊，清除内囊，避免囊液外溢，防止复发；合理处理残腔及胆瘘，减少术后并发症。手术方法包括外囊完整剥（切）除术、内囊摘除术和肝切除术。

2. 药物治疗 适用于早期囊肿小、外囊壁薄、有广泛播散和手术危险性大的患者。常用阿苯达唑。

3. 超声引导下经皮肝穿刺抽吸术 适用于体积较小、位于肝组织内的 I 型囊肿，不适用于囊肿和胆管相通的患者。

第五节　原发性肝恶性肿瘤

一、肝细胞癌（肝癌）

1. 病因　目前认为，肝细胞癌发病与肝硬化、病毒性肝炎、黄曲霉素以及某些化学致癌物质和水土等因素有关。

2. 病理

（1）大体分型：结节型、巨块型和弥漫型。

（2）中华医学会外科学分会肝脏外科学组的分类：微小肝癌（直径≤2cm），小肝癌（>2cm，≤5cm），大肝癌（>5cm，≤10cm）和巨大肝癌（>10cm）。

3. 转移　①极易经门静脉系统在肝内播散。②血行肝外转移最多见于肺，其次是骨、脑等。③经淋巴转移，相对少见。④在中晚期病例，肿瘤可直接侵犯邻近脏器及横膈，或发生腹腔种植性转移。

4. 临床表现

（1）患者大多为40~50岁，男性比女性多见。肝癌早期缺乏典型临床表现，出现症状和体征时疾病多已进入中、晚期。

（2）临床表现可能有肝区疼痛、肝大或右上腹肿块，乏力、消瘦、食欲减退、黄疸、腹胀等全身及消化道症状。可有肺、骨、脑等脏器转移的相应症状。少数患者可有低血糖症、红细胞增多症、高血钙、高胆固醇血症等表现。

5. 诊断　患者有乙或丙型肝炎等肝病病史，甲胎蛋白（AFP）≥400ng/ml，超声、CT或MRI检查发现肝实质性肿块，且有肝细胞癌典型影像学表现者，即可临床诊断。约30%肝癌患者AFP完全正常，此时应检测AFP异质体，如为阳性，有助于诊断。诊断困难者，可做肝动脉造影，必要者同时做经肝动脉化疗栓塞（TACE）进行诊断性治疗。

6. 鉴别诊断　肝细胞癌主要应与肝硬化、继发性肝癌、肝良性肿瘤、肝脓肿、肝包虫病，以及与肝毗邻器官，如右肾、结肠肝曲、胃、胰腺等处的肿瘤相鉴别。

7. 治疗　早期诊断、早期采用以手术切除为主的综合治疗，是提高肝癌长期治疗效果的关键。

（1）部分肝切除：是治疗肝癌首选和最有效的方法。手术安全性评估如下。

1）患者一般情况：①较好，无明显心、肺、肾等重要脏器器质性病变。②Child-Pugh肝功能分级属A级；或B级，经短期护肝治疗后肝功能恢复到A级。③有条件的医院，术前可以做吲哚氰绿（ICG）检测。④评估肝切除后残肝体积，手术后足够维持肝功能。

2）肿瘤可切除性评估：没有肝外多处转移。①单发的微小肝癌和小肝癌。②单发的向肝外生长的大肝癌或巨大肝癌，受肿瘤破坏的肝组织少于30%，肿瘤包膜完整，周围界限清楚。③多发肿瘤，但肿瘤结节少于3个，且局限在肝的一段或一叶内。

3）如技术条件允许,可行肝切除的情况:①3~5个多发性肿瘤,局限于相邻2~3个肝段或半肝内,影像学显示无瘤肝组织明显代偿性增大,达全肝的50%以上;如肿瘤分散,可分别做局限性切除。②左半肝或右半肝的大肝癌或巨大肝癌,边界较清楚,第一、二肝门未受侵犯,影像学显示无瘤侧肝代偿性增大明显,达全肝组织的50%以上。③位于肝中央区(肝中叶,或Ⅳ、Ⅴ、Ⅵ、Ⅷ段)的大或巨大肝癌,无瘤肝组织明显代偿性增大,达全肝的50%以上。④Ⅰ段大肝癌或巨大肝癌。⑤肝门部有淋巴结转移者,如原发肝肿瘤可切除,应做肿瘤切除,同时进行肝门部淋巴结清扫;淋巴结难以清扫者,术后可进行放射治疗。⑥周围脏器(结肠、胃、膈肌或右肾上腺等)受侵犯,如原发肿瘤可切除,应连同受侵犯脏器一并切除;远处脏器单发转移性肿瘤(如单发肺转移),可同时切除原发癌和转移癌。

4）肝癌合并胆管癌栓、门静脉癌栓和/或腔静脉癌栓时,如癌栓形成时间不长,患者一般情况允许,原发肿瘤可切除,应施行肝切除和癌栓取出术。

5）伴有中、重度脾功能亢进和食管静脉曲张的小肝癌患者,应同时做肝、脾切除和断流术。

(2)肝移植:同时切除肿瘤和硬化的肝,可以获得较好的长期治疗效果。

(3)肿瘤消融:通常在超声引导下经皮穿刺行微波、射频、冷冻、无水乙醇(PEI)注射等消融治疗。适应证是不宜手术的原发肝细胞癌,或术后复发、转移性肝癌。

(4)经肝动脉和/或门静脉区域化疗或经肝动脉化疗栓塞(TACE):用于治疗不可切除的肝癌或作为肝癌切除术后的辅助治疗。有些不适应一期手术切除的大或巨大肝癌,经此方法治疗后肿瘤缩小,部分患者可获得手术切除。

(5)其他治疗:体内、外放疗,全身化疗、靶向治疗(如索拉菲尼)和中药(如槐耳颗粒)治疗等。

二、肝内胆管癌(ICC)

肝内胆管癌多源于肝内胆管上皮细胞,多为腺癌。同时起源于肝内胆管和肝细胞的恶性肿瘤,称为混合型癌,较少见。流行病学证据表明ICC与丙肝病毒(HCV)感染、人类免疫缺陷病毒(HIV)感染、肝硬化和糖尿病相关。治疗的有效方法是肝切除。

第六节　转移性肝肿瘤

一、概述

转移性肝肿瘤的原发肿瘤主要(57%)为结、直肠癌,胃癌,胰腺癌和胃、肠平滑肌肉瘤等;肺癌、乳腺癌、肾癌、宫颈癌、卵巢癌、前列腺癌和头颈部肿瘤等也可发生肝转移。

二、临床表现

转移性肝肿瘤较小时，一般无症状，常在影像学检查时被发现。增大后可出现上腹或肝区不适或隐痛；病情加重时，可出现乏力、发热、体重下降等；晚期患者可出现贫血、黄疸、腹水等。体检发现肝大，有时可触及坚硬的癌结节。

三、辅助检查

超声、CT、MRI 和 PET 等影像学检查有重要诊断价值。肿瘤标志物：AFP 升高者较少；CEA、CA19-9、CA125 等对消化系统、肺、卵巢等器官癌肿的肝转移有诊断价值。

四、治疗

对单发的转移性肝肿瘤，最有效的治疗方法是肝切除。多发的转移性肝肿瘤是否行肝切除，存在争论。手术原则是完全切除肿瘤（切缘距肿瘤 >1cm），最大限度保留健康肝组织。

第七节　肝良性肿瘤——肝海绵状血管瘤

一、临床表现

1. 肝海绵状血管瘤常见于中年女性，多为单发，也可多发。肿瘤生长缓慢，病程长达数年以上。

2. 瘤体较小时无任何临床症状，增大后主要表现为肝大或压迫胃、十二指肠等邻近器官，引起上腹部不适、腹胀、嗳气、腹痛等症状。最危险的并发症是肿瘤破裂引起的大出血，但极少发生。

3. 查体见腹部肿块与肝相连，表现光滑，质地柔软，有囊性感及压缩感，有时可呈分叶状。

二、诊断

根据临床表现，超声、CT、MRI 或肝动脉造影等检查，不难诊断。

三、治疗

1. 手术切除是治疗肝海绵状血管瘤的最有效的方法。

2. 小的、无症状的肝海绵状血管瘤不需治疗。临床症状明显且影响正常生活和工作者，或肿瘤直径 >10cm，特别是位于肝缘，有外伤性破裂危险者，可行手术切除。病变广泛分布于左右半肝而不能切除者，可行肝动脉结扎术。

第八节 肝囊肿

一、分类

肝囊肿是较常见的肝良性疾病,囊液澄清透明,多不含胆汁。

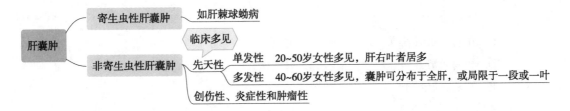

二、临床表现

1. 先天性肝囊肿生长缓慢,小的囊肿常无任何症状,多在影像学检查或其他腹部手术中发现。囊肿增大后可因压迫邻近脏器而出现食后饱胀、恶心、呕吐、右上腹隐痛不适等症状。

2. 体格检查可能触及右上腹肿块和肝大,肿块与肝相连,表面光滑,带囊性感,无明显压痛,可随呼吸上下移动。

三、诊断

1. 超声 是首选方法。
2. CT、MRI 检查 可明确囊肿的大小、部位、形态和数目。
3. X 线检查 大的肝脓肿可显示膈肌抬高或胃肠受压移位等征象。

四、鉴别诊断

多发性肝囊肿应注意与先天性肝内胆管扩张症相鉴别。

五、治疗

1. 无症状者,不需特殊处理。
2. 肝囊肿巨大、出现症状者,多在腹腔镜下行囊肿"开窗术"或"去顶术"。对并发感染、囊内出血者,可在"开窗术"后放置引流。
3. 多发性肝囊肿仅限于处理其中可能引起症状的大囊肿,可行囊肿"开窗术"。对病变局限于肝的一段或一叶,且伴有症状,或开窗术效果不佳者,也可行病变肝段或肝叶切除术。

● 经 典 试 题 ●

（执）1. 男,36 岁。急性化脓性阑尾炎 5 天,未行手术治疗。今日出现高热、寒战,右季肋区疼痛。查体:体温 39.0℃,皮肤巩膜轻度黄染,肝区叩痛(＋)。实验室检查:ALT、AST、总胆红素均轻度升高。腹部超声提示肝脏可见数个液性暗区。最可能的诊断是

    A. 肝转移癌

    B. 肝包虫病

    C. 肝囊肿继发感染

    D. 细菌性肝脓肿

    E. 阿米巴肝脓肿

（研）(2~3 题共用题干)

    男,70 岁。1 年前因壶腹癌行 Whipple 手术,术后恢复好。近 2 个月来反复发热,伴寒战,最高体温达 39.5℃,WBC 15×10^9/L,血清 ALT 121U/L,TBil 58μmol/L,CT 示肝内多发直径 1~2cm 低密度灶,边缘强化明显。

    2. 下列拟诊中可能性最大的是

    A. 肝转移癌   B. 急性胆管炎

    C. 急性肝炎   D. 多发性肝脓肿

    3. 发生上述情况的原因是

    A. 肿瘤复发转移   B. 胆肠吻合口狭窄

    C. 手术时输血感染   D. 免疫功能低下

【答案与解析】

1. D。解析:化脓性阑尾炎时细菌可经门静脉进入肝脏,引起细菌性肝脓肿。根据患者有急性化脓性阑尾炎的病史,主要表现为高热、寒战,右季肋区疼痛,黄疸、肝区叩痛阳性,化验示肝功能异常及超声结果,考虑为细菌性肝脓肿。阿米巴肝脓肿绝大多数为单发,脓液中找到阿米巴滋养体有助于鉴别。故选 D。

2. D。解析:根据题干信息,患者反复发热、寒战、白细胞增高,提示可能为感染性疾病;TBil 轻度升高,CT 示肝内多发直径 1~2cm 低密度灶,边缘强化明显,提示病变在肝内。综上可考虑为多发性肝脓肿,故选 D。

3. B。解析:胆管自身特点与胆肠吻合术后病理生理改变是吻合口术后易形成狭窄的基础。胆肠吻合口狭窄,胆汁排出不畅,可继发胆道感染,细菌沿胆管上行侵入肝,引起细菌性肝脓肿可能性最大。故选 B。

温 故 知 新

```
                              ┌─ 重要结构    肝蒂、肝门、Glisson鞘、基本结构（肝小叶）
         肝的解剖生理概要 ─────┼─ 血供    肝动脉和门静脉（主要）
                              └─ 生理功能    分泌胆汁、代谢、凝血、解毒、吞噬和免疫作用等

                                        ┌─ 病因    主要为细菌经胆道入肝
                                        ├─ 临床表现    寒战、高热、肝区疼痛和肝大，脓肿破溃的表现等
                                        ├─ 辅助检查    首选超声检查
                    ┌─ 细菌性肝脓肿 ─────┼─ 鉴别诊断    阿米巴性肝脓肿 ┤多为单发，血清学阿米巴抗体检测阳性
         肝脓肿 ─────┤                    │              ┌─ 全身支持治疗、抗生素治疗
                    │                    └─ 治疗 ───────┼─ 经皮肝穿刺脓肿置管引流术 ┤适用于直径3～5cm的单个脓肿
                    │                                   └─ 经腹腔镜切开引流
                    └─ 阿米巴性肝脓肿 ─┬─ 非手术治疗    首先考虑
                                      └─ 经皮肝穿刺置管引流术、手术切开引流

         肝棘球蚴病    系人畜共患病，包括手术治疗、药物治疗、超声引导下经皮肝穿刺抽吸术
肝疾病

                                      ┌─ 病理 ─┬─ 分型    结节型、巨块型和弥漫型
                                      │        └─ 分类    微小肝癌、小肝癌、大肝癌和巨大肝癌
                                      ├─ 转移途径    血行转移、淋巴转移、直接蔓延和种植转移
         原发性肝恶性肿瘤 ─┬─ 肝癌 ───┼─ 临床表现    早期缺乏典型表现，出现症状和体征时多已进入中、晚期
                          │          ├─ 临床诊断    有肝病病史，AFP≥400ng/ml，超声、CT或MRI检查发现肝
                          │          │              实质性肿块
                          │          └─ 治疗    部分肝切除（首选）、肝移植、肿瘤消融、TACE等
                          └─ 肝内胆管瘤    主要是肝切除治疗

         转移性肝肿瘤    对单发的转移性肝肿瘤，肝切除最有效

         肝海绵状血管瘤    手术切除最有效

                    ┌─ 诊断    首选超声检查
                    │         ┌─ 无症状者    不需特殊处理
         肝囊肿 ─────┤         ├─ 囊肿巨大、出现症状者    囊肿"开窗术"或"去顶术"
                    └─ 治疗 ───┼─ 并发感染、囊内出血者    术后放置引流
                              └─ 多发性肝囊肿    仅处理其中可能引起症状的大囊肿
```

第三十八章

门静脉高压症

一、概述

门静脉高压症是指各种原因导致门静脉血流受阻和/或血流量增加所引起的门静脉系统压力增高,继而引起脾大和脾功能亢进,食管胃底静脉曲张、呕血或黑便和腹水等。

二、解剖概要

1. 门静脉系统位于两个毛细血管网之间,门静脉系统内没有瓣膜(图 3-38-1)。门静脉和肝动脉的小分支血流除了汇合于肝小叶内的肝窦,还在肝小叶间汇管区借着无数的动静脉间的交通支相互沟通。这种动静脉交通支一般仅在肝内血流量增加时才开放。

2. 门静脉系与腔静脉系之间有四个交通支(图 3-38-2)。

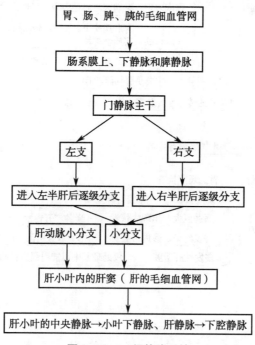

图 3-38-1 门静脉系统

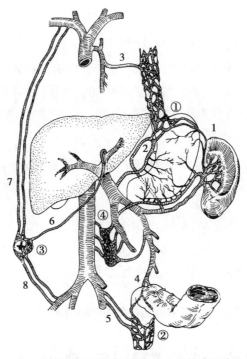

图 3-38-2　门静脉与腔静脉之间的交通支

1. 胃短静脉；2. 胃冠状静脉；3. 奇静脉；4. 直肠上静脉；5. 直肠下静脉、肛管静脉；

6. 脐旁静脉；7. 腹上深静脉；8. 腹下深静脉。

①胃底、食管下段交通支；②直肠下端、肛管交通支；③前腹壁交通支；④腹膜后交通支。

> **ⓘ 提示**
>
> 门静脉正常压力 13~24cmH$_2$O，平均值 18cmH$_2$O。门静脉压力大于 25cmH$_2$O 时即定义为门静脉高压。

三、病因

1. 肝前型门静脉高压症　常见病因有肝外门静脉血栓形成（脐炎、创伤等）、先天性畸形（闭锁、狭窄或海绵样变等）和外在压迫（转移癌、胰腺炎等）。

2. 肝内型门静脉高压症

（1）肝窦和窦后阻塞性门静脉高压症：常见病因是肝炎肝硬化。

（2）肝内窦前阻塞性门静脉高压症：常见病因是血吸虫病。

3. 肝后型门静脉高压症　常见病因包括巴德－吉亚利综合征、缩窄性心包炎、严重右心衰竭等。

四、病理生理

1. 门静脉高压持续存在后,可引起:①脾大、脾功能亢进。门静脉压力升高后,脾静脉血回流受阻,脾窦扩张,脾髓组织增生,脾脏肿大。脾内血流在脾脏内的驻留时间延长,遭到脾脏吞噬细胞吞噬的机会增大,脾巨噬细胞吞噬功能增强,吞噬大量血细胞,导致外周血白细胞、血小板和红细胞减少,称为脾功能亢进。②交通支扩张。③腹水。

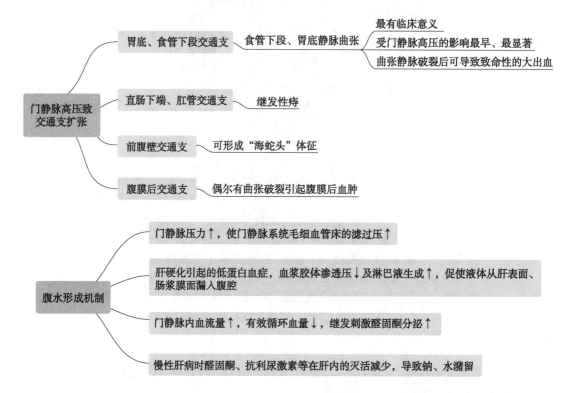

2. 还可引起门静脉高压性胃病、肝性脑病(常因胃肠道出血感染、过量摄入蛋白质、镇静药、利尿剂而诱发)。

五、临床表现

1. 症状

(1)主要是脾大和脾功能亢进、呕血或黑便、腹水及非特异性全身表现(主要是肝功能不良的表现如疲乏、嗜睡、厌食、肝病面容、蜘蛛痣、肝掌、男性乳房发育、睾丸萎缩等)。

(2)曲张的食管、胃底静脉一旦破裂,立刻发生急性大出血,呕吐鲜红色血液。由于凝血功能障碍(肝功能损害所致)、血小板减少(脾功能亢进所致),出血不易自止。大出血容易导致肝性脑病。

2. 体征　触及脾,提示可能有门静脉高压症。如有黄疸、腹水和前腹壁静脉曲张等,表示门静脉高压症严重。肝病早期,可触到质地较硬、边缘较钝而不规整的肝。常见肝硬化致肝缩小而难以触到。

3. 辅助检查

（1）血常规：脾功能亢进时,血细胞计数减少。以白细胞计数下降和血小板计数减少最多见。出血、营养不良、溶血或骨髓抑制都可引起贫血。

（2）肝功能检查：血浆白蛋白降低、球蛋白增高,白、球蛋白比例倒置。凝血酶原时间常有延长。还应做肝炎病原免疫学和 AFP 检查。肝功能分级见表 3-38-1。CT 肝脏体积检测和吲哚菁绿排泄试验对肝功尤其是肝储备功能的评价有临床指导意义。

表 3-38-1　肝功能 Child-Pugh 分级

项　目	异常程度得分		
	1	2	3
血清胆红素（mmol/L）	<34.2	34.2~51.3	>51.3
血浆清蛋白（g/L）	>35	28~35	<28
凝血酶原延长时间（s）	1~3	4~6	>6
腹水	无	少量,易控制	中等量,难控制
肝性脑病	无	轻度	中度以上

注：5~6 分者肝功能良好（A 级）,7~9 分者中等（B 级）,10 分以上肝功能差（C 级）。

（3）腹部超声：可显示腹水、肝密度及质地异常、门静脉扩张、血管开放情况、门静脉与肝动脉血流量,门静脉系统有无血栓等。门静脉高压症时门静脉内径≥1.3cm。

（4）骨髓检查：可排除骨髓纤维化患者髓外造血引起的脾大,还可评价脾切除术后患者三系细胞的恢复情况。

（5）X 线钡剂检查和内镜检查：钡剂充盈时,食管轮廓呈虫蚀状改变;钡剂排空时,曲张静脉表现为蚯蚓样或串珠状负影。钡剂进入胃、十二指肠,还可显示有无胃底静脉曲张、鉴别有无溃疡形成。但这些在内镜检查时更明显。

（6）CT、CT 血管造影（CTA）或磁共振门静脉血管成像（MRPVG）：可了解肝硬化程度、肝动脉和脾动脉直径、门静脉和脾静脉直径、入肝血流,及侧支血管的部位、大小及其范围,有助于指导手术方式的选择。

六、诊断与鉴别诊断

1. 主要根据肝炎、自身免疫性肝炎和血吸虫病等肝病病史和脾大、脾功能亢进、呕血或黑便、腹水等临床表现,结合辅助检查,诊断并不困难。

2. 当急性大出血时,应与其他原因的出血鉴别;脾脏增大有时还需要与血液病脾大鉴别。

七、治疗

1. 食管胃底静脉曲张破裂出血

（1）非手术治疗（表3-38-2）：适用于一般状况不良，肝功能较差，难以耐受手术的患者以及术前准备。

表3-38-2　食管胃底静脉曲张破裂出血的非手术治疗

项　目	内　容
补液、输血	发生急性出血时，应尽快建立有效的静脉通道进行补液，监测患者生命体征。如出血量较大、血红蛋白<70g/L时应同时输血
药物治疗	①止血：急性出血时首选血管收缩药，如三甘氨酰赖氨酸加压素（特利加压素）、生长抑素、奥曲肽等。普萘洛尔长期口服可预防出血 ②预防感染：使用头孢类广谱抗生素 ③其他：质子泵抑制剂、利尿、预防肝性脑病以及护肝治疗等
内镜治疗	包括内镜下硬化治疗和内镜下食管静脉曲张套扎术（是控制出血的首选方法）
三腔管压迫止血	是紧急情况下暂时控制出血的有效方法，使用一般不超过24小时
经颈静脉肝内门体分流术（TIPS）	TIPS可明显降低门静脉压力，用于治疗急性出血和预防再出血。适用于经药物和内镜治疗无效、外科手术后再出血以及等待肝移植的患者

 提示

　　TIPS后肝衰竭发生率为5%~10%，肝性脑病发生率高达20%~40%；支撑管血栓形成而逐渐狭窄闭塞，影响分流效果。

（2）手术治疗：适用于曾经或现在发生消化道出血，或静脉曲张明显和"红色征"出血风险较大及一般情况尚可、肝功能较好（Child A级、B级），估计能耐受手术者。肝功能Child C级患者一般不主张手术，尽量采取非手术治疗。

　　1）手术时机的选择（表3-38-3）

表3-38-3　手术时机的选择

名称	适　应　证	其　他
急诊手术	出血来势凶猛，出血量大；经过严格的内科治疗48小时内仍不能控制出血，或止血后24小时内再出血者	患者病情往往严重、多合并休克，急诊手术病死率较高
择期手术	对有过出血病史的患者，应在充分术前准备下择期手术	可防止再出血，减少肝性脑病发生
预防性手术	食管胃底静脉曲张同时伴明显脾大、脾功能亢进者，或食管胃底静脉重度曲张，特别是镜下见曲张静脉表面有"红色征"者	指对没有发生过出血者进行的手术

2）手术方式的选择

a. 分流术：适用于有食管胃曲张静脉破裂出血（史）伴随有明显门静脉高压性胃病出血及断流术后再次出血者。

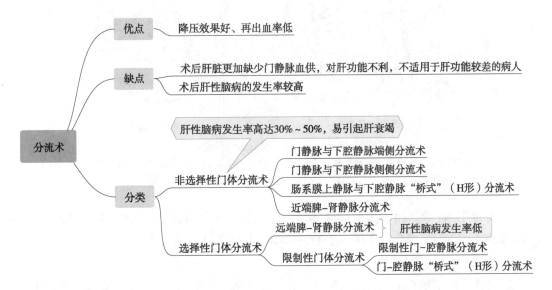

b. 断流手术：适用于门静脉循环中没有可供与体静脉吻合的通畅静脉，既往分流手术和其他非手术疗法失败而又不适合分流手术、需要行预防性手术的患者。

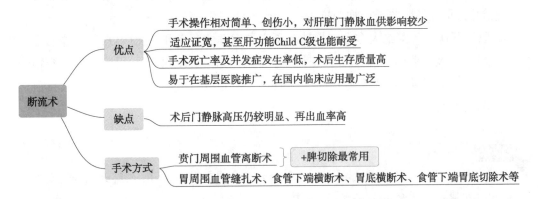

贲门周围血管分组见表 3-38-4，贲门周围血管离断术应彻底切断图 3-38-3 所示静脉。

表 3-38-4　贲门周围血管分组

分组	内　　容
冠状静脉	包括胃支、食管支及高位食管支
胃短静脉	一般为 3~4 支，伴行着胃短动脉，分布于胃底的前后壁，注入脾静脉
胃后静脉	起始于胃底后壁，伴胃后动脉下行，注入脾静脉
左膈下静脉	可单支或分支进入胃底或食管下段左侧肌层

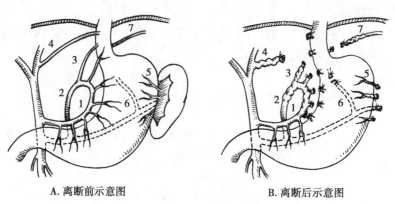

A.离断前示意图　　　　　　　　　　　　B.离断后示意图

图 3-38-3　贲门周围血管离断术

1. 胃支；2. 食管支；3. 高位食管支；4. 异位高位食管支；5. 胃短静脉；6. 胃后静脉；
7. 左膈下静脉。

c. 复合手术：既保持一定的门静脉压力及门静脉向肝血流，又疏通门静脉系统的高血流状态，起到"断、疏、灌"的作用。手术创伤和技术难度较大，且对肝功能要求高。

d. 肝移植。

2. 脾大、脾功能亢进　脾切除是治疗脾功能亢进最有效的方法，既能降低门静脉压力，又能延缓肝病进展。几乎全部断流术及部分分流术均包含有脾切除术。

3. 顽固性腹水　可采用腹腔穿刺外引流、TIPS、腹腔–上腔静脉转流术或腹水皮下转流术等治疗。原发性腹膜炎可加用抗生素。

4. 原发肝病　我国绝大多数门静脉高压症是病毒性肝炎肝硬化所致，肝功能损害多较严重，故抗病毒及护肝治疗应贯彻于整个治疗过程。如果肝硬化严重、肝功能差而药物治疗不能改善者，应做肝移植，既替换了病肝，又使门静脉系统血流动力学恢复到正常，目前认为是最根本的治疗方法。

> ⓘ 提示
>
> 　　门静脉高压症的治疗主要是针对食管胃底曲张静脉破裂出血，脾大、脾功能亢进、顽固性腹水和原发肝病的治疗。

附：巴德–吉利亚综合征

一、概述

巴德–吉利亚综合征又名布–加综合征。它指的是由肝静脉或其开口以上的下腔静脉阻塞引起的门静脉高压或门静脉和下腔静脉高压为特征的一组疾病。

二、分型

按病变部位的不同分为：A 型为局限性下腔静脉阻塞；B 型为下腔静脉长段狭窄或阻塞；C 型为肝静脉阻塞。

三、临床表现

早期有劳累后右上腹胀痛、肝脾大，发展期有腹水、双下肢水肿、胸腹壁乃至腰背部静脉曲张及食管静脉曲张以至破裂出血。晚期患者腹大如鼓、骨瘦如柴，如"蜘蛛人"。

四、诊断

凡双下肢水肿、腹胀或肝脾大者要高度怀疑此征。超声检查可发现肝静脉或其开口以上的下腔静脉阻塞。下腔和 / 或肝静脉造影可帮助确诊。此外，尚需明确原发病因，如某种高凝状态。

五、治疗

1. 由急性肝静脉、腔静脉血栓引起者，可用纤溶疗法。

2. 对 A 型病变首选球囊扩张和支架疗法。对 B 型病变可酌情选用下腔静脉 – 右心房、肠系膜上静脉 – 右心房、脾静脉 – 右心房和肠系膜上 – 颈内静脉转流术。C 型病变可采用门体分流术。

3. 肝移植术只用于晚期病例。

──────────◦ 经 典 试 题 ◦──────────

〔研〕1. 男，45 岁。10 年前患乙型肝炎，保肝治疗后病情缓解，近来查体发现脾大至肋缘，胃镜见食管中下段静脉中度曲张。肝功能化验大致正常，血 Hb 124g/L，WBC 2.9×10^9/L，Plt 40×10^9/L。此患者恰当的处理方法是

　　A. 脾切除术　　　　　　　　　　B. 脾切除、贲门周围血管离断术

　　C. 脾切除、脾肾分流术　　　　　　D. 保肝治疗、观察

〔执〕2. 男，45 岁。呕血、便血 2 天。突然恶心，并呕出大量鲜血，头晕、四肢无力。乙型肝炎病史 24 年。查体：腹部膨隆，肝肋下 2cm，脾肋下 4cm，移动性浊音（＋）。最可能的出血原因是

　　A. 胆石症　　　　　　　　　　　B. 门静脉高压症

　　C. 胃癌　　　　　　　　　　　　D. 十二指肠溃疡

　　E. 胃溃疡

【答案与解析】

1. D。解析：根据题干信息，考虑患者为门静脉高压症。对于有食管胃底静脉曲张而没有出血的患者，原则上不做预防性手术，以内科护肝治疗为主。严重脾大、合并明显的脾功能亢进最多见于晚期血吸虫病，也见于脾静脉栓塞引起的左侧门静脉高压症，对于这类患者单纯行脾切除术效果良好。故选D。

2. B。解析：患者有多年乙型肝炎病史，主要表现为呕血、便血，查体发现肝大、脾大、腹水（移动性浊音阳性），考虑为乙型肝炎肝硬化所致门静脉高压症，食管胃底静脉曲张破裂出血。故选B。

○ 温 故 知 新 ○

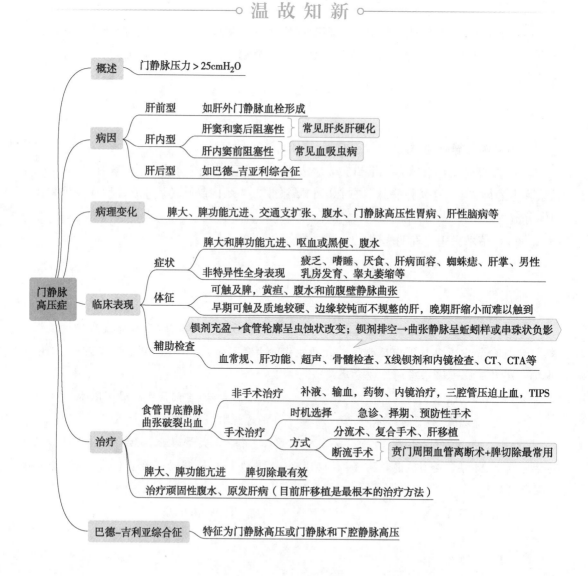

第三十九章

胆 道 疾 病

第一节　解剖生理概要

一、胆道系统的应用解剖

胆道分为肝内胆管和肝外胆道。

1. 肝内胆管　起自毛细胆管,汇集成小叶间胆管、肝段胆管、肝叶胆管及肝内部分的左右肝管。

2. 肝外胆管　由左右肝管、肝总管、胆囊、胆囊管、胆总管组成。

（1）左右肝管和肝总管: 左、右肝管出肝后,在肝门部汇合形成肝总管。肝总管直径 0.4~0.6cm,长约 3cm,最长达 7cm,其下端与胆囊管汇合形成胆总管。

（2）胆总管: 长 4~8cm,直径 0.6~0.8cm。其分段见表 3-39-1。

表 3-39-1　胆总管的分段

分　段	大约长度 /cm	特　点
十二指肠上段	1.4	经肝十二指肠韧带右缘下行,是临床上胆总管探查、引流的常用部位
十二指肠后段	2	行经十二指肠第一段后方,其后方为下腔静脉,左侧有门静脉和胃十二指肠动脉
胰腺段	1~2	在胰头后方的胆管沟内或胰腺实质内下行,胰头肿块常压迫或侵及此处造成梗阻性黄疸
十二指肠壁内段	1	行至十二指肠降部中段,斜行进入肠管后内侧壁

1）胆总管与主胰管在肠壁内汇合,膨大呈壶状,亦称 Vater 壶腹。

2）壶腹周围有 Oddi 括约肌包绕,末端通常开口于十二指肠乳头。Oddi 括约肌主要包括胆管括约肌、胰管括约肌和壶腹括约肌,可控制和调节胆总管和胰管的开放,防止十二指肠内容物反流。

（3）胆囊: 为腹膜间位器官,呈梨形。长 5~8cm,宽 3~5cm,容积 30~60ml; 分为底、体、颈三部。底部为盲端,是胆囊穿孔的好发部位; 胆囊颈上部呈囊状扩大,称 Hartmann 袋,胆囊结石常滞留于此处。

（4）胆囊管：由胆囊颈延伸而成，长 1~5cm，直径 0.2~0.4cm，汇入胆总管。胆囊管内壁黏膜形成螺旋状皱襞，称 Heister 瓣，对于防止胆结石进入胆总管有重要作用。

（5）胆囊三角（Calot 三角）：指由胆囊管、肝总管、肝下缘所构成的三角区。胆囊动脉、肝右动脉、副右肝管常在此区穿过，可作为手术寻找胆囊动脉和胆管的解剖标志。胆囊淋巴结位于胆囊管与肝总管相汇处夹角的上方，可作为手术寻找胆囊动脉和胆管的解剖标志。

3. 胆道的血管、淋巴和神经

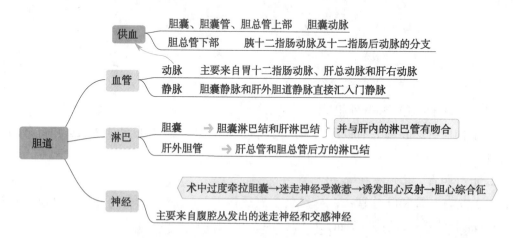

二、胆道系统的生理功能

1. 胆汁的生成、分泌和代谢

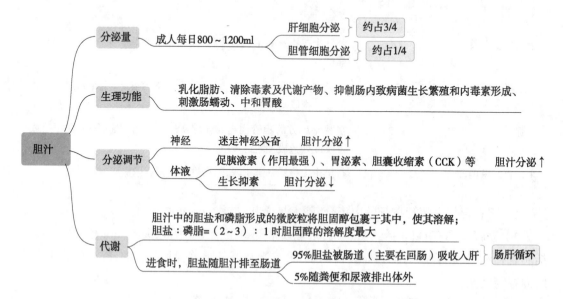

2. 胆管的生理功能　①胆管的主要生理功能是输送胆汁至胆囊和十二指肠，由胆囊和 Oddi 括约肌协调完成。②胆管分泌的黏液参与胆汁的形成。

3. 胆囊的生理功能　包括浓缩储存胆汁、排出胆汁及分泌功能（主要分泌黏蛋白，可润滑和保护胆囊黏膜）。

提示

　　胆道系统具有分泌、贮存、浓缩与输送胆汁的功能。

第二节　影像学检查

一、超声检查

1. 超声是诊断胆道疾病的首选方法。对胆囊结石及肝内胆管结石诊断准确率高达90% 以上。

2. 可判断黄疸的性质以及胆道阻塞的部位。

3. 超声对胆囊炎、胆囊及胆管肿瘤、先天性胆道畸形等其他胆道疾病有较高的诊断准确率。

4. 有些检查和治疗可在超声引导下进行，如胆囊穿刺置管术，经皮肝胆管穿刺造影、引流和取石等。手术中超声检查在胆道疾病的诊断及治疗中也发挥重要作用。

二、X 线检查

腹部 X 线平片对鉴别胆道和其他腹内脏器疾病如胃肠道穿孔、肠梗阻等有一定意义。

三、经皮经肝穿刺胆管造影（PTC）和经皮经肝胆管引流（PTCD）

PTC 可显示肝内外胆管病变部位、范围和程度等，有助于黄疸的诊断和鉴别诊断以及胆道疾病定性。常见并发症有胆汁漏、出血及胆道感染。可通过 PTCD 进行术前减黄或置放胆管内支架用作治疗。

四、内镜逆行胰胆管造影术（ERCP）

1. 可直接观察十二指肠及乳头部的情况，发现病变后可取材活检。

2. ERCP 可显示胆管和胰管。

3. ERCP 并发症包括胰腺炎、出血、穿孔和胆道感染等。

五、术中及术后胆管造影

可了解有无胆道系统解剖变异、残留结石及胆管狭窄和通畅情况，帮助确定手术方式。对肝内、外胆管置放导管（包括 T 管）引流者，拔管前应常规经导管或 T 管行胆道造影。

六、核素扫描检查

1. 单光子发射计算机断层显像（SPECT） 胆道梗阻时显像时间的延迟，有助于黄疸的鉴别诊断及术后胆汁漏的识别。

2. 正电子发射断层显像（PET） PET 可用于鉴别良恶性病变、检测恶性肿瘤复发及转移。

七、胆道镜检查

术中用于辅助诊断或 / 和治疗，术后可经 T 管瘘管或皮下空肠盲袢行胆道镜检查，施行碎石、取石、冲洗、球囊扩张及止血等治疗。

八、CT 检查

可确定胆道梗阻的原因及部位，对肝内外胆管结石的诊断效果优于超声。增强 CT 对于胆道系统肿瘤诊断、术前和术后评估及分期有重要作用。

九、MRI 和磁共振胆胰管成像（MRCP）

MRI 可用于胆道肿瘤可切除性评估及复杂胆道系统疾病的鉴别诊断。MRCP 能直观显示胆管分支形态，对胆管狭窄、胆管损伤、肝内外胆管结石、胆道系统变异以及胆道梗阻的定位均有重要价值。

十、内镜超声（EUS）

可用于判断壶腹周围病变的性质和累及范围。判断困难时，可在超声引导下行穿刺活检。

第三节 胆 道 畸 形

一、胆道闭锁

1. 概述 胆道闭锁是新生儿持续性黄疸的最常见病因。病变可累及整个胆道，但以肝外胆管闭锁常见。女性多于男性。

2. 病因 ①先天性发育畸形学说认为，若胚胎期 2~3 个月时发育障碍，胆管无空泡化或空泡化不完全，则形成胆道全部或部分闭锁。胆道闭锁可能与染色体异常有关。②还有学说认为，其发病与病毒感染、炎症反应、自身免疫或胆管缺血有关，并发现胆道闭锁与硬化性胆管炎有相似的疾病过程。

3. 病理

（1）胆管闭锁所致梗阻性黄疸，造成肝淤胆肿大、变硬，呈暗绿或褐绿色，肝细胞损害致肝功能异常。若胆道梗阻不能及时解除，则可发展为胆汁性肝硬化，晚期为不可逆性改变。

（2）肝外胆道闭锁主要分型：Ⅰ型，只涉及胆总管；Ⅱ型，肝胆管闭锁；Ⅲ型，肝门部胆管闭锁（最常见）。

4. 临床表现

（1）黄疸：突出的表现是梗阻性黄疸。出生 1~2 周后的新生儿，本该逐步消退的生理性黄疸反而更加明显，呈进行性加重，巩膜和皮肤由金黄色变为绿褐色或暗绿色。大便渐为陶土色，尿色加深呈浓茶样，尿布染黄。皮肤有瘙痒抓痕。

（2）营养及发育不良：初期患儿情况良好，营养发育正常，临床表现与黄疸程度不相符。随后一般情况逐渐恶化，至 3~4 个月时出现营养不良、贫血、发育迟缓、反应迟钝等。

（3）肝脾大：出生时肝脏正常，随病情发展而呈进行性肿大，2~3 个月即可发展为胆汁性肝硬化及门静脉高压症，发生出血倾向及凝血功能障碍。最终出现感染、出血、肝衰竭，严重时死亡。

5. 诊断　出生后 1~2 个月出现持续性黄疸，陶土色大便、深茶色尿，伴肝大者均应怀疑本病。以下情况有助于诊断。

（1）黄疸超过 3~4 周仍呈进行性加重，对利胆药物治疗无效；对苯巴比妥和激素治疗无反应；以直接胆红素升高为主的血清胆红素动态观测呈持续上升。

（2）十二指肠引流液内无胆汁。

（3）超声检查显示肝外胆管和胆囊发育不良或缺如。

（4）^{99m}Tc-EHIDA 扫描肠内无核素显示。

（5）ERCP 和 MRCP 显示胆管闭锁。

6. 治疗　手术是唯一有效的治疗方法（表 3-39-2）。宜在出生后 2 个月内进行，此时尚未发生不可逆性肝损伤。若手术过晚，患儿已发生胆汁性肝硬化，则预后极差。

表 3-39-2　胆道闭锁的手术方法

方　式	适　应　证
Roux-en-Y 型吻合	尚有部分肝外胆管通畅，胆囊大小正常者
Kasai 肝门 - 空肠吻合术	肝门部胆管闭锁，肝内仍有胆管腔者
肝移植	肝内外胆道完全闭锁、已发生肝硬化和施行 Kasai 手术后无效的患儿

二、先天性胆管扩张

1. 病因

（1）基本因素：胆管壁先天性发育不良及胆管末端狭窄或闭锁。

（2）可能原因：先天性胰胆管合流异常、先天性胆道发育不良及遗传因素。

2. 病理分型（表 3-39-3）

表 3-39-3　先天性胆管扩张的病理分型

分型	临床特点
Ⅰ型	囊性扩张，最常见。可累及肝总管、胆总管的全部或部分
Ⅱ型	憩室样扩张，为胆总管侧壁局限性扩张呈憩室样膨出
Ⅲ型	胆总管十二指肠开口部囊性突出，可导致胆管部分梗阻
Ⅳ型	肝内外胆管扩张
Ⅴ型	肝内胆管扩张（Caroli 病），肝内胆管多发性囊性扩张伴肝纤维化，肝外胆管无扩张

3. 临床表现　典型表现为腹痛、腹部肿块和黄疸三联症。

（1）腹痛位于右上腹部，可为持续性钝痛；黄疸呈间歇性。

（2）>80% 的患者右上腹部可扪及表面光滑的囊性肿块。

（3）合并感染时，可有黄疸加深、腹痛加重、肿块触痛，并有畏寒、发热等表现。

（4）晚期可出现胆汁性肝硬化和门静脉高压症的临床表现。扩张囊壁破裂可导致胆汁性腹膜炎。

4. 诊断　有典型"三联症"及反复发作胆管炎可诊断。超声检查、CT 扫描或 MRI 可诊断绝大多数先天性胆管扩张症，PTC、ERCP、MRCP 等检查对确诊有帮助。

5. 治疗　一经确诊应尽早手术。否则可因反复发作胆管炎导致肝硬化、癌变或囊状扩张胆管破裂等严重并发症。完全切除扩张胆管和胆肠 Roux-en-Y 吻合是本病的主要治疗手段，疗效良好。

第四节　胆　石　症

一、概述

1. 胆石症包括发生在胆管和胆囊的结石，是常见病和多发病。

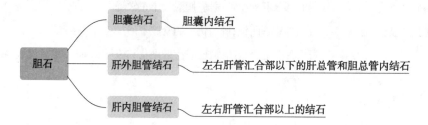

2. 分类（表 3-39-4）

表 3-39-4　胆石症的分类

分类	包　　括	特　　点
胆固醇类结石	①混合性结石。②纯胆固醇结石	胆固醇含量 >70%。80% 以上的胆囊结石属于此类，X 线检查多不显影
胆色素类结石	①胆色素钙结石，主要发生在肝内外各级胆管。②黑色素石，几乎均发生在胆囊内	胆固醇含量 <70%。常见于溶血性贫血、肝硬化、心脏瓣膜置换术后患者
其他结石	以碳酸钙、磷酸钙或棕榈酸钙为主要成分的结石	如果结石钙盐含量较多，X 线检查常可显影

二、胆囊结石

1. 临床表现

（1）胆绞痛：典型的发作是在饱餐、进食油腻食物后或睡眠中体位改变时，疼痛位于右上腹或上腹部，呈阵发性，或持续疼痛阵发性加剧，可向右肩胛部和背部放射，部分患者因剧痛而不能准确说出疼痛部位，可伴恶心、呕吐。

（2）上腹隐痛：常被误诊为"胃病"。

（3）胆囊积液：胆囊结石长期嵌顿或阻塞胆囊管但未合并感染时，可导致胆囊积液。积液呈透明无色，称为白胆汁。

（4）其他：①极少引起黄疸。②小结石可通过胆囊管进入并停留于胆总管内成为胆总管结石。③进入胆总管的结石可引起胆源性胰腺炎。④大的结石通过瘘管进入肠道，偶尔可引起肠梗阻，称为胆石性肠梗阻。⑤结石及炎症的长期刺激可诱发胆囊癌。

（5）Mirizzi 综合征（图 3-39-1）

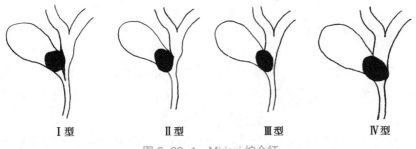

图 3-39-1　Mirizzi 综合征

1）是特殊类型的胆囊结石，形成的解剖因素是胆囊管与肝总管伴行过长或者胆囊管与肝总管汇合位置过低，持续嵌顿于胆囊颈部的和较大的胆囊管结石压迫肝总管，引起肝总管狭窄；反复的炎症发作导致胆囊肝总管瘘，胆囊管消失，结石部分或全部堵塞肝总管。

2）临床特点是<u>胆囊炎及胆管炎反复发作及黄疸</u>。<u>胆道影像检查可见胆囊增大、肝总管扩张、胆总管正常</u>。

2. 诊断　临床典型的绞痛病史是诊断的重要依据,影像学检查可帮助确诊。<u>首选超声检查</u>。<u>超声显示胆囊内强回声团、随体位改变而移动、其后有声影,即可确诊为胆囊结石</u>。有10%~15%的患者结石含钙超过10%,这时腹部X线也可看到,注意与右肾结石区别。

3. <u>治疗</u>

（1）儿童胆囊结石以及无症状的成人胆囊结石,一般不做预防性胆囊切除术,<u>可观察和随诊</u>。

（2）对于有症状和/或并发症的胆囊结石,<u>首选胆囊切除术治疗</u>。腹腔镜胆囊切除已是常规手术。<u>手术指征:①结石数量多及结石直径≥2~3cm。②胆囊壁钙化或瓷性胆囊。③伴有胆囊息肉≥1cm。④胆囊壁增厚(>3mm)即伴有慢性胆囊炎</u>。

（3）<u>胆囊切除应同时行胆总管探查术的情况</u>

1）术前病史、临床表现或影像检查<u>提示胆总管有梗阻</u>,包括梗阻性黄疸,胆总管结石,反复发作胆绞痛、胆管炎、胰腺炎。

2）<u>术中证实胆总管有病变</u>,如术中胆道造影证实或扪及胆总管内有结石、蛔虫、肿块。

3）<u>胆总管扩张直径超过1cm</u>,胆囊壁明显增厚,发现胰腺炎或胰头肿物,胆管穿刺抽出脓性、血性胆汁或泥沙样胆色素颗粒。

4）<u>胆囊结石小,有可能通过胆囊管进入胆总管</u>。术中应争取行胆道造影或胆道镜检查,避免使用金属胆道探子盲目地胆道探查以造成不必要的并发症。

 提示

胆总管探查后一般需置T管引流。

三、肝外胆管结石

1. 临床表现　一般无症状或仅有上腹部不适,当结石造成胆管梗阻时可出现反复腹痛或黄疸;<u>如继发胆管炎,可出现典型的Charcot三联征,包括腹痛、寒战高热和黄疸</u>。

（1）<u>腹痛</u>:发生在剑突下或右上腹,多为绞痛,呈阵发性发作,或持续性疼痛阵发性加剧,可向右肩或背部放射,常伴恶心、呕吐。这是结石下移嵌顿于胆总管下端或壶腹部,胆总管平滑肌或Oddi括约肌痉挛所致。当结石上浮,嵌顿解除,腹痛可缓解。

（2）<u>寒战高热</u>:胆管梗阻继发感染导致胆管炎,可引起全身感染,约2/3的患者出现寒战高热,体温可高达39~40℃。

（3）<u>黄疸</u>:胆管梗阻后可出现黄疸。<u>黄疸可呈间歇性和波动性</u>。常伴尿色加深,粪色变浅。完全梗阻时大便呈陶土样,患者可出现皮肤瘙痒。

（4）查体：平时无发作时可无阳性体征，或仅有剑突下和右上腹深压痛。合并胆管炎时，可有腹膜炎征象，主要在右上腹。如有广泛渗出或穿孔，可有弥漫性腹膜炎体征。胆囊或可触及，有触痛。

2. 诊断　根据临床表现及影像学检查，一般不难诊断（表3-39-5）。

表 3-39-5　肝外胆管结石的影像学检查

名称	临床意义
X线平片	除含钙的结石外，X线平片难以观察到结石
超声	为首选检查，能发现结石并明确大小和部位，如合并梗阻可见肝内、外胆管扩张，但胆总管远端结石可观察不清
内镜超声（EUS）	对胆总管远端结石的诊断有重要价值
PTC 及 ERCP	为有创性检查，能清楚显示结石及部位，但可诱发胆管炎及急性胰腺炎和导致出血、胆汁漏等并发症。ERCP有时需做Odi括约肌切开，会损伤括约肌功能
CT扫描	能发现胆管扩张和结石的部位，但影响不含钙结石的观察
MRCP	无损伤性检查，观察结石不一定满意，可发现胆管梗阻部位，有助于诊断

3. 治疗　以手术治疗为主。术中应尽量取尽结石，解除胆道梗阻，术后保持胆汁引流通畅。

（1）非手术治疗：应用抗生素，解痉，利胆，纠正水、电解质及酸碱平衡紊乱，营养支持和补充维生素、护肝、纠正凝血功能异常等。争取在胆道感染控制后才行择期手术治疗。

（2）胆总管切开取石、T管引流术：可采用腹腔镜或开腹手术。适用于单纯胆总管结石，胆管上下端通畅，无狭窄或其他病变者。若伴胆囊结石和胆囊炎，应同时行胆囊切除术。为防止和减少结石遗留，术中应做胆道镜、胆道造影或超声检查。

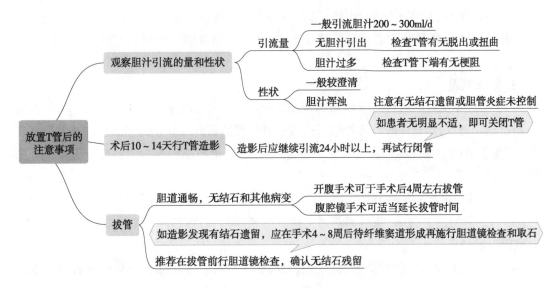

（3）胆肠吻合术：亦称胆汁内引流术。

1）适用于：①胆总管远端炎症狭窄造成的梗阻无法解除，胆总管扩张。②胆胰管汇合部异常，胰液直接流入胆管。③胆管因病变而部分切除无法再吻合。

2）常用胆管空肠 Roux-en-Y 吻合（图 3-39-2）。胆管十二指肠吻合已废用。

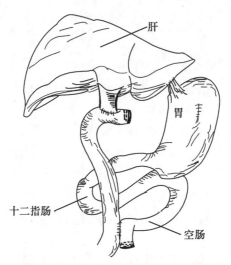

图 3-39-2　胆管空肠 Roux-en-Y 吻合

3）胆肠吻合术后，①胆囊不能发挥其功能，故应同时将其切除。②吻合口无类似 Oddi 括约肌的功能。嵌顿在胆总管开口的结石不能取出时，可通过内镜或手术行 Oddi 括约肌切开取石。

四、肝内胆管结石

1. 概述　肝内胆管结石又称肝胆管结石，病因主要与胆道感染、胆道寄生虫、胆汁淤滞、胆管解剖变异、营养不良等有关。结石多为含有细菌的棕色胆色素结石，常呈肝段、肝叶分布，多见于肝左外叶和右后叶。病理改变：①肝胆管梗阻。②肝内胆管炎。③肝内胆管癌。

2. 临床表现

（1）可多年无症状或仅有上腹和胸背部胀痛不适。常见临床表现是急性胆管炎引起的寒战、高热和腹痛，除合并肝外胆管结石或双侧肝胆管结石外，局限于某肝段、肝叶者可无黄疸。严重者出现急性梗阻性化脓性胆管炎、全身脓毒血症或感染性休克。反复胆管炎可导致多发的肝脓肿。

（2）查体见肝区有压痛和叩击痛，少数病例可触及肿大或不对称的肝。

3. 诊断　对反复腹痛、寒战高热者应进行影像学检查，如超声、PTC、ERCP、MRCP 等，有助于明确诊断。

4. 治疗　无症状的胆管结石，仅定期观察、随访即可。临床症状反复出现者应手术治疗,原则为尽可能取净结石、解除胆道狭窄及梗阻、去除结石部位和感染病灶、恢复和建立通畅的胆汁引流、防止结石的复发。

第五节　胆道感染

一、急性胆囊炎

1. 急性结石性胆囊炎

（1）病因：主要原因有胆囊管梗阻、细菌感染（致病菌多从胆道逆行进入胆囊,致病菌以大肠埃希菌最常见）。

（2）临床表现

1）女性多见。急性发作主要是上腹部疼痛。开始时仅有上腹胀痛不适,逐渐发展至阵发性绞痛；夜间发作常见,饱餐、进食肥腻食物常诱发发作。疼痛放射到右肩、肩胛和背部。伴恶心、呕吐、厌食、便秘等消化道症状。如病情发展,疼痛可为持续性、阵发性加剧。

2）患者常有轻至中度发热,通常无寒战,可有畏寒,如出现寒战高热,表明病情严重,如胆囊坏疽、穿孔或胆囊积脓,或合并急性胆管炎。

3）少数患者可出现轻度黄疸。

4）查体：右上腹胆囊区域可有压痛,炎症波及浆膜时可有腹肌紧张及反跳痛,Murphy征阳性。有些患者可触及肿大胆囊并有触痛。如发生胆囊坏疽、穿孔则出现弥漫性腹膜炎表现。

（3）诊断：典型的临床表现结合实验室和影像学检查,诊断一般无困难。超声检查可见胆囊增大、胆囊壁增厚（>4mm）,明显水肿时见"双边征",胆囊结石显示强回声,其后有声影。必要时可做 CT、MRI 检查。

> ⓘ 提示
>
> 超声检查对急性胆囊炎的诊断准确率为 85%~95%。

（4）治疗：急性结石性胆囊炎最终需手术治疗,原则上应争取择期手术。

1）非手术治疗：包括禁食、输液、营养支持、补充维生素、纠正水电解质及酸碱失衡,应用抗生素、解痉止痛、消炎利胆药物。

2）手术治疗：对年老体弱、合并多个重要脏器疾病者,选择手术方法应慎重。急诊手术适应证：①发病 48~72 小时以内者。②经非手术治疗无效或病情恶化者。③有胆囊穿孔、弥漫性腹膜炎、并发急性化脓性胆管炎、急性坏死性胰腺炎等并发症者。

2. 急性非结石性胆囊炎

（1）病因：病因未明，通常在严重创伤、烧伤、腹部非胆道手术后发生，约70%的患者伴有动脉粥样硬化；也有认为是长期肠外营养、艾滋病的并发症。

（2）临床表现：多见于男性、老年患者。临床表现与急性胆囊炎相似。腹痛症状常因患者伴有其他严重疾病而被掩盖，易误诊和延误治疗。病情发展更迅速。

（3）治疗：因本病易坏疽穿孔，一经诊断，应及早手术治疗。可选用胆囊切除、胆囊造口术或超声引导下经皮经肝胆囊穿刺引流术（PTGD）治疗。

二、慢性胆囊炎

1. 临床表现　多数患者有胆绞痛病史。患者常在饱餐、进食油腻食物后出现腹胀、腹痛，疼痛程度不一，多在上腹部，可牵涉到右肩背部，较少出现畏寒、高热或黄疸，可伴恶心、呕吐。Murphy征或呈阳性。

2. 诊断　右上或中上腹腹痛反复发作合并胆囊结石者，应考虑慢性胆囊炎。超声检查有助于诊断。

3. 治疗　确诊患者应行胆囊切除术。不能耐受手术者可选择非手术治疗（应用抗生素等）。

三、急性梗阻性化脓性胆管炎（AOSC）

1. 病因　在我国，以肝内外胆管结石最常见，其次为胆道寄生虫和胆管狭窄。在欧美等发达国家，常见恶性肿瘤、胆道良性病变引起的狭窄。近年来由胆肠吻合口狭窄、PTC、ERCP置放内支架等引起者增多。

2. 发病基础　是胆道梗阻及细菌感染。急性胆管炎时，如胆道梗阻未解除，胆管内细菌引起的感染没有得到控制，逐渐发展至AOSC并威胁患者生命。

3. 临床表现

（1）本病以青壮年多见，多有反复胆道感染病史和/或胆道手术史。发病急骤，病情进展迅速。

（2）除有急性胆管炎的Charcot三联征（腹痛、寒战高热和黄疸）外，还有休克、神经中枢系统受抑制的表现，称为Reynolds五联征。神经系统症状主要表现为神情淡漠、嗜睡、神志不清，甚至昏迷；合并休克可表现为烦躁不安、谵妄等。常伴恶心、呕吐等消化道症状。

（3）分型：①肝外梗阻型，腹痛、寒战高热、黄疸均较明显。②肝内梗阻型，主要表现为寒战高热，可有腹痛，黄疸较轻。

（4）查体：高热，脉搏快而弱，血压降低，口唇发绀，全身皮肤可有出血点和皮下瘀斑。剑突下或右上腹压痛，可有腹膜刺激征。肝常肿大并有压痛、叩击痛。胆总管梗阻者可有胆囊肿大。

4. 辅助检查（表 3-39-6）

表 3-39-6　AOSC 的辅助检查

检查项目	内　容
实验室检查	白细胞计数增高，可 >20×10⁹/L，中性粒细胞比例升高，胞质内可出现中毒颗粒。肝功能损害，凝血酶原时间延长。常有水、电解质、酸碱平衡紊乱
超声	床旁超声可及时了解胆道梗阻的部位、肝内外胆管扩张情况及病变性质
CT 或 MRCP	病情稳定者可以选择
PTC 或 ERCP	适用于需经皮经肝胆管引流（PTCD）或经内镜鼻胆管引流术（ENBD）减压者

5. 治疗　原则是立即解除胆道梗阻并引流。当胆管内压降低后，患者情况常能暂时改善，有利于争取时间继续进一步治疗。紧急胆管减压引流，方法包括胆总管切开减压、T 管引流，ENBD 和 PTCD。

第六节　原发性硬化性胆管炎

一、概述

1. 原发性硬化性胆管炎是以肝内和肝外胆管进行性纤维化狭窄为特点的疾病。男性多见，起病缓慢，多在 50 多岁左右出现症状。

2. 临床表现无特异性，主要为不明原因黄疸，间歇加重；右上腹隐痛，可伴皮肤瘙痒。部分患者有疲乏无力、食欲下降、体重减轻，或伴恶心、呕吐。胆管炎发作时可有体温升高。病情发展，可出现持续性梗阻性黄疸，胆汁性肝硬化，门静脉高压，上消化道出血，甚至肝衰竭。

二、诊断与治疗

诊断主要依靠影像学检查。目前无理想的治疗方法，药物或手术治疗可缓解症状。

第七节　胆道蛔虫症

一、概述

肠道蛔虫有钻孔习性，喜碱性环境。当胃肠功能紊乱饥饿、发热、妊娠、驱虫不当等导致肠道内环境发生改变时，蛔虫可上窜至十二指肠。

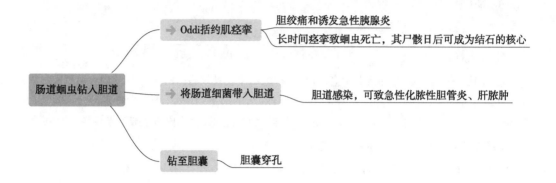

二、临床表现

1. 特点　剧烈的腹痛与较轻的腹部体征不相称,所谓"症征不符"。

2. 症状

（1）腹痛：常突发剑突下钻顶样剧烈绞痛,阵发性加剧。痛时辗转不安、呻吟不止、大汗淋漓,可伴有恶心、呕吐或吐出蛔虫。常放射至右肩胛或背部。腹痛可骤然缓解,间歇期可全无症状。疼痛可反复发作,持续时间不一。

（2）如合并胆道感染,症状同急性胆管炎,如有黄疸出现一般均较轻。严重者表现同梗阻性化脓性胆管炎。

3. 查体　仅有右上腹或剑突下轻度深压痛。如合并胆管炎、胰腺炎、肝脓肿则有相应的体征。

4. 辅助检查（表 3-39-7）

表 3-39-7　胆道蛔虫症的辅助检查

检查项目	临 床 意 义
超声	为首选检查,多能确诊,可显示胆道内有平行强回声光带
CT	显示胆囊或胆管内长条状边缘光滑呈弯曲的透亮阴影
ERCP	在胆总管开口处偶可见蛔虫,并可在镜下钳夹取出

三、诊断

根据症状、体征和检查,诊断一般不困难。但须与胆石症相鉴别。

四、治疗

以非手术治疗（解痉止痛、利胆驱虫、抗感染、十二指肠镜取虫）为主,仅在出现并发症才考虑手术治疗。

第八节　胆道疾病常见并发症

一、胆囊穿孔

3%~10%的急性胆囊炎可并发胆囊坏疽和胆囊穿孔。穿孔部位以胆囊底部多见，颈部次之。胆囊穿孔分为急性、亚急性和慢性穿孔，急性穿孔需急诊手术治疗。

提示

及时正确处理胆囊疾病是预防胆囊穿孔的关键。

二、胆道出血

按出血原因可分为感染性、创伤性、肿瘤性和血管性胆道出血。我国以胆道结石感染为最常见原因。胆道大量出血的典型三联征表现：胆绞痛、黄疸、上消化道出血。胆道出血的临床特征是周期性出血，每隔1~2周发作一次，多反复发作。首选非手术治疗。

三、胆管炎性狭窄

临床表现主要是反复发作的胆管炎。超声、CT、ERCP、MRCP等影像学检查有助于术前诊断，术中胆道镜检查和胆道造影可明确诊断。治疗原则是解除狭窄、通畅引流。

四、胆源性肝脓肿

肝脓肿是胆道感染的严重并发症，细菌性肝脓肿大多数为胆源性脓肿。

五、胆源性急性胰腺炎

凡伴有胆道梗阻者，应急诊手术解除梗阻。凡无胆道梗阻者，应先行非手术治疗，待病情缓解后，于出院前施行胆石症手术，大多数行腹腔镜胆囊切除，也可行开腹胆囊切除，以免出院后复发。

第九节　胆管损伤

一、分类

胆管损伤按部位可分为肝内、外胆管损伤；按致伤原因分为创伤性胆管损伤和医源性胆管损伤，后者占绝大多数。

二、病因

1. 胆囊切除术引起胆管损伤的常见原因　①胆管系统的解剖变异。②局部病理因素,胆囊三角处炎症重,粘连、瘢痕形成等。③手术操作失误。④热源性损伤。⑤缺血性损伤。

2. 上腹部其他手术　有时也可误伤胆管,如肝叶切除术、胃大部切除术和肝移植术。

三、诊断

1. 术中胆管损伤主要征象　①术中发现胆汁漏出。②剖检切除的胆囊标本,发现胆囊管处有 2 个开口。③术中造影显示胆管连续性中断、局部狭窄或造影剂外溢。

2. 术后近期胆管损伤征象　①胆汁性腹膜炎。②腹腔引流管引出胆汁。③术后早期出现梗阻性黄疸。

3. 术后数周或数月的迟发性或隐匿性胆管损伤征象　①稍晚出现的梗阻性黄疸。②反复发作的胆道感染症状。③肝下或肝周积液。

4. 可疑胆管损伤　选择超声、CT、MRCP、ERCP 等进一步检查,明确诊断。

四、处理

根据发现的时间、损伤程度、周围组织的炎症情况、患者全身情况尤其肝脏功能而采用恰当手术方式,首次合理处理最为重要。

第十节　胆囊息肉和良性肿瘤

一、胆囊息肉

1. 概述　胆囊息肉泛指向胆囊腔内突出或隆起的病变,呈球形、半球形或乳头状,有蒂或无蒂,多为良性。

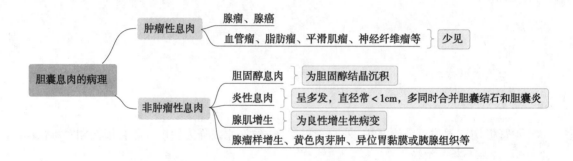

2. 临床表现 一般无症状,多为体检时由超声检查发现。少数患者可有右上腹疼痛,恶心呕吐,食欲减退;极个别病例可引起阻塞性黄疸、无结石性胆囊炎、胆道出血、诱发胰腺炎等;体检时可能有右上腹压痛。

3. 常用辅助检查 ①常规超声。②内镜超声(EUS)。③CT或MRI。④超声引导下经皮细针穿刺活检。

4. 胆囊息肉恶变的危险因素 直径>1cm;单发病变且基底部宽大;息肉逐渐增大;合并胆囊结石和胆囊壁增厚等,特别是年龄>60岁、息肉直径>2cm者。

5. 治疗 ①无恶变危险因素、无临床症状,则不需手术治疗,应每6~12个月超声检查一次,观察息肉变化。②存在恶变危险因素、有明显症状,在排除精神因素、胃十二指肠和其他胆道疾病后,可行腹腔镜或开腹胆囊切除术。术中最好做快速切片病理检查,如发现恶变,应根据术中所见及病理检查情况决定是否做肝切除以及清扫淋巴结的范围。

二、胆囊腺瘤

本病是胆囊常见的良性肿瘤,多见于中、老年女性。腺瘤可单发或多发,直径大小不等。腺瘤局部可发生缺血坏死,如继发感染,会导致溃破而出血。胆囊腺瘤是胆囊癌的癌前病变,恶变率约为1.5%,一旦确诊,应行手术治疗。

第十一节 胆道恶性肿瘤

一、胆囊癌

1. 概述

(1)胆囊癌是胆囊恶性肿瘤中最常见的一种。发病年龄绝大多数在50岁以上,女性多于男性。

(2)70%的患者与胆结石(长期物理刺激引起胆囊癌)有关。胆囊空肠吻合,"瓷化"胆囊,胆囊腺瘤,胆胰管结合部异常,溃疡性结肠炎等因素与胆囊癌的发生可能有关。

(3)胆囊癌以胆囊体和底部多见,颈部少见。病理类型包括腺癌(约82%)、未分化癌(7%)、鳞状细胞癌(3%)、混合性癌(1%)。肝脏是最常受胆囊癌直接侵犯的器官。

2. 临床表现 早期无特异性症状。患者因胆囊良性疾病行胆囊切除,病理检查发现的胆囊癌,称意外发现的胆囊癌。肿瘤侵犯至浆膜或胆囊床时出现定位症状,如右上腹痛,可放射至肩背部。胆囊管受阻时可触及肿大的胆囊。晚期能触及右上腹肿物,常伴腹胀、食欲差、体重减轻或消瘦、贫血、肝大、黄疸、腹水、全身衰竭。

3. 治疗 化学或放射治疗大多无效,首选手术切除。

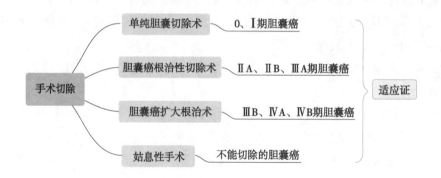

二、胆管癌

1. 病因　仍不明。可能有关的因素：肝胆管结石；原发性硬化性胆管炎；先天性胆管囊性扩张症，胆管囊肿空肠吻合术后；肝吸虫感染，慢性伤寒带菌者，溃疡性结肠炎等。

 提示

约 1/3 的胆管癌合并胆管结石，而胆管结石 5%~10% 发生胆管癌。

2. 部位

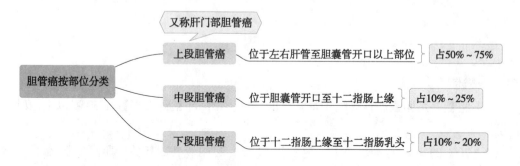

3. 临床表现　包括黄疸（90%~98% 患者出现）、胆囊肿大（中、下段胆管癌可触及）、肝大和胆道感染（最常见为大肠埃希菌、粪链球菌及厌氧性细菌）。

4. 辅助检查　血清肿瘤标志物 CA19-9 可能升高，CEA、AFP 可能正常。影像学首选超声检查。ERCP 对下段胆管癌诊断帮助较大，可同时置内支架引流减轻黄疸，用于术前准备。CT、MRI 胆道成像能显示胆道梗阻的部位、病变性质等。

5. 治疗　①胆管癌根治性切除手术，上段胆管癌根据具体分型采用不同的切除手术，中段胆管癌可切除肿瘤、行肝总管空肠 Roux-en-Y 吻合，下段胆管癌需行胰十二指肠切除术。②扩大根治术。③姑息性手术（适用于不能切除的胆管癌）。

◦ 经 典 试 题 ◦

（研）1. 女，45岁。超声查体发现胆囊结石多枚，最大的结石直径1.2cm，胆囊壁光滑、不厚，平时无明显相关症状，患者不愿切除胆囊。目前应采取的措施是

　　A. 观察　　　　　　　　　　　　B. 保胆取石术

　　C. 体外碎石术　　　　　　　　　D. 药物排石

（执）2. 男，32岁。聚餐后出现右上腹疼痛2天，向右肩胛区放射。查体：T 37.5℃，P 90次/min，R 22次/min，BP 130/80mmHg，双肺呼吸音清，未闻及干湿啰音，心率90次/min，心律齐，右上腹肌紧张，压痛（+），Murphy征（+）。最可能的诊断是

　　A. 急性胃炎　　　　　　　　　　B. 右肾结石

　　C. 十二指肠球部溃疡　　　　　　D. 急性胰腺炎

　　E. 急性胆囊炎

（执）（3~5题共用题干）

女，68岁。突发上腹阵发性绞痛2小时，短时间内寒战、高热，小便呈浓茶样，随后嗜睡。查体：T 39.6℃，P 128次/min，R 30次/min，BP 80/50mmHg。神志不清，躁动，巩膜黄染，右上腹肌紧张，有压痛和反跳痛。

3. 导致该患者所患疾病最可能的病因是

　　A. 胆管肿瘤　　　　　　　　　　B. 胆管结石

　　C. 胆道蛔虫病　　　　　　　　　D. 胆管狭窄

　　E. 胆管畸形

4. 以下非手术治疗措施中，错误的是

　　A. 持续吸氧　　　　　　　　　　B. 联合使用足量抗生素

　　C. 纠正水、电解质代谢紊乱　　　D. 输注2个单位红细胞

　　E. 禁食、胃肠减压

5. 急症手术最有效的手术方式是

　　A. 胆总管切开减压术

　　B. 腹腔镜胆囊切除术

　　C. 胆囊造瘘术

　　D. 胆总管空肠吻合术

　　E. 胆总管十二指肠吻合术

【答案】

　　1. A　2. E　3. B　4. D　5. A

◦ 温 故 知 新 ◦

胆道
疾病-1

解剖生理概要
- 胆道
  - 肝内胆管
  - 肝外胆管 包括左右肝管、肝总管、胆囊、胆囊管、胆总管
- 胆道系统 分泌、贮存、浓缩与输送胆汁

影像学检查
- 超声 是诊断胆道疾病的首选方法
- X线检查 可鉴别胆道和其他腹内脏器疾病
- PTC 有助于黄疸的诊断和鉴别诊断以及胆道疾病定性
- 其他 PTCD、ERCP、术中及术后胆管造影、核素扫描、胆道镜、CT、MRI、MRCP和EUS

胆道畸形
- 胆道闭锁
  - 临床表现 黄疸、营养及发育不良、肝脾大
  - 治疗 手术是唯一有效的方法
- 先天性胆管扩张
  - 临床表现 腹痛、腹部肿块和黄疸 } 三联症
  - 治疗 确诊后尽早手术

胆石症
- 分类 胆固醇类结石、胆色素类结石和其他结石
- 胆囊结石
  - 临床表现 胆绞痛、上腹隐痛、胆囊积液（呈白胆汁）、Mirizzi综合征等
  - 超声检查 为首选，显示胆囊内强回声团、随体位改变而移动、其后有声影
  - 治疗 注意胆囊切除应同时行胆总管探查术的情况
    - 有症状和/或并发症者，首选胆囊切除术
- 肝外胆管结石
  - 临床表现 继发胆管炎可出现Charcot三联征（腹痛、寒战高热和黄疸）
  - 影像学检查 首选超声检查
  - 治疗 以手术治疗为主
    - 胆总管切开取石、T管引流术
    - 胆肠吻合术
- 肝内胆管结石
  - 临床表现 寒战、高热和腹痛，结石局限于某肝段、肝叶者可无黄疸等
  - 治疗
    - 无症状者定期观察、随访
    - 临床症状反复出现者应手术治疗

胆道疾病-2
├─ 胆道感染
│　├─ 急性胆囊炎
│　│　├─ 结石性
│　│　│　├─ 主要原因　胆囊管梗阻、细菌感染
│　│　│　├─ 临床表现　上腹部阵发性绞痛；夜间发作常见，饱餐、进食肥腻食物常诱发，Murphy征阳性等
│　│　│　└─ 治疗原则　争取择期手术
│　│　└─ 非结石性
│　│　　├─ 特点　多见于男性、老年患者；病情发展更迅速；易坏疽穿孔
│　│　　└─ 治疗　及早手术
│　├─ 慢性胆囊炎
│　│　├─ 临床表现　常在饱餐、进食油腻食物后出现腹胀、腹痛，伴恶心、呕吐，Murphy征或呈阳性
│　│　└─ 治疗　胆囊切除术，不能耐受手术者可行非手术治疗
│　└─ 急性梗阻性化脓性胆管炎
│　　├─ 典型表现　Reynolds五联征（腹痛、寒战高热、黄疸、休克、神经中枢系统受抑制表现）
│　　└─ 治疗　立即解除胆道梗阻并引流
├─ 原发性硬化性胆管炎　药物或手术治疗可缓解症状
├─ 胆道蛔虫症
│　├─ 特点　剧烈的腹痛与较轻的腹部体征不相称 }症征不符
│　└─ 诊治　首选超声检查／以非手术治疗为主，出现并发症时考虑手术治疗
├─ 胆道疾病常见并发症　胆囊穿孔、胆道出血、胆管炎性狭窄、胆源性脓肿、胆源性急性胰腺炎
├─ 胆管损伤　医源性胆管损伤多见，首次合理处理最为重要
├─ 胆囊息肉
│　├─ 病理　肿瘤性、非肿瘤性息肉
│　└─ 治疗　术中最好做快速切片病理检查／存在恶变危险因素、有明显症状者可行腹腔镜或开腹胆囊切除术
├─ 胆囊腺瘤　为良性，一旦确诊，应行手术治疗 }是胆囊癌的癌前病变
└─ 胆道恶性肿瘤
　├─ 胆囊癌　以胆囊体和底部多见，腺癌最多见，首选手术切除
　└─ 胆管癌
　　├─ 临床表现　黄疸、胆囊肿大、肝大和胆道感染
　　└─ 治疗　根治性切除手术；扩大根治术；姑息性手术

第四十章

胰 腺 疾 病

第一节 胰 腺 炎

一、急性胰腺炎

1. **概述** 急性胰腺炎病情复杂多变。轻者仅表现为胰腺水肿,临床多见,常呈自限性,预后良好。重者出现胰腺坏死,并发腹膜炎、休克,继发全身多器官功能衰竭,病死率高。

2. **病因**(表 3-40-1)

表 3-40-1　急性胰腺炎的病因

病　　因	内　　容
胆道疾病	占 50% 以上,称胆源性胰腺炎。国内最常见
饮酒	国外最常见
代谢性疾病	高脂血症性胰腺炎和高钙血症(甲状旁腺功能亢进)
十二指肠液反流	十二指肠憩室、胆胰管解剖异常、环状胰腺等因素导致十二指肠内压力增高,引起十二指肠液向胰管内反流
医源性因素	内镜逆行胰胆管造影术(ERCP)、胰管空肠吻合口狭窄
肿瘤	胰腺导管内乳头状黏液肿瘤(IPMN)、胰腺癌等导致胰管梗阻,从而发生急性胰腺炎
某些药物	5-氨基水杨酸、硫唑嘌呤、6-巯嘌呤、阿糖胞苷、雌激素、利尿剂(如呋塞米)、甲硝唑、对乙酰氨基酚等
创伤	上腹部钝器伤、穿通伤、手术创伤等
胰腺血液循环障碍	低血压、心肺旁路、动脉栓塞、血管炎以及血液黏滞度增高等因素均可造成胰腺血液循环障碍而发生急性胰腺炎
其他	如饮食、感染以及与妊娠有关的代谢、内分泌、遗传和自身免疫性疾病等
病因不明	特发性急性胰腺炎

3. **发病机制** 大多数研究者认为急性胰腺炎是腺泡内胰酶异常激活的结果。腺泡内的胰酶激活诱导胰腺实质的自身消化,在此基础上腺泡细胞释放炎性细胞因子,诸如肿瘤坏

死因子（TNF-α）、IL-1、IL-2、IL-6 等和抗炎介质如 IL-10、IL-1 受体拮抗药,可引起炎症的级联反应。严重时胰腺局部可发生出血和坏死,继而引起全身炎症反应综合征（SIRS）,甚至多脏器功能衰竭。

4. 病理（表 3-40-2） 基本病理改变是胰腺的水肿、充血、出血和坏死。

表 3-40-2 急性胰腺炎的病理

分类	大 体 观	镜 下 观
急性水肿性胰腺炎	①病变轻,多局限在体尾部 ②胰腺肿胀变硬,充血,被膜紧张,胰周可有积液。腹腔内的脂肪组织,特别是大网膜可见散在脂肪酸钙,腹水为淡黄色	间质充血、水肿,炎性细胞浸润,有时可发生局限性脂肪坏死
急性出血坏死性胰腺炎	①病变以胰腺实质出血、坏死为特征 ②胰腺肿胀,呈暗紫色,分叶结构模糊,坏死灶呈灰黑色,严重者整个胰腺变黑。腹腔内可见皂化斑和脂肪坏死灶,腹膜后可出现广泛组织坏死。腹腔内或腹膜后有咖啡色或暗红色血性液体或血性混浊渗液	脂肪坏死和腺泡破坏,腺泡小叶结构模糊不清。间质小血管壁坏死,呈现片状出血,炎细胞浸润

5. 临床表现

（1）腹痛:是主要症状。常于饱餐和饮酒后突然发作,腹痛剧烈,多位于左上腹,向左肩及左腰背部放射。胆源性者腹痛始发于右上腹,逐渐向左侧转移。病变累及全胰时疼痛范围较宽并呈束带状向腰背部放射。

（2）腹胀:腹胀与腹痛同时存在。是腹腔神经丛受刺激引起肠麻痹的结果,早期为反射性,继发感染后则由腹膜后的炎症刺激所致。腹腔内压增高可导致腹腔间隔室综合征。

（3）恶心、呕吐:早期即可出现,呕吐常剧烈而频繁。呕吐物为胃十二指肠内容物,偶可呈咖啡色。呕吐后腹痛不缓解。

（4）腹膜炎体征:急性水肿性胰腺炎时压痛多只限于上腹部,常无明显肌紧张。重症急性胰腺炎腹部压痛明显,可伴肌紧张和反跳痛,可累及全腹。肠鸣音减弱或消失,腹腔渗液量大者移动性浊音为阳性。

（5）发热:轻症急性胰腺炎可不发热或轻度发热。合并胆道感染常伴寒战、高热。胰腺坏死伴感染时,出现持续性高热。

（6）黄疸:因胆道结石嵌顿或肿大胰头压迫胆总管引起。

（7）休克:早期主要由低血容量所致,后期继发感染使休克原因复杂化且难以纠正。伴急性肺功能衰竭时可有呼吸困难和发绀。

（8）出血:少数严重患者胰腺的出血可经腹膜后途径渗入皮下,在腰部、季肋部和下腹部皮肤出现大片青紫色瘀斑,称 Grey-Turner 征;若出现在脐周,称 Cullen 征。胃肠出血时可有呕血和便血。

（9）其他:胰腺坏死伴感染时,可出现腰部皮肤水肿、发红和压痛。血钙降低时,可出现手足抽搐。严重者可有 DIC 表现及中枢神经系统症状，如感觉迟钝、意识模糊乃至昏迷。胃肠出血时可有呕血和便血。

6. 诊断

（1）实验室检查

1）胰酶测定：血清、尿淀粉酶测定是最常用的诊断方法。

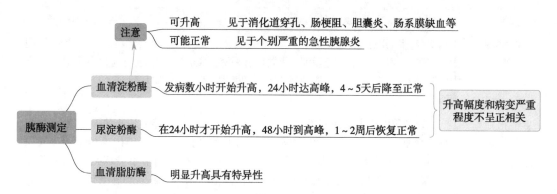

2）诊断性腹腔穿刺：若抽出血性渗出液，且淀粉酶值升高对诊断很有帮助。

3）C 反应蛋白（CRP）：增高（发病 48 小时 >150mg/ml）提示病情较重。

4）其他：白细胞增高、高血糖、肝功能异常、低血钙、血气分析异常等。

（2）影像学检查（表 3-40-3）

表 3-40-3 急性胰腺炎的影像学检查

项目	临床意义	特点
超声	可发现胰腺肿大和胰周液体积聚。胰腺水肿时显示为均匀低回声，粗大强回声提示有出血、坏死的可能。如发现胆道结石，胆管扩张，提示胆源性胰腺炎	易受胃肠气体干扰，影响诊断准确性
CT 扫描	在胰腺弥漫性肿大的基础上出现质地不均、液化和蜂窝状低密度区，可诊断为胰腺坏死	最具诊断价值
MRI	MRCP 能清晰地显示胆管及胰管，对诊断胆道结石、胆胰管解剖异常等引起的胰腺炎有重要作用	可提供与 CT 类似的诊断信息

（3）诊断标准：①与急性胰腺炎临床表现相符合的腹痛。②血清淀粉酶和 / 或脂肪酶活性至少高于正常上限值 3 倍。③符合急性胰腺炎的影像学改变。符合以上 2 项，即可诊断为急性胰腺炎。

（4）病情严重程度分级（表 3-40-4）

（5）临床分期

1）早期：为发病 1 周内，可延长至第 2 周。临床表现为 SIRS，甚至可以发生多脏器功能障碍。早期阶段，胰腺局部形态学改变不能反映病情严重程度。

表 3-40-4　急性胰腺炎的病情严重程度分级

急性胰腺炎分类	占比	临　床　特　点
轻症	60%	①为水肿性胰腺炎,无器官功能衰竭和局部或全身并发症 ②常在 1~2 周内恢复,病死率极低
中症	约 30%	①伴一过性的器官功能衰竭,48 小时内可自行恢复;伴局部或全身并发症 ②早期病死率低,后期如坏死组织合并感染,病死率增高
重症	约 10%	①伴持续器官功能衰竭,超过 48 小时且不能自行恢复;涉及呼吸系统、心血管和肾脏 ②严重者发生休克,出现多脏器功能障碍,病死率高达 30%

2）后期:为发病 1 周后,病程可长达数周甚至数月。仅见于中症、重症急性胰腺炎。临床表现为持续的 SIRS,器官功能障碍或者衰竭,胰腺或者胰腺周围组织的坏死。

7. 并发症

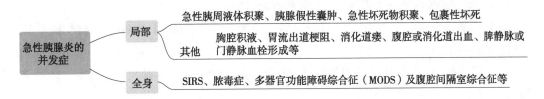

8. 治疗

（1）非手术治疗:适用于轻症胰腺炎及尚无外科干预指征的中症和重症急性胰腺炎。包括:①禁食、胃肠减压。②补液、防治休克。③镇痛解痉（诊断明确者可用山莨菪碱、阿托品等）。④营养支持。⑤抑制胰腺分泌（质子泵抑制剂、H_2 受体拮抗药、生长抑素及胰蛋白酶抑制剂）。⑥应用抗生素（常见致病菌有大肠埃希菌、铜绿假单胞菌、克雷伯菌和鲍曼不动杆菌等）。⑦中药治疗。

（2）手术治疗

1）手术适应证:①急性腹膜炎不能排除其他急腹症时。②伴胆总管下端梗阻或胆道感染者。③合并肠穿孔、大出血或胰腺假性囊肿。④胰腺和胰周坏死组织继发感染。

2）手术方式:最常用的是坏死组织清除加引流术。同时行胃造口、空肠造口（肠内营养通道）,必要时可以行胆道引流术。若继发肠瘘,可将瘘口外置或行近端肠管外置造口术。形成假性囊肿者,可择期行内引流或外引流术。

3）胆源性胰腺炎的手术治疗:目的是解除梗阻,通畅引流。仅有胆囊结石,且症状轻者,可在初次住院期间行胆囊切除。

二、慢性胰腺炎

1. 特征　慢性胰腺炎主要是反复发作的上腹部疼痛伴进行性胰腺内、外分泌功能减退或丧失。

2. 病因　长期大量饮酒和吸烟是最常见的危险因素。遗传、自身免疫、胰管梗阻等也可引起慢性胰腺炎。有少部分慢性胰腺炎病因不明。

3. 病理　典型的病变是胰腺腺体萎缩和纤维化,呈不规则结节样硬化。

4. 临床表现

（1）腹痛最常见。疼痛位于上腹部剑突下或偏左,常放射到腰背部,呈束腰带状。疼痛持续的时间较长。

（2）可有食欲减退和体重下降。部分患者有胰岛素依赖性糖尿病和脂肪泻。部分患者可因胰头纤维增生压迫胆总管而出现黄疸。

> ⓘ 提示
>
> 通常将腹痛、体重下降、糖尿病和脂肪泻称为慢性胰腺炎的四联症。

5. 诊断　依据典型临床表现,应考虑本病的可能。

（1）粪便检查:可发现脂肪滴,有脂肪泻。粪便弹性蛋白酶 $-1 < 200\mu g/g$ 粪便,提示胰腺外分泌功能不全。

（2）超声检查:可见胰腺局限性结节,胰管扩张,囊肿形成,胰肿大或纤维化;合并胰管结石者可有强回声及伴随的声影。

（3）X 线平片:可显示胰腺钙化或胰管结石。

（4）CT 扫描:可见胰管结石,胰实质散在钙化,胰管扩张,胰腺假性囊肿等。

6. 治疗

（1）非手术治疗:①病因治疗,戒绝烟、酒。②镇痛。③饮食疗法。④补充胰酶。⑤控制糖尿病。⑥营养支持。

（2）手术治疗:主要目的是减轻疼痛,延缓疾病的进展,但不能逆转病理过程。常用的手术方式有胰管引流术、胰腺切除术、胰腺切除联合胰管引流。

第二节　胰腺囊性疾病

一、胰腺假性囊肿

1. 概述　胰腺假性囊肿是最常见的胰腺囊性病变,多继发于急、慢性胰腺炎,以及外伤和手术等导致的胰液渗漏积聚,被周围组织及器官包裹后形成囊肿,其病理特点是囊内壁无上皮细胞覆盖,故称为假性囊肿。

2. 临床表现　可无症状。胰腺炎或上腹部外伤后,上腹逐渐膨隆,腹胀,压迫胃、十二指肠引起恶心、呕吐,影响进食。查体可在上腹部触及半球形、光滑、不移动、囊性感的肿物。

3. 诊断　超声检查、CT 或 MRI 可确定囊肿的部位和大小。囊肿内存在气体提示合并感染,也可能是囊肿破裂入消化道所致。

4. 治疗

（1）一般认为 <6cm、无症状的胰腺假性囊肿可动态观察。

（2）手术适应证:①出现出血、感染、破裂、压迫等并发症。②出现腹痛、黄疸等。③合并胰管梗阻或与主胰管相通。④多发性囊肿。⑤与胰腺囊性肿瘤鉴别困难。⑥连续随访观察,影像学检查提示囊肿不断增大。

（3）常用手术方法:①内引流术,囊壁成熟后（6 周以上）可做内引流术。②外引流术。③胰腺假性囊肿切除术。

二、胰腺囊性肿瘤

1. 临床表现　一般生长缓慢,多数无症状。随肿瘤逐渐增大,可出现压迫症状,上腹部疼痛不适或腹部肿物,少数可有梗阻性黄疸、消化道出血、急性胰腺炎等表现。影像学检查是主要诊断手段。

2. 分类　浆液性囊腺瘤、黏液性囊腺瘤、导管内乳头状黏液瘤和实性假乳头状肿瘤。

3. 治疗　绝大部分为良性,临床上仅需密切观察;对于有症状、有恶变倾向及临床不能鉴别良恶性者,需手术治疗。

第三节　胰腺癌和壶腹周围癌

一、胰腺癌

1. 病理　胰腺癌包括胰头癌和胰体尾部癌。90% 的胰腺癌为导管腺癌,黏液性囊腺癌、腺泡细胞癌和腺鳞癌等少见。胰腺癌中,胰头癌占 70%~80%,因此本节只介绍胰头癌。

2. 临床表现

（1）上腹疼痛、不适:常为首发症状。少数患者可无疼痛。

（2）黄疸:呈进行性加重,由于癌肿压迫或浸润胆总管所致。癌肿距胆总管越近,黄疸出现越早;胆道梗阻越完全,黄疸越深。小便深黄,大便陶土色,伴皮肤瘙痒,久之可有出血倾向。查体可见巩膜及皮肤黄染,肝大,多数患者可触及肿大的胆囊。

（3）消化道症状:如食欲缺乏、腹胀、消化不良、腹泻或便秘。部分患者可有恶心、呕吐。癌肿侵及十二指肠可出现上消化道梗阻或消化道出血。

（4）消瘦和乏力:患者因饮食减少、消化不良、睡眠不足和癌肿消耗等造成消瘦、乏力、体重下降,晚期可出现恶病质。

（5）其他

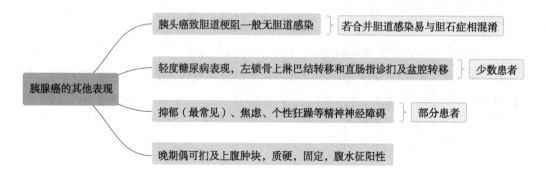

3. 实验室检查

（1）血清生化学检查：①胰头癌导致胰管梗阻的早期可有血、尿淀粉酶的一过性升高,空腹或餐后血糖升高,糖耐量试验有异常曲线。②胆道梗阻时,血清总胆红素和直接胆红素升高,碱性磷酸酶、转氨酶轻度升高,尿胆红素阳性。

（2）免疫学检查：CA19-9 常用于胰腺癌的辅助诊断和术后随访。

4. 影像学检查（表 3-40-5）

表 3-40-5　胰腺癌的影像学检查

项　　目	内　　容
CT	胰腺动态薄层增强扫描及三维重建是首选的影像学检查,可为胰腺肿瘤的定性、定位诊断提供非常重要的影像学依据,尤其在术前对胰腺肿瘤可切除性评估具有重要意义
MRI	单纯 MRI 诊断不优于 CT
磁共振胆胰管成像（MRCP）	能显示胰、胆管梗阻的部位和扩张程度
内镜超声（EUS）	可发现 <1cm 的肿瘤,必要时可行 EUS 引导下的穿刺活检,鉴别肿物的良恶性
超声	主要用于常规检查,对胰胆管扩张比较敏感,对胰腺常显示不清
PET	主要用于鉴别诊断,评估有无转移,以及判断术后肿瘤有无复发

5. 治疗

（1）手术治疗：主要方式是胰头十二指肠切除术（Whipple 手术）。经典 Whipple 手术切除范围包括胰头（含钩突）、远端胃、十二指肠、上段空肠、胆囊和胆总管；需同时清扫相应区域的淋巴结。切除后再将胰腺、肝管和胃与空肠进行吻合,重建消化道。

（2）非手术治疗：对不可切除胰腺癌,可采用化疗、放疗和免疫治疗等综合治疗手段。对不能耐受放化疗者可采用营养支持、缓解疼痛等最佳支持治疗。

提示

胰头癌早期诊断困难,80% 发现时多已属中晚期,手术切除率约为 20%,预后很差。

二、壶腹周围癌

1. 概述　壶腹周围癌主要包括壶腹癌、胆总管下端癌和十二指肠癌。组织类型主要是腺癌,其次是乳头状癌、黏液癌等。

2. 诊断　常见临床症状为黄疸、消瘦和腹痛,易与胰头癌的临床表现混淆。

(1)壶腹癌:黄疸出现早,可呈波动性,与肿瘤组织坏死脱落有关,大便潜血可为阳性。合并感染时有发热、腹痛和黄疸。十二指肠镜可见十二指肠乳头隆起的菜花样肿物。

(2)胆总管下端癌:恶性程度较高。肿瘤致胆总管狭窄或闭塞,黄疸呈进行性加重,出现陶土色大便。胰管末端受累时可伴胰管扩张。可行胆管内超声和胆管内刷取细胞活检等方法诊断。

(3)十二指肠腺癌:胆道梗阻不完全,黄疸出现较晚,且不深,进展较慢。肿瘤溃烂出血,大便潜血可为阳性,出血量大时可有柏油样便,常有轻度贫血。较大的肿瘤可致十二指肠梗阻。

3. 治疗　对无手术禁忌和转移的患者可行 Whipple 手术。对于高龄、已有肝转移、肿瘤已不能切除或合并明显心肺功能障碍不能耐受较大手术的患者,可行姑息性手术,如胆肠吻合术、胃空肠吻合术。

提示

壶腹周围癌的恶性程度低于胰头癌,手术切除率和 5 年生存率都明显高于胰头癌。

第四节　胰腺神经内分泌肿瘤

一、功能性胰腺神经内分泌肿瘤的分类(表 3-40-6)

表 3-40-6　功能性胰腺神经内分泌肿瘤的分类

肿瘤名称	细胞类型	分泌激素	临床表现	恶性比例 /%
常见类型				
胰岛素瘤	B	胰岛素	低血糖	<10
胃泌素瘤	G	胃泌素	难治性消化性溃疡和腹泻(Zollinger-Ellison 综合征)	60~90

续表

肿瘤名称	细胞类型	分泌激素	临床表现	恶性比例 /%
罕见类型				
胰高血糖素瘤	A	胰高血糖素	糖尿病,坏死性游走性红斑	50~80
血管活性肠肽瘤（VIP 瘤）	D_1	VIP	水样性腹泻、低钾、低胃酸（Verner–Morrison 综合征）	>70
生长抑素瘤	D	生长抑素	高血糖、脂肪泻、胆结石	40~70

二、胰岛素瘤

1. 概述

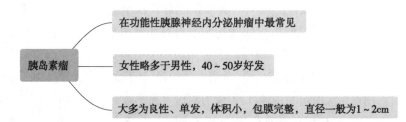

2. 临床表现　症状复杂多样。首发症状是低血糖。主要表现为低血糖对中枢神经系统的影响和低血糖引起的儿茶酚胺过度释放,在清晨和运动后常见。患者常诉头痛、焦虑、饥饿、复视、健忘等,可见昏睡、昏迷或一过性惊厥、癫痫发作。这种低血糖发作的症状可自行缓解或摄取葡萄糖后迅速缓解,但对发作的情况不能记忆。

3. 诊断

（1）定性诊断:患者有典型的 Whipple 三联征表现,应考虑本病的诊断。无低血糖症状发作者,进行 72 小时饥饿诱发试验后出现低血糖症状,并满足以下 6 条即可诊断:①血糖≤2.22mmol/L。②胰岛素水平≥6μU/ml。③C 肽水平≥200pmol/L。④胰岛素原水平≥5pmol/L。⑤β– 羟丁酸≤2.7mmol/L。⑥血 / 尿中无磺脲类药物的代谢产物。

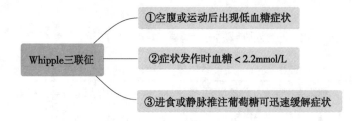

（2）定位诊断:明确肿瘤部位、数目以及转移与否。胰腺薄层扫描增强 CT 及三维重建检查可以对绝大多数的胰岛素瘤进行准确定位。若 CT/MRI 均无法准确定位,可考虑内镜超声（EUS）,必要时行内镜超声引导下细针穿刺活检。

4. 治疗　可选择饮食调节,根治性的治疗方法是手术切除肿瘤,并根据肿瘤所在位置及其和胰管的关系确定手术方式,大多数可行胰岛素瘤摘除术。对于无法彻底切除转移灶的恶性胰岛素瘤,或不宜手术的患者,可采用非手术综合治疗。

三、胃泌素瘤

1. 概述

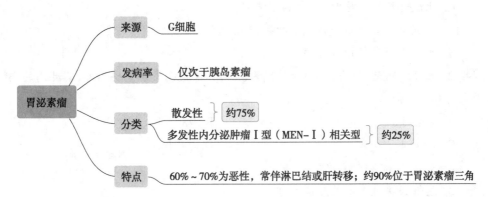

2. 临床表现　主要表现为顽固性消化性溃疡和腹泻。溃疡最常见于十二指肠球部。约 75% 患者表现为腹痛,60% 患者伴出血、穿孔或幽门梗阻等并发症。溃疡病术后复发,溃疡病伴腹泻、大量胃酸分泌,溃疡病伴高钙血症,多发溃疡或远端十二指肠、近端空肠溃疡,有多发性内分泌瘤病家族史等应疑为本病。

3. 实验室检查

(1) 胃液分析:无胃手术史者基础胃酸分泌量(BAO)>15mmol/h,胃大部切除术后患者 BAO>5mmol/h,或 BAO/ 最大胃酸分泌量(MAO)>0.6 时支持本病诊断。

(2) 胃泌素水平测定:当患者有高胃酸分泌或溃疡病,其空腹血清胃泌素 >200pg/ml(正常值 100~200pg/ml)可确定诊断,大约有 1/3 的患者会 >1 000pg/ml,高度提示本病的诊断。

(3) 促胰液素刺激试验:当胃泌素水平较试验前增高 200pg/ml 或以上时可确诊本病。

4. 定位诊断　超声、CT 或 MRI、生长抑素受体显像、超声内镜(EUS)等方法均有助于肿瘤的定位诊断。

5. 治疗　①H_2 受体拮抗药和质子泵抑制剂,减少胃酸分泌。②手术切除胃泌素瘤。

———○ 经典试题 ○———

（执）1. 急性胰腺炎的典型症状是

    A. 脐周阵发性疼痛，停止肛门排便和排气

    B. 上腹部剧烈疼痛，向左上臂内侧放射

    C. 上腹部烧灼样疼痛，进食后可缓解

    D. 上腹部持续性剧烈疼痛，向腰背部放射

    E. 阵发上腹部钻顶样疼痛，辗转体位

（执）2. 血清淀粉酶水平是临床上诊断和监测急性胰腺炎的重要指标，其升高的高峰一般出现在发病后

    A. 4 小时　　　　　　　　　　B. 48 小时

    C. 12 小时　　　　　　　　　　D. 24 小时

    E. 8 小时

（研）3. 急性胰腺炎手术适应证为

    A. 膀胱测压 22mmHg　　　　　B. 合并胆道梗阻

    C. 保守治疗后，病情急剧恶化　D. 脓肿形成

（研）（4~5 题共用题干）

    男，65 岁。近 2 个月来食欲下降，体重减轻 3kg，无腹胀、腹痛，既往体健。查体：T 36.8℃，P 72 次 /min，BP 120/75mmHg。一般情况良好，浅表淋巴结无肿大，皮肤、巩膜明显黄染，心肺查体（−），腹平软，右上腹触及一肿物，光滑、质韧、无触痛，深吸气时易触及。腹部移动性浊音（−），肠鸣音正常。

    4. 该患者触及的肿物最可能的脏器是

    A. 肝脏　　　　　　　　　　　B. 胆囊

    C. 肾脏　　　　　　　　　　　D. 胰腺

    5. 该患者应考虑的原发病最可能的是

    A. 肝癌　　　　　　　　　　　B. 胆囊癌

    C. 肾癌　　　　　　　　　　　D. 胰头癌

【答案与解析】

1. D　2. D　3. BCD　4. B

5. D。解析：患者为老年男性，表现为食欲下降、体重减轻，皮肤、巩膜黄疸，查体见一般情况良好，右上腹可触及光滑、质韧、无触痛的肿物，余见明显阳性体征，首先考虑可能为胰头癌所致的胆囊肿大。故选 D。

○ 温 故 知 新 ○

胰腺炎
- 急性胰腺炎
  - 病因　胆道疾病（国内最常见）、饮酒、代谢性疾病等
  - 发病机制　腺泡内胰酶异常激活 ｝ 大多认为
  - 病理　急性水肿性、急性出血坏死性胰腺炎
  - 临床表现　腹痛（主要）、腹胀、恶心、呕吐、发热、黄疸、休克、出血（Grey-Turner征、Cullen征）等
  - 诊断
    - 辅助检查
      - ①血清、尿淀粉酶测定、诊断性腹腔穿刺、C反应蛋白等
      - ②超声、CT（最具诊断价值）、MRI
    - 病情严重程度分级　轻、中、重症急性胰腺炎
    - 临床分期　早期（发病1周内）、后期（发病1周后）
  - 并发症　局部（胰腺假性脓肿、包裹性坏死等）、全身并发症（脓毒症、MODS等）
  - 治疗
    - 非手术治疗　适用于轻症胰腺炎及尚无外科干预指征中、重症急性胰腺炎
    - 手术治疗
      - 注意适应证
      - 坏死组织清除加引流术 ｝ 最常用
      - 胆源性胰腺炎 ｝ 病情允许时可在初次住院期间行胆囊切除
- 慢性胰腺炎
  - 长期大量饮酒和吸烟是最常见的危险因素
  - 腹痛、体重下降、糖尿病和脂肪泻 ｝ 四联症

胰腺囊性疾病
- 是最常见的胰腺囊性病变
- 胰腺假性囊肿　<6cm、无症状者可动态观察，注意手术适应证
- 胰腺囊性肿瘤　绝大部分为良性，有症状、有恶变倾向及临床不能鉴别良恶性者需手术

胰腺癌
- 病理　包括胰头癌（占70%~80%）和胰体尾部癌，90%的胰腺癌为导管腺癌
- 临床表现　上腹疼痛、不适、黄疸（呈进行性加重）、消化道症状、消瘦和乏力等
- 实验室检查　空腹或餐后血糖升高、CA19-9（临床意义较大）等
- 影像学检查　首选胰腺动态薄层CT增强扫描及三维重建，在术前对胰腺肿瘤行切除性评估有重要意义
- 治疗　手术治疗（主要是胰头十二指肠切除术）、非手术治疗

壶腹周围癌
- 包括　壶腹癌、胆总管下端癌和十二指肠腺癌
- 临床表现　常见黄疸、消瘦和腹痛
- 治疗　胰头十二指肠切除术、姑息性手术

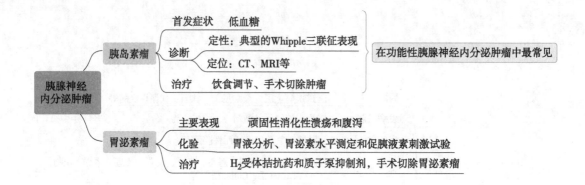

第四十一章

脾 疾 病

一、脾切除的适应证及其疗效

1. **脾切除的主要适应证** 外伤性脾破裂,门静脉高压症脾功能亢进。
2. **脾切除的其他适应证** 脾占位性病变,造血系统疾病等。

（1）脾原发性疾病及占位性病变：游走脾、脾囊肿、脾肿瘤（良性肿瘤行手术切除效果好,肉瘤未扩散者首选脾切除加放疗或化疗）、脾脓肿、副脾、脾结核、脾梗死等疾病。

（2）造血系统疾病：遗传性球形红细胞增多症（脾切除术后黄疸和贫血多在短期内消失,贫血可获完全、持久纠正）、遗传性椭圆形红细胞增多症、丙酮酸激酶缺乏、珠蛋白生成障碍性贫血、自身免疫性溶血性贫血（脾切除对温抗体型有效,但不作为首选）、免疫性血小板减少性紫癜、慢性髓系白血病、慢性淋巴细胞白血病、多毛细胞白血病、霍奇金淋巴瘤。

二、脾切除术后常见并发症（表 3-41-1）

表 3-41-1　脾切除术后常见并发症

名　称	特　点	防治措施
腹腔内大出血	一般发生在术后 24~48 小时内。常见原因是脾窝创面严重渗血,脾蒂结扎线脱落,或术中遗漏结扎的血管出血	术前注意纠正可能存在的凝血障碍,术中彻底止血
膈下感染	膈下的积液或积血发生感染	术中彻底止血,避免损伤胰尾发生胰瘘,术后膈下置管有效引流
血栓-栓塞性并发症	与脾切除术后血小板骤升有关	术后早期应用低分子肝素等抗凝剂预防治疗
脾切除术后凶险性感染	与脾切除后机体免疫功能削弱和抗感染能力下降有关,死亡率高。50% 患者的致病菌为肺炎球菌	避免不必要的脾切除,争取施行脾保留性手术;对已行脾切除者,可预防性应用抗生素,接种多效价肺炎球菌疫苗,加强无脾患者的预防教育

经典试题

（研）首选脾切除治疗且疗效最佳的溶血性贫血是

  A. 地中海贫血

  B. 阵发性睡眠性血红蛋白尿

  C. 遗传性球形红细胞增多症

  D. 温抗体型自身免疫性溶血性贫血

【答案】

C

温故知新

脾切除	适应证	主要	外伤性脾破裂，门静脉高压症脾功能亢进
		其他	脾占位性病变，造血系统疾病等
	术后常见并发症		腹腔内大出血、膈下感染、血栓-栓塞性并发症、脾切除术后凶险性感染

第四十二章

消化道大出血的诊断与外科处理原则

一、概述

1. 定义 如果一次失血超过全身总血量的 20%（800~1 200ml 以上），并引起休克症状和体征，即为消化道大出血。

2. 临床表现（表 3-42-1）

表 3-42-1 消化道大出血的临床表现

出血量占总血容量的比例	临 床 表 现
<10%（400ml）	一般不产生明显临床症状
>10%（400ml）	短时间内发生时，患者可有头晕，乏力，口干，脉搏或心动过速，每分钟可增至 90~100 次，收缩压尚可正常，脉压常缩小
>25%（1 000ml）	晕厥、四肢冰凉、尿少、烦躁不安等，脉搏 >120 次 /min，收缩压降至 70~80mmHg
≥50%（2 000ml）	患者收缩压可降至 50mmHg 或更低，出现严重的失血性休克症状，如气促、少尿或无尿，脉搏细速，甚至扪不清

3. 休克指数 临床上可用休克指数来帮助估计失血量。

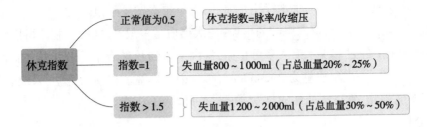

二、上消化道大出血的诊断与处理

1. 概述 上消化道包括食管、胃、十二指肠、空肠上段和胆道。上消化道大出血在临床上很常见，主要临床表现是呕血和便血，或仅有便血。

2. 病因

（1）胃、十二指肠溃疡：占 40%~50%（最常见），其中 3/4 是十二指肠溃疡。大出血的溃疡一般位于十二指肠球部后壁或胃小弯,大多系由于溃疡基底血管被侵蚀破裂所致,多数为动脉出血。需注意,长期服用阿司匹林和吲哚美辛等可诱发急性溃疡形成或大出血;50%吻合口溃疡会出血。

（2）门静脉高压症:肝硬化引起门静脉高压症多伴有食管下段和胃底黏膜下层的静脉曲张,静脉破裂后可致大出血。

（3）应激性溃疡或急性糜烂性胃炎:多与休克、复合性创伤、严重感染、严重烧伤（Curling 溃疡）、严重脑外伤（Cushing 溃疡）或大手术有关。

（4）胃癌:多发生在进展期胃癌或晚期胃癌。

（5）肝内局限性慢性感染、肝肿瘤、肝外伤:可导致胆道出血。

（6）其他原因:少见,如上消化道（血管）畸形、上消化道损伤、贲门黏膜撕裂综合征、急性胃扩张、扭转、内疝等。

3. 临床表现　上消化道大出血在临床上很常见,主要临床表现是呕血和便血,或仅有便血。

（1）呕血、便血

1）幽门以上的出血易导致呕血,幽门以下的出血易导致便血。但如果出血量小,血液在胃内未引起恶心、呕吐,则血液通常从肠道排出。反之,如果出血很急、量多,幽门以下的血液也可反流到胃,引起呕血。

2）出血量小,血液在胃内滞留时间较长,呕的血呈咖啡样或黑褐色。如果出血很急、量大,血液在胃内滞留时间短,呕的血则呈暗红,甚至鲜红色。血经肠道排出过程中,经过肠液的作用,使血红蛋白形成硫化铁,因此排出的血呈柏油样或紫黑色。有便血者可无呕血,但呕血者多伴有便血。

（2）各部位出血的特点

1）食管或胃底曲张静脉破裂出血:一次出血量常达 500~1 000ml 以上,可引起休克,临床主要表现是呕血。即使用非手术疗法止血后,仍可再次发生呕血。

2）溃疡、糜烂性胃炎、胃癌引起的出血:一次出血量一般≤500ml。临床可以呕血为主,也可以便血为主。经过非手术疗法多可止血,病因未得到及时治疗后仍可再次出血。

3）胆道出血:一次出血量为 200~300ml,很少引起休克。以便血为主,采取非手术治疗后,出血可暂时停止,常呈周期性的复发,间隔期一般为 1~2 周。

（3）查体

1）蜘蛛痣、肝掌、腹壁皮下静脉曲张、肝脾大、腹水巩膜黄染等,多提示为食管或胃底曲张静脉破裂的出血。

2）胆道出血的患者多有类似胆绞痛的剧烈腹痛为先兆,右上腹多有压痛,甚至可扪及肿大的胆囊,同时伴寒战、高热,并出现黄疸。

4. 辅助检查

（1）实验室检查:血常规、肝功能检验、血氨测定和凝血功能检查等。

（2）应用三腔二囊管的检查：简单易行，需取得患者的充分合作。

（3）X线钡剂检查：上消化道急性出血期内进行钡剂检查有促使休克发生，或使原已停止的出血再出血的可能性，因而不宜施行。休克改善后，为明确诊断，可做钡剂检查。

（4）内镜检查：有助于明确出血的部位和性质，并可同时进行止血（双极电凝激光、套扎和注硬化剂等）。内镜检查应早期（出血后24小时内）进行，阳性率高达95%左右。

（5）选择性腹腔动脉或肠系膜上动脉造影以及超选择性肝动脉造影：对确定出血部位尤其有帮助。但每分钟至少要有0.5ml含有显影剂的血液自血管裂口溢出，才能显示出血部位。此项检查比较安全，在有条件时应作为首选的诊断和急诊止血方法。

（6）^{99m}Tc标记红细胞的腹部γ-闪烁扫描：特别对间歇性出血的定位，阳性率可达90%以上。

（7）超声、CT或MRI：有助于发现肝、胆和胰腺结石、脓肿或肿瘤等病变或鉴别诊断；MRI门静脉、胆道重建成像，可帮助了解门静脉直径、有无血栓或癌栓以及胆道病变等。

5. 处理

（1）初步处理

1）首先建立1~2条足够大的静脉通道，以保证能够迅速补充血容量。先滴注平衡盐溶液或乳酸钠等渗盐水，同时进行血型鉴定、交叉配血和血常规、血细胞比容等检查。平衡盐溶液的输入量宜为失血量的2~3倍。

2）休克患者，应留置导尿管，记录每小时尿量。有条件时，测定中心静脉压。

3）止血药物中可静脉注射维生素 K_1、纤维蛋白原、凝血酶等。通过胃管应用冰盐水（内加去甲肾上腺素0.04mg/ml）或5% Monsel溶液反复灌洗。适当应用血管加压素能促使内脏小动脉收缩，减少血流量，从而止血，但对高血压和有冠状血管供血不足的患者不适用。近年来多应用特利加压素。

> **ℹ提示**
>
> 尿量和中心静脉压可作为指导补液输血速度和量的重要参考依据。

（2）病因处理

1）胃、十二指肠溃疡大出血：①<30岁的急性溃疡出血，经过初步处理后，出血多可自止。②50岁以上，或病史较长，系慢性溃疡，这种出血很难自止。经过初步处理，待血压、脉率有所恢复后，应早期手术。手术行胃大部切除术，可切除溃疡好发部位和出血的溃疡。③吻合口溃疡，应早期施行手术，切除吻合口，再次行胃空肠吻合，并同时行迷走神经切断术。④药物引起的急性溃疡，在停用该药物后，经过初步处理，出血多会自止。

2）门静脉高压症引起的食管或胃底曲张静脉破裂：①肝功能差（有黄疸、腹水或处于肝性脑病前期）者，应首先采用三腔二囊管压迫止血，或在纤维内镜下注射硬化剂或套扎止血，必要时可急诊做经颈静脉肝内门体分流术（TIPS）。②肝功能好者，应积极采取手术止血,常用贲门周围血管离断术。

3）应激性溃疡或急性糜烂性胃炎：可静脉注射 H_2 受体拮抗药雷尼替丁或质子泵抑制剂。人工合成生长抑素,止血效果显著。经以上措施仍不能止血者,则可采用胃大部切除术,或选择性胃迷走神经切断术加行幽门成形术。

4）胃癌引起的大出血：应尽早手术。

5）胆道出血：多可经非手术疗法,包括抗感染和止血药的应用而自止。但反复大量出血时,可进行超选择性肝动脉造影,同时进行栓塞（常用吸收性明胶海绵）止血。如仍不能止血,则采用手术治疗。

（3）诊断不明的上消化道大出血：经过积极的初步处理后,血压、脉率仍不稳定,应考虑早期行剖腹探查。一般行上腹部正中切口或经右腹直肌切口施行剖腹探查。

三、下消化道大出血的诊断与处理

1. 病因　常见病因依次为大肠癌、肠息肉、炎性肠病、肠憩室、肠壁血管性疾病等。大便习惯改变或不规则形血便,腹部隐痛、贫血或消瘦提示肠道恶性肿瘤。

2. 临床表现　便血是最常见的临床表现,便血颜色因出血量、出血部位与出血速度而异,显性出血常表现为果酱样便、暗红色便或鲜红色便;而隐匿性出血的大便颜色可基本正常。

3. 诊断

（1）病史:肠套叠、出血性肠炎常见于儿童或少年,结肠肿瘤与血管病变多见于中老年人。

（2）体征:应关注有无腹胀、是否扪及肿块、有无压痛、反跳痛,肠鸣音有无异常等。常规进行直肠指检。

（3）实验室检查:应动态观察红细胞计数、血红蛋白以评估出血量;白细胞计数与分类协助诊断炎症性肠病;进行血清肿瘤标志物检测,协助诊断肠道内癌肿。

（4）辅助检查:包括纤维结肠镜、小肠内镜、结肠钡剂灌肠造影、选择性动脉造影和放射性核素显像。

4. 治疗　下消化道急性大出血导致休克的发生率 <10%,大多数患者可通过非手术治疗止血,或明确出血部位与疾病性质后实行择期手术。

───────○ 经 典 试 题 ○───────

（研）1. 并发大出血的胃十二指肠溃疡所在部位一般多见于

　　A. 幽门或十二指肠球前壁

　　B. 胃小弯或十二指肠球后壁

C. 胃大弯或十二指肠外侧壁

D. 胃底部或十二指肠球后部

（执）2. 男，62 岁。半日前进食苹果后呕鲜血约 300ml，随后排黑便约 400g。慢性乙型肝炎病史 30 余年。查体：P 112 次 /min，BP 100/60mmHg。神志清楚，腹软，无压痛，肠鸣音 12 次 /min。该患者消化道出血最有可能的原因是

A. 急性糜烂性胃炎
B. 食管贲门黏膜撕裂综合征

C. 胃癌
D. 消化性溃疡

E. 胃底静脉曲张破裂

【答案与解析】

1. B

2. E。解析：患者为老年男性，半日前进食苹果后呕鲜血、排黑便，查体见脉率快、肠鸣音活跃，提示上消化道出血。既往有慢性乙型肝炎病史 30 余年，提示可能存在肝硬化。综上，该患者最可能的诊断是肝硬化门静脉高压症、食管胃底静脉曲张破裂出血。故选 E。

温 故 知 新

411

第四十三章

急腹症的诊断与鉴别诊断

一、病因

1. 空腔脏器病变　包括穿孔、梗阻、炎症感染和出血。

2. 实质脏器病变　包括破裂出血和炎症感染。

3. 血管病变　①腹主动脉瘤破裂。②肠系膜血管血栓形成或栓塞。③由于其他原因所致的器官血供障碍，如绞窄疝、肠扭转。

二、急腹症的临床诊断与分析

1. 病史

（1）现病史

1）腹痛：腹痛依据接受痛觉的神经分为内脏神经痛（定位模糊、范围大、不准确）、躯体神经痛（定位清楚、腹痛点聚焦准确）和牵涉痛。

a. 诱因：急性胆囊炎、胆石症发病常在进油腻食物后。急性胰腺炎多有过量饮酒或暴食史。胃或十二指肠溃疡穿孔常在饱餐后。肠扭转常有剧烈运动史。

b. 部位：腹痛起始和最严重的部位通常即是病变部位。①转移性腹痛：是急性阑尾炎腹痛的典型表现。②牵涉痛或放射痛：急性胆囊炎、胆石症患者诉右上腹或剑突下痛时，可有右肩或右腰背部的放射痛。急性胰腺炎或十二指肠后壁穿孔多伴右侧腰背部疼痛。肾或输尿管上段结石腹痛可放射到同侧下腹或腹股沟。输尿管下段结石可伴会阴部放射痛。

c. 腹痛发生的缓急：空腔脏器疾病穿孔者起病急，炎症性疾病起病缓且腹痛随炎症逐渐加重。

d. 性质：①持续性钝痛或隐痛多为炎症或出血引起，如胰腺炎、肝破裂等。②空腔脏器梗阻引起的疼痛初起呈阵发性，疼痛由于肠管痉挛所致，表现为绞痛，间隙期无腹痛，如小肠梗阻等。③肠系膜血管栓塞多见于高龄患者，通常腹痛和体征不显著，临床症状与严重的全身状况不匹配。

e. 程度：炎症初期的腹痛多不剧烈，可表现为隐痛，定位通常不确切。随炎症发展，疼痛加重，定位也逐渐清晰。空腔脏器穿孔引起的腹痛一开始即表现为剧烈绞痛。实质性脏器破裂出血引起的腹痛和腹部体征相对较弱。

2）消化道症状

a. 厌食：小儿急性阑尾炎患者常先有厌食，其后才有腹痛发作。

b. 恶心、呕吐：腹痛发生后常伴有恶心和呕吐。

c. 排便

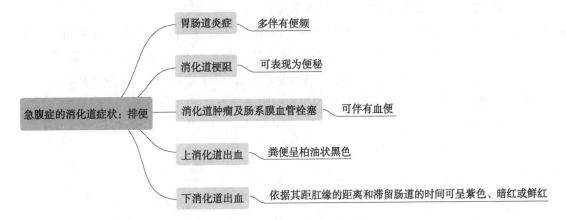

3）其他伴随症状：腹腔器官炎症性病变通常伴有发热。急性胆管炎患者可伴有高热、寒战和黄疸。消化道出血患者可见贫血貌。肝门部肿瘤、胰头癌等慢性梗阻性黄疸患者可伴皮肤瘙痒。有尿频、尿急、尿痛者应考虑泌尿系感染。

（2）月经史：有助于鉴别妇产科急腹症。育龄期妇女的末次月经时间有助于判断宫外孕。卵巢滤泡或黄体破裂多发生在两次月经之间。

（3）既往史：既往有消化性溃疡病史者，突发上腹部疼痛，要考虑溃疡穿孔。有胆囊结石病史，出现腹痛、黄疸应怀疑结石落入胆总管。既往有手术史出现阵发性腹痛者，可能为粘连性肠梗阻。

2. 体格检查

（1）全身情况和体位：患者面容、精神状态、体位可有助于判断病情。如腹腔出血患者通常面色苍白，呈贫血貌。

（2）腹部检查

1）视诊：应注意腹部形态、皮肤色泽与弹性、腹壁浅表静脉和其他异常表现。

2）触诊：腹部触诊应取仰卧屈膝体位，以放松腹壁肌肉。必要时也可变更体位，如腰大肌试验。触诊应从无腹痛或腹痛较轻的部位开始，有压痛、肌紧张和反跳痛，为腹膜炎体征。应注意肝胆是否肿大及质地，腹腔是否有肿块以及肿块的形态、大小、质地，有无搏动等。男性患者需注意睾丸是否正常，有无睾丸扭转。

3）叩诊：叩诊应从无痛区或轻痛区开始，叩痛明显区域常是病变所在处。腹部叩诊应注意音质和界限，实质性器官或肿瘤叩诊为实音。鼓音显示该区域下为气体或肠袢。移动性浊音表明伴有腹水或积血。消化道穿孔时肝浊音界可消失。

4）听诊：听诊多选脐部周围或右下腹开始。

a. 肠鸣音活跃表明肠蠕动增加，机械性肠梗阻初起时肠鸣音增加，音质高亢，常伴有气过水声。

b. 麻痹性肠梗阻、急性腹膜炎、低血钾时肠鸣音减弱或消失。

c. 幽门梗阻或胃扩张时上腹部可闻振水音。

（3）直肠、阴道指检：急腹症患者均应行直肠指检，检查时需明确直肠腔内、腔外有无肿物。应注意区分肿物和粪块，注意直肠壁、子宫直肠凹有无触痛。观察指套上粪便性质和色泽，有无染血和黏液。已婚妇女疑有妇科疾病时需做腹壁阴道双合诊。卵巢囊肿蒂扭转经双合诊检查附件可发现肿块；异位妊娠内出血时阴道检查宫颈。

3. 辅助检查

（1）实验室检查（表 3-43-1）

表 3 43-1　急腹症的实验室检查

项　　目	临　床　意　义
白细胞计数和分类	提示有无感染
红细胞，血红蛋白和血细胞比容测定	有助于判断是否失血以及出血速度
尿液白细胞计数	升高，提示泌尿系感染；出现红细胞显示泌尿系出血，可能源于肿瘤或结石损伤
尿胆红素阳性	表明黄疸为梗阻性
血、尿和腹腔穿刺液淀粉酶	明显升高，有助于胰腺炎的诊断
腹腔穿刺液的涂片镜检	见到革兰氏阴性杆菌，提示继发性腹膜炎；溶血性链球菌，提示原发性腹膜炎；革兰氏阴性双球菌，提示淋菌感染
人绒毛膜促性腺激素（hCG）	有助于判断异位妊娠
降钙素原（PCT）	评价急腹症和外科严重感染性疾病（如腹膜炎、脓毒症）的疾病进程及预后

（2）影像学检查

1）超声：可用于腹腔实质性器官破裂、肿块以及结石的诊断。超声可用于腹水和积血的定位和定量，并可协助穿刺引流。

2）X 线平片或透视：胸腹部 X 线平片或透视是最常用的诊断方法。它可协助了解横膈的高低，有无膈下游离气体。腹部立位 X 线平片及卧位片，有助于肠梗阻的诊断。腹部 X 线平片可发现阳性结石。

3）选择性动脉造影：对于不能明确出血部位的病变，既能协助诊断还可以栓塞出血血管而用于治疗。

4）CT 和 / 或 MRI：已成为急腹症常用的诊断方法，可以帮助了解病变的部位、性质、范围以及与周边脏器的关系。

5）内镜检查：是消化道病变常用的诊断和治疗方法。

6）诊断性腹腔穿刺：适用于诊断不明者。穿刺点通常选在左侧或右侧的髂前上棘和脐连线中外 1/3 处。女性患者也可以选择经阴道后穹窿穿刺。

7）腹腔镜检查：适用于腹膜炎体征不明显、诊断和治疗均有困难者。

三、常见急腹症的诊断与鉴别诊断要点

1. 胃十二指肠溃疡急性穿孔　患者既往有溃疡病史，突发上腹部刀割样疼痛，迅速蔓延至全腹部，有明显腹膜刺激症状，典型的"板状腹"，肝浊音界消失，X 线检查膈下游离气体可确诊。部分患者发病前无溃疡病史。

2. 急性胆囊炎　进食油腻食物后发作右上腹绞痛，向右肩和右腰背部放射。体检时右上腹有压痛、反跳痛、肌紧张，Murphy 征阳性。胆石症所致腹痛多在午夜发病。超声检查可见胆囊壁炎症、增厚，胆囊内结石有助于诊断。

3. 急性胆管炎　典型表现是上腹疼痛伴高热、寒战、黄疸。胆管的近端是肝窦，一旦感染可导致休克和精神症状。

4. 急性胰腺炎　常见于饮酒或暴食后。腹痛多位于左上腹，疼痛剧烈，呈持续性，可向肩背部放射，伴恶心、呕吐。呕吐后腹痛不缓解。血清和尿淀粉酶明显升高。增强 CT 可见胰腺弥漫性肿胀，胰周积液。胰腺有坏死时可见皂泡征。

5. 急性阑尾炎　典型表现是转移性右下腹痛和右下腹固定压痛。阑尾化脓或坏疽时，可出现右下腹局限性腹膜炎体征。阑尾一旦穿孔，腹膜炎体征可扩大到全腹，但压痛仍以右下腹最重。

6. 急性小肠梗阻　通常有腹痛、腹胀、呕吐和肛门排气排便停止四大典型症状，但视梗阻部位的不同有所变化。X 线立卧位平片可见气液平，肠腔扩张。超声检查对肠套叠引起的小肠梗阻有诊断意义。

7. 腹部钝性损伤　需鉴别有无合并腹腔的以下情况：①实质性脏器破裂出血。②空腔脏器破裂穿孔。③血管损伤。合并①③应伴有心率加快，血压下降等血容量降低的表现。合并②者应伴有腹膜刺激症状和体征。

8. 妇产科疾病所致急腹症（表 3-43-2）

四、急腹症的处理原则

1. 尽快明确诊断，针对病因采取相应措施。如暂时不能明确诊断，应采取措施维持重要脏器的功能，并严密观察病情变化，采取进一步的措施明确诊断。

表 3-43-2　妇产科疾病所致急腹症

名称	临 床 特 点
盆腔炎性疾病	①年轻人多见,常由淋球菌感染所致 ②下腹部疼痛伴发热,腹部有压痛和反跳痛,一般压痛点比阑尾点偏内,偏下 ③阴道分泌物增多,直肠指检有宫颈提痛,后穹窿触痛,穿刺可抽得脓液,涂片镜检可见白细胞内有革兰氏阴性双球菌可确诊
卵巢肿瘤蒂扭转	以卵巢囊肿扭转最常见;患者有卵巢囊肿史;疼痛突然发作;出现腹膜炎体征提示有扭转肿瘤缺血、坏死
异位妊娠	①最常见为输卵管妊娠破裂;有停经史,突发下腹疼痛,伴腹膜炎体征,应警惕异位妊娠 ②有出血征象,如心率快,血压下降;阴道不规则流血,宫颈呈蓝色,后穹窿抽得不凝血可确诊;hCG 阳性及盆腔超声可协助确诊

2. 诊断尚未明确时,禁用强效镇痛剂,以免掩盖病情发展,延误诊断。

3. 需进行手术治疗或探查者,必须依据病情进行相应的术前准备。

4. 诊断不能明确,需行急诊手术探查的情况:①脏器有血运障碍,如肠坏死。②腹膜炎不能局限,有扩散倾向。③腹腔有活动性出血。④非手术治疗病情无改善或恶化。

5. 手术原则是,救命放在首位,其次是根治疾病。

───○ 经 典 试 题 ○───

〔研〕男,72 岁。2 天来上腹疼痛。1 天来发热,最高达 38℃,在下列疾病中可排除的是

    A. 急性心肌梗死

    B. 胆囊炎

    C. 十二指肠溃疡穿孔

    D. 右下大叶性肺炎

【答案与解析】

D。解析:急性心肌梗死常表现为胸骨后疼痛,但部分患者亦可表现为上腹部疼痛。疼痛发生 24~48 小时后因心肌坏死物质被吸收可出现发热。先腹痛后发热,考虑为外科急腹症,胆囊炎及十二指肠穿孔均有可能。故选 D。

温 故 知 新

- 急腹症
  - 病因 —— 空腔、实质脏器病变，血管病变
  - 临床诊断与分析
    - 病史
      - 现病史 —— 腹痛（诱因、部位、发病缓急、性质和程度）、消化道症状和其他伴随症状
      - 月经史 —— 有助于鉴别妇产科急腹症
      - 既往史
    - 体格检查
      - 全身情况、腹部检查（视、触、叩、听诊）；直肠、阴道指检
      - 辅助检查 —— 血常规、腹腔穿刺液、超声、X线平片或透视等
  - 常见疾病 —— 胃十二指肠溃疡急性穿孔、急性胆囊炎、急性胆管炎、急性胰腺炎、急性阑尾炎、急性小肠梗阻、腹部钝挫伤、妇产科疾病所致急腹症（盆腔炎性疾病等）
  - 手术原则 —— 救命放在首位，其次是根治疾病

第四十四章

周围血管与淋巴管疾病

第一节 概　述

血管疾病的主要临床表现可归纳为感觉异常、形态和色泽改变、结构变化、组织丧失。

一、感觉异常

1. 肢体疼痛　主要见于供血不足、回流障碍或循环异常。

（1）间歇性疼痛（表 3-44-1）

表 3-44-1　间歇性疼痛

分类	临床特点
间歇性跛行	为运动性疼痛,常在步行中出现供血不足部位的沉重、乏力、胀痛、钝痛、痉挛痛或锐痛,或肢端的明显麻木感,迫使患者止步,休息片刻后疼痛缓解,周而复始。如行走速度恒定,跛行时间和距离愈短,提示血管阻塞愈严重
体位性疼痛	①肢体所处体位因与心脏平面不同而影响血流状况,可激发或缓解疼痛 ②动脉阻塞性疾病时,抬高病肢可加重症状,伴肢体远端皮肤苍白;病肢下垂则可缓解疼痛,但浅静脉充盈延迟。静脉疾病时,抬高病肢可减轻症状;病肢下垂则诱发或加重胀痛
温差性疼痛	因温度改变而激发或缓解肢体疼痛
特发性疼痛	多位于小腿和足部,为肌痉挛性疼痛,好发于夜晚,程度剧烈,可持续数分钟至 20 分钟,按摩局部痉挛肌肉或起床行走能缓解,可一夜发作数次,但以一至数月发作一次较常见

（2）持续性疼痛:静息状态下仍有持续疼痛,又称静息痛（表 3-44-2）。

表 3-44-2　静　息　痛

分类	临床特点
动脉性静息痛	急性或慢性动脉阻塞,都可因组织缺血及缺血性神经炎引起静息痛
静脉性静息痛	急性主干静脉阻塞时,肢体远侧因严重淤血而有持续性胀痛,伴有静脉回流障碍,抬高病肢可减轻症状
炎症及缺血坏死性静息痛	动脉、静脉或淋巴管的急性炎症,局部有持续性疼痛。由动脉阻塞造成组织缺血坏死,或静脉性溃疡周围炎,因激惹邻近的感觉神经引起持续性疼痛

2. **寒冷或潮热** 肢体的冷热,主要取决于通过肢体的血液流量,少者寒冷,多者潮热。恒温环境下如肢体双侧对称部位皮肤温度差≥2℃,或同一肢体相邻部位的皮肤温度有显著改变,则具有临床意义。

3. **倦怠、沉重感** 按一般速度行走一段距离后即感到小腿倦怠和沉重,稍事休息后即消失,常提示早期动脉功能不全,易被忽视。静脉病变引起的倦怠见于久站后,平卧或抬高病肢后缓解。需与非血管性疾病如跟腱缩短、平跖足等鉴别。

4. **麻木、麻痹、针刺或蚁行感** 当动脉病变影响神经干时可以出现麻木、麻痹、针刺或蚁行感。

5. **感觉丧失** 严重的动脉狭窄继发血栓形成,或急性动脉阻塞时,缺血肢体远侧浅感觉减退或丧失。如病情进展,深感觉随之丧失,足(上肢为腕)下垂及不能主动活动。

二、形态和色泽改变

1. **形态改变** 主要有肿胀、萎缩、增生和局限性隆起等。

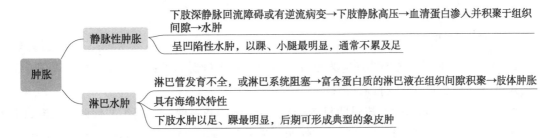

2. **色泽改变**

(1)正常和异常色泽:正常皮肤温暖,呈淡红色。皮色呈苍白色或发绀,伴有皮温降低,提示动脉供血不足。皮色暗红,伴皮温轻度升高,是静脉淤血的征象。

(2)指压性色泽改变:动脉缺血时,复原时间延缓。在发绀区指压后不出现暂时性苍白,提示局部组织已发生不可逆的缺血性改变。

(3)运动性色泽改变:静息时正常,运动后肢体远侧皮肤呈苍白色者,提示动脉供血不足。

(4)体位性色泽改变:又称 Buerger 试验。

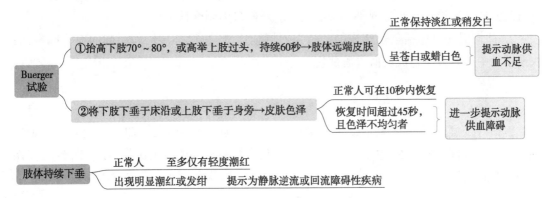

（5）色素沉着：常见于静脉淤滞的下肢小腿远侧 1/3 的"足靴"区。有色素沉着的皮肤,对创伤和感染的抵抗力削弱,容易形成溃疡。

三、结构变化

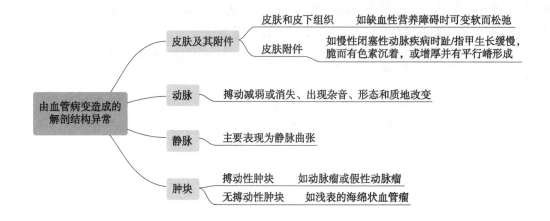

四、组织丧失

1. 溃疡　包括缺血性溃疡（好发于趾 / 指和足跟）、静脉性溃疡（多发于小腿远侧 1/3 的内踝上方即"足靴"区）、神经性溃疡。

2. 坏疽　当局部动脉血流量明显减少,已不能维持静息状态下组织的代谢需要时,即出现不可逆性组织坏死。坏疽几乎都以剧烈的持续性疼痛开始,受累区皮肤发绀,指压时无改变。包括干性坏疽和湿性坏疽。

第二节　周围血管损伤

一、病因

1. 直接损伤　①锐性损伤,如刀伤、刺伤、枪弹伤等开放性损伤。②钝性损伤,如挤压伤、挫伤、外来压迫（止血带、绷带、石膏固定等）等,多为闭合性损伤。

2. 间接损伤　包括创伤造成的动脉强烈持续痉挛;过度伸展动作引起的血管撕裂伤;快速活动中突然减速造成的血管震荡伤。

二、病理

包括:①血管连续性破坏。②血管壁损伤,但血管连续性未中断。③由热力造成的血管损伤。④继发性病理改变,包括继发性血栓形成,血管损伤部位周围血肿,假性动脉瘤,损伤性动 – 静脉瘘等。

三、临床表现和诊断

1. 发生在主干动、静脉行程中任何部位的严重创伤,均应疑及血管损伤的可能性。创伤部位大量出血、搏动性血肿、肢体明显肿胀、远端动脉搏动消失等,是动脉或静脉损伤的临床征象。

2. 超声多普勒、CTA、血管造影、术中检查等有助于血管损伤的诊断。

四、治疗

1. 急救止血　包括加压包扎止血、止血带压迫止血(必须记录时间)、血管钳钳夹止血。

2. 手术处理　基本原则为止血清创,处理损伤血管。

五、术后观察及处理

1. 术后应严密观察血供情况,超声定期检测,如发现吻合口狭窄或远端血管阻塞,需立即纠正。如出现肢体剧痛、明显肿胀,以及感觉和运动障碍,且有无法解释的发热和心率加快,提示肌间隔高压,应及时做深筋膜切开减压。

2. 术中、术后常规应用抗生素预防感染,每隔 24~48 小时观察创面,一旦发现感染,应早期引流,清除坏死组织。

第三节　动脉疾病

一、动脉硬化性闭塞症(ASO)

1. 概述　ASO 是全身性疾患,发生在大、中动脉,涉及腹主动脉及其远侧主干动脉时,引起下肢慢性缺血。男性多见,发病年龄多在 45 岁以上。

2. 病因和病理

(1)高危因素:高脂血症、高血压、吸烟、糖尿病、肥胖等。

(2)主要病理表现:内膜出现粥样硬化斑块,中膜变性或钙化,腔内有继发血栓形成,最终使管腔狭窄,完全闭塞。血栓或斑块脱落,可造成远侧动脉栓塞。分为主-髂动脉型、主-髂-股动脉型,以及累及主-髂动脉及其远侧动脉的多节段型,部分病例可伴有腹主动脉瘤。病肢发生缺血性改变,严重时可引起肢端坏死。

3. 临床表现

(1)早期:①病肢冷感、苍白,出现间歇性跛行。病变局限在主-髂动脉者,疼痛在臀、髋和股部,可伴有阳痿;累及股-腘动脉时,疼痛在小腿肌群。②早期慢性缺血引起皮肤及其附件的营养性改变、感觉异常及肌萎缩。病肢的股、腘、胫后及足背动脉搏动减弱或不能扪及。

（2）后期：病肢皮温明显降低、色泽苍白或发绀，出现静息痛，肢体远端缺血性坏疽或溃疡。

> ℹ️ 提示
>
> ASO症状的轻重与病程进展、动脉狭窄及侧支代偿的程度相关。

4. 检查

（1）一般检查：四肢和颈部动脉触诊及听诊，记录间歇性跛行时间与距离，对比测定双侧肢体对应部位皮温差异，肢体抬高试验（Buerger试验）。

（2）超声多普勒

1）应用多普勒听诊器，根据动脉音的强弱判断血流强弱。

2）对比同一肢体不同节段或双侧肢体同一平面的动脉压，如差异超过20~30mmHg，提示压力降低侧存在动脉阻塞性改变。

3）计算踝/肱指数（ABI，踝部动脉压与同侧肱动脉压比值），正常值为0.9~1.3，<0.9提示动脉缺血，<0.4提示严重缺血。

4）显示管壁厚度、狭窄程度、有无附壁血栓及测定流速。

（3）X线平片：可见病变段动脉有不规则钙化影。

（4）动脉造影、DSA、MRA与CTA等：能显示动脉狭窄或闭塞的部位、范围、侧支及阻塞远侧动脉主干的情况，以确定诊断，指导治疗。

5. 诊断与分期　年龄>45岁，出现肢体慢性缺血的临床表现，均应考虑本病。上述检查显示阳性结果，尤其是大、中动脉为主的狭窄或闭塞，可确诊。病情严重程度，可按Fontaine法分为四期（表3-44-3）。

表3-44-3　动脉硬化性闭塞症的分期

分期	临床特点
Ⅰ期	①病肢无明显临床症状，或仅有麻木、发凉 ②病肢皮肤温度较低，色泽较苍白，足背和/或胫后动脉搏动减弱 ③踝/肱指数<0.9
Ⅱ期	①以间歇性跛行为主要症状，最大间歇性跛行距离：Ⅱa>200m，Ⅱb<200m ②病肢皮温降低、苍白更明显；足背和/或胫后动脉搏动消失
Ⅲ期	①以静息痛为主要症状，疼痛剧烈、持续，夜间更甚 ②Ⅱ期症状加重，趾/指腹暗红，可伴远端肢体水肿
Ⅳ期	①症状继续加重，病肢有静息痛、趾/指端发黑、干瘪、坏疽或缺血性溃疡。继发感染出现湿性坏疽、全身毒血症状 ②踝/肱指数<0.4

6. 鉴别诊断

（1）血栓闭塞性脉管炎：多见于青壮年，主要为肢体中、小动脉的节段性闭塞，往往有游走性浅静脉炎病史，不常伴有冠心病、高血压、高脂血症与糖尿病。

（2）多发性大动脉炎：多见于青年女性，主要累及主动脉及其分支起始部位，活动期常见血沉增快及免疫检测异常。

（3）糖尿病足：以糖尿病及其多脏器血管并发症同时存在为特点。

7. 治疗

（1）非手术治疗：主要目的为降低血脂，稳定动脉斑块，改善高凝状态，扩张血管与促进侧支循环。方法是控制体重、禁烟，适量锻炼。应用抗血小板聚集及扩张血管药物（阿司匹林、双嘧达莫、前列腺素 E_1），高压氧舱治疗。

（2）手术治疗：目的在于通过手术或血管腔内治疗方法，重建动脉通路。

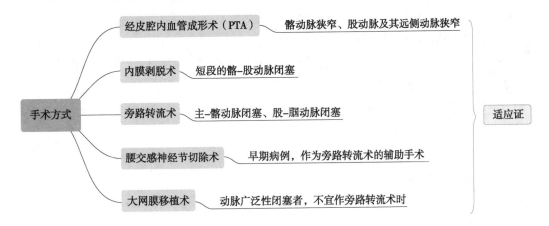

腰交感神经节切除术：先施行腰交感神经阻滞试验，如阻滞后皮肤温度升高超过 1~2℃ 者提示痉挛因素超过闭塞因素，可考虑施行同侧 2、3、4 腰交感神经节和神经链切除术，解除血管痉挛和促进侧支循环形成。

（3）创面处理：干性坏疽创面，应予消毒包扎，预防继发感染。感染创面可作湿敷处理。组织坏死界限明确者，或严重感染引起毒血症的，需做截肢（趾、指）术。合理选用抗生素。

二、血栓闭塞性脉管炎（TAO）

1. 概述　TAO 又称 Buerger 病，是血管的炎性、节段性和反复发作的慢性闭塞性疾病。多侵袭四肢中、小动静脉，以下肢多见，好发于男性青壮年。

2. 病因　相关因素：①外来因素，主要有吸烟、寒冷与潮湿的生活环境、慢性损伤和感染。②内在因素，自身免疫功能紊乱，性激素和前列腺素失调以及遗传因素。

> ⓘ 提示
>
> 　　主动或被动吸烟是血栓闭塞性脉管炎发生和发展的重要因素。

　　3. 病理

　　（1）通常始于动脉，然后累及静脉，由远端向近端进展，呈节段性分布，两段之间血管比较正常。

　　（2）活动期为受累动静脉管壁全层非化脓性炎症，有内皮细胞和成纤维细胞增生；淋巴细胞浸润，中性粒细胞浸润较少，偶见巨细胞；管腔被血栓堵塞。

　　（3）后期，炎症消退，血栓机化，新生毛细血管形成。动脉周围广泛纤维组织形成，常包埋静脉和神经。

　　（4）侧支循环逐渐建立，但不足以代偿，因而神经、肌和骨骼等均可出现缺血性改变。

　　4. 临床表现　起病隐匿，进展缓慢，多次发作后症状逐渐明显和加重。

　　（1）病肢怕冷，皮肤温度降低，苍白或发绀。

　　（2）病肢感觉异常及疼痛，早期起因于血管壁炎症刺激末梢神经，后因动脉阻塞造成缺血性疼痛，即间歇性跛行或静息痛。

　　（3）长期慢性缺血导致组织营养障碍改变。严重缺血者，病肢末端出现缺血性溃疡或坏疽。

　　（4）病肢的远侧动脉搏动减弱或消失。

　　（5）发病前或发病过程中出现复发性游走性浅静脉炎。

　　5. 诊断要点　①大多数患者为青壮年男性，多数有吸烟嗜好。②病肢有缺血性症状。③有游走性浅静脉炎病史。④病肢足背动脉或胫后动脉搏动减弱或消失。⑤一般无高血压、高脂血症、糖尿病等易致动脉硬化的因素。

　　6. 检查　动脉硬化闭塞症的一般检查和特殊检查均适用于本病。动脉造影可明确病肢动脉阻塞的部位、程度、范围及侧支循环建立情况。病肢中、小动脉多节段狭窄或闭塞是本病的典型 X 线征象。

　　7. 鉴别诊断　需与动脉硬化性闭塞症鉴别（表 3-44-4）。

　　8. 治疗　处理原则应着重于防止病变进展，改善和增进下肢血液循环。

　　（1）一般疗法：严格戒烟、防止受冷、受潮和外伤，但不应使用热疗。疼痛严重者，可用止痛剂及镇静剂，慎用易成瘾的药物。病肢应进行适度锻炼。

　　（2）非手术治疗：选用抗血小板聚集与扩张血管药物、高压氧舱治疗，中医治疗。

　　（3）手术治疗：目的是重建动脉血流通道，增加肢体血供，改善缺血引起的后果。

　　1）在闭塞动脉的近侧和远侧仍有通畅的动脉时，可施行旁路转流术。

　　2）不能施行上述手术时，尚可选用腰交感神经节切除术或大网膜移植术、动静脉转流术、腔内血管成形术（PTA），对部分患者有一定疗效。

表 3-44-4　血管闭塞性脉管炎与动脉硬化性闭塞症的鉴别

鉴别要点	动脉硬化性闭塞症	血栓闭塞性脉管炎
发病年龄	多见于 >45 岁	青壮年多见
血栓性浅静脉炎	无	常见
高血压、冠心病、高脂血症、糖尿病	常见	常无
受累血管	大、中动脉	中、小动静脉
其他部位动脉病变	常见	无
受累动脉钙化	可见	无
动脉造影	广泛性不规则狭窄和节段性闭塞，硬化动脉扩张、扭曲	节段性闭塞，病变近、远侧血管壁光滑

3）已有肢体远端缺血性溃疡或坏疽者，应积极处理创面，选用有效抗生素。组织已发生不可逆坏死时，应考虑截肢术。

三、动脉栓塞

1. 概述　动脉栓塞指动脉腔被进入血管内的栓子（血栓、空气、脂肪、癌栓及其他异物）堵塞，造成血流阻塞，引起急性缺血的临床表现。起病急骤，症状明显，进展迅速，后果严重，需积极处理。

2. 病因　栓子的来源主要有心源性（最多见）、血管源性（如动脉瘤、血栓脱落、动脉粥样斑块脱落）和医源性。

3. 病理　早期动脉痉挛，以后发生内皮细胞变性，动脉壁退行性变；动脉腔内继发血栓形成；严重缺血 6~12 小时后，组织可坏死，肌及神经功能丧失。

4. 临床表现　急性动脉栓塞的临床表现，可概括为 5P，即疼痛（pain）、感觉异常（paresthesia）、麻痹（paralysis）、无脉（pulselessness）和苍白（pallor）。栓塞动脉的管腔愈大，全身反应也愈重。

5. 检查和诊断　凡有心脏病史伴有心房颤动或前述发病原因者，突然出现 5P 征象，即可作出临床诊断。可为确定诊断提供客观依据的检查：①皮肤测温试验。②超声多普勒。③动脉造影和 CTA。

6. 治疗

（1）非手术治疗：常用药物有纤溶（如尿激酶等）、抗凝（肝素、香豆素类衍化物）及扩血管药物。适应证：①小动脉栓塞。②全身情况不能耐受手术者。③肢体已出现明显的坏死征象，手术已不能挽救肢体。④栓塞时间较长，或有良好的侧支循环建立可以维持肢体的存活者。

（2）手术治疗：凡诊断明确，尤其是大、中动脉栓塞，如果全身情况允许，应尽早切开动脉直接取栓，或利用 Fogarty 球囊导管取栓。

四、多发性大动脉炎

1. 概述　多发性大动脉炎又称 Takayasu 病、无脉症，好发于青年，尤以女性多见。主要与自身免疫反应、雌激素的水平过高和遗传因素有关。

2. 临床表现　疾病的早期或活动期，常有低热、乏力、肌肉或关节疼痛、病变血管疼痛以及结节红斑等症状，伴有免疫检测指标异常。当病程进入稳定期，病变动脉形成狭窄或阻塞时，即出现特殊的临床表现。根据动脉病变的部位，可分为头臂型，胸、腹主动脉型，混合型及肺动脉型。

3. 诊断

（1）年轻患者尤其是女性，曾有低热、乏力、关节酸痛病史，出现下列临床表现之一者即可作出临床诊断。

1）一侧或双侧上肢无力，肱动脉和桡动脉搏动减弱或消失，上肢血压明显降低或不能测出，而下肢血压和动脉搏动正常。

2）一侧或双侧颈动脉搏动减弱或消失，伴有一过性脑缺血症状，颈动脉部位闻及血管杂音。

3）股动脉及其远侧的动脉搏动减弱，上腹部闻及血管杂音。

4）持续性高血压，在上腹部或背部闻及血管杂音。

（2）辅助检查：血常规、血沉、免疫功能、超声多普勒、动脉造影、动脉病变涉及相关脏器的特殊检查。

4. 治疗

（1）疾病的早期或活动期，可选择肾上腺皮质激素类药物及免疫抑制剂等药物治疗，伴有动脉缺血症状者，可服用扩张血管药物；或服用双嘧达莫、肠溶阿司匹林。

（2）如病变动脉已有明显狭窄或闭塞，出现典型的脑缺血、肢体血供不足以及重度高血压等症状时，应手术治疗（主要方法为旁路转流术）。

五、雷诺综合征

1. 临床表现

（1）雷诺综合征是指小动脉阵发性痉挛，典型症状为受累部位程序性出现苍白及发冷、青紫及疼痛、潮红后复原。常于寒冷刺激或情绪波动时发病。

（2）多见于青壮年女性；好发于手指，常为双侧性，偶可累及趾、面颊及外耳。

（3）发作时往往伴有极不舒适的麻木，但很少剧痛；间歇期，除手指皮温稍低外，无其他症状。指/趾端溃疡少见，桡动脉（足背动脉）搏动正常。

2. 治疗　①保暖，戒烟。②药物治疗方面，首选能够削弱交感神经肌肉接触传导类药物，如胍乙啶，可与酚苄明（氧苯苄胺）合用，也可用利血平做肱动脉直接注射。尚可应用前

列腺素 E_1。③同时治疗自身免疫性疾病或其他系统性疾病。④长期内科治疗无效者,可考虑行交感神经末梢切除术。

六、周围动脉瘤

1. 病因　动脉粥样硬化是真性动脉瘤的最常见原因,损伤、感染、炎症引起的动脉瘤以假性动脉瘤居多。

2. 临床表现　周围动脉瘤可发生于四肢动脉、颈动脉及锁骨下动脉等处,以股动脉瘤和腘动脉瘤最常见。表现包括搏动性肿块和杂音(为最典型表现);压迫症状;远端肢体、器官缺血;瘤体破裂和其他症状(如瘤体增大较快或先兆破裂致局部明显疼痛等)。

3. 诊断　根据临床表现及体格检查,一般可作出临床诊断。

4. 治疗　包括手术治疗,动脉瘤腔内修复术,开放手术和腔内修复相结合的复合手术。

七、内脏动脉瘤

1. 内脏动脉瘤以脾动脉瘤最常见(占 60%),其次为肝动脉瘤、肠系膜上动脉瘤,也可见于腹腔干动脉瘤、肾动脉瘤以及网膜动脉和肠系膜下动脉瘤。其主要威胁为瘤体突然破裂,大出血休克而死亡。

2. 脾动脉瘤多见于脾动脉远侧 1/3 及近脾门处,单发较多。呈囊状或球状扩张。临床表现各异。有手术治疗和腔内治疗 2 种方法。

八、腹主动脉瘤

1. 病因　弹力纤维和胶原纤维的降解、损伤,使腹主动脉壁局限性膨出成瘤。动脉粥样硬化可损伤弹力纤维。吸烟、创伤、高血压、高龄和慢性阻塞性肺疾病等,是腹主动脉瘤的易患因素。

2. 临床表现　临床上,将发生于肾动脉以下的主动脉瘤称为腹主动脉瘤。

(1)搏动性肿物:多数患者自觉脐周或心窝部有异常搏动感,其搏动与心跳一致,可有震颤或听到收缩期杂音。

(2)疼痛:主要为腹部、腰背部疼痛,多为胀痛或刀割样痛等。瘤体巨大可引起神经根性疼痛。突发性剧烈腹痛为瘤体急剧扩张甚至破裂的先兆。

(3)压迫:以胃肠道受压最为常见,表现为上腹胀满不适,食量下降。

(4)栓塞和破裂:腹主动脉瘤破裂是本病最严重的临床问题和致死原因。

3. 诊断　根据病史和体格检查,发现脐周及左上腹膨胀性搏动性肿物,常可作出临床诊断。辅助检查包括超声多普勒(为筛选检查)、CT、磁共振血管成像和 DSA(具有重要诊断价值)。

4. 治疗　应早期诊断、早期治疗。外科手术仍是主要的治疗方法;对于高危患者,可采用腔内修复术。

第四节　静脉疾病

一、解剖结构与血流动力学

1. 下肢静脉解剖　下肢静脉由浅静脉、深静脉、交通静脉和小腿肌静脉组成。

下肢浅静脉（图 3-44-1）：①小隐静脉，起自足背静脉网的外侧，自外踝后方上行，逐渐转至小腿屈侧中线并穿入深筋膜，注入腘静脉，可有一上行支注入大隐静脉。②大隐静脉，是人体最长的静脉，起自足背静脉网的内侧，经内踝前方沿小腿和大腿内侧上行，在腹股沟韧带下穿过卵圆窝注入股总静脉。

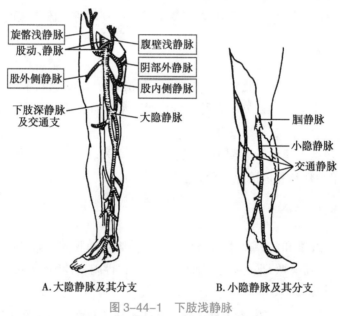

图 3-44-1　下肢浅静脉
框内代表大隐静脉的属支。

2. 血流动力学　静脉瓣膜具有向心单向开放功能，关闭时可耐受 200mmHg 以上的逆向压力，足以阻止逆向血流。静脉系统占全身血量的 64%，因此又称为容量血管，起着血液向心回流的通路、贮存血量、调节心脏的流出道及皮肤温度等重要生理功能。长时间的静息态坐、立位，下肢远侧的静脉处于高压与淤血状态。

3. 病理生理　下肢静脉疾病的血流动力学变化主要是主干静脉及毛细血管压力增高。前者引起浅静脉扩张，后者造成皮肤微循环障碍。

二、下肢慢性静脉功能不全

1. 原发性下肢静脉曲张

（1）病因：静脉壁软弱、静脉瓣膜缺陷及浅静脉内压升高，是引起浅静脉曲张的主要原因。

1）静脉壁薄弱和静脉瓣膜缺陷,与遗传因素有关。

2）长期站立、重体力劳动、妊娠、慢性咳嗽、习惯性便秘等后天性因素,使瓣膜承受过度的压力,逐渐松弛,不能紧密关闭。

3）循环血量经常超负荷,亦可造成压力升高,静脉扩张,而形成相对性瓣膜关闭不全。

4）当隐 – 股或隐 – 腘静脉连接处的瓣膜遭到破坏而关闭不全后,就可影响远侧和交通静脉的瓣膜。由于离心愈远的静脉承受的静脉压愈高,因此曲张静脉在小腿部远比大腿部明显。而且病情的远期进展比开始阶段迅速。

（2）临床表现

1）以大隐静脉曲张多见,以左下肢多见,但双侧下肢可先后发病。主要临床表现为下肢浅静脉扩张、迂曲,下肢沉重、乏力感。可出现踝部轻度肿胀和足靴区皮肤营养性变化（皮肤色素沉着、皮炎、湿疹、皮下脂质硬化和溃疡形成）。

2）常用检查:①深静脉通畅试验（Perthes 试验）,阳性表明深静脉不通畅。②大隐静脉瓣膜功能试验（Trendelenburg 试验）,阳性提示瓣膜功能不全。③交通静脉瓣膜功能试验（Pratt 试验）,阳性提示交通静脉功能不全。

3）必要时选用超声、容积描记、下肢静脉压测定和静脉造影等辅助检查,以更准确地判断病变性质。

（3）治疗

1）非手术治疗:如病肢穿医用弹力袜或用弹力绷带。避免久站、久坐,间歇抬高病肢。适用于:①症状轻微又不愿手术者。②妊娠期发病,鉴于分娩后症状有可能消失,可暂行非手术疗法。③手术耐受力极差者。

2）硬化剂注射和压迫疗法:可作为手术的辅助疗法,处理残留的曲张静脉。

3）手术疗法:诊断明确且无禁忌证者都可施行手术治疗,包括大隐或小隐静脉高位结扎及主干与曲张静脉剥脱术。已确定交通静脉功能不全的,可选择筋膜外、筋膜下或借助内镜做交通静脉结扎术。

 提示

Perthes 试验阳性为大隐静脉高位结扎的禁忌证。

（4）并发症:血栓性浅静脉炎、溃疡形成、曲张静脉破裂出血。

2. 原发性下肢深静脉瓣膜功能不全

（1）病因:发病因素如下。①瓣膜结构薄弱。②持久的超负荷回心血量导致静脉管腔扩大、瓣膜相对短小而关闭不全。③深静脉瓣膜发育异常或缺如,失去正常关闭功能。④小腿肌关节泵软弱,泵血无力。

（2）临床表现和诊断

1）浅静脉曲张,需做深静脉瓣膜功能检查方能明确诊断。

2）临床分度（表 3-44-5）

表 3-44-5　原发性下肢深静脉瓣膜功能不全的临床分度

分度	临床特点
轻度	久站后下肢沉重不适,踝部轻度水肿
中度	轻度皮肤色素沉着及皮下组织纤维化,单个小溃疡。下肢沉重感明显,踝部中度肿胀
重度	短时间活动后即出现小腿胀痛或沉重感,水肿明显并累及小腿,伴有广泛色素沉着、湿疹或多个、复发性溃疡（已愈合或活动期）

3）辅助检查:包括静脉造影、下肢活动静脉压测定和超声检查。下肢静脉顺行造影的特点:深静脉全程通畅,明显扩张;瓣膜影模糊或消失,失去正常的竹节状形态而呈直筒状;Valsalva 屏气试验时,可见含有造影剂的静脉血自瓣膜近心端向瓣膜远侧逆流。

（3）治疗:凡诊断明确,瓣膜功能不全Ⅱ级以上者,结合临床表现的严重程度,应考虑施行深静脉瓣膜重建术。主要方法:股浅静脉腔内瓣膜成形术、股浅静脉腔外瓣膜成形术、股静脉壁环形缩窄术、带瓣膜静脉段移植术和半腱肌－股二头肌袢腘静脉瓣膜代替术。

三、深静脉血栓形成

1. 病因　静脉损伤、血流缓慢和血液高凝状态是造成深静脉血栓形成的三大因素。

（1）造成血流缓慢的外因:久病卧床,术中、术后以及肢体制动状态及久坐不动等。

（2）血液高凝状态:见于妊娠、产后或术后、创伤、长期服用避孕药、肿瘤组织裂解产物等。

2. 临床表现　包括上肢深静脉血栓形成,上、下腔静脉血栓形成,下肢深静脉血栓形成（最常见）。根据发病部位及病程,下肢深静脉血栓形成的分型见表 3-44-6。

表 3-44-6　下肢深静脉血栓形成的分型

分型	含义	表现
中央型	即髂－股静脉血栓形成	起病急骤,全下肢明显肿胀,病侧髂窝、股三角区有疼痛和压痛,浅静脉扩张,病肢皮温及体温均升高。左侧发病多于右侧
周围型	股静脉血栓形成	大腿肿痛,下肢肿胀不明显
	小腿深静脉血栓形成	突然出现小腿剧痛,患足不能着地踏平,行走时症状加重;小腿肿胀且有深压痛,做踝关节过度背屈试验可致小腿剧痛（Homans 征阳性）
混合型	即全下肢深静脉血栓形成	全下肢明显肿胀、剧痛,股三角区、腘窝、小腿肌层都可有压痛,常伴体温升高和脉率加快（股白肿）。病情进展后可出现下肢动脉供血障碍,足背动脉和胫后动脉搏动消失,小腿和足背出现水疱,皮肤温度明显降低并呈青紫色（股青肿）,如不及时处理,可发生静脉性坏疽

3. 诊断　一侧肢体突然发生的肿胀,伴有胀痛、浅静脉扩张,都应疑及下肢深静脉血栓形成。超声多普勒检查、下肢静脉顺行造影("轨道征"是静脉血栓的直接征象,为急性深静脉血栓形成的诊断依据)有助于确诊和了解病变的范围。

4. 预防　手术、制动、血液高凝状态是发病的高危因素,给予抗凝、祛聚药物,鼓励患者做四肢的主动运动和早期离床活动,是主要的预防措施。

5. 治疗

(1)非手术治疗

1)一般处理:卧床休息、抬高病肢,适当使用利尿剂,以减轻肢体肿胀。病情允许时,着医用弹力袜或弹力绷带后起床活动。

2)祛聚药物:可应用阿司匹林、双嘧达莫、右旋糖酐、丹参等。

3)抗凝治疗:可应用普通肝素、低分子肝素、华法林等。

4)溶栓治疗:可应用尿激酶、链激酶、组织型纤溶酶源激活剂(t-PA)等,溶解血栓。

(2)手术治疗:①取栓术,最常用于下肢深静脉血栓形成,尤其是髂-股静脉血栓形成的早期病例。取栓术的时机应在发病后 3~5 天内。手术方法主要是采用 Fogarty 导管取栓术。②经导管直接溶栓术,适用于急性期中央型和混合型血栓形成。

第五节　动 静 脉 瘘

动脉与静脉间出现不经过毛细血管网的异常短路通道,即形成动静脉瘘,可分为两类:先天性动静脉瘘、损伤性动静脉瘘。本病多见于四肢。局限的先天性动静脉瘘,手术切除或瘘口结扎效果较好;范围广泛的多发性瘘,手术难以彻底切除,术后易复发。损伤性动静脉瘘最理想的手术方法是切除瘘口,分别修补动、静脉瘘口,或以补片修复血管裂口。

第六节　淋 巴 水 肿

一、概述

淋巴水肿是慢性进展性疾病,由淋巴循环障碍及富含蛋白质的组织间液持续积聚引起。好发于四肢,下肢更为常见。

二、临床表现

1. 发病特点　先天性淋巴水肿以男性多见,常为双下肢同时受累;早发性则女性多见,单侧下肢发病,通常不超越膝平面;迟发性,半数患者发病前有感染或创伤史。

2. 主要临床表现　①水肿,自肢体远端向近侧扩展的慢性进展性无痛性水肿,可累及生殖器及内脏。②皮肤改变,色泽微红,皮温略高;皮肤日益增厚,苔藓状或橘皮样变;疣状增生；后期呈"象皮腿"。③继发感染，多数为 β-溶血性链球菌感染引起蜂窝织炎或淋巴管炎，出现局部红、肿、热、痛及全身感染症状。④溃疡，轻微皮肤损伤后出现难以愈合的溃疡。⑤恶变，少数病例可恶变成淋巴管肉瘤。

　　3. 病程进展分期

　　（1）潜伏期：组织间液积聚，淋巴管周围纤维化，尚无明显肢体水肿。

　　（2）Ⅰ期：呈凹陷性水肿，抬高肢体可大部分或完全缓解，无明显皮肤改变。

　　（3）Ⅱ期：非凹陷性水肿，抬高肢体不能缓解，皮肤明显纤维化。

　　（4）Ⅲ期：肢体不可逆性水肿，反复感染，皮肤及皮下组织纤维化和硬化，呈典型"象皮腿"外观。

　　三、预防和治疗

　　1. 原发性淋巴水肿目前尚无预防方法。继发性者可通过预防措施降低发生率，预防和及时治疗肢体蜂窝织炎或丹毒；尽可能减少为诊断或治疗目的施行的淋巴组织切除范围；控制丝虫病、结核等特殊感染性疾病。

　　2. 治疗方法包括非手术治疗（抬高病肢、手法按摩疗法等）和手术治疗（切除纤维化皮下组织后植皮术、重建淋巴循环、带蒂组织移植术）。

───────○ 经 典 试 题 ○───────

（研）（1~2题共用题干）

　　男，60岁。10天前行胃癌根治术，近3天来体温38℃左右，胸部X线片正常，尿常规未见异常，腹部伤口愈合好，已拆线，上腹部超声未见积液。查体发现左小腿微肿，腓肠肌有压痛。

　　1. 最可能的诊断是

　　A. 左下肢肌筋膜炎　　　　　　　　　B. 左膝关节炎

　　C. 左下肢深静脉血栓形成　　　　　　D. 左下肢浅静脉炎

　　2. 对该患者不宜采取的措施是

　　A. 手术　　　　　　　　　　　　　　B. 抗凝

　　C. 抬高患肢　　　　　　　　　　　　D. 多做下肢运动

【答案与解析】

　　1. C。解析：大手术后长久卧床使血流缓慢，手术创伤可使血液处于高凝状态。一侧肢体突然发生的肿胀，伴有胀痛、浅静脉扩张，都应疑及下肢深静脉血栓形成。本例患者为老年男性，胃癌根治术后10天，近3天出现发热，有左小腿微肿、腓肠肌压痛，胸部X线片、腹部超声及尿常规均未有阳性发现，最可能的诊断是左下肢深静脉血栓形成。故选C。

　　2. D。解析：下肢深静脉血栓形成的非手术治疗包括卧床休息、抬高患肢、适当使用利尿剂等一般处理和使用祛聚药物、抗凝治疗、溶栓治疗。取栓术是常用的手术,手术时机应在发病后 3~5 天内,因此时血栓与静脉内壁尚无粘连。鼓励患者早期离床活动及多做四肢主动运动是预防措施,已诊断下肢深静脉血栓形成的患者不宜采取。故选 D。

温 故 知 新

血管疾病的主要临床表现 —— 感觉异常、形态和色泽改变、结构变化、组织丧失

周围血管损伤
- 病因 —— 直接损伤、间接损伤
- 临床征象 —— 创伤部位大量出血、搏动性血肿、肢体明显肿胀、远端动脉搏动消失等
- 治疗 —— 急救止血、手术处理

周围血管与淋巴管疾病-1

动脉疾病

动脉硬化性闭塞症
- 概述 —— 发生在大、中动脉,45岁以上男性多见
- 病因 —— 高脂血症、高血压、吸烟、糖尿病、肥胖 【高危因素】
- 临床表现
  - 早期 —— 病肢冷感、苍白、间歇性跛行等
  - 后期 —— 病肢皮温明显降低、色泽苍白或发绀,静息痛,肢体远端坏疽或溃疡
- 检查
  - 动脉造影:广泛性不规则狭窄和节段性闭塞,硬化动脉扩张、扭曲
  - 肢体抬高试验(Buerger试验)、超声多普勒、X线平片、动脉造影
- 分期 —— Ⅰ~Ⅳ期
- 治疗
  - 非手术治疗 —— 控制体重、禁烟,适量锻炼,抗血小板聚集及扩张血管药物,高压氧舱治疗
  - 手术治疗 —— 目的为重建动脉通路
  - 创面处理

血栓闭塞性脉管炎
- 概述 —— 多侵袭四肢中、小动静脉,以下肢多见,男性青壮年多见
- 病因 —— 吸烟是发生、发展的重要因素
- 诊断
  - 有吸烟嗜好的青壮年男性,有游走性浅静脉炎病史
  - 动脉造影:节段性闭塞,病变近、远侧血管壁光滑
  - 病肢有缺血性症状、足背动脉或胫后动脉搏动减弱或消失
  - 一般无高血压、高脂血症、糖尿病等
- 治疗 —— 一般疗法(戒烟,防止受冷、受潮和外伤,不应使用热疗等)、非手术治疗、手术治疗

动脉栓塞
- 病因 —— 栓子来源以心源性多见
- 临床表现 —— 5P即疼痛、感觉异常、麻痹、无脉和苍白
- 治疗
  - 非手术治疗 【适用于小动脉栓塞等】
  - 手术治疗 【适用于大、中动脉栓塞】

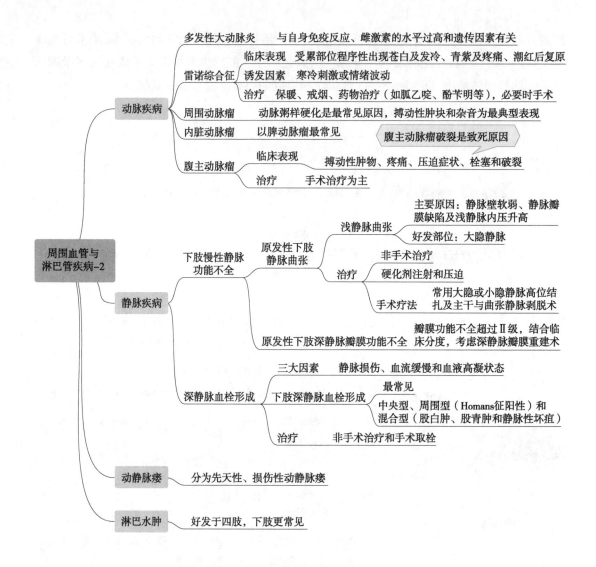

周围血管与淋巴管疾病-2

动脉疾病
- 多发性大动脉炎　与自身免疫反应、雌激素的水平过高和遗传因素有关
- 雷诺综合征
  - 临床表现　受累部位程序性出现苍白及发冷、青紫及疼痛、潮红后复原
  - 诱发因素　寒冷刺激或情绪波动
  - 治疗　保暖、戒烟、药物治疗（如胍乙啶、酚苄明等），必要时手术
- 周围动脉瘤　动脉粥样硬化是最常见原因，搏动性肿块和杂音为最典型表现
- 内脏动脉瘤　以脾动脉瘤最常见
- 腹主动脉瘤
  - 腹主动脉瘤破裂是致死原因
  - 临床表现　搏动性肿物、疼痛、压迫症状、栓塞和破裂
  - 治疗　手术治疗为主

静脉疾病
- 下肢慢性静脉功能不全
  - 原发性下肢静脉曲张
    - 浅静脉曲张
      - 主要原因：静脉壁软弱、静脉瓣膜缺陷及浅静脉内压升高
      - 好发部位：大隐静脉
    - 治疗
      - 非手术治疗
      - 硬化剂注射和压迫
      - 手术疗法　常用大隐或小隐静脉高位结扎及主干与曲张静脉剥脱术
  - 原发性下肢深静脉瓣膜功能不全　瓣膜功能不全超过Ⅱ级，结合临床分度，考虑深静脉瓣膜重建术
- 深静脉血栓形成
  - 三大因素　静脉损伤、血流缓慢和血液高凝状态
  - 下肢深静脉血栓形成
    - 最常见
    - 中央型、周围型（Homans征阳性）和混合型（股白肿、股青肿和静脉性坏疽）
  - 治疗　非手术治疗和手术取栓

动静脉瘘　分为先天性、损伤性动静脉瘘

淋巴水肿　好发于四肢，下肢更常见

医学生普通外科及心胸外科实习提要

1. 入科前准备　对普通外科、心胸部外科常见疾病的相关解剖知识、临床表现、诊断及处理原则进行复习，在临床实习过程中做好理论与实践的衔接，对于不懂的问题要虚心、及时地请教带教老师。

2. 重视沟通能力的学习　良好的医患沟通有助于构建和谐的医患关系。在实习过程中，要认真学习带教老师在与患者沟通时的语言、思路和流程，及如何做到沟通的针对性、高效性。

3. 主动学习　在普通外科、心胸部外科重点学习的专科知识技能主要包括以下内容。

（1）熟悉外科各种无菌技术，掌握一般治疗操作，包括换药、拆线、手术室洗手、戴手套、穿手术衣、皮肤消毒、铺无菌巾、胃肠减压、留置导尿等。了解体外循环中各种管道的连接方法。了解心包纵隔引流管、胸腔引流管放置位置，以及拔除引流管指征、方法和注意事项，了解胸腔穿刺以及观察胸腔引流的操作方法，了解急诊气胸的处理原则，协助上级医师完成一例胸腔闭式引流操作。

（2）熟悉常见病的诊断方法和治疗常规，初步掌握常见病的检查、诊断和处理原则，如普通外科包括各种外科急腹症、甲状腺疾病、乳腺疾病、上消化道溃疡、消化道常见肿瘤、腹股沟疝、胆道疾病等；心胸外科包括房间隔缺损、室间隔缺损、二尖瓣病变、主动脉病变等，胸部外伤、肺癌、食管癌、纵隔疾病等。

（3）在带教老师的安排下参加或参观手术，熟悉止血、结扎、缝合等基本操作。掌握普通外科常见病手术的术前准备、术后处理、常见并发症的预防和处理，水、电解质与酸碱平衡等。熟悉心外科中心静脉压检测方法。掌握外科常用药物的机制、作用、用法及剂量。

（4）熟悉常见化验及特殊检查的意义，如血常规、血气分析、生化检查、床旁心电图、X线片、CT、超声等，并初步掌握基本读片技能。

第四篇　泌尿、男性生殖系统外科疾病

第四十五章

泌尿、男性生殖系统外科检查和诊断

一、泌尿、男性生殖系统外科疾病的主要症状

1. 疼痛　为常见的重要症状,经常是因为泌尿系统的梗阻或感染所致。包括肾和输尿管痛、膀胱痛、前列腺痛、阴囊痛、阴茎痛。

2. 下尿路症状

（1）刺激症状

1）尿频:泌尿生殖道炎症、膀胱结石、肿瘤、前列腺增生等都可引起尿频。有时生理性因素（如饮水量多）和精神因素（如焦虑）亦可引起尿频。良性前列腺增生最常见的早期症状是尿频,以夜尿更明显。

2）尿急:主要见于膀胱炎症或膀胱容量过小、顺应性降低时。每次尿量很少,常与尿频同时存在。

3）尿痛:排尿时感到尿道疼痛,可以发生在排尿初、中、末或排尿后。疼痛呈烧灼感,与膀胱、尿道或前列腺感染有关。

> **提示**
>
> 尿痛常与尿频、尿急相伴随,三者同时出现,称为膀胱刺激症状。

（2）梗阻症状

1）排尿困难:包含排尿踌躇、费力、不尽感、尿线无力、分叉、变细、滴沥等。由膀胱以下尿路梗阻所致,常见于良性前列腺增生。

2）尿流中断:常伴疼痛,可放射至远端尿道,大多是由于膀胱结石引起。

3）尿潴留:①急性尿潴留见于膀胱出口以下尿路严重梗阻,突然不能排尿,使尿液滞留于膀胱内。可见于腹部、会阴部手术后,良性前列腺增生,前列腺肿瘤或尿道狭窄。②慢性尿潴留,见于膀胱颈部以下尿路不完全性梗阻或神经源性膀胱。

（3）尿失禁（表4-45-1）

（4）遗尿:是指除正常自主性排尿外,睡眠中出现无意识的排尿。新生儿及婴幼儿为生理性,3岁以后除功能性外,可因神经源性膀胱、感染、后尿道瓣膜等病理性因素引起。遗尿需与持续性尿失禁鉴别,如发生在年轻女性,多数可能存在异位输尿管开口。>6岁的儿童遗尿者应予泌尿系统检查。

表4-45-1　尿失禁

分类	临床特点
持续性尿失禁	又称真性尿失禁。常见于外伤、手术或先天性疾病引起的膀胱颈和尿道括约肌的损伤
充溢性尿失禁	又称假性尿失禁。常见于各种原因所致的慢性尿潴留
急迫性尿失禁	通常继发于膀胱炎、神经源性膀胱以及重度膀胱出口梗阻。这类尿失禁可能由膀胱的不随意收缩引起
压力性尿失禁	与腹内压增高和盆底肌肉松弛有关,常见于多次分娩或绝经后的妇女。这类尿失禁多在直立体位时发生

3. 尿液改变

（1）尿量：正常人24小时尿量为1 000~2 000ml。尿量异常见表4-45-2。

表4-45-2　尿量异常

异常情况	尿量	临床意义
无尿	<100ml/24h	持续性无尿见于器质性肾损伤,表现为氮质血症或尿毒症
少尿	<400ml/24h	突然尿量减少可能发生急性肾损伤
多尿	3 000~5 000ml/24h	急性肾后性肾损伤的多尿期系肾浓缩功能减退和溶质性利尿所致
尿闭	完全性无尿	多见于孤立肾结石引起的完全性上尿路梗阻,可在肾绞痛后突然发生

（2）尿的观察

1）血尿

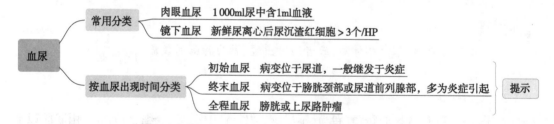

2）混浊尿

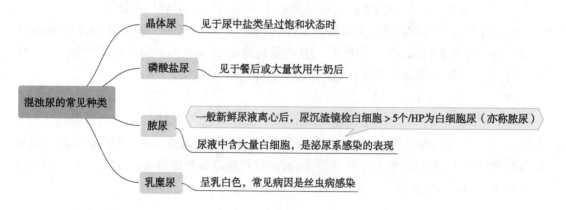

3）气尿：提示有泌尿道 – 胃肠道瘘存在,或有泌尿道的产气细菌感染。常见于憩室炎、乙状结肠癌、肠炎和 Crohn 病等,也见于泌尿系器械检查或留置导尿管所致肠道损伤。

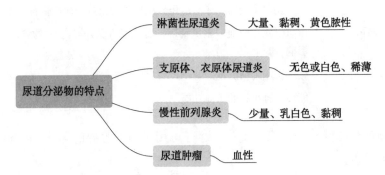

4. **性功能障碍**　男性最常见为勃起功能障碍和早泄。

二、泌尿、男性生殖系统外科检查

1. **体格检查**　除全面系统的全身状态检查外,泌尿生殖系统的体格检查仍要用到视、触、叩、听四种基本的检查方法。

2. **实验室检查**

（1）尿液检查

1）尿液收集：通常收集新鲜的中段尿为宜。

2）尿沉渣：可提示镜下血尿、白细胞尿,同时检查有无晶体、管型、细菌、酵母菌、寄生虫等。

3）尿三杯试验

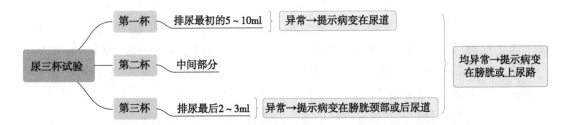

4）尿细菌学：①革兰氏染色尿沉渣涂片检查可初步筛选细菌种类,供用药参考。②尿沉渣抗酸染色涂片检查或结核分枝杆菌培养有助于确立肾结核诊断。③清洁中段尿培养结果,若菌落数 $>10^5$/ml,提示为尿路感染。对于有尿路症状的患者,致病菌菌落数 $>10^2$/ml 就有意义。

5）尿细胞学检查：用于膀胱肿瘤初步筛选或术后随访。

6）肿瘤标志物测定：膀胱肿瘤抗原诊断膀胱癌的正确率在 70% 左右。

（2）肾功能检查（表 4-45-3）

表 4-45-3　肾功能检查

项　目	临 床 意 义
尿比重	反映肾浓缩功能和排泄废物功能。尿比重固定或接近于 1.010,提示肾浓缩功能严重受损。尿渗透压较尿比重测定更好地反映肾功能
血尿素氮和血肌酐	血肌酐测定较血尿素氮精确。血尿素氮受分解代谢、饮食和消化道出血等影响
内生肌酐清除率	接近于用菊糖测定的肾小球滤过率
酚红排泄试验	能反映肾小管的排泄功能

（3）血清前列腺特异性抗原（PSA）检测：可用于前列腺癌的筛选、早期诊断、分期、疗效评价和随访观察。

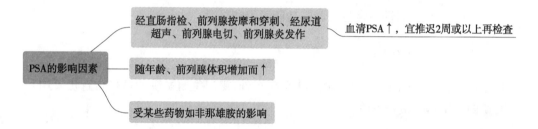

（4）前列腺液检查：正常前列腺液呈淡乳白色,较稀薄;涂片镜检可见多量卵磷脂小体,白细胞 <10 个 /HP。可用于分析是否因前列腺炎引起的尿路感染。

（5）精液分析：包括颜色、量、pH、稠度、精子状况及精浆生化测定。

3.　器械和内镜检查

（1）尿导管：目前最常用的是气囊或 Foley 导尿管。

（2）尿道探条：主要用于放置膀胱镜前的准备,治疗尿道狭窄和膀胱颈挛缩。

（3）膀胱尿道镜：可在尿道、膀胱内进行全面的检查,进行取活检、输尿管套石术或放置输尿管双 J 管作内引流等。尿道狭窄、膀胱炎症或膀胱容量过小不能做此检查。

（4）输尿管镜和肾镜：适用于尿石症、原因不明肉眼血尿或细胞学检查阳性、上尿路充盈缺损等。禁忌证为未纠正的全身出血性疾病、严重的心肺功能不全、未控制的泌尿道感染、病变以下输尿管梗阻及其他膀胱镜检查禁忌者等。

（5）前列腺细针穿刺活检：是诊断前列腺癌最可靠的检查。

（6）尿流动力学测定：主要用于诊断下尿路梗阻性疾病（如良性前列腺增生）、神经源性排尿功能异常,尿失禁,以及遗尿症等。

4.　影像学检查

（1）超声：广泛应用于泌尿外科疾病的筛选、诊断和随访,亦用于介入治疗。有时受骨骼、气体等的干扰而影响诊断的正确性。

（2）X 线检查（表 4-45-4）

表 4-45-4 X 线检查

检查项目	临 床 应 用
尿路 X 线平片（KUB）	可显示肾轮廓、位置、大小,腰大肌阴影,不透光阴影以及骨性改变（如脊柱侧弯、脊柱裂等）。腰大肌阴影消失,提示腹膜后炎症或肾周围感染。侧位片有助于判断不透光阴影如结石的来源
排泄性尿路造影	即静脉尿路造影（IVU）,能显示尿路形态是否规则,有无扩张、推移、压迫和充盈缺损等;同时可了解分侧肾功能。妊娠及肾功能严重损害为禁忌证
逆行肾盂造影	适用于静脉尿路造影显示尿路不清晰或禁忌者,有助于判断透光结石
顺行肾盂造影	适用于上述造影方法失败或有禁忌而怀疑梗阻性病变存在者
膀胱造影	可显示膀胱形态及其病变如损伤、畸形、瘘管、神经源性膀胱及膀胱肿瘤等
血管造影	适用于肾血管疾病、肾损伤、肾实质肿瘤等
淋巴造影	可以为膀胱癌、阴茎癌、睾丸肿瘤、前列腺癌的淋巴结转移和淋巴管梗阻提供依据。了解乳糜尿患者的淋巴系统通路
精道造影	适用于血精症等
CT 检查	适用于鉴别肾囊肿和肾实质性病变,确定肾损伤范围和程度,肾、膀胱、前列腺癌及肾上腺肿瘤的诊断和分期。能显示腹部、盆腔转移的淋巴结。CT 尿路成像（CTU）可提供明显优于静脉尿路造影的图像

（3）磁共振成像（MRI）:对分辨肾肿瘤的良、恶性,判定膀胱肿瘤浸润膀胱壁的深度、前列腺癌分期,确诊偶然发现的肾上腺肿块等,可以提供较 CT 更为可靠的依据。有起搏器或金属支架的患者不宜行 MRI。

1）磁共振血管成像（MRA）:是一种无创的血管三维成像技术。适用于肾动脉瘤、肾动静脉瘘、肾动脉狭窄、肾静脉血栓形成;肾癌分期,特别是了解侵犯肾血管的情况以及肾移植术后血管通畅情况。

2）磁共振尿路成像（MRU）:是一种磁共振水成像,是了解上尿路梗阻的无创检查。适用于尿路造影失败或显影欠佳的病例。

（4）放射性核素显像（表 4-45-5）:能在不影响机体正常生理过程的情况下显示体内器官的形态和功能。

表 4-45-5 放射性核素显像

常用检查	临 床 应 用
肾图	可测定肾小管分泌功能和显示上尿路有无梗阻。它是一种分侧肾功能试验,反映尿路通畅及尿排出速率情况。其灵敏度高,而特异性与定量性差
肾显像	能显示肾形态、大小及有无占位病变,可了解肾功能、测定肾小球滤过率和有效肾血流量。当肾功能不全时,肾显像比尿路造影敏感。对肾移植患者术后观察并发症如梗阻、外溢、动脉吻合口狭窄很有帮助
肾上腺皮质和髓质核素显像	对肾上腺疾病有诊断价值,尤用于肾上腺占位性病变如嗜铬细胞瘤

续表

常用检查	临床应用
阴囊显像	放射性核素血流检查可判断睾丸的存活及其能力,并可与对侧的血流灌注相比较,常用于怀疑睾丸扭转或精索内静脉曲张等
骨显像	可显示全身骨骼系统有无肿瘤转移,如肾癌、前列腺癌骨转移。利用SPECT进行骨显像在敏感性和准确性上高于X线检查

温 故 知 新

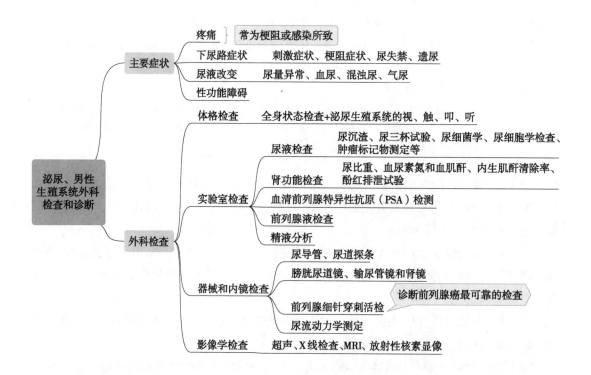

第四十六章

泌尿、男性生殖系统先天性畸形

第一节 肾和输尿管的先天性畸形

一、多囊肾

1. 临床特点　多囊肾是一种先天性遗传性疾病,发病机制不明。多为双侧,初期肾内仅有少数几个囊肿,以后发展为全肾布满、大小不等囊肿,压迫肾实质,使肾单位减少。

（1）婴儿型多囊肾:属常染色体隐性遗传,常伴肝、脾或胰腺囊肿。儿童期可有肾或肝功能不全的表现,多早期夭折。

（2）成人型多囊肾:属常染色体显性遗传,大多至 40 岁左右才出现症状,主要表现为疼痛、腹块和肾功能损害。1/3 的患者有肝囊肿,但无肝功能变化。

2. 诊断和治疗　多囊肾需与多发单纯性肾囊肿鉴别。超声、CT 均有助于鉴别。肾功能正常者采用对症支持治疗,伴有结石梗阻者可施行取石术。晚期出现尿毒症需长期透析治疗。有条件者可行肾移植术。

二、蹄铁形肾

蹄铁形肾指双肾下极在腹主动脉和下腔静脉前相互融合,形成马蹄形畸形,影像学检查有助于确诊。无症状及并发症者无需治疗。如有严重腹痛、腰痛和消化道症状或存在合并症,可手术。

三、重复肾盂、输尿管

重复肾盂、输尿管指一个肾有两个肾盂和两条输尿管。无症状、无合并症的重复肾不需治疗。若上半肾感染、肾盂积水、结石形成以及异位输尿管开口引起尿失禁者,可做上半病肾及输尿管切除术。若重复肾功能尚好,且无严重肾盂、输尿管积水和 / 或感染、结石等合并症,可采用异位开口的重复输尿管膀胱移植术。

四、肾盂输尿管连接处梗阻

1. 病因　肾盂输尿管连接处梗阻可能是先天性缺陷或由于外在因素压迫造成肾盂输

尿管连接处梗阻,肾盂蠕动波无法通过,逐渐引起肾盂积水。

2. 临床表现　该病一般无症状,偶有腰部钝痛或轻微不适或输尿管区有疼痛或压痛,继发感染、结石或肿瘤时,可出现相应症状。在婴儿,腹部肿块可能是唯一体征。本病是儿童腹部肿块或肾积水常见的病因,左侧多见。

3. 治疗　对进行性加重的肾积水,肾功能持续下降,特别合并感染、结石、肿瘤者应考虑手术治疗。凡能保全肾功能的 1/5 以上者,应尽量保肾。

五、其他肾和输尿管异常

包括单侧肾发育不全、异位肾、输尿管狭窄、先天性巨输尿管、输尿管膨出和下腔静脉后输尿管。

第二节　膀胱和尿道的先天性畸形

一、膀胱外翻

膀胱外翻表现为下腹壁和膀胱前壁的完全缺损,膀胱黏膜外露。男性患者常伴有完全性尿道上裂。膀胱外翻凭外观即可诊断。治疗目的是保护肾功能,控制排尿,修复膀胱、腹壁和外生殖器。

二、尿道上裂

尿道上裂根据畸形程度和尿道口位置的不同,分为阴茎头型、阴茎体型及完全性尿道上裂。治疗采用整形重建术。

三、尿道下裂

尿道下裂的畸形特征:①尿道开口异常。②阴茎向腹侧屈曲畸形。③阴茎背侧包皮正常而腹侧包皮缺乏。④尿道海绵体发育不全,从阴茎系带部延伸到异常尿道开口,形成一条粗的纤维带。尿道下裂需做整形手术,手术宜在学龄前施行。

第三节　男性生殖器官先天性畸形

一、先天性睾丸发育不全综合征(Klinefelter 综合征)

青春期前可无任何症状,或仅有不典型的男性化临床表现,隐睾的比例较正常人群高。青春期后可有双侧睾丸小,雄激素缺乏体征,女性化体征等。细胞核型分析可确诊,最常见的核型异常为 47, XXY。可采用雄性激素补充治疗。

二、隐睾症

1. 概述 隐睾症指睾丸下降异常,使睾丸不能降至阴囊而停留在腹膜后、腹股沟管或阴囊入口处。隐睾可导致不育及睾丸恶变。

2. 治疗 1岁内的睾丸有自行下降可能;1岁后仍未下降者,可短期应用绒毛膜促性腺激素(hCG);2岁前仍未下降者采用睾丸固定术将其拉下,若睾丸萎缩,又不能被拉下并置入阴囊,而对侧睾丸正常,则可将未降睾丸切除。双侧腹腔内隐睾不能下降复位者,可采用显微外科技术,做睾丸自体移植术。

三、输精管附睾精囊发育异常

对于部分输精管附睾发育不全,可采用输精管附睾吻合术;对输精管附睾缺损严重者,可采用附睾或睾丸抽取精子做卵细胞质内单精子注射,由体外受精,胚胎移植而获得生育。

四、包茎和包皮过长

包茎应尽早做包皮环切术,在儿童期做手术对预防阴茎癌有利。包皮过长宜经常上翻清洗,保持局部清洁。

> **ⓘ 提示**
>
> 泌尿、男性生殖系统先天性畸形是人体最常见的先天性畸形。由于胚胎学上的密切关系,泌尿系统先天性畸形常伴有生殖系统畸形。

◦ 温 故 知 新 ◦

肾、输尿管 —— 多囊肾,蹄铁形肾,重复肾盂、输尿管,肾盂输尿管连接处梗阻等

膀胱、尿道 —— 膀胱外翻、尿道上裂、尿道下裂

泌尿、男性生殖系统先天性畸形

男性生殖器官

先天性睾丸发育不全综合征 可采用雄性激素补充治疗

隐睾症
- 概述 睾丸下降异常,停留在腹膜后、腹股沟管或阴囊入口处
- 治疗
  - 1岁内观察,1岁后应用hCG
  - 2岁前仍未下降者采用睾丸固定术;若睾丸萎缩,不能被拉下并置入阴囊,而对侧睾丸正常,将未降睾丸切除
  - 双侧腹腔内隐睾不能下降复位者,可做睾丸自体移植术

包茎和包皮过长 包茎应尽早做包皮环切术,包皮过长宜保持局部清洁

第四十七章

泌尿系统外伤

第一节 肾 外 伤

一、病因

1. 开放性外伤　因弹片、枪弹、刀刃等锐器致伤，外伤复杂、严重，常伴有胸、腹部等其他组织器官外伤，有创口与外界相通。

2. 闭合性外伤　因直接暴力（如撞击、跌打等）或间接暴力（如对冲伤等）所致，一般没有创口与外界相通。

3. 自发性肾破裂　肾本身病变如肾积水、肾肿瘤、肾结核或肾囊性疾病等更易受外伤，有时极轻微的外伤，也可造成严重的"自发性"肾破裂。

4. 医源性外伤　如经皮肾穿刺活检、肾造瘘、经皮肾镜碎石术、体外冲击波碎石等造成的肾外伤。

二、病理

临床上最多见为闭合性肾外伤，其病理类型见表4-47-1。

表4-47-1　闭合性肾外伤的病理类型

类型	表　现
肾挫伤	外伤仅局限于部分肾实质，形成肾瘀斑和/或包膜下血肿，肾包膜及肾盏肾盂黏膜完整。外伤涉及肾集合系统可有少量血尿
肾部分裂伤	肾近包膜部位裂伤伴有肾包膜破裂，可致肾周血肿。若肾近集合系统部位裂伤伴有肾盏肾盂黏膜破裂，则可有明显血尿
肾全层裂伤	肾实质深度裂伤，外及肾包膜，内达肾盏肾盂黏膜，常引起广泛的肾周血肿、血尿和尿外渗。肾横断或碎裂时，可导致部分肾组织缺血
肾蒂血管外伤	比较少见。肾蒂或肾段血管的部分或全部撕裂，可引起大出血、休克。此类外伤可致肾动脉血管内膜断裂，形成血栓，易造成肾功能丧失

晚期病理改变：由于持久尿外渗可形成尿液囊肿；血肿、尿外渗引起组织纤维化，压迫肾盂输尿管交界处可导致肾积水；开放性肾外伤偶可发生动静脉瘘或假性肾动脉瘤；部分

肾实质缺血或肾蒂周围纤维化压迫肾动脉,可引起肾性高血压。

三、临床表现

肾外伤的临床表现与外伤类型和程度有关,常不相同。在合并其他器官外伤时,肾外伤的症状有时不易被察觉。其主要症状有休克、血尿(有时血尿与外伤程度不一致,如血块阻塞尿路或肾蒂断裂、肾动脉血栓形成等可能只有轻微血尿或无血尿)、腰腹部肿块和发热。

四、诊断

1. 病史与体检　任何腹部、背部、下胸部外伤或受对冲力外伤的患者,无论是否有典型的腰腹部疼痛、肿块、血尿等,均要注意有无肾外伤。有时症状与肾外伤的严重程度并不一致。

2. 化验　尿中含多量红细胞。血红蛋白和血细胞比容持续降低提示有活动性出血。严重的胸、腹部外伤时,应尽早做尿常规及影像学检查。

3. 特殊检查(表4-47-2)

表4-47-2　肾外伤的特殊检查

项目	临床意义
超声	能提示肾外伤的部位和程度,有无包膜下和肾周血肿、尿外渗,其他器官外伤及对侧肾等情况。须注意肾蒂血管情况
CT平扫及增强	可清晰显示肾实质裂伤程度、尿外渗和血肿范围,以及肾组织有无活力,并可了解与其他脏器的关系
CT尿路成像(CTU)	可评价肾外伤的范围和程度
CT血管成像(CTA)	可显示肾动脉和肾实质外伤的情况,了解有无肾动静脉瘘或创伤性肾动脉瘤,若伤侧肾动脉完全梗阻,提示有外伤性血栓形成
MRI	诊断肾外伤的作用与CT类似,但对血肿的显示比CT更具特征性
其他	传统的IVU、动脉造影等检查可发现肾有无外伤及肾外伤的范围和程度,但临床一般不作为首选

五、治疗

1. 急诊处理　有大出血、休克的患者需迅速给予抢救措施,观察生命体征,进行输血、补液等抗休克治疗,同时明确有无合并其他器官外伤,做好手术探查的准备。

2. 保守治疗

(1)绝对卧床休息2~4周,病情稳定、血尿消失后才允许患者离床活动。通常外伤后4~6周肾部分裂伤才趋于愈合,过早过多离床活动,有可能再度出血。恢复后2~3个月内不宜参加体力劳动或竞技运动。

（2）密切观察生命体征，注意腰、腹部肿块范围有无增大等。补充血容量和能量，维持水、电解质平衡，保持足够尿量，必要时输血。

（3）早期足量合理应用抗生素预防感染。

（4）合理使用止痛、镇静剂和止血药物。

3. 手术治疗

（1）开放性肾外伤：患者几乎都要施行手术探查，需经腹部切口进行手术，包括清创、缝合及引流，并探查腹部脏器有无外伤。

（2）闭合性肾外伤

1）一旦确定为严重肾部分裂伤、肾全层裂伤及肾蒂血管外伤，需尽早进行手术。

2）肾外伤患者在保守治疗期间需手术治疗的情况：①经积极抗休克后生命体征仍未见改善，提示有活动性内出血。②血尿逐渐加重，血红蛋白和血细胞比容继续降低。③腰、腹部肿块明显增大。④怀疑有腹腔其他脏器外伤。

3）根据具体情况选择做肾修补、肾部分切除术、肾切除。

4. 并发症处理　①腹膜后尿液囊肿或肾周脓肿需穿刺引流或切开引流。②输尿管狭窄、肾积水需施行成形术或肾切除术。③恶性高血压要做血管狭窄处扩张或肾切除术。④持久性血尿且较严重者可施行选择性肾动脉分支栓塞术。

第二节　输尿管外伤

一、病因

1. 医源性外伤　包括输尿管腔内器械操作和输尿管腔外手术操作导致的外伤。

2. 开放性外伤　多见于枪击伤，偶见于锐器刺伤。交通事故、从高处坠落也可引起输尿管撕裂。

3. 放射性外伤　可见于宫颈癌、膀胱癌、前列腺癌等放疗后。

二、病理

依外伤类型、处理时间不同而异，可有挫伤、穿孔、结扎、钳夹、切断或切开、撕裂、扭曲、外膜剥离后缺血、坏死等。

三、临床表现

包括：①血尿（其有无或轻重并不与输尿管外伤程度一致）。②尿外渗。③尿瘘。④梗阻症状。输尿管被缝扎、结扎后可引起完全性梗阻，因肾盂压力增高，可有病侧腰部胀痛、腰肌紧张、肾区叩痛及发热等。如孤立肾或双侧输尿管被结扎，则可发生无尿。输尿管狭窄者可致不完全性梗阻，也会产生腰部胀痛及发热等症状。

四、诊断和鉴别诊断

1. **诊断**　输尿管外伤的早期诊断十分重要,在处理外伤或施行腹部、盆腔手术时,应注意检查输尿管行径、手术野有无渗尿,输尿管有无外伤等情况。常用的诊断方法见表 4-47-3。

表 4-47-3　常用的诊断方法

名　　　称	临 床 意 义
静脉注射靛胭脂检查	手术中怀疑输尿管有外伤时,静脉注射靛胭脂,如有裂口则可见蓝色尿液从外伤处流出
静脉尿路造影	可显示输尿管外伤处的尿外渗、尿漏或有无梗阻
逆行肾盂造影	输尿管插管至外伤部位有受阻感,注射造影剂可显示梗阻或造影剂外溢
超声	可发现尿外渗和梗阻所致的肾积水
放射性核素肾显像	可显示伤侧上尿路有无梗阻
CT 检查	可显示外伤区域的变化(如尿液囊肿、肾积水等),CTU 可见外伤部位是否通畅或有无造影剂外渗

2. **鉴别诊断**

(1)经导尿管注入亚甲蓝溶液至膀胱,膀胱阴道瘘时,阴道内有蓝色液体流出;输尿管阴道瘘时,阴道内流出液仍为澄清的。

(2)结扎双侧输尿管引起无尿应与急性肾小管坏死鉴别。根据病史及体征可作出初步结论,必要时做膀胱镜检查及双侧输尿管插管,以明确有无梗阻存在。

五、治疗

1. **早期治疗**　开放性输尿管外伤的处理原则如有休克等严重合并症时应先抗休克,处理其他严重的合并外伤,而后再处理输尿管外伤。只要病情允许,输尿管外伤应尽早修复,以利尿液通畅,保护肾功能。尿外渗应彻底引流,避免继发感染,如全身情况差不能耐受手术,可先行伤侧肾穿刺造瘘。

2. **晚期并发症治疗**

(1)输尿管狭窄:可试行输尿管插管、扩张或留置双 J 形输尿管支架引流管。狭窄严重或置管不成功,视具体病情进行输尿管周围粘连松解或狭窄段切除断端吻合术。

(2)尿瘘:待伤口水肿、尿外渗及感染所致炎性反应消退后应进行输尿管修复,或与膀胱吻合。

(3)输尿管完全梗阻:对输尿管外伤所致完全性梗阻暂不能解除时,可先行肾造瘘术,3 个月后再行输尿管修复。

(4)肾功能重度损害或丧失:对外伤性输尿管狭窄所致严重肾积水或感染,肾功能重度损害或丧失者,若对侧肾正常,可施行病侧肾切除术。

第三节　膀　胱　外　伤

一、病因

1. **开放性外伤**　由弹片、子弹或锐器贯通所致,常合并其他脏器外伤,如直肠、阴道外伤,形成腹壁尿瘘、膀胱直肠瘘或膀胱阴道瘘。

2. **闭合性外伤**　当膀胱充盈时,若下腹部遭撞击、挤压极易发生膀胱外伤。可见于酒后膀胱过充盈,受力后膀胱破裂。有时骨盆骨折骨片会直接刺破膀胱壁。产程过长,膀胱壁也易引起缺血性坏死,可致膀胱阴道瘘。

3. **医源性外伤**　见于膀胱镜检查或治疗。压力性尿失禁行经阴道无张力尿道中段悬吊(TVT)手术时也可导致膀胱外伤。

4. **自发性破裂**　有病变的膀胱(如膀胱结核)过度膨胀,发生破裂,称为自发性破裂。

> (i) **提示**
>
> 　　膀胱空虚时位于骨盆深处,除贯通伤或骨盆骨折外,一般不易发生膀胱外伤。膀胱充盈时其壁紧张而薄,高出耻骨联合伸展至下腹部,易遭受外伤。

二、病理

1. **挫伤**　仅伤及膀胱黏膜或浅肌层,膀胱壁未穿破,无尿外渗,可发生血尿。
2. **膀胱破裂**(表4-47-4)

表4-47-4　膀胱破裂的分型

分　型	腹　膜　外　型	腹　膜　内　型
损伤机制	大多由膀胱前壁破裂引起,常伴骨盆骨折	多见于膀胱后壁和顶部外伤
表现	①单纯膀胱壁破裂,腹膜完整 ②尿液外渗入膀胱周围组织及耻骨后间隙,沿骨盆筋膜到盆底,或沿输尿管周围疏松组织蔓延到肾区 ③尿外渗及血肿可引起下腹部疼痛,压痛及肌紧张,直肠指检可触及直肠前壁饱满并有触痛	①膀胱壁破裂伴腹膜破裂 ②裂口与腹腔相通,尿液流入腹腔,可引起腹膜炎;如果腹腔内尿液较多,可有移动性浊音
治疗	腹膜外显露并切开膀胱,清除外渗尿液,修补裂口	剖腹探查,分层修补腹膜和膀胱壁;处理其他脏器损伤

膀胱修补术后应留置 Foley 导尿管或耻骨上膀胱造瘘,持续引流尿液2周。

三、临床表现

膀胱壁轻度挫伤仅有下腹部疼痛和少量终末血尿,短期内自行消失。膀胱全层破裂时症状明显。主要表现包括休克(骨盆骨折所致剧痛、大出血常发生休克),腹痛,排尿困难和血尿,尿瘘和局部症状(闭合性外伤时常有体表皮肤肿胀、血肿和瘀斑)。

四、诊断

1. 病史和体检

(1)患者常有下腹部或骨盆外伤史。

(2)查体:①耻骨上区压痛,直肠指检触及直肠前壁有饱满感,提示腹膜外膀胱破裂。②全腹剧痛,腹肌紧张,压痛及反跳痛,并有移动性浊音,提示腹膜内膀胱破裂。

2. 导尿试验

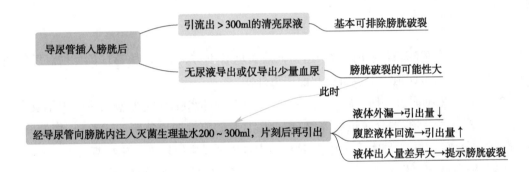

3. X线检查　如有骨盆骨折,腹部 X 线平片可以显示骨折状况。自导尿管向膀胱内注入造影剂,如膀胱破裂,可发现造影剂漏至膀胱外;腹膜内膀胱破裂时,则显示造影剂衬托的肠祥。

五、治疗

1. 处理原则　①闭合膀胱壁伤口。②保持通畅的尿液引流,或完全的尿流改道。③充分引流膀胱周围及其他部位的尿外渗。

2. 处理措施

(1)紧急治疗:抗休克治疗如输液、输血、止痛及镇静,使用抗生素。

(2)保守治疗:膀胱挫伤或膀胱造影显示仅有少量尿外渗且症状较轻者,可从尿道插入导尿管持续引流尿液 10 天左右,并保持通畅,同时使用抗生素。

(3)手术治疗:膀胱破裂伴有出血和尿外渗,病情严重,须尽早手术。

(4)并发症处理:早期手术治疗,应用抗生素可减少并发症的发生。盆腔血肿若出血不止,用纱布填塞止血,24小时后再取出。出血难以控制时可行选择性盆腔血管栓塞术。

第四节　尿 道 外 伤

一、概述

在解剖上男性尿道以尿生殖膈为界,分为前、后两段。

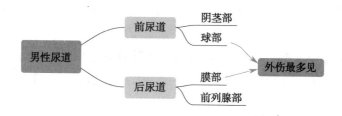

二、前尿道外伤

1. 病因　会阴部骑跨伤时,将尿道挤向耻骨联合下方,常导致尿道球部外伤。反复插导尿管、进行膀胱镜尿道检查也可引起前尿道外伤。

2. 病理　根据尿道外伤程度分类:①挫伤:仅有局部水肿和出血,愈合后一般不发生尿道狭窄。②裂伤:尚有部分尿道壁完整,愈合后常有瘢痕性尿道狭窄。③断裂:伤处离断,断端退缩、分离;血肿较大时可发生尿潴留,用力排尿则发生尿外渗(图4-47-1)。

(1)尿道球部裂伤或断裂时,血液及尿液渗入会阴浅筋膜包绕的会阴浅袋,使会阴、阴囊、阴茎肿胀,有时向上扩展至腹壁。

(2)因会阴浅筋膜的远侧附着于腹股沟部,近侧与腹壁浅筋膜深层相连续,后方附着于尿生殖膈,尿液不会外渗到两侧股部。

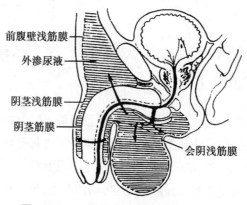

图4-47-1　尿道球部破裂的尿外渗范围

（3）尿道阴茎部外伤时,如阴茎筋膜完整,血液及尿液渗入局限于阴茎筋膜内,表现为阴茎肿胀;如阴茎筋膜亦破裂,尿外渗范围扩大,与尿道球部外伤相同。

3. 临床表现　①尿道出血,最常见,可见有鲜血自尿道外口滴出或溢出。②疼痛。③局部血肿,尿道骑跨伤可引起会阴部、阴囊处肿胀、瘀斑及蝶形血肿。④排尿困难。⑤尿外渗,尿液从裂口处渗入周围组织,如不及时处理或处理不当,可发生广泛皮下组织坏死、感染及脓毒症。开放性外伤可最终形成尿瘘。

4. 诊断

（1）病史和体检:球部尿道外伤常有会阴部骑跨伤史,尿道器械操作也可伤及尿道。根据病史、典型症状及血肿、尿外渗分布的区域,可确定诊断。

（2）诊断性导尿:可了解尿道的完整性和连续性。

1）如一次导尿成功,提示尿道外伤不严重,可保留导尿管引流尿液并支撑尿道,应注意固定导尿管。

2）如一次插入困难,说明可能有尿道裂伤或断裂伤,不应勉强反复试插,以免加重外伤,易感染。

（3）逆行尿道造影:可显示尿道外伤部位及程度。尿道挫伤无造影剂外溢;如有外溢则提示部分裂伤;如造影剂未进入后尿道而大量外溢,提示尿道有严重裂伤或断裂。

5. 治疗

（1）紧急处理:尿道球部海绵体严重出血时,应立即压迫会阴部止血,并进行抗休克治疗,宜尽早施行手术。

（2）尿道挫伤:可止血、止痛,应用抗生素,必要时插入导尿管引流尿液 1 周。

（3）尿道裂伤:如导尿管插入顺利,可留置导尿管引流 2 周左右。如插入失败,应即行经会阴尿道修补术,并留置导尿管 2~3 周。

（4）尿道断裂:球部远端和阴茎部的尿道完全性断裂,会阴、阴茎、阴囊内会形成大血肿,应经会阴切口予以清除,然后行尿道端端吻合术,留置导尿管 3 周。条件不允许时也可仅做耻骨上膀胱造瘘术。

（5）并发症处理

1）尿外渗:应尽早在尿外渗的部位做多处皮肤切开,置多孔引流管引流。同时做耻骨上膀胱造瘘,3 个月后再修补尿道。

2）尿道狭窄:狭窄轻者行定期尿道扩张。尿道外口狭窄应行尿道外口切开术。如狭窄严重引起排尿困难等则需手术治疗。

3）尿瘘:前尿道狭窄所致尿瘘多发生于会阴部或阴囊部,应在解除狭窄的同时切除或清理瘘管。

三、后尿道外伤

1. 病因　常见于骨盆骨折导致的膜部尿道损伤。

2. **临床表现**　主要有休克（后尿道外伤常因骨盆骨折合并大出血导致）、疼痛、排尿困难、尿道出血（尿道外口无流血或仅少量血液流出）、尿外渗及血肿。

后尿道外伤尿外渗一般进入到耻骨后间隙和膀胱周围（图 4-47-2）。但当尿生殖膈撕裂时，会阴、阴囊部会出现血肿及尿外渗。

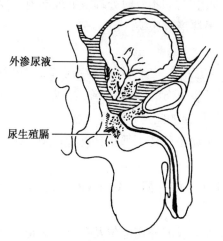

外渗尿液

尿生殖膈

图 4-47-2　后尿道外伤的尿外渗范围

3. **诊断**

（1）病史及体检：骨盆挤压伤若出现尿潴留，应考虑有后尿道外伤。直肠指检可触及直肠前方有柔软的血肿并有压痛，前列腺尖端可浮动。若指套染有血液，提示合并直肠外伤。

（2）X 线检查：骨盆前后位片可以显示骨盆骨折。

4. **治疗**

（1）紧急处理：骨盆骨折患者须平卧，勿随意搬动。外伤严重伴大出血，须抗休克治疗。

（2）早期处理：①插导尿管，对外伤轻、后尿道破口较小或仅有部分破裂的患者可试插导尿管，如顺利进入膀胱，应留置导尿 2 周左右。②膀胱造瘘，尿潴留者可行局麻下耻骨上高位膀胱穿刺造瘘。若不能恢复排尿，造瘘后 3 个月再行尿道瘢痕切除及尿道端端吻合术。③尿道会师复位术，注意休克严重者在抢救期间不宜做此手术，只做高位膀胱造瘘，二期再行手术。

（3）并发症处理：后尿道外伤常并发尿道狭窄。为预防尿道狭窄，去除导尿管后先每周 1 次尿道扩张，持续 1 个月以后仍需定期施行尿道扩张术。

> ℹ️ **提示**
>
> 　　泌尿系统外伤以男性尿道外伤最多见，肾、膀胱、输尿管次之。

◇ 经 典 试 题 ◇

〔执〕（1~2 题共用题干）

男，50 岁。车祸 2 小时急诊入院，经抢救后生命体征平稳，神志清醒。现出现下腹部疼痛，不能排尿 4 小时。查体：下腹部叩诊呈浊音，直肠指检可触及直肠前方饱满，前列腺尖端浮动感。X 线摄片显示骨盆骨折（耻骨下支断裂）。

1. 最可能的诊断是

A. 肾损伤　　　　　　　　　　　B. 前尿道损伤

C. 输尿道损伤　　　　　　　　　D. 后尿道损伤

E. 膀胱破裂

2. 后期需要补充的最重要检查是

A. 超声　　　　　　　　　　　　B. 尿道造影

C. CT　　　　　　　　　　　　　D. 膀胱造影

E. 静脉尿路造影

〔研〕（3~4 题共用备选答案）

A. 后尿道　　　　　　　　　　　B. 尿道球部

C. 腹膜内膀胱　　　　　　　　　D. 腹膜外膀胱

3. 会阴部骑跨伤后出现排尿困难、尿道滴血，泌尿系损伤的常见部位是

4. 骨盆多处骨折后出现排尿困难，泌尿系损伤的常见部位是

【答案与解析】

1. D。解析：骨盆骨折可导致后尿道损伤。患者为中年男性，有外伤史，主要表现为下腹部疼痛、不能排尿，查体见尿潴留，直肠指检可触及直肠前方饱满，前列腺尖端浮动感，X 线片示骨盆骨折，考虑最可能为后尿道损伤。前尿道损伤多有骑跨伤史，可见尿道出血及局部血肿等。故选 D。

2. B。解析：患者考虑为后尿道损伤，逆行尿道造影可显示尿道外伤的部位及程度。故选 B。

3. B　4. A

温 故 知 新

泌尿系统外伤

肾外伤
- 病因 开放性、闭合性、医源性外伤，自发性肾破裂
- 病理 挫伤、部分裂伤、全层裂伤、肾蒂血管外伤 } 闭合性肾外伤
- 临床表现 休克、血尿、腰腹部肿块和发热
- 辅助检查 超声、CT等
- 治疗
  - 急诊处理 抗休克治疗、明确有无合并其他器官外伤，做好手术探查的准备
  - 保守治疗 绝对卧床休息2~4周，病情稳定、血尿消失后离床活动；应用抗生素等
  - 手术治疗、处理并发症

输尿管外伤
- 病因 开放性、医源性、放射性外伤
- 临床表现 血尿、尿外渗、尿瘘和梗阻症状
- 辅助检查 静脉注射靛胭脂检查、静脉尿路造影等
- 治疗
  - 早期治疗 抗休克、尽早修复输尿管外伤等
  - 晚期并发症治疗

膀胱外伤
- 病因 开放性、闭合性、医源性外伤，自发性破裂
- 病理 挫伤、膀胱破裂（腹膜外型、腹膜内型）
- 临床表现 休克、腹痛、排尿困难和血尿、尿瘘和局部症状
- 诊断
  - 常有下腹部或骨盆外伤史，临床表现
  - 导尿试验、X线检查、膀胱造影
- 处理原则 闭合膀胱壁伤口，通畅的尿液引流或完全的尿流改道，引流尿外渗

尿道外伤
- **前尿道外伤**
  - 病因 会阴部骑跨伤→尿道球部外伤
  - 诊断
    - 尿道出血、疼痛、局部血肿、排尿困难、尿外渗（至会阴、阴囊、阴茎）
    - 诊断性导尿、逆行尿道造影
  - 治疗
    - 紧急处理 尿道球部海绵体严重出血时止血、抗休克、尽早手术
    - 尿道挫伤 止血、止痛，应用抗生素，必要时导尿管引流
    - 尿道裂伤 导尿管引流，导尿失败应行经会阴尿道修补术
    - 尿道断裂 清除血肿，行尿道端端吻合术；条件不允许时行耻骨上膀胱造瘘
    - 并发症处理
- **后尿道外伤**
  - 病因 骨盆骨折→尿道膜部损伤
  - 治疗
    - 紧急处理 骨盆骨折患者须平卧、抗休克治疗等
    - 早期处理 插导尿管，留置导尿2周左右；膀胱造瘘；尿道会师复位术
    - 并发症处理 预防尿道狭窄，可行尿道扩张

第四十八章

泌尿、男性生殖系统感染

第一节　概　　述

一、病原微生物

大多数为来自肠道的兼性厌氧菌,最常见的为大肠埃希菌。结核分枝杆菌所致泌尿、男性生殖系统感染属特异性感染。

二、发病机制

1. 尿路感染是尿路病原体和宿主相互作用的结果,尿路感染在一定程度上是由细菌的毒力、接种量和宿主的防御机制不完全造成的。

2. 在致病菌未达到一定数量及毒力时,正常菌群能对致病菌起到抑制平衡的作用,且正常人尿液的酸碱度和高渗透压、尿液中所含的尿素和有机酸均不利于细菌的繁殖,而膀胱的排尿活动又可以将细菌排出体外,故正常人尿路对感染具有防御功能。

3. 大肠埃希菌表面包裹着一层酸性的多聚糖抗原,称为 K 抗原。表达特殊的 K 抗原的大肠埃希菌菌株毒力强,易引起尿路感染。

4. 致病菌黏附于尿路上皮的能力是非常重要的环节,这种黏附能力来自致病菌的菌毛,而绝大多数致病菌都有菌毛,能产生黏附素。黏附素能与尿路上皮细胞受体结合,使细菌黏附于尿路黏膜,并开始繁殖。尿路上皮细胞分泌的黏液为一层保护屏障,致病菌如能与黏液结合,损害保护层,就能黏附于尿路上皮细胞表面而引起感染。

5. 尿路感染的易感性可能与血型抗原、基因型特征、内分泌因素等相关。

三、诱发感染的因素（表 4-48-1）

表 4-48-1　诱发尿路感染的因素

项　目	内　容
机体抗病能力减弱	如糖尿病、妊娠、贫血、慢性肝肾疾病、营养不良、肿瘤及先天性免疫缺陷等
梗阻因素	如先天性泌尿生殖系异常、结石、肿瘤、狭窄、前列腺增生或神经源性膀胱等引起尿液滞留,降低尿路及生殖道上皮防御细菌的能力

续表

项　目	内　容
医源性因素	如留置导尿管、造瘘管、尿道扩张、前列腺穿刺活检、膀胱镜检查等操作,由于黏膜擦伤或忽视无菌观念,易引入致病菌而诱发或扩散感染
其他	女性尿道较短,易导致上行感染,特别是经期、更年期、性交时。妊娠容易引起上行感染。尿道口畸形或尿道口附近有感染病灶如尿道旁腺炎、阴道炎,亦为诱发因素

四、感染途径

主要有上行感染、血行感染、淋巴感染、直接感染四种类型,最常见为上行感染和血行感染。

1. 上行感染　致病菌经尿道进入膀胱,还可沿输尿管腔内播散至肾。大约50% 下尿路感染病例会导致上尿路感染。此类感染常发生于妇女新婚期、妊娠期、婴幼儿以及尿路有梗阻的患者。致病菌大多为大肠埃希菌。

2. 血行感染　较少见。在机体免疫功能低下或某些因素促发下,皮肤疖、痈、扁桃体炎、中耳炎、龋齿等感染病灶内的细菌直接由血行传播至泌尿生殖系器官,常见为肾皮质感染。致病菌多为金黄色葡萄球菌。

五、诊断

1. 尿标本的采集　①分段收集尿液,一般采用中段尿。②导尿,常用于女性患者。③耻骨上膀胱穿刺,最适用于新生儿和截瘫患者。尿培养常采用清洁中段尿或耻骨上膀胱穿刺标本。尿标本采集后应在2小时内处理。

2. 尿液镜检　尿标本一般应立即进行涂片检查,另一部分尿标本再送尿细菌培养和药物敏感试验。白细胞 >5 个 /HP 则为脓尿,提示有尿路感染。无菌尿的脓尿要警惕结核等疾病存在。

3. 细菌培养和菌落计数　这是诊断尿路感染的主要依据。菌落计数 >10^5/ml 应认为有感染,<10^4/ml 可能为污染,应重复培养,10^4~10^5/ml 为可疑。

4. 定位检查　区分上、下尿路感染的方法包括症状的鉴别、尿镜检、尿培养、尿荧光免疫反应、尿酶测定以及膀胱镜检查等。

5. 影像学检查　包括超声、尿路 X 线平片、排泄性尿路造影、膀胱或尿道造影、CT、放射性核素和 MRU 等。

 提示

确定泌尿系感染的诊断靠直接或间接的尿液分析,并经尿液培养确诊。

六、治疗原则

1. **明确感染的性质** 依据尿细菌培养和药敏试验结果,有针对性地用药。

2. **鉴别上尿路感染还是下尿路感染** 前者症状重、预后差、易复发;后者症状轻、预后佳、少复发。

3. **明确血行感染还是上行感染** 血行感染发病急剧,有寒战、高热等全身症状,应用血液浓度高的抗菌药物,常静脉给药;而上行感染以膀胱刺激症状为主,应用尿液浓度高的抗菌药物和解痉药物。

4. **查明泌尿系有无梗阻因素** 泌尿系梗阻常为尿路感染的直接诱因。

5. **检查有无泌尿系感染的诱发因素** 应加以矫正。

6. **测定尿液 pH** 若为酸性,宜用碱性药物如碳酸氢钠并用适合于碱性环境的抗菌药物;若为碱性则宜用酸性药物如维生素 C 并用适合于酸性环境的抗菌药物。

7. **抗菌药物的正确使用** 治疗时必须注意尿液中要有足够浓度的抗菌药物,而不是单纯地依赖于血液中药物浓度。而且尿液中浓度要比血液浓度高数百倍,才能达到治疗目的。

第二节 上尿路感染

一、急性肾盂肾炎

1. **概述** 急性肾盂肾炎是肾盂和肾实质的急性细菌性炎症。致病菌主要为大肠埃希菌和其他肠杆菌及革兰氏阳性菌。多由尿道进入膀胱,上行感染经输尿管达肾,或由血行感染播散到肾。女性多见,在儿童期、新婚期、妊娠期和老年时更易发生。

2. **临床表现**

（1）发热:突然发生寒战、高热,体温上升至 39℃以上,伴有头痛、全身痛以及恶心、呕吐等。热型类似脓毒症,大汗淋漓后体温下降,以后又可上升,持续 1 周左右。

（2）腰痛:单侧或双侧腰痛,有明显的肾区压痛、肋脊角叩痛。

（3）膀胱刺激症状:上行感染所致者起病时即出现尿频、尿急、尿痛、血尿,以后出现全身症状。血行感染者常由高热开始,而膀胱刺激症状随后出现,有时不明显。

3. **诊断** 有典型的临床表现,尿液检查有白细胞、红细胞、蛋白、管型和细菌,尿细菌培养菌落 $>10^5$/ml,血常规检查可见以中性粒细胞增多为主的白细胞升高,老年人症状常不典型。

4. **治疗**

（1）全身治疗:卧床休息,输液、退热、多饮水,饮食应易消化、富含热量和维生素。

（2）在细菌培养和药敏结果出来以前,以广谱抗生素治疗为主。抗生素治疗宜个体化,疗程 7~14 日,静脉用药者可在体温正常、临床症状改善、尿细菌培养转阴后改口服维持。

461

1）复方新诺明（SMZ-TMP）对除铜绿假单胞菌外的革兰氏阳性及阴性菌有效。

2）喹诺酮类药物，临床广泛应用，但不宜用于儿童及孕妇。

3）青霉素类药物。

4）第一、二代头孢菌素可用于产酶葡萄球菌感染。第二、三代头孢菌素对严重革兰氏阴性杆菌感染作用显著，与氨基糖苷类合用有协同作用。哌拉西林、头孢哌酮、头孢他啶、阿米卡星、妥布霉素等对铜绿假单胞菌及其他假单胞菌等感染有效。

5）去甲万古霉素适用于耐甲氧西林的葡萄球菌、多重耐药的肠球菌感染及对青霉素过敏患者的革兰氏阳性球菌感染。亚胺培南 - 西拉司丁钠（泰能）抗菌谱广，对革兰氏阴性杆菌杀菌活性好。这两种尤适用于难治性院内感染及免疫缺陷者的肾盂肾炎。

（3）对症治疗：应用碱性药物如碳酸氢钠等，降低酸性尿液对膀胱的刺激。应用钙通道阻滞药维拉帕米等，可解除膀胱痉挛和缓解刺激症状。

二、肾积脓

1. 病因　多在上尿路结石、肾结核、肾盂肾炎、肾积水、手术史等疾病的基础上并发化脓性感染而形成。

2. 临床表现　主要为全身感染症状，如畏寒、高热，腰部疼痛并有肿块。如尿路为不完全性梗阻、脓液沿输尿管排入膀胱而出现膀胱刺激症状，膀胱镜检查可见病侧输尿管口喷脓尿。

3. 诊断　超声显示为肾盂积脓，CT 也有助于诊断。排泄性尿路造影或放射性核素肾图提示病侧肾功能减退或丧失。

4. 治疗　加强营养，抗感染，纠正水、电解质紊乱，并施行脓肾造瘘术。感染控制后，针对病因治疗。如患肾功能已丧失，而对侧肾功能正常，可做患肾切除术。

三、肾皮质多发性脓肿

1. 肾皮质形成多发性小脓肿，称为肾疖；小脓肿融合扩大而成大块化脓组织称为肾痈。致病菌大多为金黄色葡萄球菌，亦有大肠埃希菌和变形杆菌等。

2. 若肾痈形成或并发肾周围脓肿，需施行切开引流术。早期肾皮质脓肿应及时应用抗生素。通常推荐广谱抗菌药物。经 48 小时的治疗无效，则应在 CT 或超声的引导下经皮穿刺或手术切开引流。

四、肾周围炎

1. 肾周围组织的化脓性炎症称肾周围炎，若形成脓肿称肾周围脓肿。致病菌以金黄色葡萄球菌及大肠埃希菌多见。

2. 未形成脓肿，治疗首选敏感的抗生素和局部热敷，并加强全身支持疗法。如有脓肿形成，应做穿刺或切开引流。

第三节　下尿路感染

一、急性细菌性膀胱炎

1. 概述　女性多见,20~40岁常见。常为上行感染所致,很少由血行感染及淋巴感染所致,男性常继发于其他病变,如急性前列腺炎等。也可继发于邻近器官感染如阑尾脓肿。致病菌多数为大肠埃希菌。

2. 临床表现

（1）发病突然,有尿痛、尿频、尿急,严重者数分钟排尿一次,且不分昼夜。排空后仍有尿不尽感。患者常诉排尿时尿道有烧灼感,甚至不敢排尿。

（2）常见终末血尿,有时为全程血尿,甚至有血块排出。可有急迫性尿失禁。

（3）全身症状不明显,体温正常或仅有低热,当并发急性肾盂肾炎或前列腺炎、附睾炎时才有高热。在女性常与经期、性交有关。男性如有慢性前列腺炎,可在性交或饮酒后诱发膀胱炎。

3. 诊断

（1）耻骨上膀胱区可有压痛,但无腰部压痛。在男性,注意有无并发附睾炎、尿道炎、前列腺炎或良性前列腺增生;在女性,注意有无阴道炎、尿道炎、尿道口畸形等。

（2）尿沉渣检查有白细胞增多,也可有红细胞。应做尿细菌培养、菌落计数和药物敏感试验,典型病例常获得阳性结果。肾功能一般不受影响。在急性感染期禁忌做膀胱镜检查及尿道扩张。尿道有分泌物应做涂片细菌学检查。

4. 鉴别诊断　膀胱炎应与其他以排尿改变为主要症状的疾病鉴别,包括阴道炎、尿道炎等。

5. 治疗　①多饮水,口服碳酸氢钠碱化尿液,可用颠茄、阿托品、地西泮等。②应用抗菌药物,可选3日疗法（女性单纯性膀胱炎首选）和7日疗法（适用于症状持续≥1周及可能具有复杂因素的患者）。③绝经期后妇女可行雌激素替代疗法。

二、慢性细菌性膀胱炎

1. 病因　上尿路急性感染的迁移或慢性感染常见。

2. 临床表现　反复发作或持续存在尿频、尿急、尿痛,并有耻骨上膀胱区不适,膀胱充盈时疼痛较明显。尿液混浊。

3. 诊断　根据病史和临床表现诊断不难,但必须考虑反复发作或持续存在的原因。可结合尿沉渣检查、尿细菌培养、超声、CT扫描、排泄性尿路造影、膀胱镜检查及活体组织病理检查等诊断。

4. 治疗　应用抗菌药物,保持排尿通畅,处理诱发尿路感染的病因,必要时需手术纠正。注意全身支持治疗。

三、淋菌性、非淋菌性尿道炎(表 4-48-2)

表 4-48-2　淋菌性、非淋菌性尿道炎

鉴别要点	淋菌性尿道炎	非淋菌性尿道炎
病原体	淋球菌(为革兰氏阴性的奈瑟双球菌)	以沙眼衣原体或支原体为主
发病率	低	高(在性传播性疾病中占首位)
传播途径	性接触直接传播、间接传播、垂直传播	性接触或同性恋传播
病史	不洁性交史	不洁性交史
潜伏期	2~5 日	1~5 周
临床表现	初期尿道口黏膜红肿、发痒和轻微刺痛。尿道排出多量脓性分泌物,排尿不适。病情发展可使黏膜红肿延伸到前尿道全部,阴茎肿胀,尿频、尿急、尿痛明显,有时可见血尿	尿道刺痒、尿痛和分泌少量白色稀薄液体,有时仅为痂膜封口或裤裆污秽,常见于晨间
分泌物涂片	多核白细胞内找到成对排列的革兰氏阴性双球菌	多核白细胞内找到衣原体或支原体的包涵体
治疗	青霉素类药物(主要)、头孢曲松、大观霉素等;配偶应同时治疗	米诺环素、红霉素等;配偶应同时治疗

第四节　男性生殖系统感染

一、概述

男性生殖系统感染中常见有前列腺炎和附睾炎。前列腺炎在 50 岁以下的成年男性中患病率较高,高发年龄为 31~40 岁。

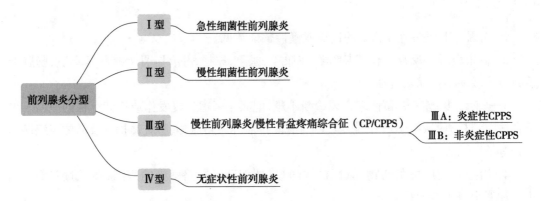

二、急性细菌性前列腺炎

1. **病因** 本病大多由尿道上行感染所致。致病菌多为革兰氏阴性杆菌或假单胞菌,最常见的为大肠埃希菌。

2. **临床表现** 发病突然,为急性疼痛伴随着排尿刺激症状和梗阻症状以及发热等全身症状。

（1）典型症状:尿频、尿急、排尿痛。

（2）梗阻症状:排尿犹豫、尿线间断,甚至急性尿潴留,会阴部及耻骨上疼痛伴随外生殖器不适或疼痛。

（3）全身症状:有寒战和高热,恶心、呕吐,甚至败血症。临床上往往伴发急性膀胱炎。

3. **体格检查** 直肠指检前列腺肿胀、压痛、局部温度升高,表面光滑,形成脓肿则有饱满或波动感。感染蔓延可引起精囊炎、附睾炎、菌血症,故禁忌做前列腺按摩或穿刺。

4. **诊断** 有典型的临床表现和急性感染史。尿沉渣检查有白细胞增多,血液和／或尿细菌培养阳性。

5. **治疗** ①积极卧床休息,输液,应用抗菌药物及大量饮水,并使用止痛、解痉、退热等药物。如有急性尿潴留,避免经尿道导尿引流,应用耻骨上穿刺造瘘。②抗菌药物:常选用喹诺酮类如环丙沙星、氧氟沙星,头孢菌素,妥布霉素,氨苄西林等。如衣原体感染可用红霉素、阿奇霉素等。如淋球菌感染可用头孢曲松。如厌氧菌感染则用甲硝唑。③少数并发前列腺脓肿,则应经会阴切开引流。

三、慢性细菌性前列腺炎

1. **病因** 致病菌有大肠埃希菌、变形杆菌、克雷伯菌属、葡萄球菌等,也可由淋球菌感染,主要是经尿道逆行感染所致。

2. **临床表现**（表 4-48-3）

表 4-48-3 慢性细菌性前列腺炎的临床表现

临床表现	特　　点
排尿改变	尿频、尿急、尿痛,排尿时尿道不适或灼热
尿道分泌物	排尿后和便后常有白色分泌物自尿道口流出,俗称尿道口"滴白"。合并精囊炎时,可有血精
疼痛	会阴部、下腹隐痛不适,有时腰骶部、耻骨上、腹股沟区等有酸胀感
性功能减退	可有勃起功能障碍、早泄、遗精或射精痛
精神神经症状	出现头晕、头胀、乏力、疲惫、失眠、情绪低落、疑虑焦急等
并发症	可表现变态反应如虹膜炎、关节炎、神经炎、肌炎、不育等

3. 诊断

（1）诊断依据：①反复的尿路感染发作。②前列腺按摩液中持续有致病菌存在。

（2）直肠指检：前列腺呈饱满、增大、质软、轻度压痛。病程长者，前列腺缩小、变硬、不均匀，有小硬结。

（3）前列腺液检查：前列腺液白细胞 >10 个 /HP，卵磷脂小体减少，可诊断为前列腺炎。前列腺炎样症状的程度与前列腺液中白细胞的多少无相关性。

（4）超声：显示前列腺组织结构界限不清、混乱，可提示前列腺炎。

（5）膀胱镜检查：可见后尿道、精阜充血、肿胀。

4. 治疗　首选红霉素、多西环素（强力霉素）等具有较强穿透力的抗菌药物。还可应用喹诺酮类、头孢菌素类等。综合治疗可采用热水坐浴及理疗、前列腺按摩、中医治疗等，应忌酒及辛辣食物，避免长时间骑、坐，有规律的性生活。

四、慢性非细菌性前列腺炎

1. 概述　大多数慢性前列腺炎属此类。本病可能由其他微生物，如沙眼衣原体、支原体、滴虫、真菌、病毒等所致。

2. 临床表现

（1）症状：主要表现为长期、反复的会阴、下腹部等区域疼痛或不适，或表现为尿频、尿不尽，可伴有性功能障碍、生育能力下降、精神、心理症状等一系列综合征，但没有反复尿路感染发作。

（2）查体：查体与临床表现不一定相符。直肠指检前列腺稍饱满，质较软，有轻度压痛。临床上具有慢性前列腺炎的症状，尤其是盆腔、会阴部疼痛明显，而前列腺液检查正常，培养无细菌生长，称为前列腺痛。

3. 治疗　致病原为衣原体、支原体则可用米诺环素、多西环素及碱性药物。其他可用红霉素、甲硝唑等。α 受体拮抗药可以解痉、改善症状，某些植物制剂对改善症状也有一定的疗效。热水坐浴、前列腺按摩也有良好疗效。生物反馈、针灸等也有一定效果。

> **ℹ 提示**
>
> 急性前列腺炎严禁前列腺按摩，慢性前列腺炎可行前列腺按摩。

五、急性附睾炎

1. 病因　常由泌尿系感染和前列腺炎、精囊炎、性传播疾病扩散所致。感染多从输精管逆行传播，血行感染少见。致病菌多为大肠埃希菌，也有淋球菌、衣原体、病毒等。

2. 临床表现

（1）多见于中青年。发病突然，全身症状明显，可有畏寒、高热。

（2）病侧阴囊明显肿胀、阴囊皮肤发红、发热、疼痛,并沿精索、下腹部以及会阴部放射。附睾睾丸及精索均有增大或增粗,肿大以附睾头、尾部为甚。有时附睾、睾丸界限不清,下坠时疼痛加重。

（3）可伴有膀胱刺激症状。

（4）血白细胞及中性粒细胞升高。

3. 诊断　根据典型临床表现,易于诊断,体检易发现局限性附睾触痛。应注意与附睾结核、睾丸扭转相鉴别。

4. 治疗　卧床休息,并将阴囊托起,止痛、热敷。可用 5% 利多卡因做精索封闭。选用广谱抗生素治疗。病情较重者,宜尽早静脉用药。脓肿形成则切开引流。

六、慢性附睾炎

1. 病因　多由急性附睾炎治疗不彻底而形成。部分患者无急性炎症过程,可伴有慢性前列腺炎。

2. 临床表现和诊断　阴囊长期有轻度不适,或坠胀痛,休息后好转。附睾局限性增厚及肿大,与睾丸的界限清楚,精索、输精管可增粗,前列腺质地偏硬。需与结核性附睾炎鉴别。

3. 治疗　抗感染治疗,托起阴囊,局部热敷、热水坐浴、理疗等。重视前列腺炎的综合治疗。如局部疼痛剧烈,反复发作,影响生活和工作,可考虑做附睾切除。

◦ 经 典 试 题 ◦

（执）1. 女,40 岁。尿频、尿急、尿痛 2 天,有畏寒、高热伴腰痛。查体:左侧肾区有压痛和叩击痛,尿 WBC 40~50 个 /HP,白细胞管型 5 个 /LP。血 WBC 15.4×10^9/L,N 0.87。最可能的诊断是

  A. 急性膀胱炎   B. 尿路结石

  C. 急性肾盂肾炎   D. 急性肾小球肾炎

  E. 肾细胞癌

（研）（2~3 题共用题干）

  女,25 岁。尿频、尿急、尿痛伴腰痛 3 天,既往身体健康。查体:T 36.8℃,心肺无异常,腹软,肝脾肋下未触及,肾区无叩击痛。化验:尿蛋白 ±,亚硝酸盐试验阳性,尿沉渣试验:白细胞 20~30 个 /HP,红细胞 5~10 个 /HP。

  2. 最可能的诊断为

  A. 急性膀胱炎   B. 急性肾盂肾炎

  C. 慢性肾盂肾炎   D. 尿道综合征

  3. 下列尿检查的结果支持诊断的是

  A. 可见白细胞管型   B. NAG 升高

　　　　C. 清洁中段尿培养有大肠埃希菌　　　　D. 尿比重和渗透压降低

【答案与解析】

　　1. C。解析：患者为中年女性，主要表现为膀胱刺激症状，伴畏寒、高热等全身症状，查体见左侧肾区有压痛和叩击痛，尿液检查示脓尿、白细胞管型，血常规示白细胞升高，以中性粒细胞升高为主，考虑最可能为急性肾盂肾炎。尿路结石主要表现为疼痛和血尿。急性肾小球肾炎特点为血尿、蛋白尿、水肿和高血压。故选 C。

　　2. A。解析：患者为青年女性，急性起病，主要表现为膀胱刺激症状、腰痛，亚硝酸盐试验阳性，尿沉渣示脓尿和血尿，考虑为尿路感染；查体体温正常、肾区无叩击痛，可排除急性肾盂肾炎，考虑为急性膀胱炎。尿道综合征也有尿路刺激征，但无真性菌尿，多与心理因素有关。慢性肾盂肾炎病史较长，一般超过半年。故选 A。

　　3. C。解析：尿路感染最常见的致病菌为革兰氏阴性杆菌，以大肠埃希菌最为常见。尿液细菌培养时采用清洁中段尿，若细菌定量培养阳性，即可确诊尿路感染。故选 C。

温故知新

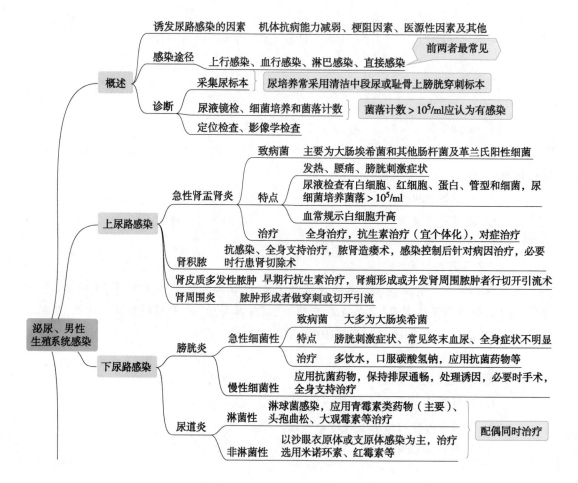

生殖系统感染
├─ 前列腺炎
│   ├─ 急性细菌性
│   │   ├─ 特点
│   │   │   ├─ 尿频、尿急、排尿痛、梗阻症状、全身症状
│   │   │   └─ 前列腺肿胀、压痛、温度升高，表面光滑，形成脓肿时有饱满或波动感
│   │   └─ 治疗　休息、止痛、解痉、退热等，应用抗菌药物，形成脓肿时经会阴切开引流
│   ├─ 慢性细菌性
│   │   ├─ 特点　膀胱刺激症状、尿道口"滴白"、疼痛、性功能减退、精神神经症状等
│   │   ├─ 诊断依据　反复的尿路感染发作，前列腺按摩液中持续有致病菌存在
│   │   ├─ 前列腺液检查　白细胞 >10个/HP，卵磷脂小体减少
│   │   └─ 治疗　抗菌药物首选红霉素、多西环素等，热水坐浴及理疗、前列腺按摩等综合治疗
│   └─ 慢性非细菌性　可能由沙眼衣原体、支原体、滴虫、真菌、病毒等所致，没有反复尿路感染发作
└─ 附睾炎　慢性附睾炎多由急性附睾炎治疗不彻底而形成

第四十九章

泌尿、男性生殖系统结核

一、概述

1. 泌尿、男性生殖系统结核是全身结核病的一部分,其中最主要的是肾结核。肾结核绝大多数起源于肺结核,少数继发于骨关节结核或消化道结核。

2. 结核分枝杆菌自原发感染灶经血行播散引起肾结核,如未及时治疗,结核分枝杆菌随尿流下行可播散到输尿管、膀胱、尿道致病。结核分枝杆菌还可以通过前列腺导管、射精管进入男性生殖系统,引起前列腺、精囊、输精管、附睾和睾丸结核,男性生殖系统结核也可以经血行直接播散引起。

3. 泌尿、男性生殖系统结核病常在肺结核发生或愈合后 3~10 年或更长时间才出现症状。也常常在一些消耗性疾病、创伤、皮质激素使用、免疫抑制性疾病、糖尿病、艾滋病患者中出现。

二、泌尿系统结核

1. 病理

(1)病理肾结核:结核分枝杆菌经血行播散进入双侧肾皮质层的肾小球周围毛细血管丛,形成多发性微小结核病灶。如患者免疫状况良好,这种早期微小结核病灶可自行愈合,常不出现症状,称为病理肾结核。但可以从尿中查到结核分枝杆菌。

(2)临床肾结核:病理肾结核如未能自愈,结核分枝杆菌经肾小球滤过到肾小管,在肾髓质肾小管祥处(血流缓慢、血液循环差)停留,易发展为髓质结核,病变继续发展,穿破肾乳头到肾盏、肾盂,形成结核性肾盂肾炎,出现临床症状及影像学改变,称为临床肾结核。绝大多数为单侧病变。

(3)肾结核的病理变化:早期病变主要是肾皮质内多发性结核结节,随病变发展,病灶浸润逐渐扩大,结核结节彼此融合,形成干酪样脓肿,从肾乳头处破入肾盏肾盂形成空洞性溃疡,逐渐扩大蔓延累及全肾。肾盏颈或肾盂出口因纤维化发生狭窄,可形成局限的闭合脓肿或结核性脓肾。结核钙化常见,可散在,也可为弥漫的全肾钙化。

(4)肾自截:少数患者全肾广泛钙化时,其内混有干酪样物质,肾功能完全丧失,输尿管常完全闭塞,含有结核分枝杆菌的尿液不能流入膀胱,膀胱继发性结核病变逐渐好转和愈合,膀胱刺激症状也逐渐缓解甚至消失,尿液检查趋于正常,这种情况称为"肾自截"。但患肾病灶内仍存有结核分枝杆菌。

（5）**挛缩膀胱**：膀胱结核结节、溃疡深达肌层，病变愈合使膀胱壁广泛纤维化和瘢痕收缩，膀胱失去伸张能力，膀胱容量显著缩小（不足 50ml），称为挛缩膀胱。膀胱结核病变或挛缩膀胱使健侧输尿管口狭窄或关闭不全，膀胱内压升高，导致肾盂尿液梗阻或膀胱内尿液反流，引起对侧肾积水。挛缩膀胱和对侧肾积水都是肾结核常见的晚期并发症。

（6）**尿道狭窄**：尿道结核性溃疡、纤维化导致尿道狭窄，引起排尿困难，加剧肾功能损害。

2. 临床表现

（1）**肾结核**：常发生于 20~40 岁的青壮年，男多于女。约 90% 为单侧性。①尿频（往往最早出现）、尿急、尿痛是常见的典型症状之一。②血尿是重要症状，常为终末血尿，主因是结核性膀胱炎及溃疡。③脓尿常见。④腰痛和肿块。发生结核性脓肾或继发肾周感染，或输尿管被血块、干酪样物质堵塞时可有腰部钝痛或绞痛。较大肾积脓或对侧巨大肾积水时可触及腰部肿块。

（2）**男性生殖系统结核**：男性肾结核 50%~70% 合并生殖系统结核。表现最明显的是附睾结核，附睾可触及不规则硬块。输精管结核病变时，变得粗硬并呈"串珠"样改变。

（3）**全身症状**：肾结核全身症状常不明显。晚期肾结核或合并其他器官活动结核时，可以有发热、盗汗、消瘦、贫血、虚弱、食欲缺乏等典型结核症状。严重双肾结核或肾结核对侧肾积水时，可出现贫血、水肿、恶心、呕吐、少尿等慢性肾功能不全的症状，甚至突发无尿。

3. 诊断　凡是无明显原因的慢性膀胱炎，症状持续存在并逐渐加重，伴有终末血尿，尤其青壮年男性有慢性膀胱炎症状，尿培养无细菌生长，经抗菌药物治疗无明显疗效，附睾有硬结或伴阴囊慢性窦道者，应考虑有肾结核的可能。

（1）**尿液检查**：①尿沉淀涂片抗酸染色 50%~70% 的病例可找到抗酸杆菌。找到抗酸杆菌不应作为诊断的唯一依据，因包皮垢杆菌、枯草杆菌也是抗酸杆菌。②尿液结核分枝杆菌培养需时较长（4~8 周），阳性率可达 90%，对诊断有决定性意义。

（2）**尿路 X 线平片（KUB）**：可见到病肾局灶或斑点状钙化影或全肾广泛钙化。

（3）**静脉尿路造影**：可了解分侧肾功能、病变程度和范围，对肾结核治疗方案的选择必不可少。常显示一侧肾功能正常，另一侧"无功能"未显影。

（4）**超声**：简单易行，对中晚期病例可初步确定病变部位，较易发现对侧肾积水及膀胱有无挛缩。

（5）**CT 和 MRI**：在静脉尿路造影显影不良时，CT 和 MRI 有助于确定诊断。

（6）**膀胱镜检查**：病变以膀胱三角区和病侧输尿管口周围最明显。必要时可取活组织行病理检查。

4. 治疗　肾结核的治疗应根据患者全身和病肾情况，选择药物治疗或手术治疗。药物治疗原则为早期、适量、联合、规律、全程。凡药物治疗 6~9 个月无效，肾结核破坏严重者，应在药物治疗的配合下行手术治疗。

（1）抗结核药物：首选吡嗪酰胺、异烟肼、利福平和链霉素等杀菌药物。多采用三联治疗方案，如吡嗪酰胺＋异烟肼＋利福平，早期病例至少需用药 6~9 个月。

（2）肾切除术（表 4-49-1）：肾切除术前抗结核治疗不应少于 2 周。

表 4-49-1　肾切除术

病　　情	治　　疗
一侧严重肾结核、对侧正常	患肾切除
一侧呈"无功能"状态、另一侧轻	先药物治疗、再择期切除严重的患肾
一侧呈"无功能"状态、另一侧肾积水	先引流肾积水、待肾功能好转后再切除严重的患肾

（3）保留肾组织的肾结核手术：如肾部分切除术，适用于病灶局限于肾的一极；结核病灶清除术，适用于局限于肾实质表面闭合性的结核性脓肿，与肾集合系统不相通者。上述结核病变经抗结核药物治疗 3~6 个月无好转，可考虑做此类手术。

（4）解除输尿管狭窄的手术：输尿管结核致使管腔狭窄引起肾积水，如肾结核病变轻，功能良好，狭窄较局限，狭窄位于中上段者，可以切除狭窄段，行输尿管端端吻合术。

（5）挛缩膀胱的手术治疗：肾结核并发挛缩膀胱，在患肾切除及抗结核治疗 3~6 个月，待膀胱结核完全愈合后，对侧肾正常、无结核性尿道狭窄的患者，可行肠膀胱扩大术。

三、男性生殖系统结核

1. 临床表现　结核性附睾炎可以是泌尿生殖系结核的首发和唯一症状。前列腺、精囊结核的临床症状多不明显。附睾结核一般发病缓慢，表现为阴囊部肿胀不适或下坠感，附睾尾或整个附睾呈硬结状，疼痛不明显。可形成寒性脓肿，脓肿破溃后可形成窦道。双侧病变则失去生育能力。

2. 治疗　前列腺、精囊结核一般用抗结核药物治疗，不需要用手术方法，但应清除泌尿系统可能存在的其他结核病灶，如肾结核、附睾结核等。早期附睾结核应用抗结核药物治疗，多可治愈；如果病变较重，疗效不好等应在药物治疗配合下做附睾及睾丸切除术。

───○ 经 典 试 题 ○───

（执）要了解肾结核患者肾功能、病变程度与范围，首选的检查方法是

    A. CT 平扫　　　　　　　　　　B. 静脉尿路造影

    C. MRI　　　　　　　　　　　　D. 逆行肾盂造影

    E. 超声

【答案】

B

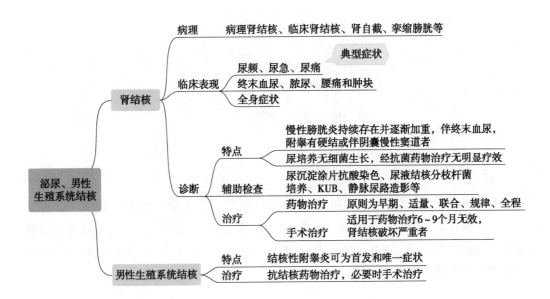

第五十章

尿 路 梗 阻

第一节 概　述

一、病因

常见的尿路梗阻原因（图4-50-1）：①尿路结石。②泌尿生殖系统肿瘤。③前列腺增生症。④先天发育异常（如肾盂输尿管连接部狭窄,输尿管异位开口、输尿管口囊肿）。⑤邻近器官病变的压迫或侵犯。⑥创伤或炎症引起的瘢痕狭窄。⑦中枢或周围神经受到损害。⑧结核。⑨医源性输尿管梗阻。

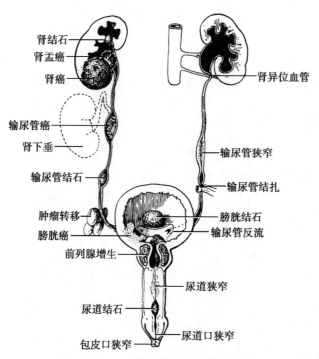

图4-50-1　泌尿系统梗阻的常见原因

二、病理生理

尿路梗阻后,由于梗阻的部位及程度不同,尿路各器官的病理改变亦各有异,但基本病理改变是梗阻部位以上压力增高,尿路扩张积水,长时间梗阻将导致肾积水和肾功能损害。尿路梗阻后常见的并发症是结石和感染。梗阻造成尿流停滞与感染,又可促进结石形成。

第二节　肾　积　水

一、临床表现

1. 上尿路急性梗阻　常常出现肾绞痛、恶心、呕吐、血尿及肾区压痛等。

2. 上尿路慢性梗阻　发展常较缓慢,症状不明显或仅有腰部隐痛不适,当发展成巨大肾积水时,腹部可出现肿块。

3. 下尿路梗阻　主要表现为排尿困难和膀胱排空障碍,甚至出现尿潴留,而引起肾积水出现的症状常较晚,临床多表现为肾功能损害。

二、诊断

肾积水的诊断应包括积水程度、梗阻部位、积水的病因、有无感染及肾功能损害情况。常用的诊断方法见表4-50-1。

表 4-50-1　常用的诊断方法

方　　法	临 床 应 用
超声检查	为首选方法。可确定肾积水的程度和肾皮质萎缩情况,还可以鉴别增大的肾是实性肿块还是肾积水
X线检查	对肾积水的诊断有重要价值。尿路X线平片可见到尿路结石影及积水增大的肾轮廓,静脉尿路造影、逆行肾盂造影也可应用
磁共振水成像	可清晰显示肾积水、输尿管积水;不能显示结石、无法判断肾功能情况
CT平扫	可显示结石及肾的形态。增强CT可显示肾积水程度和肾实质萎缩情况,有助于判断肾功能
内镜检查	输尿管镜及膀胱镜可用于部分尿路梗阻患者的检查、对腔内病变引起的梗阻如结石、肿瘤、狭窄等可明确诊断,而且能同时治疗
放射性核素肾显像	可以了解肾实质损害程度及分侧肾功能等
肾图检查	尤其是利尿肾图,对判定上尿路有无机械性梗阻及梗阻的程度有一定帮助

三、治疗

肾积水是尿路梗阻所致,梗阻时间长短对肾功能的影响起到关键性的作用,应尽快解除梗阻,治疗方法取决于梗阻病因,如为先天性肾盂输尿管狭窄应行离断成形术,尿路结石应行体外碎石或者内镜下的碎石取石术。

第三节　尿潴留

一、病因

1. 机械性梗阻　病变最多见,如前列腺增生症、前列腺肿瘤等。

2. 动力性梗阻　是指膀胱出口、尿道无器质性梗阻病变,尿潴留系排尿动力障碍所致。最常见的原因为中枢和周围神经系统病变,如脊髓或马尾损伤、肿瘤、糖尿病等,造成神经源性膀胱功能障碍引起。直肠或妇科盆腔根治性手术损伤副交感神经丛,痔疮或肛瘘手术以及腰椎麻醉术后可出现排尿困难甚至尿潴留。此外,各种松弛平滑肌的药物如阿托品、山莨菪碱(654-2)等,可导致膀胱逼尿肌收缩无力而引起尿潴留。

二、临床表现

1. 急性尿潴留　发病突然,膀胱内充满尿液不能排出,胀痛难忍,辗转不安。

2. 慢性尿潴留　多表现为排尿不畅、尿频,常有排尿不尽感。

3. 充溢性尿失禁　膀胱过度充盈至达到膀胱容量极限时,使少量尿液从尿道口溢出。

4. 其他　少数患者虽无明显慢性尿潴留症状但已有明显上尿路扩张、肾积水,甚至出现尿毒症症状,如全身衰弱、食欲缺乏、恶心、呕吐、贫血、血清肌酐和尿素氮显著升高等。

三、诊断

根据病史及典型的临床表现,尿潴留可诊断。体检时耻骨上区常可见到半球形膨隆,用手按压有明显尿意,叩诊为浊音。超声检查可明确诊断。

四、鉴别诊断

尿潴留应与无尿鉴别,后者是指肾衰竭或上尿路完全梗阻,膀胱内空虚无尿。

五、治疗

1. 急性尿潴留　治疗原则是解除梗阻,恢复排尿。

(1)导尿术是解除急性尿潴留最简便的方法。

(2)不能插入导尿管时,可采用粗针头耻骨上膀胱穿刺的方法吸出尿液,可暂时缓解患者痛苦。如需持续引流尿液,可在局麻下行耻骨上膀胱穿刺造瘘。

(3)若无膀胱穿刺造瘘器械,可行耻骨上膀胱切开造瘘术。如梗阻病因不能解除,可以永久引流尿液。

2. 慢性尿潴留

(1)如为机械性梗阻病变引起,有上尿路扩张肾积水、肾功能损害者,应先行膀胱尿液引流,待肾积水缓解、肾功能改善,经检查病因明确后,针对病因择期手术或采取其他方法治疗,解除梗阻。

（2）如为动力性梗阻引起,多数患者需间歇清洁自我导尿;自我导尿困难或上尿路积水严重者,可做耻骨上膀胱造瘘术或其他尿流改道术。

第四节　良性前列腺增生

一、病因

1. 目前一致公认老龄和有功能的睾丸是良性前列腺增生（BPH）发病的两个重要因素,二者缺一不可。BPH 的发病率随年龄的增大而增加。

2. 男性在 45 岁以后前列腺可有不同程度的增生,多在 50 岁以后出现临床症状。前列腺的正常发育有赖于雄激素。受性激素的调控,前列腺间质细胞和腺上皮细胞相互影响,各种生长因子的作用,随着年龄增大体内性激素平衡失调以及雌、雄激素的协同效应等,可能是前列腺增生的重要病因。

二、病理

前列腺腺体增生开始于围绕尿道的腺体,这部分腺体称为移行带。前列腺其余腺体由中央带和外周带组成（图 4-50-2）。外周带是前列腺癌最常发生的部位。

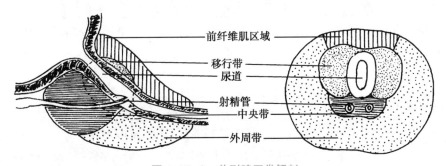

图 4-50-2　前列腺正常解剖

三、临床表现

1. 症状　与前列腺体积大小之间并不一致,而取决于引起梗阻的程度、病变发展速度以及是否合并感染等,症状可时轻时重。

（1）尿频:是最常见的早期症状,夜间更为明显。梗阻可诱发逼尿肌功能改变,膀胱顺应性降低或逼尿肌不稳定,尿频更为明显,并出现急迫性尿失禁等症状。

（2）排尿困难:是前列腺增生最重要的症状,病情发展缓慢。

1）典型表现是<u>排尿迟缓、断续、尿流细而无力、射程短、终末滴沥、排尿时间延长</u>。

2）当梗阻加重达一定程度时，残余尿逐渐增加，继而发生慢性尿潴留及充溢性尿失禁。

2. 诱发因素 前列腺增生的任何阶段中，可因<u>气候变化、劳累、饮酒、便秘、久坐等</u>因素，使前列腺突然充血、水肿导致急性尿潴留，患者不能排尿，膀胱胀满，下腹疼痛难忍，常需急诊导尿处理。

3. 其他

（1）前列腺增生合并感染或结石时，可出现明显尿频、尿急、尿痛症状。增生腺体表面黏膜较大的血管破裂时，亦可发生无痛性肉眼血尿。

（2）梗阻引起严重肾积水、肾功能损害时，可出现慢性肾功能不全，如食欲缺乏、恶心、呕吐、贫血、乏力等症状。

（3）长期排尿困难导致腹压增高，还可引起腹股沟疝、内痔与脱肛等。

> ⓘ 提示
>
> 良性前列腺增生，也称前列腺增生症，是引起男性老年人排尿障碍原因中最常见的一种良性疾病。

四、诊断

1. 诊断 <u>>50 岁男性出现尿频、排尿不畅等临床表现，须考虑有前列腺增生症的可能</u>。

2. 辅助检查（表 4-50-2） 国际前列腺症状评分（IPSS）是量化 BPH 下尿路症状的方法，是目前国际公认的判断 BPH 患者症状严重程度的最佳手段。

表 4-50-2 辅助检查

辅助检查	临 床 意 义
<u>直肠指检</u>	是重要的检查方法，前列腺增生症患者均需做此项检查
<u>超声</u>	可显示前列腺体积大小，增生腺体是否突入膀胱，了解有无膀胱结石以及上尿路继发积水等病变。嘱患者排尿后检查，还可以测定膀胱残余尿量
尿流率检查	一般认为排尿量在 150~400ml 时，<u>如最大尿流率 <15ml/s 表明排尿不畅；如 <10ml/s 则表明梗阻较严重</u>。如需进一步了解逼尿肌功能，明确排尿困难是否由于膀胱神经源性病变所致，应行尿流动力学检查
血清前列腺特异性抗原（PSA）测定	有助于排除前列腺癌
IVU、CT、MRI 和膀胱镜检查等	可以除外合并有泌尿系统结石、肿瘤等病变
放射性核素肾图	有助于了解上尿路有无梗阻及肾功能损害

五、治疗

1. 观察等待　若症状较轻,不影响生活与睡眠,一般无需治疗可观察等待。但需密切随访,一旦症状加重,应开始治疗。

2. 药物治疗　常用 α 受体拮抗药、5α 还原酶抑制剂和植物类药等。

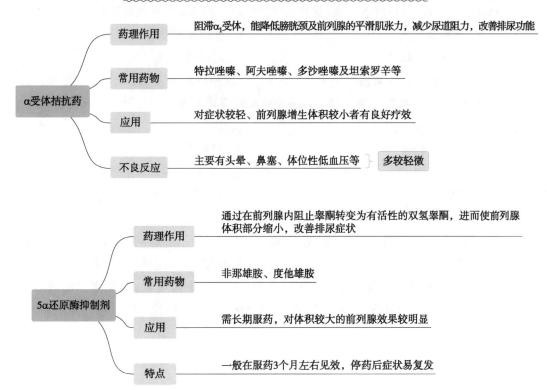

| α受体拮抗药 | 药理作用 | 阻滞α₁受体,能降低膀胱颈及前列腺的平滑肌张力,减少尿道阻力,改善排尿功能 |

α受体拮抗药
- 药理作用　阻滞α_1受体,能降低膀胱颈及前列腺的平滑肌张力,减少尿道阻力,改善排尿功能
- 常用药物　特拉唑嗪、阿夫唑嗪、多沙唑嗪及坦索罗辛等
- 应用　对症状较轻、前列腺增生体积较小者有良好疗效
- 不良反应　主要有头晕、鼻塞、体位性低血压等〉多较轻微

5α还原酶抑制剂
- 药理作用　通过在前列腺内阻止睾酮转变为有活性的双氢睾酮,进而使前列腺体积部分缩小,改善排尿症状
- 常用药物　非那雄胺、度他雄胺
- 应用　需长期服药,对体积较大的前列腺效果较明显
- 特点　一般在服药3个月左右见效,停药后症状易复发

3. 手术治疗　对症状严重、存在明显梗阻或有并发症者应选择手术治疗。

（1）经尿道前列腺切除术（TURP）:适用于大多数良性前列腺增生患者,是目前最常用的手术方式。

（2）开放手术:仅用于巨大前列腺、合并巨大膀胱结石,多采用耻骨上经膀胱或耻骨后前列腺切除术。

（3）导管或膀胱造瘘:如有尿路感染、残余尿量较多、肾积水、肾功能不全时,应先留置导尿管或膀胱造瘘引流尿液,并给予抗感染治疗,待上述情况明显改善后再择期手术。

4. 其他疗法　经尿道球囊扩张术、前列腺尿道支架以及经直肠高强度聚焦超声等对缓解前列腺增生引起的梗阻症状均有一定疗效,适用于不能耐受手术的患者。

经典试题

（研）1. 男，82岁。前天饮酒后出现腹部胀痛，小便频，量少，逐渐加重。平时大便干燥，2~3天1次。查体：腹部膨隆，下腹为著，全腹压痛，下腹更重，肌紧张不明显，肠鸣音活跃。经肥皂水灌肠后，排出较多粪块，腹痛无明显缓解。此患者最可能的诊断是

  A. 急性膀胱炎   B. 急性尿潴留

  C. 乙状结肠扭转   D. 习惯性便秘

（执）2. 男，59岁。排尿困难2年。2年来排尿困难逐渐加重，表现为尿线变细，尿滴沥。夜尿3~4次，无尿痛及肉眼血尿。直肠指检及超声诊断为前列腺增生。确定排尿梗阻程度的有效检查方法是

  A. 尿流率检查   B. 膀胱镜

  C. 残余尿测定   D. CT

  E. MRI

【答案与解析】

1. B。解析：良性前列腺增生，常见于老年男性，饮酒是诱发本病患者急性尿潴留的常见原因，尿频是本病最常见的早期症状，随病情发展尿频逐渐加重。本例为82岁男性，主要表现为尿频，查体见腹部膨隆，下腹为著，全腹压痛，下腹更重；经肥皂水灌肠后，腹痛无明显缓解，说明症状不是消化道引起的，最可能为良性前列腺增生、急性尿潴留。故选B。

2. A

温故知新

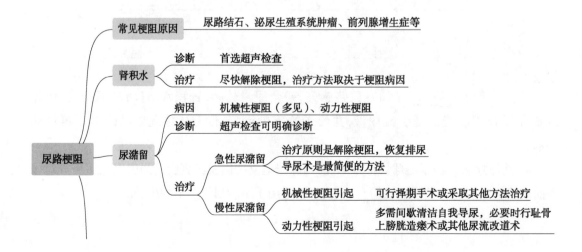

	病因	老龄和有功能的睾丸
	临床表现	尿频（最常见）、排尿困难（最重要）、膀胱刺激症状（合并感染或结石时），无痛性肉眼血尿，慢性肾功能不全等
良性前列腺增生	诊断	＞50岁男性出现尿频、排尿不畅等，结合直肠指检、超声、尿流率检查等
		观察等待 适用于症状较轻，不影响生活与睡眠者
	治疗	药物治疗 α受体拮抗药、5α还原酶抑制剂和植物类药等
		手术治疗 经尿道前列腺切除术最常用
		其他 经尿道球囊扩张术、前列腺尿道支架以及经直肠高强度聚焦超声等

第五十一章

尿 路 结 石

第一节 概　述

一、流行病学

尿路结石又称为尿石症,为最常见的泌尿外科疾病之一。流行病学资料显示,5%~10%的人在其一生中至少发过1次尿路结石。男:女为3:1,上尿路结石男女比例相近,下尿路结石男性明显多于女性。好发年龄在25~40岁。

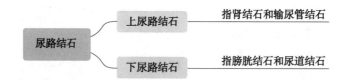

二、结石形成的危险因素

1. 代谢异常

（1）形成尿结石的物质排出增加:尿液中钙、草酸、尿酸或胱氨酸排出量增加。

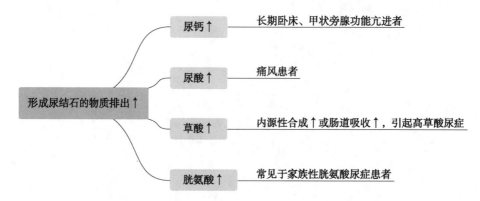

（2）尿 pH 改变:在碱性尿中易形成磷酸镁铵及磷酸盐沉淀;在酸性尿中易形成尿酸和胱氨酸结晶。

（3）尿中抑制晶体形成和聚集的物质减少,如枸橼酸、焦磷酸盐、酸性黏多糖、镁等。

（4）尿量减少,使盐类和有机物质的浓度增高。

2. **局部病因**　尿路梗阻、感染和尿路存在异物均可诱发结石形成。

3. **药物相关因素**

```
                                              这些药物本身就是结石的成分

                          尿液的浓度高而溶解度比较低的药物        如氨苯蝶啶、磺胺类药物等

引起肾结石的药物分类

                          能够诱发结石形成的药物                  如乙酰唑胺、皮质激素等
```

三、成分及特性（表 4-51-1）

表 4-51-1　尿路结石的成分和特性

项目	草酸钙结石	磷酸钙、磷酸镁铵结石	尿酸结石	胱氨酸结石
病因	—	与尿路感染和梗阻有关	与尿酸代谢有关	家族性遗传性疾病所致
临床特点	质硬,不易碎,粗糙,不规则,呈桑葚样,棕褐色	易碎,表面粗糙,不规则,常呈鹿角形,灰白色、黄色或棕色	质硬,光滑,多呈颗粒状,黄色或红棕色	质坚,光滑,呈蜡样,淡黄至黄棕色
尿路X线平片	易显影	可见分层现象	不显影	不显影

> **提示**
>
> 　　尿路结石中草酸钙结石最常见,磷酸盐、尿酸盐、碳酸盐次之,胱氨酸结石罕见。

四、病理生理

1. 输尿管有三个生理狭窄处,即肾盂输尿管连接处、输尿管跨过髂血管处及输尿管膀胱壁段(图 4-51-1)。结石常停留或嵌顿于三个生理狭窄处,并以输尿管下 1/3 处最多见。

2. 尿路结石可引起尿路直接损伤、梗阻、感染或恶性变,所有这些病理生理改变与结石部位、大小、数目、继发炎症和梗阻程度等有关。

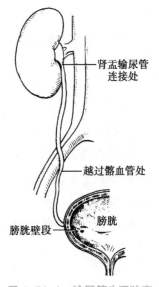

图 4-51-1　输尿管生理狭窄

肾结石常先发生在肾盏,增大后向肾盂延伸。结石在肾盏内慢慢长大,充满肾盂及部分或全部肾盏,形成鹿角形结石。结石可合并感染,亦可无任何症状,少数继发恶性变。

第二节 上尿路结石

一、临床表现

1. 疼痛

(1)肾结石可引起肾区疼痛伴肋脊角叩击痛。肾盂内大结石及肾盏结石可无明显临床症状,或活动后出现上腹或腰部钝痛。

(2)输尿管结石可引起肾绞痛或输尿管绞痛,典型表现为疼痛剧烈难忍,阵发性发作,位于腰部或上腹部,并沿输尿管行径放射至同侧腹股沟,还可放射到同侧睾丸或阴唇。结石处于输尿管膀胱壁段,可伴有膀胱刺激症状及尿道和阴茎头部放射痛。肾绞痛常见于结石活动并引起输尿管梗阻的情况。

2. 血尿 通常为镜下血尿,少数患者可见肉眼血尿。有时活动后出现镜下血尿是上尿路结石的唯一临床表现。如果结石引起尿路完全性梗阻或固定不动(如肾盏小结石),则可能没有血尿。

3. 恶心、呕吐 常见于输尿管结石引起的尿路梗阻时,由于输尿管与肠有共同的神经支配而导致恶心、呕吐,常与肾绞痛伴发。

4. 膀胱刺激症状 结石伴感染或输尿管膀胱壁段结石时可见。

> **提示**
>
> 上尿路结石的主要症状是疼痛和血尿,其程度与结石部位、大小、活动与否及有无损伤、感染、梗阻等有关。

二、并发症及表现

1. 结石并发急性肾盂肾炎或肾积脓时,可有畏寒、发热、寒战等全身症状。

2. 结石所致肾积水,可在上腹部扪及增大的肾。

3. 双侧上尿路结石引起双侧尿路完全性梗阻或孤立肾上尿路完全性梗阻时,可导致无尿,出现尿毒症。

4. 小儿上尿路结石以尿路感染为重要的表现。

三、诊断

1. 病史和体检 与活动有关的疼痛和血尿,有助于此病的诊断,尤其是典型的肾绞痛。

疼痛发作时常有肾区叩击痛。体检主要是排除其他可引起腹部疼痛的疾病如急性阑尾炎、异位妊娠、卵巢囊肿扭转、急性胆囊炎、胆石症、肾盂肾炎等。

2. 实验室检查

（1）血液分析：应检测血钙、尿酸、肌酐。

（2）尿液分析：常能见到肉眼或镜下血尿，伴感染时有脓尿。尿液分析还可测定尿液pH、钙、磷、尿酸、草酸等；发现晶体尿及行尿胱氨酸检查等。

（3）结石成分分析：是确定结石性质的方法。

（4）影像学检查

1）超声：属于无创检查，为首选影像学检查，能显示结石的高回声及其后方的声影，亦能显示结石梗阻引起的肾积水及肾实质萎缩等，可发现尿路X线平片不能显示的小结石和X线阴性结石。超声适合于所有患者包括孕妇、儿童、肾功能不全和对造影剂过敏者。

2）尿路X线平片：能发现90%以上的X线阳性结石。

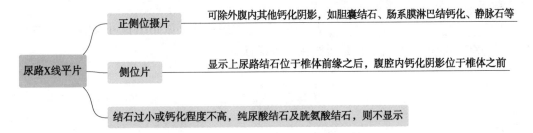

3）静脉尿路造影：可以评价结石所致的肾结构和功能改变，有无引起结石的尿路异常如先天性畸形等。

4）逆行或经皮肾穿刺造影：往往在其他方法不能确定结石的部位或结石以下尿路系统病情不明需要鉴别诊断时采用。

5）平扫CT：能发现以上检查不能显示的或较小的输尿管中、下段结石。有助于鉴别不透光的结石、肿瘤、血凝块等，以及了解有无肾畸形。

6）MRU：能够了解结石梗阻后肾输尿管积水的情况。对不适合做静脉尿路造影的患者（如造影剂过敏、严重肾功能损害、儿童和孕妇等）可考虑采用。

7）放射性核素肾显像：主要用于确定分侧肾功能，评价治疗前、后的肾功能情况。

8）内镜检查：通常在尿路X线平片未显示结石、静脉尿路造影有充盈缺损而不能确诊时，借助于内镜可以明确诊断和进行治疗。

四、治疗

1. 病因治疗　如甲状旁腺功能亢进（主要是甲状旁腺瘤），只有切除腺瘤才能防止尿路结石复发；尿路梗阻者，只有解除梗阻，才能避免结石复发。

2. 药物治疗

（1）结石 <0.6cm、表面光滑、结石以下尿路无梗阻时可采用药物排石治疗（表 4-51-2）。在药物治疗过程中，还需增加液体摄入量，包括大量饮水，以增加尿量。中药和针灸对结石排出有促进作用。

表 4-51-2　药物排石治疗

名　称	治　疗　措　施
尿酸结石	用枸橼酸氢钾钠、碳酸氢钠碱化尿液，口服别嘌醇及饮食调节等方法治疗
胱氨酸结石	需碱化尿液，使 pH>7.8，摄入大量液体。卡托普利有预防胱氨酸结石形成的作用
感染性结石	需控制感染，口服氯化铵酸化尿液，应用脲酶抑制剂，有控制结石长大作用；限制食物中磷酸的摄入，应用氢氧化铝凝胶限制肠道对磷酸的吸收，有预防作用

（2）肾绞痛需紧急处理，治疗以解痉止痛为主，常用止痛药包括非甾体抗炎药（如双氯芬酸钠、吲哚美辛）及阿片类镇痛药（如哌替啶、曲马多）等，解痉药如 M 型胆碱受体拮抗药、钙通道阻滞药、黄体酮等。

3. 体外冲击波碎石（ESWL）（表 4-51-3）　大多数的上尿路结石可采用此法治疗，碎石效果与结石部位、大小、性质、是否嵌顿等因素有关。

表 4-51-3　体外冲击波碎石

项　目	内　容
适应证	适用于直径≤2cm 的肾结石及输尿管上段结石
禁忌证	结石远端尿路梗阻、妊娠、出血性疾病、严重心脑血管病、主动脉或肾动脉瘤、尚未控制的泌尿系感染等。过于肥胖、肾位置过高、骨关节严重畸形、结石定位不清等，也不适宜采用此法
并发症	碎石后多数患者出现一过性肉眼血尿，一般无需特殊处理。还可见肾周围血肿、尿路感染、"石街"（碎石过多地积聚于输尿管内引起腰痛或不适等）、肾绞痛

4. 经皮肾镜碎石取石术　①适用于所有需手术干预的肾结石，包括完全性和不完全性鹿角结石、≥2cm 的肾结石、有症状的肾盏或憩室内结石、体外冲击波难以粉碎及治疗失败的结石，以及部分 L₄ 以上较大的输尿管上段结石。②凝血机制障碍、过于肥胖穿刺针不能达到肾，或脊柱畸形者不宜采用此法。

5. 输尿管镜碎石取石术　①适用于中、下段输尿管结石，ESWL 失败的输尿管上段结石，X 线阴性的输尿管结石，停留时间长的嵌顿性结石，亦用于 ESWL 治疗所致的"石街"。输尿管严重狭窄或扭曲、合并全身出血性疾病、未控制的尿路感染等不宜采用此法。结石过大或嵌顿紧密，亦使手术困难。②输尿管软镜主要用于肾结石（<2cm）的治疗。

6. 腹腔镜输尿管切开取石　适用于 >2cm 输尿管结石；或经 ESWL、输尿管镜手术治疗失败者。一般不作为首选方案。手术入路有经腹腔和经腹膜后两种,后者只适合于输尿管上段结石。

7. 开放性手术　现在上尿路结石大多数已不再用开放手术。主要术式有:①肾盂切开取石术。②肾实质切开取石术。③肾部分切除术。④肾切除术。⑤输尿管切开取石术。

8. 双侧上尿路结石的手术治疗原则

(1)双侧输尿管结石:应尽可能同时解除梗阻。

(2)一侧肾结石,另一侧输尿管结石:先处理输尿管结石。

(3)双侧肾结石:在尽可能保留肾的前提下,先处理容易取出且安全的一侧。若肾功能极差,梗阻严重,全身情况不良,宜先行经皮肾造瘘。待患者情况改善后再处理结石。

(4)孤立肾上尿路结石或双侧上尿路结石引起急性完全性梗阻无尿:只要患者全身情况许可,应及时施行手术。若病情严重不能耐受手术,亦应试行输尿管插管,通过结石后留置导管引流;不能通过结石时,则改行经皮肾造瘘。所有这些措施目的是引流尿液,改善肾功能。待病情好转后再选择适当的治疗方法。

五、预防

主要通过大量饮水和调节饮食(如推荐吸收性高钙尿症患者摄入低钙饮食)来预防,在进行了完整的代谢检查后可采用特殊性预防,如草酸盐结石患者可口服维生素 B_6,口服氧化镁可增加尿中草酸溶解度。

第三节　下尿路结石

一、概述

原发性膀胱结石多见于男孩,与营养不良、低蛋白饮食有关。继发性膀胱结石常见于良性前列腺增生,膀胱憩室,神经源性膀胱,异物或肾、输尿管结石排入膀胱。

二、临床表现

1. 膀胱结石　典型症状为排尿突然中断,疼痛放射至远端尿道及阴茎头部,伴排尿困难和膀胱刺激症状。小儿常用手搓拉阴茎,跑跳或改变排尿姿势后,能使疼痛缓解,继续排尿。

2. 尿道结石　典型症状为排尿困难,点滴状排尿,伴尿痛,重者可发生急性尿潴留及会阴部剧痛。

3. 其他　除典型症状外,下尿路结石常伴发血尿和感染。憩室内结石可仅表现为尿路感染。

三、诊断

1. 超声检查　能发现膀胱及后尿道强光团及声影，还可同时发现膀胱憩室、良性前列腺增生等。

2. X 线检查　能显示绝大多数结石。怀疑有尿路结石可能时，还需做尿路 X 线平片及排泄性尿路造影。

3. 膀胱尿道镜检查　能直接见到结石，并可发现膀胱及尿道病变。

四、治疗

1. 膀胱结石　采用手术治疗，并应同时治疗病因。膀胱感染严重时，应用抗菌药物；若有排尿困难，则应先留置导尿，以利于引流尿液及控制感染。

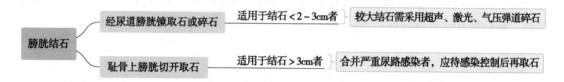

2. 尿道结石　应根据结石的位置选择适当的方法。

◦ 经 典 试 题 ◦

〔执〕1. 活动后左腰部绞痛，伴肉眼血尿、恶心、呕吐。首先考虑的疾病是

    A. 泌尿系结石　　　　　　　　B. 慢性肾炎

    C. 泌尿系肿瘤　　　　　　　　D. 肾脏自发性破裂

    E. 肾结核

〔执〕2. 右肾盂内 1.3cm 单发结石，静脉尿路造影显示右肾轻度积水，肾功能正常，首选的治疗方法是

    A. 体外冲击波碎石　　　　　　B. 经皮肾镜碎石

    C. 经输尿管镜碎石　　　　　　D. 药物治疗

    E. 肾盂切开取石

〔执〕3. 男孩，5 岁。排尿困难，尿流中断，跳动或改变体位姿势后又可排尿。最可能的疾病是

    A. 尿道瓣膜　　　　　　　　　B. 尿道狭窄

    C. 神经源性膀胱　　　　　　　D. 膀胱结石

    E. 前尿道结石

（研）（4~5题共用题干）

  A. 质硬粗糙、不规则、常呈桑葚样, 棕褐色

  B. 易碎粗糙、不规则, 呈灰白色、黄色或棕色

  C. X线不被显示

  D. 光滑、淡黄至黄棕色、蜡样外观

  4. 泌尿系草酸钙结石的特点是

  5. 泌尿系胱氨酸结石的特点是

【答案】

 1. A 2. A 3. D 4. A 5. D

○ 温 故 知 新 ○

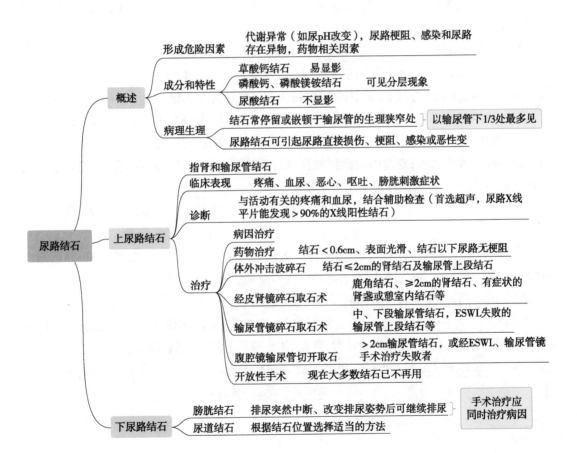

第五十二章

泌尿、男性生殖系统肿瘤

第一节 肾 肿 瘤

一、肾细胞瘤（肾癌）

1. **病因** 其发病与吸烟、肥胖、高血压、饮食、职业接触（如芳香族类化合物等）、遗传因素等有关。

2. **病理**

（1）肾癌常为单发，多为类圆形实性肿瘤，肿瘤大小不等，以 4~8cm 多见，有假包膜，切面以黄色、黄褐色和棕色为主，其中约 20% 病例合并囊性变及钙化。

（2）肾癌起源于肾小管上皮细胞，病理类型包括透明细胞癌、乳头状细胞癌、嫌色细胞癌、未分类肾细胞癌、集合管癌、肾髓质癌和基因相关性肾癌。其中以透明细胞癌多见。肿瘤细胞为圆形或多边形，胞质内含大量糖原、胆固醇脂和磷脂类物质，在切片制作过程中这些物质被溶质溶解，细胞质在镜下呈透明状。

3. **临床表现** 肾癌以 50~70 岁男性多见。早期常无明显临床症状。常见表现如下。

（1）血尿：间歇无痛肉眼血尿为常见症状，表明肿瘤已侵入肾盏、肾盂。

（2）疼痛：常为腰部钝痛或隐痛，多由于肿瘤生长牵张肾包膜或侵犯腰大肌、邻近器官所致。出血形成的血块通过输尿管引起梗阻可发生肾绞痛。

（3）肿块：肿瘤较大时在腹部或腰部可被触及。

（4）副瘤综合征：10%~20% 患者常有发热、高血压、血沉增快等。其他表现有高钙血症、高血糖、红细胞增多症、肝功能异常、贫血、体重减轻、消瘦及恶病质等。

（5）转移性肿瘤症状：约 30% 患者因此而初次就诊。男性患者，如发现同侧阴囊内精索静脉曲张且平卧位不消失，提示肾静脉或下腔静脉内癌栓形成可能。

> **ℹ 提示**
>
> 肉眼血尿、腰痛和腹部肿块被称为肾癌的"三联征"。

4. **诊断** 血尿、肾区疼痛和腹部肿块是肾癌的典型表现，出现任一症状，皆应考虑肾癌可能。

（1）超声：可作为肾癌的常规筛查。

（2）X线

1）尿路X线平片：可见肾外形增大，偶见肿瘤散在钙化。

2）静脉尿路造影：可见肾盏、肾盂因肿瘤挤压或侵犯出现不规则变形、拉长、移位、狭窄或充盈缺损，甚至患肾不显影。

3）肾动脉造影：可显示肿瘤内有病理性新生血管、动－静脉瘘、造影剂池样聚集与包膜血管增多等。

（3）CT：对肾癌的确诊率高，可发现 >0.5cm 的病变，同时显示肿瘤部位、大小、有无累及邻近器官等，是目前诊断肾癌最可靠的影像学方法。肾癌的 CT 表现为肾实质内不均质肿块。

（4）MRI：对肾癌诊断的准确性与 CT 相仿。在显示邻近器官有无受侵犯、肾静脉或下腔静脉内有无癌栓方面 MRI 则优于 CT。

5. 治疗

（1）外科手术

1）主要的手术方式（表 4-52-1）

表 4-52-1 主要的手术方式

项目	根治性肾切除术	保留肾单位手术
适应证	不适合行保留肾单位手术的 T_1 期肾癌，及 T_2~T_4 期肾癌	T_1 期肾癌、肾癌发生于解剖性或功能性的孤立肾，根治性肾切除术将会导致肾功能不全或尿毒症的患者
手术范围	切除病侧肾周筋膜、肾周脂肪、病肾、同侧肾上腺、从膈肌脚到腹主动脉分叉处腹主动脉或下腔静脉旁淋巴结及髂血管分叉处以上输尿管，如合并肾静脉或下腔静脉内癌栓应同时取出	完整切除肿瘤及肿瘤周围肾周脂肪组织

2）除手术治疗外，肾癌可选择以下治疗方式：射频消融、冷冻消融、高能聚焦超声、肾动脉栓塞等。

（2）辅助治疗：①肾癌对放疗和化疗均不敏感，以中高剂量的干扰素或 / 和白介素为代表的免疫治疗是重要辅助治疗方式，但疗效欠佳。②肾癌的靶向药物治疗包括舒尼替尼等酪氨酸激酶抑制剂（TKI）和替西罗莫司等 mTOR 抑制剂两大类，可显著提高晚期患者的客观反应率及总体生存期。

二、肾母细胞瘤（肾胚胎瘤或 Wilms 瘤）

1. 病理　肾母细胞瘤是儿童最常见的肾脏恶性肿瘤。

（1）肾母细胞瘤压迫周围正常肾实质形成假包膜，其切面均匀呈灰白色，常有出血与梗死，间有囊腔形成。

（2）肾母细胞瘤是从胚胎性肾组织发生，典型的组织学特征为由胚芽、上皮和间质三种成分组成的恶性混合瘤。

（3）在分子病理上,肾母细胞瘤主要有 *WT1* 基因突变、*WTX* 基因缺失以及染色体 11p15 位点基因变异等。

2. 扩散和转移 晚期肿瘤突破肾包膜后,可广泛侵犯周围组织和器官。转移途径同肾癌,经淋巴转移至肾蒂及主动脉旁淋巴结,经血行转移可播散至全身多个部位,以肺最常见,其次为肝、脑等。

3. 临床表现 80% 以上在 5 岁以前发病。男女比例相当,双侧约占 5%。

（1）腹部肿块:无症状的腹部肿块是最常见、最重要的症状,见于 90% 以上患儿。肿块常位于上腹一侧季肋区,表面光滑,中等硬度,无压痛,有一定活动度。少数肿瘤巨大,超越腹中线则较为固定。

（2）常见症状:血尿(约 20%)、高血压(约 25%),其他常见症状有发热、厌食、体重减轻等。晚期可出现恶心、呕吐、贫血等症状。此外,少数患儿伴虹膜缺失、泌尿生殖系统异常和偏侧肥大等。

4. 诊断 发现小儿上腹部肿块,即应考虑肾母细胞瘤的可能。

（1）超声有助于确定实性占位的性质。

（2）CT 和 MRI 可显示肿瘤范围及邻近淋巴结、器官、肾静脉和下腔静脉有无受累及。胸部 X 线片及 CT 可了解有无肺转移。

ⓘ 提示

　影像学检查对肾母细胞瘤的诊断有决定性意义。

---

5. 鉴别诊断

（1）巨大肾积水:柔软、囊性感,超声检查易与肿瘤鉴别。

（2）神经母细胞瘤:可以直接广泛侵入肾脏,此瘤一般表面有结节,比较靠近腹中线,儿茶酚胺代谢产物的测定可助于确定诊断。

6. 治疗 采用手术联合化疗和放疗的综合治疗可显著提高术后生存率。

（1）经腹根治性肾切除应作为大多数患者的初始治疗。

（2）对于拟行保留肾单位手术、无法一期切除以及癌栓达肝静脉以上的患者,推荐术前行新辅助化疗。首选化疗药物为放线菌素 D、长春新碱。术后根据病理分型和分期辅以放疗和化疗等。

（3）术前放疗适用于曾用化疗而肿瘤缩小不明显的巨大肾母细胞瘤。术后放疗应不晚于 10 天,否则局部肿瘤复发机会增多。

三、肾血管平滑肌脂肪瘤

1. 概述 肾血管平滑肌脂肪瘤又称肾错构瘤,是一种由血管、平滑肌和脂肪组织组成的肾脏良性肿瘤,以 30~60 岁中年女性多见。

2. 病理 肾血管平滑肌脂肪瘤在肾皮质和髓质内均可发生。肿瘤出血的病理基础是因为肿瘤富含血管,且血管壁厚薄不一缺乏弹性,血管迂曲形成动脉瘤样改变,在外力作用下容易破裂。

3. 临床表现

(1)泌尿系统表现:肿瘤较小可无任何症状。如肿瘤内部出血可突发局部疼痛;如大体积的肿瘤突发破裂出血,可出现急性腰腹痛、低血容量性休克、血尿、腹部肿块等表现。

(2)肾外表现:伴发结节硬化症者可伴有面部蝶形分布的皮脂腺腺瘤、癫痫、智力减退等。

4. 诊断 一般可以通过超声、CT 或 MRI 明确诊断,主要需要与肾恶性肿瘤相鉴别。

5. 治疗

(1)观察等待:对于 <4cm 的肿瘤建议密切观察,每 6~12 个月监测肿瘤变化。

(2)手术治疗:肿瘤 >4cm,发生破裂出血的风险上升,可考虑行保留肾单位手术。

(3)介入治疗:肾错构瘤破裂出血,常可保守治疗。对于破裂大出血、合并结节性硬化症、双侧病变、肾功能不全患者可行选择性肾动脉栓塞。

第二节 尿路上皮肿瘤

一、膀胱肿瘤

1. 概述 膀胱肿瘤是泌尿系统最常见的肿瘤,绝大多数来自上皮组织,其中 90% 以上为尿路上皮癌。

2. 病因 危险因素包括:①吸烟(是最重要的致癌因素)。②长期接触工业化学产品。③膀胱慢性感染与异物长期刺激。④其他,长期大量服用含非那西丁的镇痛药、食物中或由肠道菌作用产生的亚硝酸盐以及盆腔放射治疗等,均可成为膀胱癌的病因。

3. 病理

(1)组织学分级:WHO 2004 分级法将膀胱肿瘤分为乳头状瘤、低度恶性潜能的乳头状尿路上皮肿瘤、低级别乳头状尿路上皮癌和高级别乳头状尿路上皮癌。

(2)生长方式:分为原位癌、乳头状癌及浸润性癌。原位癌局限在黏膜内,无乳头亦无浸润基底膜现象,但与肌层浸润性直接相关。尿路上皮癌多为乳头状,高级别者常有浸润。

(3)浸润深度:目前采用 2009 TNM 分期标准(表 4-52-2)。临床上将 Tis、T_a 和 T_1 期肿瘤称为非肌层浸润性膀胱癌。T_2 及以上则称为肌层浸润性膀胱癌。原位癌属于非肌层浸润性膀胱癌,但一般分化不良,高度恶性,易向肌层浸润性进展(图 4-52-1)。

(4)复发与进展:膀胱癌易复发,非肌层浸润性膀胱癌的复发率高达 50%~70%,少部分患者复发后可进展为肌层浸润性膀胱癌。

表 4-52-2 膀胱癌 2009 TNM 分期

T	原发肿瘤	T_{4a}	肿瘤侵犯前列腺、精囊、子宫或阴道
T_x	原发肿瘤无法评估	T_{4b}	肿瘤侵犯盆壁或腹壁
T_0	无原发肿瘤证据	N	区域淋巴结
T_a	非浸润性乳头状癌	N_x	区域淋巴结无法评估
Tis	原位癌（扁平癌）	N_0	无区域淋巴结转移
T_1	肿瘤侵及上皮下结缔组织	N_1	真骨盆区（髂内、闭孔、髂外骶前）单个淋巴结转移
T_2	肿瘤侵犯肌层		
T_{2a}	肿瘤侵犯浅肌层（内 1/2）	N_2	真骨盆区（髂内、闭孔、髂外、骶前）多个淋巴结转移
T_{2b}	肿瘤侵犯深肌层（外 1/2）		
T_3	肿瘤侵犯膀胱周围组织	N_3	髂总淋巴结转移
T_{3a}	显微镜下发现肿瘤侵犯膀胱周围组织	M	远处转移
T_{3b}	肉眼可见肿瘤侵犯膀胱周围组织（膀胱外肿块）	M_x	远处转移无法评估
		M_0	无远处转移
T_4	肿瘤侵犯以下任一器官或组织，如前列腺、精囊、子宫、阴道、盆壁和腹壁	M_1	远处转移

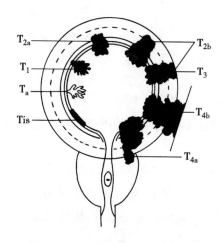

图 4-52-1 膀胱癌局部浸润深度

（5）转移（表 4-52-3）

表 4-52-3 膀胱癌的转移途径

名称	内　容
直接扩散	肿瘤主要向膀胱壁浸润，可突破浆膜层侵及邻近器官
淋巴转移	是最主要的转移途径，主要转移到闭孔及髂血管等处盆腔淋巴结
血行转移	多在晚期，主要转移至肝、肺、肾上腺等
种植转移	可见于尿道上皮、腹部切口、切除的前列腺窝和腹腔

> **提示**
>
> 膀胱癌的病理主要涉及肿瘤的组织学分级、生长方式和浸润深度,其中组织学分级和浸润深度对预后的影响最大。

4. 临床表现 发病年龄大多数为 50~70 岁,男性多见。

（1）血尿:最常见。多数表现为间歇性无痛全程肉眼血尿,可自行减轻或停止,有时可仅为镜下血尿。出血量与肿瘤大小、数目及恶性程度并不一致。

（2）尿频、尿急、尿痛:多为晚期表现,常因肿瘤坏死、溃疡或并发感染所致。少数广泛原位癌或浸润性癌最初可仅表现为膀胱刺激症状,其预后不良。

（3）排尿困难和尿潴留:三角区及膀胱颈部肿瘤造成膀胱出口梗阻所致。

（4）其他:肿瘤侵及输尿管可致肾积水、肾功能不全。广泛浸润盆腔或转移时,出现腰骶部疼痛、下肢水肿、贫血、体重下降等症状。骨转移时可出现骨痛。鳞癌可伴膀胱结石。

5. 诊断 中老年出现无痛性肉眼血尿,应首先想到泌尿系尿路上皮肿瘤的可能,尤以膀胱癌多见。常用检查见表 4-52-4。

表 4-52-4 膀胱癌的常用检查

名称	临 床 意 义
尿液检查	反复尿沉渣中红细胞 >5 个 /HP 应警惕膀胱癌可能。在新鲜尿液中易发现脱落的肿瘤细胞,故尿细胞学检查是膀胱癌诊断和术后随诊的主要方法之一
超声	能发现直径 >0.5cm 的肿瘤,可作为患者最初的筛查
静脉肾盂造影和尿路 CT 重建	对较大的肿瘤可显示为充盈缺损,并可了解肾盂、输尿管有无肿瘤以及膀胱肿瘤对上尿路影响,如有肾积水或肾显影不良,提示膀胱肿瘤侵犯同侧输尿管口
CT 和 MRI	可判断肿瘤浸润膀胱壁深度、淋巴结以及内脏转移的情况
放射性核素骨扫描检查	可了解有无骨转移
膀胱镜检查	可直接观察到肿瘤的部位、大小、数目、形态,初步估计浸润程度等,并可对肿瘤和可疑病变进行活检
膀胱双合诊	可了解肿瘤大小、浸润的范围、深度以及与盆壁的关系。常用于术前对于肿瘤浸润范围和深度的评估

6. 治疗 以手术治疗为主。

（1）非肌层浸润性膀胱癌

```
                        ┌─ 采用经尿道膀胱肿瘤电切术
                        │
 非肌层                 │    术后24小时内即刻膀胱灌注化疗药物 ─┐  常用丝裂霉素、表柔比星
 浸润性膀胱癌           │                                      ├─ 和吉西他滨等
                        │    中高危病人还应进行维持膀胱腔内化疗或免疫治疗
                        └─ 术后辅助腔内
                           化疗或免疫治疗   卡介苗是最有效的膀胱内免疫治疗制剂, ─┐ 一般在术后2周使用
                                            疗效优于膀胱腔内化疗药物 ─────────┘
```

（2）肌层浸润性膀胱癌及膀胱非尿路上皮癌

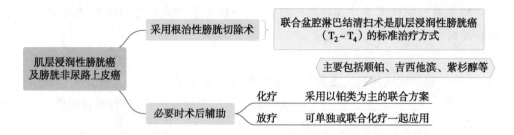

（3）膀胱鳞癌和腺癌：主要治疗方式是根治性膀胱切除术联合盆腔淋巴结清扫术。

二、肾盂、输尿管癌

1. 概述　肾盂、输尿管癌统称为上尿路恶性肿瘤，其发病率较低，占泌尿系尿路上皮肿瘤 5%~10%。

2. 病因

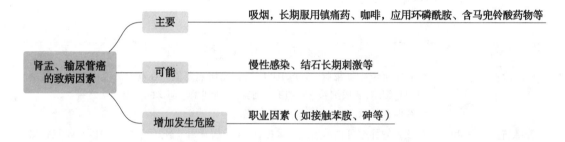

3. 病理类型　肿瘤细胞分化和基底的浸润程度有很大差别，需区分非浸润性乳头状肿瘤（包括低度恶性潜能、低级别的和高级别的乳头状尿路上皮癌）、原位癌和浸润性癌。

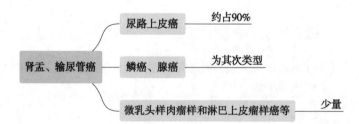

4. 临床表现

（1）血尿：最常见的症状主要是间歇无痛肉眼血尿或镜下血尿，偶可见条状血块。

（2）疼痛：20% 患者有腰部钝痛，主要是肿瘤侵犯引起上尿路梗阻造成肾积水所致。部分患者可因血块堵塞输尿管，引起肾绞痛。

（3）晚期症状：可见腰部或腹部肿物、消瘦、体重下降、贫血、下肢水肿及骨痛等。

（4）体征：常不明显。少数患者可因体检或影像学检查偶然发现。

5. 诊断（表 4-52-5）

表 4-52-5　肾盂、输尿管癌的诊断

名称	临床意义
超声	是血尿的筛选性检查方法
静脉尿路造影	可发现肾盂、输尿管癌部位的充盈缺损、梗阻和肾积水
CT 增强 + 三维重建（CTU）	是诊断肾盂、输尿管癌的首要手段。对于不能接受 CT 检查的患者，磁共振水成像（MRU）诊断效能与 CTU 相当
膀胱镜检查	有时可见病侧输尿管口喷血，也可发现同时存在的膀胱肿瘤
尿路细胞学检查	对于尿脱落细胞学或荧光原位杂交（FISH）检查为阳性，而膀胱镜检查正常者，一般提示存在肾盂、输尿管癌。膀胱镜下逆行肾盂输尿管造影检查可收集病侧肾盂尿及冲洗液行尿细胞学检查
诊断性输尿管镜检查	可直接观察输尿管、肾盂和肾盏，并对可疑病灶进行活检

6. 鉴别诊断　需与肾细胞癌、肾盂内血块和坏死组织、输尿管狭窄或结石以及输尿管息肉相鉴别。

7. 治疗（表 4-52-6）

表 4-52-6　肾盂、输尿管癌的治疗

方法	内容
根治性肾、输尿管切除术	①适用于多发、体积较大、高级别或影像学怀疑浸润性生长的肿瘤 ②标准的手术方法是切除病肾及全长输尿管，包括输尿管开口部位的膀胱壁 ③术后膀胱灌注化疗药物有助于降低膀胱肿瘤的复发率
保留肾脏手术	①肿瘤细胞体积小、分化良好、无浸润的带蒂乳头状肿瘤，尤其是对于孤立肾或对侧肾功能已受损的肾盂癌或输尿管上段癌，可通过内镜切除或激光切除 ②对输尿管中下段肿瘤可做局部切除，尤其是对于远端输尿管肿瘤，可行肿瘤及其远端输尿管切除后输尿管再植
综合治疗	对于进展期的肾盂、输尿管癌需在手术切除后给予系统的化疗或放疗，晚期患者则以系统化疗为主

第三节　前列腺癌

一、病因

前列腺癌是老年男性的常见恶性肿瘤。可能与种族、遗传、环境、食物、肥胖和性激素等有关。

二、病理

1. 病理类型 前列腺癌好发于前列腺外周带，常为多病灶起源。

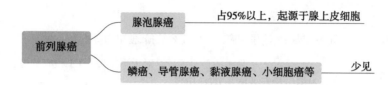

2. 前列腺癌的组织学分级 是根据腺体分化程度和肿瘤的生长形态来评估其恶性程度的工具，其中以 Gleason 分级系统应用最为普遍，并与肿瘤的治疗预后相关性最佳。根据 Gleason 评分≤6、7、≥8 将患者分为低危、中危、高危组，评分越高，预后越差。

3. 前列腺癌的 TNM 分期（表 4-52-7）

表 4-52-7 前列腺癌的 TNM 分期

T	原发肿瘤	T_3	肿瘤突破前列腺包膜 *
T_x	原发肿瘤不能评价	T_{3a}	肿瘤侵犯包膜外（单侧或双侧）
T_0	无原发肿瘤证据	T_{3b}	肿瘤侵犯精囊
T_1	不能被扪及和影像学难以发现的临床隐匿肿瘤	T_4	肿瘤固定或侵犯除精囊外的其他临近组织结构，如尿道外括约肌、直肠、肛提肌和／或盆壁
T_{1a}	偶发肿瘤体积＜所切除组织体积的5%	N	区域淋巴结
		N_x	区域淋巴结不能评价
T_{1b}	偶发肿瘤体积＞所切除组织体积的5%	N_0	无区域淋巴结转移
		N_1	区域淋巴结转移
T_{1c}	穿刺活检发现的肿瘤（如由于PSA升高）	M	远处转移 **
		M_x	远处转移无法评估
T_2	局限于前列腺内的肿瘤	M_1	
T_{2a}	肿瘤限于单叶的 1/2	M_{1a}	有区域淋巴结以外的淋巴结转移
T_{2b}	肿瘤超过单叶的 1/2 但限于该单叶	M_{1b}	骨转移
T_{2c}	肿瘤侵犯两叶	M_{1c}	其他器官组织转移

*：侵犯前列腺尖部或前列腺包膜但未突破包膜的定为 T_2，非 T_3。**：当转移多于一处，为最晚的分期。

三、临床表现

1. 早期 多数无明显临床症状，常因体检或者在其他非前列腺癌手术后通过病理检查发现。

2. 进展期　随肿瘤生长,前列腺癌可表现为下尿路梗阻症状,如尿频、尿急、尿流缓慢、排尿费力,甚至尿潴留或尿失禁等。

3. 晚期　出现骨骼转移时可引起骨痛、脊髓压迫症状及病理性骨折等。还可见贫血、衰弱、下肢水肿、排便困难等。

 提示

　　前列腺癌最常见的转移部位是淋巴结和骨骼。

四、诊断

前列腺癌的常用诊断模式为:通过体格检查、实验室检查、影像学检查筛选可疑患者,并通过后续的前列腺穿刺病理活检加以确认。

1. 直肠指检　可发现前列腺结节,质地多较正常腺体坚硬。

2. 前列腺特异性抗原(PSA)　是前列腺癌重要的血清标志物,正常参考值为 0~4ng/ml。

3. X 线平片或全身放射性核素扫描　可发现前列腺癌骨转移。

4. MRI　有较高的敏感性和特异性,可对肿瘤局部侵犯程度及有无盆腔淋巴结转移做出初步评估。

5. 静脉尿路造影(IVU)或 CTU　可发现晚期前列腺癌浸润膀胱、压迫输尿管引起肾积水。

6. 前列腺穿刺活检　是病理确诊前列腺癌的主要方法,多在经直肠超声的引导下进行。

五、治疗(表 4-52-8)

表 4-52-8　前列腺癌的治疗

方法	内　容
手术治疗	根治性前列腺切除术是治疗前列腺癌最有效的方法,并根据患者危险分层和淋巴结转移情况决定是否行淋巴结清扫
放射治疗	对于器官局限性肿瘤可选用根治性放疗;姑息性放疗主要用于前列腺癌骨转移病灶的治疗,达到缓解疼痛症状
雄激素去除治疗(ADT)	是通过去除体内雄激素对前列腺癌的“营养”作用而达到治疗目的。去势治疗是主要的 ADT 方法,包括外科去势和药物去势
其他治疗	包括冷冻治疗、高聚能超声、化疗、免疫治疗、靶向药物治疗等

第四节 睾 丸 肿 瘤

一、病因

睾丸肿瘤与隐睾有密切关系,还可能与种族、遗传、化学致癌物质、感染、内分泌等有关。

二、病理

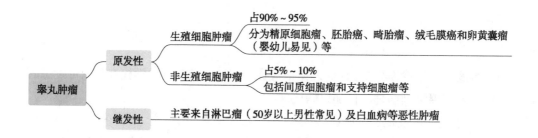

三、临床表现

1. 睾丸肿瘤比较少见,多见于青壮年男性。在 15~34 岁的年轻男性中其发病率列所有肿瘤之首,且几乎都属于恶性。睾丸肿瘤右侧略多于左侧。1%~2% 的睾丸肿瘤是双侧性。

2. 典型表现多为病侧阴囊内单发无痛性肿块。睾丸肿瘤较小时,临床症状不明显,随着肿瘤逐渐增大,可表现为病侧睾丸质硬而沉重,有轻微坠胀或钝痛。附睾、输精管多无异常。

3. 少数分泌绒毛膜促性腺激素(hCG)的睾丸肿瘤患者可引起男性乳房女性化。

4. 约 10% 患者因睾丸肿瘤转移病灶引起症状,如背痛(腹膜后转移激惹神经根),咳嗽、咯血、呼吸困难(肺转移),恶心、呕吐(十二指肠后转移),下肢末梢水肿(下腔静脉梗阻),骨痛等。

四、诊断

1. 做阴囊内容物的双手触诊,病侧睾丸增大或扪及肿块,质地较硬,与睾丸界限不清,用手托起较正常侧沉重感,透光试验阴性。

2. 推荐血甲胎蛋白(AFP)、人绒毛膜促性腺激素 –β 亚基(β–hCG)、乳酸脱氢酶(LDH)为必查肿瘤标志物,有助于了解肿瘤组织学性质、临床分期、术后有无复发及预后。

3. 辅助检查常用超声、CT、MRI、胸部 X 线片。

五、治疗

1. 睾丸肿瘤患者应先经腹股沟入路行根治性睾丸切除术,根据睾丸肿瘤组织类型和临床分期再选择后续的治疗方法。

2. 精原细胞瘤对放射治疗比较敏感,术后可配合放射治疗,亦可配合以铂类为基础的化学治疗,患者预后总体较好。

3. 非精原细胞瘤行睾丸根治术后,根据具体情况可选择行密切监测、腹膜后淋巴结清扫术、化疗等。

第五节 阴 茎 癌

一、病因

阴茎癌指原发于阴茎头、冠状沟、包皮内板上皮细胞的恶性肿瘤,总体发病率低。目前较明确的发病风险因素包括:包皮过长、包茎、慢性包皮龟头炎、吸烟、人乳头状瘤病毒(HPV)感染、射线暴露等。阴茎皮角、Bowen 样丘疹病、阴茎黏膜白斑、高级别上皮内瘤变、巨大尖锐湿疣、Queyrat 增殖样红斑、苔藓样硬化等癌前病变亦可转变为阴茎癌。

二、病理

阴茎恶性细胞癌绝大部分为鳞癌,亦存在黑色素瘤、肉瘤、淋巴瘤、转移瘤等罕见类型。大体分型包括乳头型(以向外生长为主)和结节型(呈浸润性生长)两种。

三、临床表现

1. 好发人群 多见于 40~60 岁有包茎或包皮过长的患者。

2. 早期 不易发现。若包皮可上翻显露阴茎头部,可有类丘疹、疣状红斑或经久不愈的溃疡等病变。若包茎或包皮过紧不能显露阴茎头部,可有包皮内刺痒、灼痛等症状,或触及包皮内硬块,并有血性或脓性分泌物流出。

3. 进展期 随病变发展,疼痛加剧,肿瘤突出包皮口或穿破包皮。

4. 晚期 肿瘤呈菜花样外观,表面坏死形成溃疡,渗出物恶臭。肿瘤继续发展可侵犯全部阴茎和尿道海绵体,造成排尿困难、尿潴留或尿瘘。查体常可触及腹股沟肿大、质硬的淋巴结。

四、诊断

对于 40 岁以上有包茎或包皮过长的男性,当发现阴茎头部肿块、红肿、慢性溃疡、湿疹、恶臭血性或脓性分泌物者,应高度怀疑阴茎癌,必要时行组织活检加以确诊。超声、CT 和MRI 等影像学检查有助于判断盆腔淋巴结与脏器转移情况,评价肿瘤的临床分期。

五、治疗

1. 手术治疗 原则是肿瘤病灶的根治性切除与局部器官的最大程度保留。

2. 放射治疗　对于 T_2 期与分化较差的 T_1 期肿瘤,单纯根治性放疗可作为手术的替代方案。对于原发灶直径 >5cm、浸润至阴茎根的肿瘤或 N_3 期肿瘤,可行姑息性放疗。

3. 化学疗法　对于无法手术切除、多发腹股沟或盆腔淋巴结转移的患者应行术后辅助化疗。对于伴肺、肝、骨、脑转移的晚期患者可进行姑息性化疗。

六、预防

1. 对于有包茎、包皮过长且不易上翻,或既往反复包皮龟头炎的患者,应尽早行包皮环切术,特别是儿童。包皮过长但可上翻显露龟头者,应保持外生殖器干燥。

2. 对发现癌前病变者,应密切随诊。

3. 避免高危性生活(减少性伴侣数量、正确使用避孕套等)、避免紫外线暴露、控制吸烟等。

第六节　阴囊 Paget 病

一、病理

病理组织学上以见到 Paget 细胞巢为诊断依据。细胞角蛋白 7、癌胚抗原等免疫组化染色对诊断具有重要意义,细胞角蛋白 7 还可用于评估肿瘤切缘是否阳性。

二、临床表现

1. 阴囊 Paget 病多发生于 50 岁以上的老年人,早期主要表现为阴囊皮肤瘙痒、红斑、脱屑或结痂,逐渐发展成糜烂、溃疡伴浆液性渗出物,数月或数年后,病变逐渐扩大,可累及阴茎及会阴等处,早期病灶边界往往较清楚。

2. 如出现深部溃疡、凸起的边界,以及斑块状肿瘤,提示肿瘤呈浸润性生长。

3. 肿瘤发生转移较晚,主要经淋巴转移,通常先有腹股沟淋巴结转移,血行转移较少。

三、诊断和鉴别诊断

诊断主要根据临床表现,因本病极易误诊为皮肤慢性炎症或湿疹,对反复发作的阴囊湿疹经久不愈者,如怀疑 Paget 病应尽早行组织活检。主要应和湿疹样黑色素瘤和上皮内瘤变等相鉴别。

四、治疗

病灶切除术是首选和有效的治疗方法,手术切除范围应距皮损边缘 2cm 以上,深度达深筋膜。伴有腹股沟淋巴结转移者应行腹股沟淋巴结清扫术。放疗、化疗仅作为姑息性治疗。

○ 经 典 试 题 ○

（执）1. 肾细胞癌最常见的组织病理类型是

A. 乳头状肾细胞癌
B. 未分类肾细胞癌

C. 嫌色细胞癌
D. 集合管癌

E. 透明细胞癌

（研）2. 男，50岁。近1个月来有过两次无痛性血尿，近日自觉阴囊坠胀感，卧位时没有消失，并查出右侧阴囊内精索静脉曲张，应诊断为

A. 原发性精索静脉曲张
B. 肾癌

C. 肾结石
D. 膀胱肿瘤

【答案与解析】

1. E

2. B。解析：原发性精索静脉曲张可表现为病侧阴囊胀大，有坠胀、隐痛感，步行或站立过久则症状加重，平卧后症状可缓解或消失，排除A。肾结石可引起肾区疼痛伴肋脊角叩痛，出现血尿，合并感染时有膀胱刺激征，排除C。膀胱肿瘤主要是中老年出现无痛性肉眼血尿，尿频、尿急、尿痛多为晚期表现，也可引起肾积水、肾功能不全等表现，排除D。肾癌高发年龄为50~70岁男性，典型症状为肉眼血尿（间歇、无痛性）、腰痛和腹部肿块，可有副瘤综合征和转移性肿瘤症状，如发现同侧阴囊内精索静脉曲张，平卧位不消失，提示肾静脉或下腔静脉内癌栓形成可能。故选B。

○ 温 故 知 新 ○

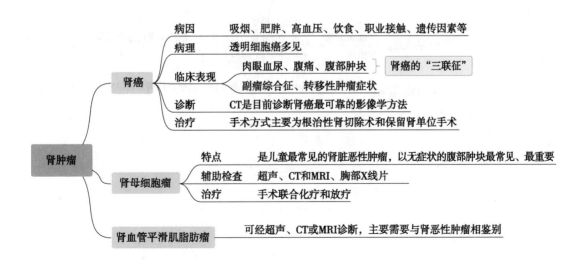

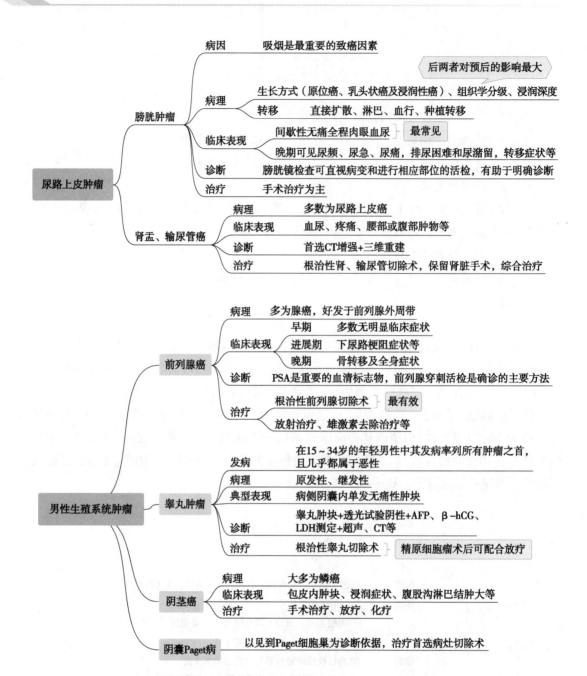

第五十三章

泌尿、男性生殖系统的其他疾病

第一节 肾 下 垂

一、位置

肾脏的正常位置是肾门位于第 1 或第 2 腰椎横突水平,右侧略低于左侧。一般认为,肾脏在立位较卧位下降超过 5cm 或一个椎体,称为肾下垂。少数肾脏被腹膜包裹而肾蒂松弛,能在腹部较大范围移动,甚至降到下腹部或盆腔,或跨过中线到对侧腹部,此类肾下垂又称游走肾。

二、病因

肾下垂的发生可能与肾窝浅、肾周围脂肪减少、肾蒂长、分娩后腹壁松弛使腹内压降低等多种因素相关。

三、临床表现

1. 发病特点　多发生于 20~40 岁瘦高体型的女性,右侧明显多于左侧。
2. 腰痛　是主要症状,呈钝痛或牵扯痛,站立时加剧,平卧后消失。
3. Dietl 危象　肾蒂血管或输尿管扭转时可发生,表现为肾绞痛、恶心、呕吐、脉搏增快等症状。
4. 其他　肾静脉的机械牵拉和受压可发生血尿;输尿管扭曲可导致肾积水或上尿路感染。对腹腔神经丛的牵拉常会引起消化不良、腹胀、嗳气、恶心、呕吐等消化道症状。部分患者可伴有失眠、眩晕、心悸、乏力等症状。

四、治疗

偶然被发现肾下垂,症状不明显者,一般无需进行治疗。有腰痛、血尿者,应加强腹肌锻炼,增加营养,强壮身体,使用紧束弹性宽腰带或肾托。如症状较重,平卧或托肾后症状无明显好转并有肾积水或伴发感染者,可施行开放或腹腔镜下肾悬吊固定术。

第二节　肾血管性高血压

一、病因及病理

肾血管性高血压是单侧或双侧肾动脉主干或分支狭窄导致的高血压。引起肾动脉狭窄的主要原因有：动脉粥样硬化、纤维肌性发育异常和多发性大动脉炎。先天性肾动脉异常、急性肾梗死、肾动脉瘤、肾动－静脉瘘、移植肾排异、放射性动脉炎等也可导致肾血管性高血压，但比较少见。

二、临床表现

1. 常见症状　有头痛、头晕、心悸、胸闷、视力减退、恶心、呕吐等高血压表现。
2. 发病特点
（1）青年发病常 <30 岁，以女性为多；老年发病常 >50 岁，以男性为多。
（2）长期高血压骤然加剧或高血压突然发作，病程短或发展快。
（3）使用 2~3 种降压药后血压仍然难以控制。
（4）腰背部及肋腹部可有疼痛，约半数以上病例可听到上腹部血管杂音。
（5）多发性大动脉炎患者一般无高血压家族史。
（6）吸烟是动脉粥样硬化的危险因素。

三、诊断

重视病史和查体，腹主－肾动脉造影是目前确诊肾血管性高血压的常规方法和手术治疗的必要依据。

四、治疗

治疗目的在于控制或降低血压，恢复足够的肾血流量，改善肾功能。根据不同的病情选择不同的治疗方式，主要包括介入治疗和手术治疗，但有全身血管病变者疗效不佳。

第三节　精索静脉曲张

一、概述

精索静脉曲张是指精索内静脉蔓状静脉丛的异常伸长、扩张和迂曲。

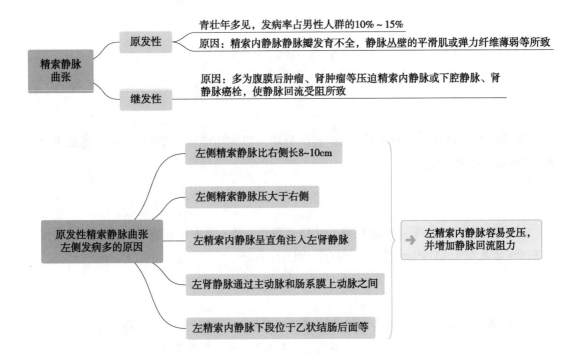

二、临床表现

原发性精索静脉曲张病变轻，多无症状。症状严重时，可表现为病侧阴囊胀大，有坠胀、隐痛感，步行或站立过久则症状加重，平卧后症状可缓解或消失。

三、诊断

1. 立位检查时，重者可见患侧阴囊明显松弛下垂，视诊和触诊时可见曲张的精索内静脉似蚯蚓团块，可做 Valsalva 试验，患者用力屏气增加腹压，血液回流受阻，可显现曲张静脉。平卧后，曲张静脉随即缩小或消失。超声检查、放射性核素 ^{99m}Tc 阴囊显像可帮助诊断。并建议患者进行精液分析检查。

2. 若平卧位后，曲张静脉仍不消失，应怀疑静脉曲张属继发性病变，须仔细检查同侧腰腹部，并做超声、静脉尿路造影或 CT、MRI 检查，明确本病是否为腹膜后肿瘤、肾肿瘤或其他病变压迫所致。

四、治疗

1. 无症状或症状轻者，可仅用阴囊托带或穿紧身内裤，轻度患者如精液分析正常应定期随访，每 1~2 年进行一次精液常规分析及睾丸超声检查。

2. 症状较重，伴有精子异常者，以及青少年期精索静脉曲张伴有睾丸体积缩小者，应行手术治疗。目前认为显微镜下精索静脉结扎术是首选治疗方法。

第四节　鞘膜积液

一、病因

正常时鞘膜囊仅有少量浆液,当鞘膜的分泌与吸收功能失去平衡,分泌多过或吸收过少,都可形成鞘膜积液。

二、类型

鞘膜积液分型:①睾丸鞘膜积液。②精索鞘膜积液(又称精索囊肿)。③睾丸、精索鞘膜积液(婴儿型)。④交通性鞘膜积液(先天性)。

三、临床表现

一侧鞘膜积液多见,表现为阴囊或腹股沟囊性肿块,呈慢性、尤痛性逐渐增大。积液量少时无不适,积液量多时才感到阴囊下坠、胀痛和牵扯感。巨大睾丸鞘膜积液时,阴茎缩入包皮内,影响排尿、行走和劳动。

四、诊断和治疗(表 4-53-1)

表 4-53-1　鞘膜积液的诊断和治疗

类型	特点	治疗
睾丸鞘膜积液	肿物呈球形或卵圆形,表面光滑,有弹性和囊样感,无压痛,一般触不到睾丸和附睾。透光试验阳性。若积液为脓性、血性或乳糜性,则透光试验为阴性	成人患者如积液量少,无任何症状,不需要手术治疗。积液量多,体积大伴明显症状,可行睾丸鞘膜切除 + 翻转术
精索鞘膜积液	可见一个或多个囊肿,呈椭圆形、梭形或哑铃形,沿精索而生长,其下方可扪及正常睾丸、附睾,若牵拉同侧睾丸,可见囊肿随之上下移动	手术时需将鞘膜囊全部切除
睾丸、精索鞘膜积液	阴囊有梨形肿物,睾丸摸不清	积液常可自行吸收消退,可不急于手术治疗,1 岁以后仍存在的建议手术治疗
交通性鞘膜积液	立位时阴囊肿大,卧位时积液流入腹腔,鞘膜囊缩小或消失,睾丸可触及	手术时应切断通道,在内环处高位结扎鞘状突

五、睾丸鞘膜积液的鉴别诊断

1. 睾丸肿瘤　实性肿块,质地坚硬,病侧睾丸有沉重感,掂量时如秤砣,透光试验呈阴性。

2. **腹股沟斜疝**　病侧阴囊有时可见肠型、闻及肠鸣音,平卧位时阴囊内容物可回纳,咳嗽时内环处有冲击感,透光试验呈阴性。

第五节　女性压力性尿失禁

一、定义

压力性尿失禁指打喷嚏、咳嗽或运动等腹压增高时出现不自主的尿液自尿道外口漏出。多见于女性。

二、病因

1. **目前已明确的危险因素**　年龄、产次及分娩方式、盆腔脏器脱垂、肥胖、种族遗传因素。

2. **可能相关的危险因素**　雌激素水平低下、子宫切除等盆底手术、吸烟、糖尿病、慢性咳嗽、长期便秘和抑郁症等。

三、病理生理机制

主要包括:膀胱颈及近端尿道过度下移、尿道支持丧失、尿道固有括约肌缺陷、尿道黏膜封闭功能减退和支配控尿组织的神经功能障碍。

四、临床表现

主要症状是咳嗽、打喷嚏、大笑、跳跃、行走等各种腹压增加时尿液不自主漏出,停止加压动作后漏尿停止。一般不伴膀胱刺激症状、血尿和排尿困难等。

五、诊断

主要的依据是典型症状,结合体格检查(压力诱发试验、直肠指诊等)和相应的辅助检查(如尿常规、超声残余尿量测定、尿动力学检查或影像尿动力学检查)可明确诊断。

六、鉴别诊断

本病需与真性尿失禁、急迫性尿失禁、充溢性尿失禁相鉴别。

七、治疗

1. **非手术治疗**　①减少刺激性食物,控制体重。②盆底肌训练、盆底肌生物反馈电刺激治疗。③药物治疗。

2. **手术治疗**　目前最常见且有效的方法有无张力尿道中段悬吊术和腹腔镜下 Burch 术。

────────────○ 经 典 试 题 ○────────────

（执）1. 精索静脉曲张,左侧多于右侧的主要原因不包括
　　　　A. 左肾下垂
　　　　B. 肾静脉处瓣膜发育不全
　　　　C. 乙状结肠压迫
　　　　D. 静脉壁平滑肌薄弱
　　　　E. 左侧呈直角注入左肾静脉

（执）2. 检查精索静脉曲张患者,应采取
　　　　A. 左侧卧位
　　　　B. 站立位
　　　　C. 右侧卧位
　　　　D. 平卧位
　　　　E. 俯卧位

（执）3. 男,59岁。发现右侧阴囊内肿物 5 年,逐渐增大。肿物呈球形,表面光滑,有囊性感,无压痛,触不到睾丸和附睾。平卧后肿物无消失或缩小。透光试验阳性。超声示液性暗区。最可能的诊断是
　　　　A. 腹股沟斜疝
　　　　B. 附睾炎
　　　　C. 精索囊肿
　　　　D. 睾丸鞘膜积液
　　　　E. 睾丸肿瘤

【答案与解析】

1. A　2. B

3. D。解析:根据题干信息,患者主要表现为右侧阴囊内球形肿物,表面光滑,有囊性感,无压痛,触不到睾丸和附睾,平卧后无缩小或消失,透光试验阳性,结合超声结果,符合睾丸鞘膜积液的临床特点。精索囊肿的下方可扪及正常睾丸、附睾。腹股沟斜疝、睾丸肿瘤的透光试验呈阴性。故选 D。

温 故 知 新

泌尿、男性生殖系统的其他疾病

- 肾下垂 —— 症状较重，平卧或托肾后症状无明显好转并有肾积水或伴发感染者可手术
- 肾血管性高血压 —— 治疗方式主要包括介入治疗和手术治疗
- 精索静脉曲张
  - 分类 —— 原发性（左侧发病多）、继发性精索静脉曲张
  - 原发性的临床表现
    - 轻者 —— 多无症状
    - 若平卧位后，曲张静脉不消失，应怀疑静脉曲张属继发性病变
    - 重者 —— 阴囊胀大，有坠胀、隐痛感，平卧后症状可缓解或消失
  - 诊断 —— Valsalva试验、超声检查、放射性核素^{99m}Tc阴囊显像
    - 超声、静脉尿路造影或CT、MRI检查
  - 治疗
    - 无或症状轻 —— 阴囊托带或穿紧身内裤，随访精液常规分析和超声
    - 症状重伴精子异常，青少年期患者伴睾丸体积缩小 —— 首选显微镜下精索静脉结扎术
- 鞘膜积液
  - 病因 —— 鞘膜分泌多过或吸收过少
  - 类型
    - 睾丸鞘膜积液
      - 透光试验阳性
      - 呈球形或卵圆形，触不到睾丸和附睾 —— 成人积液量多、症状重，行睾丸鞘膜切除+翻转术
      - 需与睾丸肿瘤、腹股沟斜疝进行鉴别，两者透光试验均呈阴性
    - 精索鞘膜积液 —— 呈椭圆形、梭形或哑铃形，下方可扪及正常睾丸、附睾 —— 全部切除鞘膜囊
    - 睾丸、精索鞘膜积液 —— 呈梨形肿物，睾丸摸不清 —— 常可自行吸收消退，>1岁仍存在者建议手术
    - 交通性鞘膜积液 —— 立位阴囊肿大，卧位鞘膜囊缩小或消失 —— 在内环处高位结扎鞘状突
- 女性压力性尿失禁 —— 非手术治疗（减少刺激性食物、盆底肌训练等）、手术治疗

第五十四章

肾上腺疾病的外科治疗

第一节 原发性醛固酮增多症

一、病因

原发性醛固酮增多症(PHA)常见的病因:①分泌醛固酮的肾上腺皮质腺瘤,即醛固酮瘤(APA)。②单侧肾上腺皮质球状带增生(UNAH)。③双侧肾上腺皮质球状带增生,又称特发性醛固酮增多症(IHA)。④分泌醛固酮的肾上腺皮质腺癌。⑤分泌醛固酮的异位肿瘤。⑥家族性醛固酮增多症(FH)。

二、临床表现

1. 高血压 几乎所有 PHA 患者均有高血压,以舒张压升高为主,一般降血压药物效果不佳。
2. 肌无力 多数患者呈持续性低血钾,少数为间歇性。患者表现为肌无力,甚至周期性瘫痪,首先累及四肢,重者发生软瘫,并影响呼吸和吞咽。可出现低血钾心电图改变。
3. 排尿异常 烦渴、多饮、多尿,以夜尿增多为主,主要是由肾浓缩功能下降引起。

三、辅助检查

1. 实验室检查 ①低血钾、高血钠。②碱中毒,血 CO_2 结合力正常高值或高于正常,尿 pH 偏高。③尿钾排出增多,24 小时超过 25~30mmol/L。④血和尿醛固酮含量升高。⑤血浆肾素活性降低。
2. 特殊检查 包括螺内酯(安体舒通)试验和诊断性试验(如体位试验、钠钾平衡试验)。
3. 定位检查
(1)超声:常用于筛查。
(2)CT:此类腺瘤多为低密度或等密度,强化不明显,对直径 <1cm 的肿瘤检出率在90% 以上。
(3)MRI:空间分辨率低于 CT,不作为常规应用。
(4)[131]I–19– 碘化胆固醇肾上腺核素显像:对腺瘤、癌和增生的鉴别有帮助。

四、诊断

根据患者的高血压、肌无力、烦渴、多饮等典型临床表现及低血钾、碱中毒、血和尿醛固酮含量增高,CT 显示肾上腺形态异常,诊断 PHA 一般不困难。必要时可选择多排螺旋 CT 薄层扫描肾上腺检查。血浆醛固酮(ng/d)/肾素浓度[ng/(ml·h)]≥40 对 PHA 的诊断有重要意义。

五、治疗

1. 手术治疗　①APA 首选将瘤体或与同侧肾上腺切除;可治愈。②UNAH 做一侧肾上腺切除或次全切除,有一定疗效。③分泌醛固酮的肾上腺皮质腺癌及异位肿瘤,应做肿瘤根治术。APA、UNAH 等可首选腹腔镜手术。术前需控制高血压、纠正低血钾、碱中毒等,常用药物有螺内酯(安体舒通)、阿米洛利(氨氯吡咪)、氨苯蝶啶等。

2. 药物治疗　主要适合于 IHA、不能切除的分泌醛固酮的肾上腺皮质腺癌、拒绝手术或有手术禁忌证和糖皮质激素可控制的 PHA 等。常用药物有螺内酯、阿米洛利、氨苯蝶啶等,其他辅助药物有卡托普利(甲巯丙脯酸)、依那普利和硝苯地平。FH 者,需终身服用地塞米松,不应手术。

> ⓘ 提示
>
> 　　原发性醛固酮增多症典型的表现为高血压、低血钾、高血钠、低血肾素、碱中毒及肌无力或周期性瘫痪。

第二节　皮质醇增多症

一、病因和病理(表 4-54-1)

表 4-54-1　皮质醇增多症(CS)的病因和病理

分类	特　点
ACTH 依赖性 CS	①Cushing 病:是由垂体瘤或下丘脑 – 垂体功能紊乱导致腺垂体分泌过多的 ACTH 引起 ②异位 ACTH 综合征:由某些疾病如肺癌、胰腺癌、胸腺癌、支气管腺瘤或嗜铬细胞癌等异位分泌过多的 ACTH 所致
ACTH 非依赖性 CS	①分泌皮质醇的肾上腺皮质腺瘤或腺癌:是由来源于肾上腺束状带的肿瘤直接分泌大量皮质醇所致 ②肾上腺皮质束状带结节状或腺瘤样增生:可自主分泌皮质醇,而血中 ACTH 不高
医源性 CS	是由于长期使用糖皮质激素或 ACTH 所致

二、临床表现

多见于 15~30 岁的女性。典型的临床表现有:①向心性肥胖,满月脸,水牛背,悬垂腹,颈短,四肢肌萎缩。②皮肤菲薄,下腹壁、大腿内侧、腋下皮肤可见紫纹,可见痤疮和多毛。

③高血压。④性腺功能紊乱,性欲减退,月经不调,甚至闭经。⑤其他症状,如骨质疏松症引起腰背痛及易发生病理性骨折;精神症状,如失眠、记忆力减退、注意力分散等。

三、诊断

根据患者典型的临床表现,应先进行肾上腺超声筛查,若发现肾上腺形态异常,则做 CT 进一步明确诊断。当怀疑 Cushing 病时还应做垂体 MRI 检查。也应考虑到异位 ACTH 综合征的可能。不同方法的皮质醇、ACTH 测定及相关试验检查则有助于完善 CS 的诊断。

四、手术治疗

1. Cushing 病　由神经外科应用显微镜经鼻经蝶窦切除垂体瘤。

2. 肾上腺皮质腺瘤或腺癌　主要是手术治疗。

3. 肾上腺皮质束状带结节状增生　按束状带腺瘤治疗原则处理。若为双侧性,尽可能保留肉眼观察无异常的肾上腺组织。

4. 异位 ACTH 综合征　应手术切除原发肿瘤。若无法确定肿瘤部位或不能切除时,可做双侧肾上腺全切除或仅留部分肾上腺。

5. 药物治疗　可作为 CS 术后复发及无法切除的肾上腺皮质癌等的辅助治疗措施,包括皮质醇合成抑制剂和直接作用于下丘脑－垂体的药物。包括密妥坦和氨鲁米特。

第三节　儿茶酚胺症

一、嗜铬细胞瘤

1. 病因和病理　嗜铬细胞瘤(PHEO)起源于肾上腺髓质或肾上腺以外的交感神经及副交感神经的副神经节上的嗜铬细胞。其中,肾上腺嗜铬细胞瘤约占 PHEO 的 90%,其中 10% 为双侧性。

2. 肾上腺嗜铬细胞瘤

(1)临床表现:高发年龄为 30~50 岁,由血液中的儿茶酚胺增高所致,主要症状为高血压以及代谢紊乱。

1)高血压(表 4-54-2)

2)代谢紊乱:大量儿茶酚胺分泌可引起多种代谢紊乱。由于基础代谢增高,肝糖原分解加速和胰岛素分泌受抑制,血糖增高、出现尿糖;由于脂肪代谢加速,血中游离脂肪酸和胆固醇增高;少数患者还可能有低血钾表现。

3)儿茶酚胺心肌病:是严重而特殊的并发症。常以急性心衰肺水肿为主要临床表现。手术切除肿瘤后肥厚或扩大的心脏可缩小,甚至恢复正常。

(2)辅助检查(表 4-54-3)

表 4-54-2　肾上腺嗜铬细胞瘤的表现——高血压

类型	临 床 表 现
持续性高血压伴阵发性极度升高	最多见。发作时血压极度升高,甚至用一般血压计不能测得,表现为剧烈头痛、面色苍白或潮红、四肢发冷、恶心、呕吐、大量出汗、心悸、气急、视觉模糊等。严重者可因心力衰竭、肺水肿、脑出血而死亡
阵发性高血压	女性多见。平时不表现出高血压,在外伤、妊娠、分娩、麻醉、手术等刺激情况时血压突然升高,若处理不当,严重的可引起死亡
持续性高血压	平时血压持续高于正常,易与原发性高血压相互混淆,多见于儿童

表 4-54-3　肾上腺嗜铬细胞瘤的辅助检查

方法	内 容
24 小时尿儿茶酚胺测定	包含肾上腺素、去甲肾上腺素和多巴胺,24 小时尿内儿茶酚胺含量升高 2 倍以上即有意义
血儿茶酚胺测定	在高血压发作时测定有重要意义
24 小时尿香草扁桃酸(VMA)测定	VMA 是肾上腺素和去甲肾上腺素的代谢产物,由尿液排出体外。某些食物和药物(如咖啡、香蕉、柑橘类水果、阿司匹林等)可干扰上述测定值,故检查前须停用
超声	多用于普查筛检
CT	对肾上腺内嗜铬细胞瘤检出率近 100%,肿瘤内密度不均和明显强化为其特点,同时可了解肿瘤与周围血管、脏器的关系
MRI	对肿瘤性质的鉴别有帮助

> **ⓘ 提示**
>
> 　超声、CT、MRI 均为肾上腺嗜铬细胞瘤的定位检查。

　(3)治疗

　1)手术治疗:腹腔镜下或开放手术切除肿瘤可获得良好的疗效。术后需严密观察血压、心率变化,注意水、电解质平衡,及时纠正低血容量等。

　2)药物治疗:对于不能耐受手术,或未能切除的恶性肾上腺嗜铬细胞瘤,或手术后肿瘤复发等患者,可使用 α 受体拮抗药等药物以改善症状,也可采用 ^{131}I- 间碘苄胍(^{131}I-MIBG)内放射治疗。

　3. 副神经节瘤(PGL)　好发部位依次为腹主动脉周围、膀胱、胸腔以及头颅、颈部与盆腔。症状的多样性与肿瘤内分泌功能、部位、体积大小、有无局部压迫症状及血浆儿茶酚胺水平有关。由于 PGL 好发部位广泛,确定肿瘤的确切位置尤其重要。^{131}I-MIBG 的诊断敏感性和特异性较高,适用于有典型临床症状而超声和 CT 等检查均未发现的 PGL,特别对多发的或转移性的 PHEO 及肾上腺髓质增生,诊断效果优于超声和 CT 检查。^{131}I-MIBG 还可用于治疗恶性嗜铬细胞瘤和肾上腺髓质增生。

二、肾上腺髓质增生

病因不明,常表现为双侧肾上腺体积增大,可不对称,有时可见结节样改变。治疗可手术切除增生明显一侧的肾上腺,若效果不佳,可再行对侧增生肾上腺部分切除或应用 ^{131}I-MIBG 治疗。

第四节　无症状肾上腺肿物

无症状肾上腺肿物常见有肾上腺皮质良性肿瘤。另外有肾上腺转移癌、肾上腺皮质癌、肾上腺囊肿、肾上腺血肿、髓质脂肪瘤、畸胎瘤等,少数的肾上腺嗜铬细胞瘤和肾上腺嗜酸性细胞瘤。为了明确肿物的来源与性质,所有的肾上腺无症状腺瘤或肾上腺偶发瘤(AI)患者均应做肾上腺功能的实验室检查。AI 以手术治疗为佳。

◦ 温 故 知 新 ◦

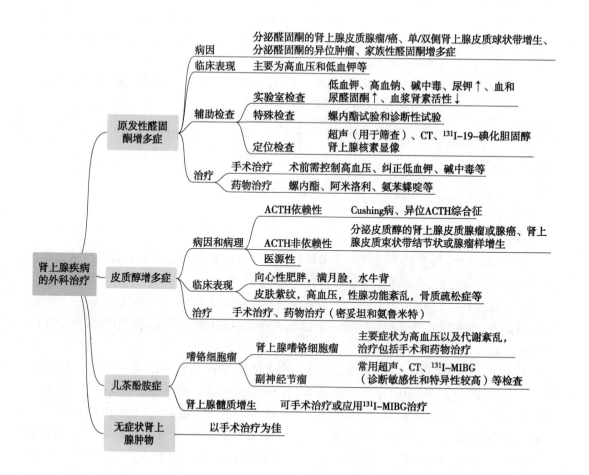

第五十五章

男性性功能障碍、不育和节育

一、概论

1. 解剖

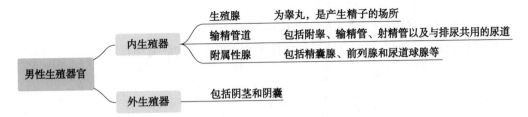

2. 生理

男性生殖生理活动包括精子发生、精子成熟及精子排出。男性的性功能是一个更为主动而复杂的神经反射活动,精神与心理因素起着相当重要的作用。

二、男性性功能障碍

正常男性性功能包括性欲、性兴奋、阴茎勃起、性交、射精和性高潮等过程。最常见的男性性功能障碍是勃起障碍和早泄。

1. 勃起功能障碍(ED)

是指持续或反复不能达到或维持足够阴茎勃起以完成满意性生活。

(1)分类:按病因可分为心理性、器质性和混合性 ED 三类,其中混合性 ED 多见。

(2)与 ED 相关的危险因素:①年龄增长。②躯体疾病,包括心血管病、高血压、糖尿病、肝肾功能不全等。③精神心理因素。④用药,主要包括利尿剂、降压药、心脏病用药、安定药等。⑤不良生活方式。⑥外伤、手术及其他医源因素。

(3)治疗:①矫正引起 ED 的有关因素,如改变不良生活方式和社会心理因素、改变引起 ED 的有关药物等。②针对 ED 的直接治疗,包括性心理治疗、口服药物、局部治疗和手术治疗。

2. 早泄

(1)概述:早泄分为原发性早泄和继发性早泄(患病率较高),两者均表现为控制射精的能力差,总是或几乎总是不能延迟射精,并对身心造成消极的影响。

(2)治疗:首先治疗诱发病因,并由妻子密切合作,采用性感集中训练法,克服对性行为的错误认识和自罪感,建立和恢复性的自然反应。性交时应用避孕套,或阴茎头局部应用利多卡因喷雾剂或软膏剂,通过局部麻醉作用来延长射精潜伏期。近年来应用选择性 5–HT 重吸收抑制剂(SSRIs)如达泊西汀等,取得较好疗效。

三、男性不育症

任何影响精子发生、成熟、排出、获能或受精的因素都可导致男性不育。此外,勃起功能障碍、不射精、逆行射精等均可造成不育。不育夫妇双方共同参与诊断与治疗,在男方进行治疗前也应对女方检查生育力。治疗措施包括预防性治疗、非手术治疗、手术治疗和人类辅助生殖技术。

四、男性节育

1. 男性避孕　目前常用的方法是使用避孕套。
2. 男性绝育　目前常用的是输精管结扎术和输精管药物注射绝育法。

○ 温 故 知 新 ○

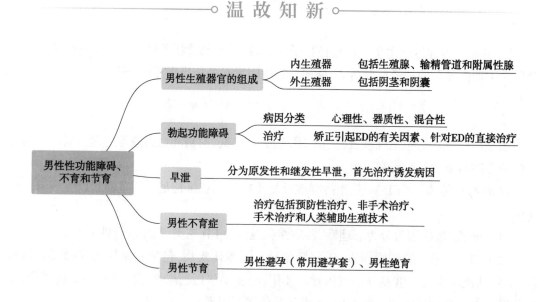

男性生殖器官的组成
　内生殖器　　包括生殖腺、输精管道和附属性腺
　外生殖器　　包括阴茎和阴囊

勃起功能障碍
　病因分类　　心理性、器质性、混合性
　治疗　　矫正引起ED的有关因素、针对ED的直接治疗

男性性功能障碍、不育和节育

早泄　　分为原发性和继发性早泄,首先治疗诱发病因

男性不育症　　治疗包括预防性治疗、非手术治疗、手术治疗和人类辅助生殖技术

男性节育　　男性避孕(常用避孕套)、男性绝育

医学生泌尿外科实习提要

1. 培养爱伤观念和责任心,注意保护患者隐私　同其他科室一样,泌尿外科的很多疾病也需要查体,在实际查体中动作一定要规范、熟练、轻柔。但泌尿外科的疾病也有自己的特点,即很多查体涉及患者的性器官,属于患者的隐私,应注意,在检查整个过程中必须保持严谨的态度同时做到保护患者的隐私。

2. 了解泌尿外科的学科特点 泌尿外科在临床工作中涉及的病种多、病情复杂多变。相对而言,急诊和外伤患者比普外科、心胸外科和骨科少见。泌尿外科器官在人体较为隐蔽之处,在查体时明显的阳性体征较少,同时易与妇科及肛肠科等疾病相混淆。由于各种微创技术等的发展和改进,开放性手术较之前大大地减少,这在泌尿外科尤为明显。

3. 主动学习 在泌尿外科重点学习的专科知识技能主要包括以下内容。

(1) 外科基本技能仍是实习重点,严格遵守无菌原则,掌握一般治疗操作,包括换药、拆线、留置导尿等。

(2) 熟悉并掌握泌尿外科常见病的诊断方法和治疗常规,包括泌尿系统外伤、良性前列腺增生、尿路结石、泌尿及生殖系统感染、膀胱癌及前列腺癌等,了解常见病的临床变化及预后。

(3) 在带教老师的安排下参加或参观手术,尤其是微创技术的相关操作。注意建立微创理念、熟悉微创器械和操作、辩证认识微创及传统手术关系。

(4) 熟悉常见化验及特殊检查的意义,如尿常规、尿细菌学和细胞学检查、血清 PSA检查、尿路 X 线平片、膀胱镜、超声、肾图等。

第五篇　骨科疾病

第五十六章

运动系统畸形

第一节 先天性畸形

一、先天性肌性斜颈

1. 定义 先天性肌性斜颈是指一侧胸锁乳突肌纤维性挛缩,导致颈部和头面部向病侧偏斜畸形。

2. 病因 至今仍不完全清楚(表5-56-1)。

表5-56-1 先天性肌性斜颈的可能病因

病因	内　容
产伤或子宫内位置不良	一侧胸锁乳突肌因产伤致出血,形成血肿后机化,继而挛缩。宫内胎位不正,使一侧胸锁乳突肌承受过度的压力,致局部缺血,继而挛缩
先天性或遗传因素	有学者认为胸锁乳突肌纤维化在母体内已经形成,是先天性或遗传因素所致
其他	还有子宫内、外感染及动静脉栓塞等学说

3. 临床表现

(1)通常在婴儿出生后,一侧胸锁乳突肌即有肿块,质硬、椭圆形或圆形、位置固定。肿块表面不红,温度正常,无压痛。

(2)头偏向病侧,下颌转向健侧,下颌向病侧旋转活动(或头部偏向健侧)均受限。

(3)继之肿块逐渐缩小至消失,约半年后形成纤维性挛缩的条索。

(4)少数病例肿块不完全消失,也有未出现颈部肿块而直接发生胸锁乳突肌挛缩者。

(5)病情继续发展可出现继发畸形,如病侧颜面短而扁,健侧长而圆,双眼、双耳不在同一平面,严重者导致颈椎侧凸畸形。

4. 诊断 根据临床表现,病侧胸锁乳突肌呈条索状挛缩,头面部偏斜即可明确诊断。

5. 治疗 早发现、早期保守治疗可获得良好疗效,是预防头面、颈椎畸形的关键。晚期斜颈可以手术矫正,合并的面部畸形、颈椎侧凸则难以恢复正常。

(1)非手术治疗:适用于1岁以内的婴儿。包括局部热敷、按摩、手法矫正和矫形帽外固定。

(2)手术疗法:适合1岁以上患儿,最佳手术年龄为1~4岁,胸锁乳突肌切断术是最常用的手术方式。

二、先天性手部畸形

1. **先天性并指畸形** ①亦称蹼指,是两个或两个以上手指及其相关组织先天性病理相连。②双侧多见,最常累及中、环指,极少累及拇指。相邻两指仅软组织连接者多见,偶尔有骨及关节连接。③分指手术应在学龄前完成。

 提示

> 先天性并指畸形治疗的目的首先是改善功能,其次是改善外观。

2. **多指畸形** 是最常见的手部先天性畸形,常与短指、并指等畸形同时存在,多见于拇指及小指。手术治疗在1岁以后为佳,以切除副指、保留正指为原则。注意切除彻底,不要损伤骨骺。

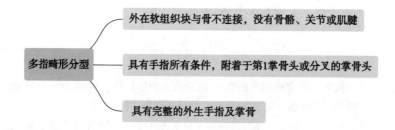

三、发育性髋关节脱位

1. **概述** 发育性髋关节脱位过去称为先天性髋关节脱位,主要是髋臼、股骨近端和关节囊等均存在结构性畸形引起关节不稳定,直至发展为髋关节脱位。女多于男,左侧多于右侧,双侧者也不少见。

2. **病因**

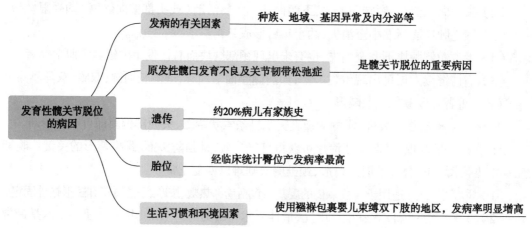

3. 病理变化（表 5-56-2）

表 5-56-2 发育性髋关节脱位的病理变化

分期		站 立 前 期	脱位期（站立行走期）
原发性病变	髋臼	髋臼前、上、后缘发育不良，平坦，髋臼浅	髋臼缘不发育，髋臼更浅而平坦，臼窝内充满脂肪组织和纤维组织。脱位的股骨头压迫髂骨翼形成假臼
	股骨头	较小、圆韧带肥厚，股骨头可在髋臼内、脱位或半脱位，但易回纳入髋臼	向髋臼后上方脱出，小而扁平或形状不规则，圆韧带肥厚
	股骨颈	前倾角略增大	前倾角明显增大，变短变粗
	关节囊	松弛，关节不稳	随股骨头上移而拉长，增厚呈葫芦形
继发性病变			由于股骨头脱位，可引起脊柱腰段侧凸或过度前凸，久而久之可致腰肌劳损和脊柱骨关节病、骨盆倾斜等

4. 临床表现

（1）站立前期：新生儿和婴幼儿站立前期临床症状不明显，提示可能有髋关节脱位的症状：①两侧大腿内侧皮肤皱褶不对称，病侧加深增多。②患儿会阴部增宽，双侧脱位时更为明显。③病侧髋关节活动少且受限，蹬踩力量较健侧弱，常处于屈曲位，不能伸直。④病侧下肢短缩。⑤牵拉病侧下肢时有弹响声或弹响感，有时患儿会哭闹。有助于诊断的检查，见表 5-56-3。

表 5-56-3 站立前期的辅助检查

名称	临 床 意 义
髋关节屈曲外展试验	正常新生儿及婴儿髋关节可外展 80° 左右。单侧外展 <70°，双侧外展不对称 ≥20° 称为外展试验阳性，可疑有髋关节脱位、半脱位或发育不良
Allis 征	患儿平卧，屈膝 90°，双腿并拢，双侧内踝对齐，两足平放检查台上，病侧膝关节平面低于健侧为阳性
Ortolani 试验（弹入试验）	患儿仰卧位，助手固定骨盆，检查者一手拇指置于股骨内侧上段正对大转子处，其余指置于股骨大转子外侧，另一手将同侧髋、膝关节各屈曲 90° 并逐步外展，同时置于大转子外侧的四指将大转子向前、内侧推压，此时可听到或感到"弹跳"，即为阳性，提示髋关节脱位
Barlow 试验（弹出试验）	患儿仰卧位，屈髋屈膝，使髋关节逐步内收，检查者将拇指放在患儿大腿内侧小转子处加压并向外上方推压股骨头，感到股骨头从髋臼内滑出髋臼外的弹响，当去掉拇指的压力则股骨头又自然弹回到髋臼内，此为阳性。这表明髋关节不稳定或有半脱位

（2）脱位期（站立行走期）：患儿一般开始行走的时间较正常儿晚。

1）单侧脱位时患儿跛行；双侧脱位时，站立时骨盆前倾，臀部后耸，腰部前凸特别明显，行走呈鸭行步态。

2）患儿仰卧位，双侧髋、膝关节各屈曲 90° 时，双侧膝关节不在同一平面；推拉病侧股骨时，股骨头可上下移动，似打气筒样；内收肌紧张，髋关节外展活动受限。

3）Trendelenburg 征（单足站立试验）：正常用单足站立时，臀中、小肌收缩，对侧骨盆抬起才能保持身体平衡。如果站立侧患有髋关节脱位时，因臀中、小肌松弛，对侧骨盆不但不能抬起，反而下降。

5. 影像学检查

（1）超声：灵敏度较高，可早期检查到髋臼发育异常。可用于筛查和评价新生儿的髋关节发育情况。

（2）X 线检查：应在出生后 3 个月以后拍骨盆正位片。X 线平片上可发现髋臼发育不良、半脱位或脱位。

1）髋臼指数（或称髋臼角）：通过双侧髋臼软骨（亦称 Y 形软骨）中心点连一直线并加以延长，称 Y 线。从 Y 形软骨中心点向髋臼外上缘作连线，称 C 线。C 线与 Y 线的夹角即为髋臼指数或髋臼角，见图 5-56-1。正常新生儿为 30°~40°，1 岁 23°~28°，3 岁 20°~25°。大于此范围者表示髋臼发育不全。

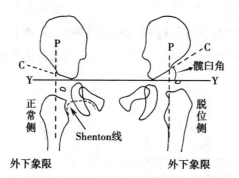

图 5-56-1　Perkin 象限、髋臼指数及 Shenton 线示意图

2）Perkin 象限（关节四区划分法）：当股骨头骨骺核骨化出现后可利用 Perkin 象限，即两侧髋臼中心做一直线称为 Y 线，再从髋臼外缘向 Y 线作一垂线（P），将髋关节划分为四个象限。正常股骨头骨骺位于内下象限内，若在外下象限为半脱位，在外上象限为全脱位。

3）Shenton 线：即股骨颈内缘与闭孔上缘的连续线。正常情况下为平滑的抛物线，脱位者此线中断。

4）其他：股骨头骨化中心较健侧小，病侧股骨颈前倾角增大，正位 X 线平片上股骨颈越短、粗，则前倾角越大。

（3）CT 及 MRI 检查：可利用 CT 测量股骨颈前倾角，CT 三维重建技术可准确提供股骨颈轴线、前倾角等信息。MRI能显示髋关节周围软组织与股骨头、髋臼之间的关系,对治疗方案选择及疗效评价有一定参考价值。

6. 治疗(表5-56-4) 预后的关键在于早期诊断和早期治疗,治疗越早,效果越佳。

表5-56-4 发育性髋关节脱位的治疗

分期	治疗
新生儿期(0~6个月)	此期为治疗的黄金期,不需手术修复,首选Pavlik吊带。24小时持续使用,定期检查,使用2~4个月后,换为外展支具维持固定,至髋臼指数<25°。也有用连衣袜套法及外展位褓褓支具法,维持4个月以上
婴儿期(6个月~1.5岁)	首选麻醉下闭合复位,石膏或支具固定髋关节于屈髋95°,外展40°~45°位置(人类位置),此位置最能维持髋关节稳定、缺血性坏死危险性最低
幼儿期(1.5~3岁)	主张在1.5岁后行切开复位。还纳股骨头于真臼内,并行骨盆或股骨截骨术,重建头臼的正常关系
儿童期及以上(3岁以上)	常采用手术治疗,如Salter骨盆截骨术、Pemberton环髋臼截骨术、人工关节置换术等

四、先天性马蹄内翻足

1. 病因 包括胚胎发育异常学说、遗传基因学说以及宫内胎儿足发育阻滞学说等。

2. 病理 主要畸形包括:①前足内收。②踝关节跖屈。③跟骨内翻。④继发性胫骨远端内旋。

3. 临床表现 出生后一侧或双侧足出现程度不等内翻下垂畸形(呈马蹄内翻状)。小儿学走路后,用足外缘着地,步态不稳、跛行、畸形逐渐加重。足背负重部位产生胼胝及滑囊,胫骨内旋加重。病侧小腿肌肉较健侧明显萎缩。

4. 诊断 主要依据前足内收、跟骨内翻、踝关节马蹄形,同时合并胫骨内旋。最简便诊断法是用手握住足前部向各个方向活动,如足外翻背伸有弹性阻力,应进一步检查确诊,以便早期手法治疗。

5. 治疗

(1)非手术治疗:①Ponseti矫形法,一般在出生后5~7天至9个月治疗最有效。②<1岁的婴儿可选择手法扳正。

(2)手术治疗:手术年龄以6~18个月为宜。常用方法有:①跟腱延长术。②足内侧挛缩组织松解术。③跖腱膜切断术。④踝关节后方关节囊切开术。10岁以上仍有明显畸形者,可考虑通过截骨来达到矫正足部畸形的目的,如三关节融合术。

第二节 姿态性畸形

一、平足症（扁平足）

1. 定义　扁平足是指先天性或姿态性导致足弓低平或消失，患足外翻，站立、行走时足弓塌陷，出现疲乏或疼痛症状的一种足畸形。通常分为姿态性平足症和僵硬性平足症两种。

2. 病因（表 5-56-5）

表 5-56-5　扁平足的病因

分类	内　容
先天性因素	①足骨发育异常，如足舟骨结节过大、足副舟骨或副骺未融合、跟骨外翻、垂直距骨 ②韧带或肌肉等发育异常，如先天性足部韧带、肌松弛
后天性因素	①长期负重站立，体重增加，长途跋涉过度疲劳 ②长期患病卧床，缺乏锻炼，肌萎缩 ③穿鞋不当，鞋跟过高 ④足部骨病，如类风湿关节炎、骨关节结核等 ⑤脊髓灰质炎，足内外在肌力失衡后遗留平足症

3. 临床表现

（1）早期症状为踝关节前内侧疼痛，长时间站立或步行加重，休息减轻。站立位足跟外翻，足内缘饱满，足纵弓低平或消失，舟骨结节向内侧突出，足印明显肥大。

（2）X线检查侧位示足纵弓明显低平塌陷，跟、舟、骰、距骨关系失常。严重者跗骨骨关节炎形成。

4. 病理及治疗（表 5-56-6）　预防为主，当平足合并有疼痛等症状时，才需要治疗。

表 5-56-6　扁平足的病理及治疗

项目	柔韧性平足症	僵硬性平足症
又称	即姿态性平足症	痉挛性平足症
病理	比较常见，软组织虽然松弛，但仍保持一定的弹性，负重时足扁平，除去承受的重力，足可立即恢复正常	多数由于骨联合所致，手法不易矫正
治疗	非手术治疗，主要有：①功能锻炼，如用足趾行走，屈趾运动，提踵外旋运动。②穿矫形鞋或矫形鞋垫	①可全麻下内翻手法矫正畸形，石膏靴固定足于内翻内收位，5~6 周后拆除石膏改穿平足矫形鞋 ②手法矫正失败者或畸形严重者，可做跟骨内移截骨、距下关节融合或三关节融合等手术

二、姆外翻

1. 概述　姆外翻俗称"大脚骨",是一种常见的姆趾向足外侧倾斜、第一跖骨内收的前足畸形(图 5-56-2)。

2. 病因　多与遗传及穿鞋不适有关,80% 以上有家族史,女性多见。

3. 临床表现

(1)常呈对称性。姆趾的跖趾关节轻度半脱位,内侧关节囊附着处因受牵拉,可有骨赘形成。

(2)第 1 跖骨头的突出部分,因长期受鞋帮的摩擦,局部皮肤增厚,并可在该处皮下产生滑囊,如红肿发炎,则成为滑囊炎。

(3)严重者姆趾的跖趾关节可产生骨关节炎,引起疼痛。

(4)第 2、3 跖骨头跖面皮肤因负担加重,形成胼胝。第 2 趾近侧趾骨间关节处背侧皮肤因与鞋帮摩擦可形成胼胝或鸡眼。

4. 影像学检查

(1)姆外翻角(图 5-56-3):指第一跖骨与近节趾骨轴线的夹角,它反映姆外翻的程度。该角 >15° 为异常。

(2)第 1、2 跖骨间角(图 5-56-3):指第 1、2 跖骨轴线的夹角,它反映第 1 跖骨内收的程度。该角 >10° 为异常。

5. 治疗

(1)非手术治疗:适用于畸形轻,症状不重者。穿前部宽松的鞋,以避免对趾内侧的挤

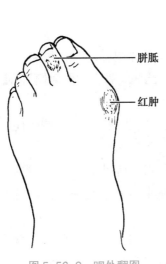

图 5-56-2　姆外翻图

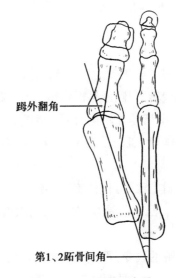

图 5-56-3　姆外翻角及
第 1、2 跖骨间的夹角

压和摩擦。轻度外翻可在第 1、2 趾间应用硅胶分趾垫或分趾鞋袜,也可应用跚外翻矫形器、矫形鞋或平足鞋垫矫正。

（2）手术治疗: 适用于保守治疗无效,疼痛及畸形严重者。主要分为软组织手术（McBride 手术为代表）、截骨矫形手术（如 Mayo 手术和 Kellel 手术）、软组织结合截骨矫形手术（如 Chevron 截骨术）等。

三、脊柱侧凸

1. 定义 应用 Cobb 法测量站立正位 X 线平片的脊柱侧方弯曲,如角度 >10° 则定义为脊柱侧凸。

2. 分类

（1）非结构性脊柱侧凸: 指脊柱及其支持组织无内在的固有改变。常见原因: ①姿势性脊柱侧凸。②癔症性脊柱侧凸。③神经根受刺激,如椎间盘突出、肿瘤。④炎症。⑤下肢不等长。⑥髋关节挛缩。

（2）结构性脊柱侧凸: 指侧弯不能通过平卧或侧方弯曲自行矫正,或虽矫正但无法维持,受累的椎体被固定于旋转位。按病因分类: ①特发性脊柱侧凸（最常见,占总数的 75%~80%）。②先天性脊柱侧凸。③神经肌肉型脊柱侧凸。④神经纤维瘤病合并脊柱侧凸。⑤间充质病变合并脊柱侧凸。⑥骨软骨营养不良合并脊柱侧凸。⑦代谢性障碍合并脊柱侧凸。⑧其他原因导致侧凸等。

> ⓘ 提示
>
> 非结构性脊柱侧凸针对病因治疗后,脊柱侧凸即能消除。

3. 病理

（1）脊柱结构的改变: 侧凸椎体凹侧楔形变,并出现旋转,主侧弯的椎体向凸侧旋转,棘突向凹侧旋转,凹侧椎弓根变短、变窄,椎板略小于凸侧。棘突向凹侧倾斜,使凹侧椎管变窄,凹侧小关节增厚并硬化而形成骨赘。

（2）椎间盘、肌肉及韧带的改变: 凹侧椎间隙变窄,凸侧增宽,凹侧的小肌肉可见轻度挛缩。

（3）肋骨的改变: 椎体旋转导致凸侧肋骨移向背侧,使后背部突出,形成隆凸,严重者形成"剃刀背"。凸侧肋骨互相分开,间隙增宽。凹侧肋骨互相挤在一起,并向前突出,形成胸部不对称。

（4）内脏的改变: 严重胸廓畸形使肺脏受压变形,严重者可引起肺源性心脏病。

4. 临床表现 早期畸形不明显,生长发育期,可出现身高不及同龄人,双肩不等高,胸廓不对称。侧凸畸形严重者可见"剃刀背"畸形,影响心肺发育,出现神经系统牵拉或压迫的相应症状（图 5-56-4）。

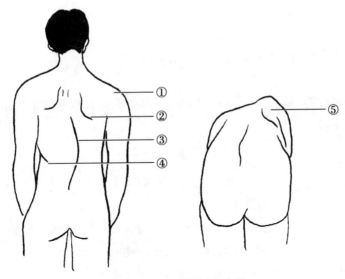

图 5-56-4　脊柱侧凸外观

①两肩不等高；②两侧肩胛骨不等高；③脊柱偏离中线；④一侧腰部皱褶皮纹；
⑤前弯时两侧背部不对称，形成"剃刀背"。

5. 辅助检查

（1）X 线检查

1）方法：①站立位脊柱全长正侧位像，是诊断脊柱侧凸的基本方法。摄片范围包括整个脊柱。②仰卧位最大左右弯曲位像、重力悬吊位牵引像及支点反向弯曲像，可了解侧凸脊柱的内在柔韧性，指导治疗。③去旋转像，适用于严重侧凸，尤其伴有后凸、椎体旋转严重者，可全面了解侧凸椎体的结构。

2）脊柱侧凸的 X 线测量：①Cobb 法（图 5-56-5），上端椎上缘的垂线与下端椎下缘的垂线的交角即为 Cobb 角。②Ferguson 法，用于测量轻度脊柱侧凸（<50°），为上、下端椎的中心与顶椎中心连线的交角。

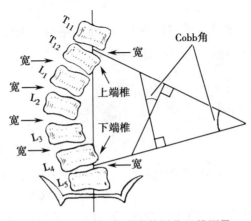

图 5-56-5　Cobb 法脊柱侧凸 X 线测量

提示

Cobb 法是脊柱侧凸 X 线测量最常用的方法。

3）椎体旋转度的测量：常用 Nash-Moe 法。根据正位 X 线平片上椎弓根的位置，将其分为 5 度（表 5-56-7）。

表 5-56-7 椎体旋转度的分度

分度	X 线平片表现
0 度	椎弓根对称
Ⅰ度	凸侧椎弓根移向中线，但未超过第 1 格，凹侧椎弓根变小
Ⅱ度	凸侧椎弓根已移至第 2 格，凹侧椎弓根消失
Ⅲ度	凸侧椎弓根移至中央，凹侧椎弓根消失
Ⅳ度	凸侧椎弓根越过中线，靠近凹侧

（2）脊髓造影：有助于了解与骨性畸形同时存在的神经系统畸形。

（3）CT：清晰地显示椎骨、椎管内、椎旁组织的细微结构。

（4）MRI：对椎管内病变分辨力强，但对骨性结构的显影不如 CT。

（5）肺功能检查：为常规检查。肺总量和肺活量减少，而残气量多正常，肺活量的减少与脊柱侧凸的严重程度相关。

（6）电生理检查：对了解脊柱侧凸患者是否合并神经、肌肉系统障碍有重要意义。包括肌电图检查、神经传导速度测定、诱发电位检查和术中脊髓监测（如体感诱发电位、运动诱发电位等）。

（7）发育成熟度的鉴定：成熟度的评价在脊柱侧凸的治疗中尤为重要。主要包括第二性征情况、骨龄。

6. 治疗

（1）治疗目的：①矫正畸形。②获得稳定。③维持平衡。④减缓或阻止进展。

（2）青少年特发性脊柱侧凸的治疗（表 5-56-8）

表 5-56-8 青少年特发性脊柱侧凸的治疗

方法	适 应 证	其 他
观察随访	侧凸 <20°	每 4~6 个月复诊 1 次，常规行站立位脊柱全长正侧位片检查
支具治疗	生长期儿童 20°~40° 的柔软性侧凸	每天需佩戴 16~23 小时，直至骨骼发育成熟
手术治疗	①支具治疗无效。②生长期儿童侧凸不断加重。③脊柱失平衡。④明显外观畸形	手术主要分为侧凸矫形和脊柱融合两个方面

◦ 经 典 试 题 ◦

（研）1. 关于先天性肌性斜颈，下列描述不正确的有

　　A. 头部向健侧倾斜

　　B. 下颌转向健侧

　　C. 患侧面部发育较大

　　D. 健侧面部发育较大

（研）2. 典型性先天性髋关节脱位的主要发病因素有

　　A. 髋臼发育不良

　　B. 股骨颈前倾角增大

　　C. 关节囊、韧带松弛

　　D. 股骨头发育不良

【答案】

1. AC　2. AC

◦ 温 故 知 新 ◦

姿态性畸形
- 平足症
  - 病因　先天性因素（足骨、韧带或肌肉等发育异常）、后天性因素
  - 临床表现
    - 早期踝关节前内侧疼痛
    - 站立位足内缘饱满，足纵弓低平或消失，舟骨结节向内侧突出，足印明显肥大
  - 治疗
    - 柔韧性平足症　非手术治疗（功能锻炼、穿矫形鞋或鞋垫）
    - 僵硬性平足症　全麻下内翻手法矫正，必要时手术
- 踇外翻
  - 病因　多为遗传及穿鞋不适
  - 影像学检查　踇外翻角>15°，第1、2跖骨间角>10°
  - 治疗
    - 轻者　非手术治疗
    - 保守治疗无效，疼痛及畸形严重者　手术治疗
- 脊柱侧凸
  - 分类　非结构性脊柱侧凸（病因治疗后脊柱侧凸能消除）、结构性脊柱侧凸
  - 临床表现
    - 两肩不等高、两侧肩胛骨不等高、脊柱偏离中线、一侧腰部皱褶皮纹、"剃刀背"
    - 站立位脊柱全长正侧位像是诊断脊柱侧凸的基本方法
  - 辅助检查　X线检查、脊髓造影、CT、MRI、肺功能检查等
  - 治疗　观察随访、支具治疗和手术治疗〕以青少年特发性脊柱侧凸为例

第五十七章

骨 折 概 论

一、定义、成因、分类及移位

1. 定义　骨折即骨的完整性和连续性中断。

2. 成因（表5-57-1）

表5-57-1　骨折的成因

类型	含　义	临床常见情况
病理性骨折	由骨骼疾病所致,受轻微外力即发生骨折	如骨髓炎、骨肿瘤所致骨折
创伤性骨折	直接暴力:暴力直接作用于受伤部位造成骨折	小腿受撞击处发生的胫腓骨骨干骨折
	间接暴力:力量通过传导、杠杆、旋转和肌收缩使肢体远端因作用力和反作用力的关系发生骨折	骤然跪倒时,股四头肌猛烈收缩,可致髌骨骨折
疲劳性骨折	长期、反复、轻微的直接或间接损伤可致肢体某一特定部位骨折,也称为应力性骨折	远距离行军易致第2、3跖骨及腓骨下1/3骨干骨折

3. 分类

（1）根据骨折处皮肤、黏膜的完整性分类

1）闭合性骨折:骨折处皮肤或黏膜完整,骨折端不与外界相通。

2）开放性骨折:骨折处皮肤或黏膜破裂,骨折端与外界相通。如耻骨骨折伴膀胱或尿道破裂,尾骨骨折致直肠破裂。

（2）按骨折的程度和形态分类（表5-57-2）

（3）根据骨折端稳定程度分类

1）稳定性骨折:骨折端不易发生移位的骨折,如裂缝骨折、青枝骨折、横形骨折、压缩性骨折、嵌插骨折等。

2）不稳定性骨折:骨折端易发生移位的骨折,如斜形骨折、螺旋形骨折、粉碎性骨折等。骨折端的常见移位,见表5-57-3。造成不同移位的影响因素为:①外界直接暴力的作用方向。②不同部位的骨折由于肌肉的牵拉。③不恰当的搬运。

表 5-57-2　骨折的程度和形态分类

分类	临床特点
横形骨折	骨折线与骨干纵轴接近垂直
斜形骨折	骨折线与骨干纵轴呈一定角度
螺旋形骨折	骨折线呈螺旋状
粉碎性骨折	骨质碎裂成三块以上
青枝骨折	发生在儿童的长骨,受到外力时,骨干变弯,但无明显的断裂和移位
嵌插骨折	骨折片相互嵌插,多见于股骨颈骨折,即骨干的密质骨嵌插入松质骨内
压缩性骨折	松质骨因外力压缩而变形,多见于脊椎骨的椎体部分
骨骺损伤	骨折线经过骨骺,且断面可带有数量不等的骨组织,被 Salter 和 Harris 分为 5 型

表 5-57-3　骨折端移位

分类	临床特点
成角移位	两骨折端的纵轴线交叉形成前、后、内、外成角
缩短移位	两骨折端相互重叠或嵌插,使其缩短
旋转移位	远侧骨折端围绕骨之纵轴旋转
侧方移位	以近侧骨折端为准,远侧骨折端向前、后、内、外的侧方移位
分离移位	两骨折端在纵轴上相互分离,形成间隙

二、临床表现及影像学检查

1. 临床表现

（1）全身表现：①休克,骨折所致的出血是主要原因,特别是骨盆骨折、股骨骨折和多发性骨折,其出血量大者可达 2 000ml 以上。②发热。

（2）骨折的局部表现

1）一般表现：局部疼痛、肿胀和功能障碍。

2）特有体征：畸形、异常活动、骨擦音或骨擦感。具有以上一个体征,即可诊断为骨折。

> ⓘ 提示
>
> 　　需注意,裂缝骨折、嵌插骨折、脊柱骨折及骨盆骨折没有上述典型的骨折特有体征。

2. 影像学检查（表5-57-4）

表 5-57-4　骨折的影像学检查

项目	临 床 意 义
X 线检查	为首选且常规的检查,可了解骨折的类型和骨折端移位情况。有些轻微的裂缝骨折,急诊拍片未见明显骨折线,应于伤后 2 周拍片复查
CT 检查	可用于骨折早期、不典型病例以及复杂解剖部位的检查
MRI 检查	对软组织层次的显示和观察椎体周围韧带、脊髓损伤情况和椎体挫伤较好。并可观察椎管内是否有出血,发现 X 线平片及 CT 未能发现的隐匿性骨折并确定骨挫伤的范围

三、并发症

1. 早期并发症

（1）休克：严重创伤、骨折引起大出血或重要器官损伤所致。

（2）脂肪栓塞综合征：发生于成人,是由于骨折处髓腔内血肿张力过大,骨髓被破坏,脂肪滴进入破裂的静脉窦内,可引起肺、脑脂肪栓塞。临床上出现呼吸功能不全、发绀,胸部 X 线片显示广泛性肺实变。动脉低血氧可致烦躁不安、嗜睡,甚至昏迷和死亡。

（3）重要内脏器官损伤：如肋骨骨折→肝、脾破裂,肺损伤；骨盆骨折→膀胱和尿道损伤；骶尾骨骨折→直肠损伤。

（4）重要周围组织损伤：包括重要血管、周围神经和脊髓损伤。

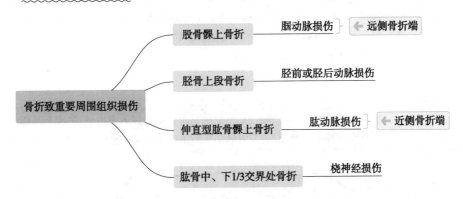

（5）骨筋膜室综合征：即由骨、骨间膜、肌间隔和深筋膜形成的骨筋膜室内肌肉和神经因急性缺血而产生的一系列早期综合征。

1）发病：常见于前臂掌侧和小腿,多由创伤骨折后血肿和组织水肿引起骨筋膜室内内容物体积增加,或外包扎过紧、局部压迫使骨筋膜室容积减小而导致骨筋膜室内压力增高所致。当压力达到一定程度可使供应肌肉的小动脉关闭,形成缺血－水肿－缺血的恶性循环。

2）根据其缺血的不同程度可导致：濒临缺血性肌挛缩→缺血性肌挛缩（可形成挛缩畸形,即 Volkman 缺血性肌挛缩,严重影响功能）→坏疽。

3）可确定诊断的体征：①病肢感觉异常。②被动牵拉受累肌肉出现疼痛（肌肉被动牵拉试验阳性）。③肌肉在主动屈曲时出现疼痛。④筋膜室即肌腹处有压痛。

4）处理：骨筋膜室综合征常并发肌红蛋白尿，治疗时应予以足量补液促进排尿，如果筋膜室压力 >30mmHg，应及时行筋膜室切开减压手术。

2. 晚期并发症（表 5-57-5）

表 5-57-5　骨折的晚期并发症

名称	内容
坠积性肺炎	主要发生于因骨折长期卧床不起的患者，特别是老年、体弱和伴慢性病的患者
压疮	好发于严重创伤骨折，长期卧床不起，身体骨突起处（如骶骨部、髋部、足跟部）受压者。特别是截瘫患者，更易发生
下肢深静脉血栓形成	多见于骨盆骨折或下肢骨折，下肢长时间制动，静脉血回流缓慢，加之创伤所致血液高凝状态易导致血栓形成
感染	多见于开放性骨折，特别是污染较重或伴较严重的软组织损伤者
损伤性骨化	关节扭伤、脱位或关节附近骨折后形成骨膜下血肿，处理不当使血肿扩大，血肿机化并在关节附近软组织内广泛骨化，造成严重关节活动功能障碍
创伤性关节炎	关节内骨折，关节面遭到破坏，未能达解剖复位，骨愈合后使关节面不平整，长期磨损致使关节负重时出现疼痛
关节僵硬	病肢长时间固定，静脉和淋巴回流不畅，关节周围组织中浆液纤维性渗出和纤维蛋白沉积，发生纤维粘连，同时关节囊和周围肌肉挛缩，致使关节活动障碍
急性骨萎缩	即损伤所致关节附近的疼痛性骨质疏松，亦称反射性交感神经性骨营养不良。好发于手、足骨折后，典型症状是疼痛和血管舒缩紊乱
缺血性骨坏死	常见的有腕舟状骨骨折后近侧骨折端缺血性坏死，股骨颈骨折后股骨头缺血性坏死
缺血性肌挛缩	是骨折最严重的并发症之一，是骨筋膜室综合征处理不当的严重后果。它可由骨折和软组织损伤直接导致，更常见的是由骨折处理不当造成，特别是外固定过紧。一旦发生则难以治疗，典型畸形是爪形手或爪形足（图 5-57-1）

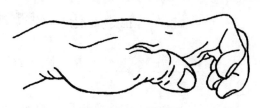

图 5-57-1　爪形手

提示

损伤性骨化又称骨化性肌炎，常见于肘关节。

四、愈合过程

1. 骨折愈合的阶段（表 5-57-6）　骨折的三个阶段之间不可截然分开,而是相互交织逐渐演进。

表 5-57-6　骨折愈合的阶段

阶段	约需时间	愈合情况
血肿炎症机化期	骨折后 2 周	①伤后 6~8 小时,内、外凝血系统被激活,骨折断端的血肿凝结成血块。严重的损伤和血管断裂在骨折处引起无菌性炎症反应。中性粒细胞、淋巴细胞、单核细胞和巨噬细胞侵入血肿的骨坏死区,逐渐清除血凝块、坏死软组织和死骨,而使血肿机化形成肉芽组织。②骨折后 2 周完成纤维连接过程
原始骨痂形成期	成人一般为 3~6 个月	内骨痂和外骨痂形成,骨痂不断钙化加强,骨折达到临床愈合。X 线平片可见骨折处有梭形骨痂阴影,但骨折线仍隐约可见
骨痂改造塑形期	1~2 年	与肢体活动和负重有关。原始骨痂被板层骨所替代,使骨折部位形成坚强的骨性连接。髓腔重新沟通,骨折处恢复正常骨结构

2. 骨折愈合的形式

（1）一期愈合（直接愈合）:是指骨折复位和坚强内固定后,骨折断端可通过哈弗系统重建直接发生连接,X 线平片上无明显外骨痂形成,而骨折线逐渐消失。其特征为愈合过程中无骨皮质区吸收,坏死骨在被吸收的同时由新的板层骨取代,达到皮质骨间的直接愈合。

（2）二期愈合（间接愈合）:是膜内化骨与软骨内化骨两种成骨方式的结合,有骨痂形成。临床上骨折愈合过程多为二期愈合。

3. 骨折临床愈合标准　①局部无压痛及纵向叩击痛。②局部无异常活动。③X 线平片显示骨折处有连续性骨痂,骨折线模糊。

五、影响骨折愈合的因素

1. 全身因素

（1）年龄:儿童骨折愈合较快,老年人骨折愈合所需时间更长。如股骨骨折,新生儿 2 周后即可达到坚固愈合,成人一般需 3 个月左右。

（2）健康状况:健康状况欠佳,特别是患有慢性消耗性疾病者,如糖尿病、恶性肿瘤等,骨折愈合时间明显延长。

2. 局部因素

（1）骨折类型

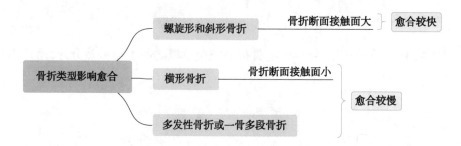

（2）骨折部位的血液供应：是影响骨折愈合的重要因素。骨折端完全丧失血液供应，发生骨折不愈合的可能性较大，如股骨颈头下型骨折，股骨头血液供应几乎完全中断，容易发生骨折不愈合或缺血性坏死。

（3）软组织损伤程度：严重的软组织损伤，特别是开放性损伤，可直接损伤骨折端附近的肌肉、血管和骨膜，破坏血液供应，影响骨折的愈合。

（4）软组织（血管、肌肉、肌腱等）嵌入：阻碍骨折端的对合及接触，骨折难以愈合甚至不愈合。

（5）感染：开放性骨折，局部感染可导致化脓性骨髓炎，出现软组织坏死以及形成死骨，严重影响骨折愈合。

3. 不当的治疗方法影响骨折愈合

（1）反复多次手法复位。

（2）切开复位时，软组织和骨膜剥离过多。

（3）开放性骨折清创时，过多地摘除碎骨片。

（4）行持续骨牵引治疗时，牵引力量过重。

（5）骨折固定不牢固。

（6）过早或不恰当的功能锻炼。

六、骨折的急救

1. 抢救休克　首先检查患者全身情况，如处于休克状态，应注意保温，尽量减少搬动，有条件时应立即输液、输血。合并颅脑损伤处于昏迷状态者，应注意保持呼吸道通畅。

2. 包扎伤口　开放性骨折，绝大多数伤口出血可用加压包扎止血。大血管出血采用止血带止血。创口用无菌敷料或清洁布类予以包扎。若骨折端已戳出伤口，并已污染，又未压迫重要血管、神经者，不应将其复位，以免将污物带到伤口深处。应送至医院经清创处理后，再行复位。

3. 妥善固定　固定是骨折急救的重要措施。凡疑有骨折者，均应按骨折处理。

（1）闭合性骨折者急救时不必脱去病肢的衣裤和鞋袜，以免过多地搬动病肢，增加疼痛。若病肢肿胀严重，可用剪刀将病肢衣袖和裤脚剪开，减轻压迫。骨折有明显畸形，并有穿破软组织或损伤附近重要血管、神经的危险时，可适当牵引病肢，待稳定后再行固定。

（2）骨折固定的目的：①避免骨折端在搬运过程中对周围重要组织,如血管、神经、内脏的损伤。②减少骨折端的活动,减轻患者的疼痛。③便于运送。

4. 迅速转运 患者经初步处理、妥善固定后,应尽快地转运至最近的医院进行治疗。

七、骨折的治疗原则

1. 骨折治疗的三大原则 即复位、固定（是骨折愈合的关键）和康复治疗（是恢复病肢功能的重要保证）。

2. 骨折的复位

（1）复位标准

1）解剖复位：指骨折端通过复位,恢复了正常的解剖关系,对位（两骨折端的接触面）和对线（两骨折段在纵轴上的关系）完全良好。

2）功能复位：指经复位后,两骨折端虽未恢复至正常的解剖关系,但骨折愈合后对肢体功能无明显影响。功能复位的标准如下。

a. 骨折部位的旋转移位、分离移位必须完全矫正。

b. 成角移位必须完全复位。肱骨干骨折稍有畸形对功能影响不大。

c. 长骨干横形骨折,骨折端对位至少达 1/3,干骺端骨折至少应对位 3/4。

（2）复位方法：包括手法复位（又称闭合复位）和切开复位两类。

1）手法复位：又称闭合复位,其复位动作必须轻柔并争取一次复位成功,骨折应争取达到解剖复位。

2）切开复位（表 5–57–7）

表 5–57–7 骨折的切开复位

项目	内 容
指征	①骨折端之间有肌肉或肌腱等软组织嵌入。②关节内骨折。③骨折并发主要血管、神经损伤。④多处骨折。⑤四肢斜形、螺旋形、粉碎性骨折及脊柱骨折并脊髓损伤者。⑥老年人四肢骨折需尽早离床活动
优点	①最大优点是骨折可达到解剖复位。②有效的内固定,可使患者提前下床活动,减少肌萎缩及关节僵硬,还能方便护理,减少并发症
缺点	①切开复位时分离软组织和骨膜,减少骨折部位的血液供应。②增加局部软组织损伤的程度,降低局部抵抗力,若无菌操作不严,则易感染,引起化脓性骨髓炎等

3. 骨折的固定

（1）外固定：常用的外固定有小夹板、支具、石膏绷带、持续牵引和骨外固定器等。

（2）内固定：主要用于闭合或切开复位后,采用金属内固定物,如接骨板、螺丝钉、加压钢板或带锁髓内钉等,将已复位的骨折予以固定。

4. 康复治疗

（1）早期阶段：骨折后 1~2 周内，促进病肢血液循环，消除肿胀，防止肌萎缩，功能锻炼应以病肢肌肉主动舒缩活动为主。

（2）中期阶段：骨折 2 周以后，病肢肿胀已消退，局部疼痛减轻，骨折处已有纤维连接。可在助步器的帮助下进行功能锻炼。

（3）晚期阶段：骨折已达临床愈合标准，外固定已拆除，此时是康复治疗的关键时期。肢体部分肿胀和关节僵硬，应通过锻炼促进关节活动范围和肌力的恢复。

八、开放性骨折的处理

1. 分度　开放性骨折根据软组织损伤的轻重分为三度（表 5-57-8）。

表 5-57-8　开放性骨折的分度

分度	表现
第一度	皮肤由骨折端自内向外刺破，软组织损伤轻
第二度	皮肤破裂或压碎，皮下组织与肌组织中度损伤
第三度	广泛的皮肤、皮下组织与肌肉严重损伤，常合并血管、神经损伤

2. 处理原则　及时正确地处理创口，尽可能地防止感染，力争将开放性骨折转化为闭合性骨折。

3. 术前检查与准备　术前需询问病史，检查全身情况，确定是否有休克、重要脏器损伤，是否有神经、肌腱和血管损伤；观察伤口，估计损伤的深度，软组织损伤情况和污染程度。拍摄病肢正、侧位 X 线平片，了解骨折类型和移位。必要时行 CT 或 MRI 检查。

4. 清创的时间　原则上清创越早、感染机会越少，治疗效果越好。

（1）伤后 6~8 小时内是清创的黄金时间，经过彻底清创缝合术后，绝大多数可以一期愈合。

（2）>8 小时后，感染的可能性增大。但在 24 小时之内，在有效使用抗生素的情况下也可进行清创。

（3）>24 小时的污染伤口，原则上不应彻底清创，但应简单清除明显坏死的组织和异物，建立通畅的引流，留待二期处理。

5. 清创的要点

（1）清创：清创即将污染的创口，经过清洗、消毒，然后切除创缘、清除异物，切除坏死和失去活力的组织，使之变成清洁的创口（表 5-57-9）。

（2）骨折固定与组织修复：①骨折固定。第三度开放性骨折及第二度开放性骨折清创时间超过伤后 6~8 小时者，不宜应用内固定，可选用外固定器固定。②重要的软组织修复。③创口引流。

（3）闭合创口：对于第一、二度开放性骨折，清创后，大多数创口能一期闭合。第三度开放性骨折，在清创后伤口可使用高分子材料作为临时覆盖物，如闭合负压引流装置。待肿胀消退后直接缝合切口或者进行游离植皮。

表 5-57-9　开放性骨折的清创

步骤	内　　容
清洗	无菌敷料覆盖创口,用无菌刷、肥皂液刷洗病肢 2~3 次,用无菌生理盐水冲洗。然后用 0.1% 活力碘冲洗创口或用纱布浸湿 0.1% 活力碘敷于创口,再用生理盐水冲洗。常规消毒铺巾后行清创术
处理创缘皮肤	切除创缘皮肤 1~2mm,皮肤挫伤者,应切除失去活力的皮肤。由浅至深,清除异物,切除污染和失去活力的皮下组织、筋膜、肌肉。清除污染部分后,保留肌腱、神经和血管并给予修复
处理关节韧带和关节囊	严重挫伤者,应切除。若仅污染,应在彻底切除污染物的情况下,尽量予以保留,对关节的稳定和以后的功能恢复十分重要
处理骨外膜	骨外膜应尽量保留,可促进骨愈合。若已污染,可仔细将其表面切除
处理骨折端	①彻底清理干净,尽量保持骨的完整性。污染骨需用骨凿和咬骨钳去除,松质骨可刮除,将污染的骨髓腔彻底清理干净 ②粉碎性骨折的骨片应仔细处理。小骨片需根据骨折块是否有软组织连接慎重处理。较大骨片,尤其是与周围组织尚有联系的骨片,应保留,否则将造成骨缺损影响骨折愈合
再次清洗	清创彻底后,再用无菌生理盐水冲洗创口及周围 2~3 次,将肉眼不易观察到的破碎组织残渣清除干净。然后用 0.1% 的活力碘浸泡或湿敷创口 3~5 分钟,再次用无菌生理盐水清洗后应更换手套、敷单、手术器械,按无菌手术操作进行组织修复手术

> **ⓘ 提示**
>
> 　　完全闭合创口,争取一期愈合,是达到将开放性骨折转化为闭合性骨折的关键,也是清创术争取达到的主要目的。

九、开放性关节损伤处理原则

　　开放性关节损伤即皮肤和关节囊破裂,关节腔与外界相通。其处理原则与开放性骨折基本相同,治疗的主要目的是防止关节感染和恢复关节功能。损伤分度及处理,见表 5-57-10。

表 5-57-10　开放性关节损伤的损伤分度及处理

分度	表现	处　　理
第一度损伤	锐器刺破关节囊,创口较小,关节软骨和骨骼无损伤	无需打开关节。创口行清创缝合后,可在关节内注入抗生素,予以适当固定 3 周,开始功能锻炼,经治疗可保留关节功能,如有关节肿胀、积液则按化脓性关节炎早期处理
第二度损伤	软组织损伤较广泛,关节软骨及骨骼部分破坏,创口内有异物	①在局部软组织清创完成后,更换手套、敷单和器械再扩大关节囊切口,充分显露关节,用生理盐水反复冲洗 ②彻底清除关节内的异物、血肿和小的碎骨片,大的骨片应予复位,并固定保持关节软骨面的完整 ③关节囊和韧带应尽量保留,并予以修复。关节囊的缺损可用筋膜修补。必要时关节腔内放置硅胶管引流

续表

分度	表现	处理
第三度损伤	软组织毁损,韧带断裂,关节软骨和骨骼严重损伤,创口内有异物,可合并关节脱位及血管、神经损伤等	①经彻底清创后敞开创口,无菌敷料湿敷,3~5 天后可行延期缝合 ②亦可彻底清创后,大面积软组织缺损可用显微外科技术行组织移植修复 ③关节功能无恢复可能者,可一期行关节融合术

十、骨折延迟愈合、不愈合和畸形愈合的处理

1. **骨折延迟愈合**　是指骨折经过治疗,超过通常愈合所需要的时间(一般为 4~8 个月),骨折断端仍未出现骨折连接。X 线平片显示骨折端骨痂少,轻度脱钙,骨折线仍明显,但无骨硬化表现。可改善全身营养状况,针对病因适当处理。

2. **骨折不愈合**(表 5-57-11)　骨折经过治疗,超过一般愈合时间(9 个月),且经再度延迟治疗(时间 3 个月),仍达不到骨性愈合。需切除硬化骨,行植骨、内固定等。

表 5-57-11　骨折不愈合

分型	X 线平片表现
肥大型	骨折端膨大、硬化,呈象足样,说明曾有骨再生,但由于断端缺乏稳定性,新生骨痂难以跨过骨折线
萎缩型	骨折端无骨痂,断端分离、萎缩,说明骨折端血运差,无骨再生,骨髓腔被致密硬化的骨质所封闭,临床上骨折处有假关节活动

3. **骨折畸形愈合**　即骨折愈合的位置未达到功能复位的要求,存在成角、旋转或重叠畸形。

────◦ 经 典 试 题 ◦────

〔执〕1. 胫骨中下段粉碎性骨折,行切开复位钢板内固定达到解剖复位,半年后骨折仍未愈合,最可能原因是

　　A. 内固定强度不足　　　　　　　B. 骨折处血液循环差

　　C. 未到愈合时间　　　　　　　　D. 未配合药物治疗

　　E. 功能锻炼不够

〔研〕2. 骨折的特有体征有

　　A. 局部压痛　　　　　　　　　　B. 成角畸形

　　C. 骨擦音　　　　　　　　　　　D. 局部肿胀

【答案】

1. B　2. BC

温 故 知 新

骨折概论

分类
- 根据骨折处皮肤、黏膜的完整性分类 —— 闭合性、开放性骨折
- 按骨折的程度和形态分 —— 横形、斜形、螺旋形、粉碎性、青枝、嵌插、压缩性骨折，骨骺损伤
- 根据骨折端的稳定程度分类
  - 稳定性骨折
  - 不稳定性骨折 —— 骨折端移位：成角、缩短、旋转、侧方移位

临床表现
- 全身表现 —— 休克、发热
- 局部表现 —— 局部疼痛、肿胀和功能障碍，特有体征（畸形、异常活动、骨擦音或骨擦感）

并发症
- 早期 —— 休克、脂肪栓塞综合征、重要脏器损伤、骨筋膜室综合征
- 晚期 —— 坠积性肺炎、压疮、下肢深静脉血栓形成、感染、损伤性骨化、创伤性关节炎、关节僵硬、急性骨萎缩、缺血性骨坏死、缺血性肌挛缩

骨折愈合过程
- 阶段 —— 血肿炎症机化期、原始骨痂形成期、骨痂改造塑形期
- 形式 —— 一期愈合、二期愈合（临床多见）

骨折临床愈合标准
- 局部无压痛及纵向叩击痛
- 局部无异常活动
- X线平片显示骨折处有连续性骨痂，骨折线模糊

影响骨折愈合的因素
- 全身 —— 年龄、健康状况
- 局部 —— 骨折类型、骨折部位的血供、软组织损伤程度、软组织嵌入、感染
- 不当的治疗方法

骨折的急救 —— 抢救休克、包扎伤口、妥善固定、迅速转运

治疗原则 —— 复位、固定和康复治疗
- 复位
  - 标准 —— 解剖、功能复位
  - 方法 —— 手法复位、切开复位

开放性骨折
- 处理原则 —— 及时正确地处理创口，尽可能地防止感染，力争将开放性骨折转化为闭合性骨折
- 清创 —— 伤后6~8小时内是清创的黄金时间

骨折异常愈合 —— 骨折延迟愈合、不愈合、畸形愈合

第五十八章

上肢骨、关节损伤

第一节 锁骨骨折

一、解剖概要

锁骨呈 S 形,远端 1/3 为扁平状凸向背侧,利于肌肉和韧带的附着、牵拉,其最远端与肩峰形成肩锁关节,并有喙锁韧带固定锁骨;而近端 1/3 为菱形凸向腹侧,通过坚强的韧带组织与胸骨柄形成胸锁关节,并有胸锁乳突肌附着。

二、病因

1. 间接暴力　多见,常见的受伤机制是侧方摔倒,肩部着地,力传导至锁骨,发生斜形骨折。也可因手或肘部着地,暴力经肩部传导至锁骨,发生斜形或横形骨折。
2. 直接暴力　常由胸上方撞击锁骨,导致粉碎性骨折,但较少见。

> **ⓘ 提示**
>
> 锁骨骨折多发生在儿童及青壮年。儿童锁骨骨折多为青枝骨折,而成人多为斜形、粉碎性骨折。

三、分型(表 5-58-1)

表 5-58-1　锁骨骨折的分类

分型	发病比例	骨折部位	临床特点
Ⅰ型	约 80%	中 1/3	由于胸锁乳突肌的牵拉,近折端可向上、后移位,远折端则由于上肢的重力作用及胸大肌上份肌束的牵拉,使骨折远折端向前、下移位,并有重叠移位
Ⅱ型	约 15%	外 1/3	常因肩部的重力作用,使骨折远端向下移位,近端则向上移位,移位程度较大者,应怀疑喙锁韧带损伤
Ⅲ型	约 5%	内 1/3	治疗时需了解胸锁关节有无损伤

四、临床表现

1. 锁骨骨折后出现局部肿胀、瘀斑,肩关节活动时疼痛加剧。患者常用健手托住肘部,减少肩部活动引起的骨折端移动而导致的疼痛,头部向病侧偏斜,以减轻因胸锁乳突肌牵拉骨折近端而导致疼痛。

2. 查体可扪及骨折端,有局限性压痛,骨摩擦感。

五、诊断

根据物理检查和症状,可对锁骨骨折作出正确诊断。上胸部的正位 X 线平片有助于诊断无移位或儿童青枝骨折。

六、治疗

1. 三角巾悬吊患肢 3~6 周　适用于儿童的青枝骨折及成人的无移位骨折。
2. 手法复位,横"8"字绷带固定　适用于 80%~90% 锁骨中段骨折。
3. 切开复位内固定的指征　①患者不能忍受"8"字绷带固定的痛苦。②复位后再移位,影响外观。③合并神经、血管损伤。④开放性骨折。⑤陈旧骨折不愈合。⑥锁骨外端骨折,合并喙锁韧带断裂。

七、并发症

并发症包括:①不愈合。②畸形愈合。③血管神经损伤。④创伤性关节炎。⑤手术治疗的并发症。

第二节　肩锁关节脱位

一、解剖概要

肩锁关节由肩峰的锁骨关节面与锁骨外端的肩峰关节面构成关节,部分关节内存在纤维软骨盘。关节面多呈垂直方向,关节囊薄弱,由周围的韧带维持其稳定性。维系肩锁关节的主要韧带是肩锁韧带和喙锁韧带。

二、病因

肩锁关节脱位多见于青年。主要原因是暴力,以直接暴力更多见。肩峰受到打击时,肩峰及肩胛骨猛然向下,使关节囊及周围韧带断裂而发生脱位。当跌倒时,肩部着地,力传导至肩锁关节而发生关节脱位,为间接暴力所致。

三、临床表现和诊断（表 5-58-2）

表 5-58-2　肩锁关节脱位的临床表现和诊断

分型	特点	临床表现	X 线平片
Ⅰ型	肩锁关节囊、韧带挫伤,尚未断裂	肩部有打击或跌倒损伤史,肩锁关节处疼痛、肿胀、活动时疼痛加重,局部压痛明显	未发现明显移位
Ⅱ型	肩锁关节囊破裂,部分韧带损伤或断裂,关节半脱位	Ⅰ型的临床表现和体征 + 用手指按压锁骨外端有弹性感	锁骨外端向上撬起,为半脱位
Ⅲ型	肩锁关节囊、韧带完全断裂,关节完全脱位	Ⅰ型的临床表现和体征 + 肩外上方肿胀严重,与对侧比较时可发现病侧明显高起,按压时弹性感更加明显,肩活动受限	锁骨外端完全离开肩峰的相对关节面,为完全性脱位

四、治疗

1. Ⅰ型损伤　用三角巾悬吊患肢 2~3 周后开始肩关节活动。

2. Ⅱ型损伤　有学者主张手法复位、加垫外固定。

3. 有症状的陈旧性半脱位及Ⅲ型患者,尤其是肩锁关节移位 >2cm　可选择手术治疗。

第三节　肩关节脱位

一、解剖概要

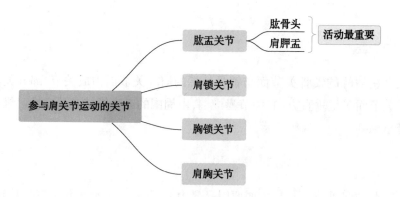

肩胛盂浅,由周围的纤维软骨及盂唇加深其凹度,再加上肩峰在肱骨头及肩胛盂的上方形成的臼窝样结构(有学者称为第二关节),在一定程度上增加了肩关节的稳定性,并使肩关节有最大范围的活动。习惯上将肱盂关节脱位称为肩关节脱位。

二、病因和分类

创伤是肩关节脱位的主要原因,多为间接暴力所致。根据肱骨头脱位的方向可分为前脱位(最多见)、后脱位、上脱位及下脱位四型。前脱位时,肱骨头可能位于锁骨下、喙突下、肩前方及关节盂下。

三、临床表现

1. 有上肢外展外旋或后伸着地受伤历史,肩部疼痛、肿胀、肩关节活动障碍。患者有以健手托住病侧前臂、头向病侧倾斜的特殊姿势即应考虑有肩关节脱位的可能(图5-58-1)。

2. 查体见患肩呈方肩畸形,肩胛盂处有空虚感,上肢有弹性固定;Dugas 征阳性。严重创伤时,肩关节前脱位可合并神经血管损伤,应注意检查病侧上肢的感觉及运动功能。

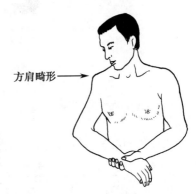

方肩畸形 ←

图 5-58-1　肩关节前脱位,方肩畸形

> ⓘ 提示
>
> Dugas 征阳性指将病侧肘部紧贴胸壁时,手掌搭不到健侧肩部,或手掌搭在健侧肩部时,肘部无法贴近胸壁。

四、诊断

X 线正位、侧位片及穿胸位片可确定肩关节脱位的类型、移位方向及有无撕脱骨折。目前临床常规行 CT 扫描。

五、治疗

肩关节前脱位应首选手法复位加外固定治疗;肩关节后脱位往往不能顺利手法复位,可行切开复位加外固定方法治疗。手法复位前应准确判断是否有骨折。

1. 手法复位　一般采用局部浸润麻醉,用 Hippocrates 法复位:患者仰卧,术者站在病侧床边,腋窝处垫棉垫,以同侧足跟置于患者腋下靠胸壁处,双手握住患肢于外展位做徒手牵引,以足跟顶住腋部作为反牵引力。左肩脱位时术者用左足,右肩脱位时则用右足。用力需均匀,持续牵引一段时间后肩部肌逐渐松弛,此时内收、内旋上肢,肱骨头便会经前方关节囊的破口滑入肩胛盂内,可感到有弹跳及听到响声,提示复位成功,再做 Dugas 征检查,应由阳性转为阴性。(图 5-58-2)

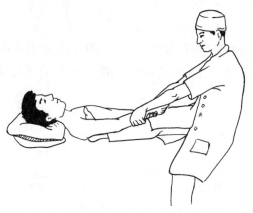

图 5-58-2　肩关节前脱位的 Hippocrates 复位法

2. 固定方法　单纯性肩关节脱位复位后可用三角巾悬吊上肢,肘关节屈曲 90°,腋窝处垫棉垫固定 3 周,合并大结节骨折者应延长 1~2 周。

3. 康复治疗　固定期间需活动腕部与手指,解除固定后,鼓励患者主动锻炼肩关节各个方向活动。

4. 其他　对于陈旧性肩关节脱位影响上肢功能者,可选择切开复位术,修复关节囊及韧带。合并神经血管断裂伤应手术修复。

第四节　肱骨近端骨折

一、解剖概要

肱骨近端重要的解剖部位
- 肱骨大结节、小结节
- 肱骨外科颈
  - 为肱骨大结节、小结节移行为肱骨干的交界部位
  - 是松质骨和密质骨的交接处,易发生骨折

在解剖颈下较近部位,有臂丛神经、腋血管通过,有发生骨折合并血管神经损伤的可能。

二、病因

肱骨近端骨折可发生于任何年龄,但以中、老年人为多。骨折多因间接暴力引起。

三、分型

Neer 分型根据肱骨四个解剖部位(肱骨头、大结节、小结节和肱骨干)及相互之间的移位程度(以移位 >1cm 或成角畸形 >45° 为移位标准)来进行分型(表 5-58-3)。

表 5-58-3　肱骨近端骨折的 Neer 分型

分型	表　现
一部分骨折	肱骨近端骨折,无论骨折线数量是多少,只要未达到上述移位标准,说明骨折部位尚有一定的软组织附着连接,有一定的稳定性。骨折为无移位或轻微移位骨折
两部分骨折	四个解剖部位仅一个部位发生骨折并且移位
三部分骨折	肱骨近端 4 个解剖部位中,有 2 个部位骨折并且移位
四部分骨折	肱骨近端 4 个部分都发生骨折移位,形成 4 个分离的骨块。此时肱骨头向外侧脱位,成游离状态;血液供应破坏严重,极易发生缺血坏死

四、诊断

根据骨折多因间接暴力所致的病史、X 线和 CT 检查(包括 CT 三维重建),可诊断。X 线检查除了正位(或后前位)外,应进行穿胸位 X 线平片。

五、治疗

1. 保守治疗　①无移位的肱骨近端骨折,包括大结节骨折、肱骨外科颈骨折,可用上肢三角巾悬吊 3~4 周,复查 X 线片示有骨愈合迹象后,行肩部功能锻炼。②轻度移位的 Neer 两部分骨折,患者功能要求不高者可使用三角巾悬吊 3~4 周,复查 X 线片示有骨愈合时,可行肩部功能锻炼。

2. 手术治疗　多数移位的肱骨近端骨折的特点是两部分以上的骨折,应及时行切开复位钢板内固定进行治疗。对于 Neer 三部分、四部分骨折,也可行切开复位钢板内固定术,但对于特别复杂的老年人四部分骨折也可选择人工肱骨头置换术。

第五节　肱骨干骨折

一、解剖概要

肱骨外科颈下 1~2cm 至肱骨髁上 2cm 段内的骨折称为肱骨干骨折。在肱骨干中下 1/3 段后外侧有桡神经沟,内有桡神经通过,此处骨折易发生桡神经损伤。

二、病因与分类

1. 直接暴力　常由外侧打击肱骨干中段,致横形或粉碎性骨折。

2. 间接暴力　常由于手部着地或肘部着地,暴力向上传导,加上身体倾倒所产生的剪切应力,导致中下 1/3 骨折。

3. 其他　有时因投掷运动或"掰腕",也可导致中下 1/3 骨折,多为斜形或螺旋形骨折。

4. 骨折端的移位（表 5-58-4）

表 5-58-4 肱骨干骨折时骨折端的移位

骨折部位	近折端	远折端
在三角肌止点以上、胸大肌止点以下	受胸大肌、背阔肌、大圆肌的牵拉→向内、向前移位	受三角肌、喙肱肌、肱二头肌、肱三头肌的牵拉→向外、向近端移位
在三角肌止点以下	受三角肌的牵拉→向前、外移位	受肱二头肌、肱三头肌的牵拉→向近端移位

> ⓘ **提示**
>
> 　　肱骨干骨折时骨折端的移位取决于外力作用的大小、方向、骨折部位、肌肉牵拉方向等。

三、临床表现和诊断

1. 受伤后，上臂出现疼痛、肿胀、畸形、皮下瘀斑和上肢活动障碍。

2. 查体可见假关节活动、骨擦感、骨传导音减弱或消失。

3. 若合并桡神经损伤，可出现垂腕，各手指掌指关节不能背伸，拇指不能伸，前臂旋后障碍，手背桡侧皮肤感觉减退或消失。

4. X 线平片可确定骨折的类型、移位方向。

四、治疗

　　肱骨干横形或短斜形骨折可采用非手术治疗（手法复位＋外固定）和手术治疗。手术指征为：①手法复位失败，骨折端对位对线不良，估计愈合后影响功能。②骨折有分离移位，或骨折端有软组织嵌入。③合并神经血管损伤。④陈旧骨折不愈合。⑤影响功能的畸形愈合。⑥同一肢体有多发性骨折。⑦8~12 小时以内污染不重的开放性骨折。

第六节　肱骨髁上骨折

一、解剖概要

1. 肱骨髁上骨折是指肱骨干与肱骨髁的交界处发生的骨折。肱骨干轴线与肱骨髁轴线之间有 30°~50° 的前倾角，这是容易发生肱骨髁上骨折的解剖因素。

2. 在肱骨髁内、前方，有肱动脉、正中神经经过，易发生神经血管损伤。在神经血管束的浅面有坚韧的肱二头肌腱膜，后方为肱骨，一旦发生骨折，神经血管容易受到损伤。在肱骨髁的内侧有尺神经,外侧有桡神经,肱骨髁上骨折的侧方移位易使之损伤。

3. 在儿童期,肱骨下端有骨骺,若骨折线穿过骺板,有可能影响骨骺的发育,因而常出现肘内翻或肘外翻畸形。

二、分型(表 5-58-5)

肱骨髁上骨折多发生于 10 岁以下儿童,根据暴力和骨折移位方向的不同,可分为屈曲型和伸直型(占 97%)。

表 5-58-5　肱骨髁上骨折的分型

项目	伸直型肱骨髁上骨折	屈曲型肱骨髁上骨折
病因	多为间接暴力,跌倒时手掌着地	间接暴力,跌倒时肘后方着地
近折端移位	向前下	向下
远折端移位	向上	向前
临床表现	肘部疼痛、肿胀、皮下瘀斑,肘部向后突出并处于半屈位	局部肿胀,疼痛,肘后凸起,皮下瘀斑
检查	局部明显压痛,有骨擦音及假关节活动,肘前方可扪到骨折断端,肘后三角关系正常	肘上方压痛,后方可扪及骨折端。肘后方软组织较少,骨折端锐利,可刺破皮肤形成开放骨折
注意事项	注意有无神经血管损伤,必须拍摄肘部正、侧位 X 线平片	骨折可出现尺侧或桡侧移位,较少合并神经血管损伤

三、治疗

1. 伸直型肱骨髁上骨折

(1)手法复位外固定:适用于受伤时间短,局部肿胀轻,没有血液循环障碍者。

(2)手术治疗指征:①手法复位失败。②小的开放伤口,污染不重。③有神经血管损伤。

(3)康复治疗:术后应严密观察肢体血液循环及手的感觉、运动功能。抬高患肢,早期进行手指及腕关节屈伸活动,有利于减轻水肿,4~6 周后可进行肘关节屈伸活动。对于手术切开复位,内固定稳定的患者,术后 2 周即可开始肘关节活动。

(4)前臂骨筋膜室综合征

1)原因:伸直型肱骨髁上骨折由于近折端向前下移位,极易压迫肱动脉或刺破肱动脉,加上损伤后的组织反应,局部肿胀严重,均会影响远端肢体血液循环导致前臂骨筋膜室综合征。如果早期未能诊断及治疗,可导致缺血性肌挛缩,严重影响手的功能及肢体的发育。

2）诊断：在对肱骨髁上骨折的诊治中，应严密观察前臂肿胀程度及手的感觉运动功能，如果出现高张力肿胀，手指主动活动障碍，被动活动剧烈疼痛，桡动脉搏动难以扪及，手指皮温降低，感觉异常，即可确诊。

3）治疗：应紧急手术，切开前臂掌、背侧深筋膜，充分减压，辅以脱水剂，扩张血管药等治疗，则可能预防前臂缺血性肌挛缩的发生。如果已出现 5P 征（painlessness 无痛，pulselessness 脉搏消失，pallor 皮肤苍白，paresthesia 感觉异常，paralysis 肌麻痹）则为时已晚，即便手术减压也难以避免缺血性挛缩。

2. 屈曲型肱骨髁上骨折　治疗的基本原则与伸直型肱骨髁上骨折相同，但手法复位的方向相反。肘关节屈曲 40° 左右行外固定，4~6 周后开始主动练习肘关节屈伸活动。儿童期肱骨髁上骨折复位，应尽量达到解剖复位。

第七节　肘关节脱位

一、解剖概要

肘关节由肱骨下端、尺骨鹰嘴窝、桡骨头及关节囊、内外侧副韧带构成。主要完成屈伸活动及轻度的尺偏、桡偏活动。在肩、肘、髋、膝四大关节中发生脱位的概率位列第二。

二、病因及分类

外伤是导致肘关节脱位的主要原因。肘关节脱位常会引起内外侧副韧带断裂，导致肘关节不稳定。

1. 当跌倒时肘关节处于半伸直位，手掌着地，暴力沿尺、桡骨向近端传导，尺骨鹰嘴处产生杠杆作用，前方关节囊撕裂，使尺、桡骨向肱骨后方脱出，发生肘关节后脱位。

2. 当肘关节处于内翻或外翻位时遭受暴力，可发生尺侧或桡侧的侧方脱位。

3. 当肘关节处于屈曲位时，肘后方遭受暴力可使尺、桡骨向肱骨前方移位，发生肘关节前脱位。

三、临床表现和诊断

1. 上肢外伤后，肘部疼痛、肿胀、活动障碍；查体见肘后突畸形；前臂处于半屈位，并有弹性固定；肘后出现空虚感，可扪到凹陷；肘后三角关系发生改变；应考虑肘关节后脱位可能。

2. 肘部正、侧位 X 线平片可发现肘关节脱位的移位情况、有无合并骨折。

3. 侧方脱位可合并神经损伤，应检查手部感觉、运动功能。

提示

伸直型肱骨髁上骨折肘后三角关系正常,肘关节脱位肘后三角关系发生改变。

四、治疗

1. 保守治疗　手法复位可采用单人复位法,复位成功的标志是肘关节恢复正常活动,肘后三角关系恢复正常。用长臂石膏托或支具固定肘关节于屈曲 90°,再用三角巾悬吊胸前 2~3 周后可进行肘关节屈伸锻炼,以防止肘关节僵硬。

2. 手术治疗　肘关节在功能锻炼时,如屈曲位超过 30°,有明显肘关节不稳或脱位趋势时,应手术重建肘关节韧带。

第八节　桡骨头半脱位

一、解剖概要

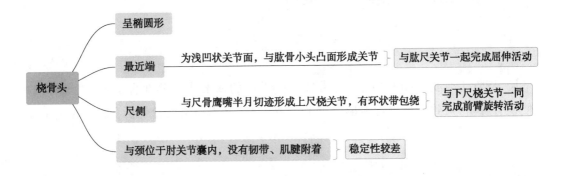

二、病因和分类

1. 桡骨头半脱位多发生在 5 岁以下儿童。由于桡骨头发育尚不完全,环状韧带薄弱,当腕、手被向上提拉、旋转时,肘关节囊内负压增加,使薄弱的环状韧带或部分关节囊嵌入肱骨小头与桡骨头之间,取消牵拉力以后,桡骨头不能回到正常解剖位置,而是向桡侧移位,形成桡骨头半脱位。

2. 绝大多数情况下,桡骨头发生向桡侧的半脱位,完全脱位很少发生,向前方脱位更少见。

三、临床表现和诊断

儿童的手、腕有被动向上牵拉受伤的病史,患儿感肘部疼痛,活动受限,前臂处于半屈位及旋前位。检查肘部外侧有压痛,即应诊断为桡骨头半脱位。X 线平片常不能发现桡骨头脱位。

四、治疗

不用麻醉即可进行手法复位,复位成功的标志是有轻微的弹响声,肘关节旋转、屈伸活动正常。复位后不必固定,但须告诫家长不可再暴力牵拉,以免复发。

第九节　前臂双骨折

一、解剖概要

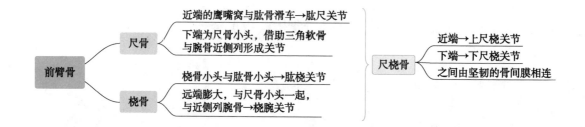

二、病因与分类

尺、桡骨干骨折可由直接暴力(常致同一平面的横形或粉碎性骨折)、间接暴力(首先使桡骨骨折,可致低位尺骨斜形骨折)、扭转暴力(多为高位尺骨骨折和低位桡骨骨折)引起。

三、临床表现和诊断

1. 伤后前臂出现疼痛、肿胀、畸形及功能障碍。检查可发现骨摩擦音及假关节活动。骨传导音减弱或消失。

2. X 线拍片检查应包括肘关节或腕关节,可发现骨折的准确部位、骨折类型及移位方向,以及是否合并有桡骨头脱位或尺骨小头脱位。

(1)孟氏(Monteggia)骨折:尺骨上 1/3 骨干骨折合并桡骨小头脱位。

(2)盖氏(Galeazzi)骨折:桡骨干下 1/3 骨折合并尺骨小头脱位。

四、治疗

1. 手法复位外固定

(1)在双骨折中,若其中一骨干骨折线为横形稳定骨折,另一骨干为不稳定的斜形或螺旋形骨折时,应先复位稳定的骨折,通过骨间膜的联系,再复位不稳定的骨折则较容易。

（2）若尺、桡骨骨折均为不稳定型,发生在上 1/3 的骨折,先复位尺骨;发生在下 1/3 的骨折先复位桡骨。发生在中段的骨折,一般先复位尺骨。

（3）在 X 线平片上发现斜形骨折的斜面呈背向靠拢,应认为是远折端有旋转,应先按导致旋转移位的反方向使其纠正,再进行骨折端的复位。

（4）手法复位成功后采用石膏固定。

2. 切开复位内固定　手术指征:①手法复位失败。②受伤时间较短、伤口污染不重的开放性骨折。③合并神经、血管、肌腱损伤。④同侧肢体有多发性损伤。⑤陈旧骨折畸形愈合。

 提示

尺、桡骨骨干双骨折若治疗不当可发生尺、桡骨交叉愈合,影响旋转功能。

第十节　桡骨远端骨折

一、解剖概要

1. 桡骨远端骨折是指距桡骨远端关节面 3cm 以内的骨折,这个部位是松质骨与密质骨的交界处,为解剖薄弱处,一旦遭受外力,容易骨折。

2. 桡骨远端关节面呈由背侧向掌侧、由桡侧向尺侧的凹面,分别形成掌倾角（10°~15°）和尺倾角（20°~25°）。

3. 桡骨茎突尺侧与尺骨小头桡侧构成尺桡下关节,与尺桡上关节一起,构成前臂旋转活动的解剖学基础。尺、桡骨远端共同与腕骨近侧形成腕关节。

二、病因

多为间接暴力引起。跌倒时,手部着地,暴力向上传导,发生桡骨远端骨折。

三、分类

1. 伸直型骨折与屈曲型骨折（表 5-58-6、图 5-58-3、图 5-58-4）

2. 桡骨远端关节面骨折伴腕关节脱位（Barton 骨折）

（1）受伤机制

1）在腕背伸、前臂旋前位跌倒,手掌着地,暴力通过腕骨传导,撞击桡骨关节背侧发生骨折,腕关节也随之而向背侧移位。临床上表现为与 Colles 骨折相似的"银叉"畸形及相应的体征。X 线拍片可发现典型的移位。

表 5-58-6 伸直型骨折与屈曲型骨折

鉴别要点	伸直型骨折	屈曲型骨折
别称	Colles 骨折	Smith 骨折,反 Colles 骨折
受伤机制	跌倒时,腕关节处于背伸位、手掌着地、前臂旋前时受伤	常见于跌倒时,腕关节屈曲、手背着地受伤引起
临床表现	伤后局部疼痛、肿胀,局部压痛明显,腕关节活动障碍	伤后腕部下垂,局部肿胀,腕背侧皮下瘀斑,腕部活动受限。局部有明显压痛
典型畸形	侧面看呈"银叉"畸形,正面看呈"刺刀样"畸形(图 5-58-3)	—
远折端移位	向桡、背侧	向掌侧、桡侧
近折端移位	向掌侧	向背侧
治疗原则	以手法复位外固定治疗为主,部分需要手术治疗	主要采用手法复位,夹板或石膏固定
手术指征	严重粉碎骨折移位明显,桡骨下端关节面破坏;手法复位失败,或复位成功,外固定不能维持复位	手法复位后极不稳定,外固定不能维持复位者

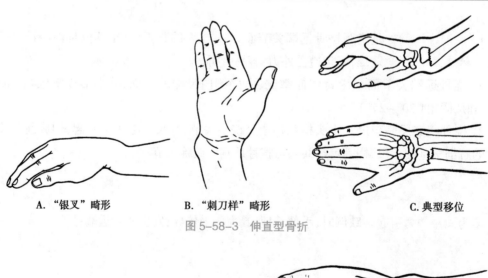

A. "银叉"畸形   B. "刺刀样"畸形   C. 典型移位

图 5-58-3 伸直型骨折

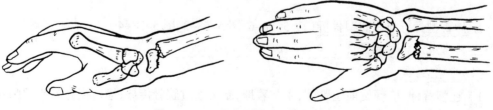

图 5-58-4 屈曲型骨折(典型移位)

2）当跌倒时,腕关节屈曲、手背着地受伤,可发生与上述相反的桡骨远端掌侧关节面骨折及腕骨向掌侧移位。

（2）治疗:无论是掌侧或背侧桡骨远端关节面骨折,均首先采用手法复位、夹板或石膏外固定方法治疗。复位后很不稳定者,可切开复位、钢针内固定。

○ 经 典 试 题 ○

（研）1. 儿童肘部外伤后,鉴别肱骨髁上骨折和肘关节脱位最可靠的体征是

　　A. 肿胀明显

　　B. 活动明显受限

　　C. 畸形

　　D. 肘后三角关系改变

（执）2. Dugas 征表现阳性的是

　　A. 肩关节脱位

　　B. 肩锁关节脱位

　　C. 肱骨外科颈骨折

　　D. 肘关节脱位

　　E. 锁骨骨折

（研）（3~4 题共用备选答案）

　　A. Colles 骨折

　　B. Smith 骨折

　　C. Galeazzi 骨折

　　D. Barton 骨折

　　3. 桡骨远端屈曲型骨折,骨折近端向背侧移位,远端向掌侧、桡侧移位,称为

　　4. 桡骨干下 1/3 骨折合并尺骨小头脱位,称为

【答案】

　1. D　2. A　3. B　4. C

温 故 知 新

```
                    ┌ 分类 ┌ Ⅰ型：中1/3骨折 ┤ 最常见
                    │      │ Ⅱ型：外1/3骨折
          锁骨骨折 ─┤      └ Ⅲ型：内1/3骨折
                    │      ┌ 三角巾悬吊 → 儿童的青枝骨折及成人的无移位骨折
                    └ 治疗 ┤ 手法复位，横形"8"字绷带固定 → 80%~90%锁骨中段骨折
                           └ 切开复位内固定

                        ┌ 解剖概要  肱骨外科颈是松质骨和密质骨的交接处，易发生骨折
                        │          ┌ 根据肱骨头、大结节，小结节和肱骨干等部位及相互之间
          肱骨近端骨折 ─┤ Neer分型 ┤ 的移位程度（以移位>1cm或成角畸形>45°为移位标准）
                        │          └ 分为一部分、两部分、三部分、四部分骨折
                        │ 诊断      多因间接暴力所致的病史、X线（正位或穿胸位）和CT检查
                        └ 治疗      保守治疗、手术治疗

                      ┌ 解剖概要  肱骨干中下1/3段骨折易发生桡神经损伤
          肱骨干骨折 ─┤          ┌ 肱骨干横形或短斜形骨折可采用非手术治疗
                      └ 治疗      └（手法复位+外固定）和手术治疗

                        ┌       ┌ 跌倒时手掌着地，肘后三角关系正常，注意有无神经血管损伤
  上肢骨骨折            │ 伸直型 ┤ 必须拍摄肘部正、侧位X线平片
          肱骨髁上骨折 ─┤       └ 手法复位外固定、手术治疗和康复治疗 ┤ 注意预防前臂
                        │                                              骨筋膜室综合征
                        └ 屈曲型  跌倒时肘后方着地，较少合并神经血管损伤

                        ┌ 孟氏（Monteggia）骨折  尺骨上1/3骨干骨折合并桡骨小头脱位
          前臂双骨折 ───┤ 盖氏（Galeazzi）骨折    桡骨干下1/3骨折合并尺骨小头脱位
                        └ 治疗                   手法复位外固定、切开复位内固定

                        ┌ 含义 ┌ 指距桡骨远端关节面 ┤ 桡骨远端关节面形成 ┬ 掌倾角（10°~15°）
                        │      └ 3cm以内的骨折                           └ 尺倾角（20°~25°）
                        │      ┌ 伸直型骨折（Colles骨折）  "银叉"畸形、"刺刀样"畸形，
          桡骨远端骨折 ─┤      │                           以手法复位外固定治疗为主  ┐
                        │ 分类 ┤ 屈曲型骨折                主要采用手法复位，        │ 必要时
                        │      │（Smith骨折，反Colles骨折） 夹板或石膏固定            ├ 手术
                        │      │ 桡骨远端关节面骨折         首先采用手法复位、夹板    │
                        └      └ 伴腕关节脱位（Barton骨折） 或石膏外固定方法治疗      ┘
```

```
                        ┌─ 肩锁关节脱位 ── 多见于青年,Ⅰ型损伤可用三角巾悬吊患肢2～3周后开始肩关节活动
                        │
                        │                   ┌─ 分类 ─── 前、后、上、下脱位 ┤ 前脱位最多见
                        │                   │
                        │                   │           ┌─ 伤后肩部疼痛、肿胀、肩关节活动障碍,
                        │                   │           │   以健手托住病侧前臂、头向病侧倾斜
                        │                   ├─ 临床表现 ┤
                        │   肩关节脱位 ──────┤           └─ 方肩畸形,肩胛盂处有空虚感,
                        │                   │               上肢有弹性固定;Dugas征阳性
                        │                   │
                        │                   └─ 治疗 ─── 肩关节前脱位应首选 ┤ 常用Hippocrates
                        │                               手法复位加外固定治疗     法复位
  上肢骨关节脱位 ───────┤
                        │                   ┌─ 临床特点 ─ 肘后突畸形、肘后出现空虚感、肘后三角关系发生改变等
                        │   肘关节脱位 ─────┤ 手法复位 ─ 成功标志:肘关节恢复正常活动,肘后三角关系恢复正常
                        │                   └─ 必要时手术治疗
                        │
                        │                   ┌─ 好发人群 ─ <5岁的儿童
                        │                   │
                        │                   │           ┌─ 儿童的手、腕有被动向上牵拉受伤的病史
                        │                   │           │
                        │                   ├─ 诊断 ────┤   肘部疼痛,活动受限,前臂处于半屈位
                        └─ 桡骨头半脱位 ────┤           │   及旋前位,肘部外侧有压痛
                                            │           │
                                            │           └─ X线平片常不能发现桡骨头脱位
                                            │
                                            └─ 手法复位 ┬─ 不用麻醉,复位后不必固定
                                                        └─ 成功标志:有轻微弹响声,肘关节旋转、屈伸活动正常
```

第五十九章

手外伤及断肢（指）再植

第一节 手 外 伤

一、应用解剖

正常手的姿势有休息位、功能位（表 5-59-1、图 5-59-1）。

表 5-59-1 正常手的姿势

	手的休息位	手的功能位
含义	是手内在肌、外在肌、关节囊、韧带张力处于相对平衡状态，即手自然静止的状态	手将发挥功能时的准备体位，呈握球状
表现	腕关节背伸 10°~15°，轻度尺偏；掌指关节、指间关节半屈曲位，从示指到小指各指腹到手掌的距离越来越小，各指轴线延长线交汇于腕舟骨结节；拇指轻度外展，指腹正对示指远侧指间关节桡侧	腕关节背伸 20°~25°，轻度尺偏；拇指外展、外旋与其余手指处于对指位，其掌指及指间关节微屈；其余手指略微分开，掌指、近指间关节半屈位，远侧指间关节轻微屈曲，各手指关节的屈曲程度较一致
临床意义	肌腱损伤后，手的休息位将发生改变	严重手外伤术后，特别是估计日后关节功能难以恢复正常，甚至会发生关节强直者，在此位置固定可使患肢保持最大的功能

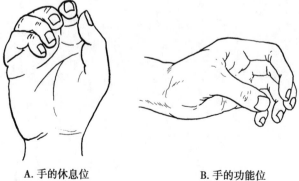

A. 手的休息位　　　　B. 手的功能位

图 5-59-1 正常手的姿势

二、损伤原因及特点（表 5-59-2）

表 5-59-2　手外伤的损伤原因及特点

原因	致伤物	特点
刺伤	尖、锐利物如钉、针、竹签等	伤口小、深，可将污染物带入造成深部组织感染，可引起神经、血管损伤
切割伤	如刀、玻璃、电锯等	伤口较齐，污染较轻，可造成血管、神经、肌腱断裂，重者致断指断掌
钝器伤	如锤打击、重物压砸	皮肤可裂开或撕脱，神经、肌腱、血管损伤，严重者可造成手部毁损
挤压伤	门窗挤压	可引起甲下血肿、甲床破裂、末节指骨骨折
	车轮、机器滚轴挤压	广泛皮肤撕脱或脱套，同时合并深部组织损伤，多发性骨折，甚至毁损伤
火器伤	雷管、鞭炮和枪炮	损伤性质为高速、爆炸、烧灼。伤口呈多样性、组织损伤重、污染重、坏死组织多、易感染

三、检查与诊断

1. 皮肤损伤检查　应了解创口的部位和性质，是否有深部组织损伤；皮肤是否有缺损及缺损的范围；特别是皮肤损伤后的活力判断至关重要。

（1）皮肤的颜色与温度：如与周围一致，则表示活力良好。呈苍白、青紫、冰凉者，表示活力不良。

（2）毛细血管回流试验：手指按压皮肤时，呈白色，放开手指皮肤由白很快转红表示活力良好。正常组织撤除压力后，由白色变为潮红色的时间≤2秒。若皮肤颜色恢复慢，甚至不恢复，则活力不良或无活力。

（3）皮肤边缘出血状况：用无菌纱布擦拭或用无菌组织剪修剪皮肤边缘时，有点状鲜红色血液渗出，表示皮肤活力良好。如不出血，则活力差。

2. 肌腱损伤的检查　手部不同平面的伸屈肌腱断裂可使手表现为不同的体位。

（1）首先是手部休息位姿势改变，如屈指肌腱断裂，该指伸直角度加大；伸指肌腱断裂，该指屈曲角度加大；屈伸肌腱的不平衡导致手指主动屈伸指功能障碍。

（2）特殊部位的肌腱断裂可出现典型手指畸形

1）掌指关节部位的屈指深浅肌断裂，手指呈伸直位，伸指肌腱断裂时其呈屈曲位；近节指骨背侧伸肌腱损伤则近侧指关节屈曲；中节指骨背侧伸肌腱损伤时，远侧指间关节屈曲呈锤状指畸形。

2）对于腕关节，由于多条肌腱参与其背伸、掌屈活动，其中一条断裂可无明显功能障碍。而当屈指深浅肌腱断裂时掌指关节仍可因手部骨间肌、蚓状肌的收缩而产生屈曲活动。

3. 神经损伤的检查

（1）正中神经、尺神经损伤（表 5-59-3）

表 5-59-3　正中神经、尺神经损伤

项目	正中神经损伤	尺神经损伤
运动功能障碍	拇短展肌、拇对掌肌麻痹所致的拇外展、对掌功能及拇、示指捏物功能丧失	第 3、4 蚓状肌麻痹所致的环、小指爪形手畸形，骨间肌和拇收肌麻痹所致的 Froment 征，即示指与拇指对指时，示指近侧指间关节屈曲，远侧指间关节过伸，而拇指的掌指关节过伸、指间关节屈曲
感觉障碍	位于手掌桡侧半，拇、示、中指和环指桡侧半，拇指指间关节和示、中指及环指桡侧半近侧指间关节以远的背面	位于手掌尺侧、环指尺侧及小指掌背侧

（2）桡神经损伤：感觉障碍位于手背桡侧和桡侧 2 个半手指近侧指间关节以近。

4. 血管损伤的检查　可了解手指的颜色、温度、毛细血管回流和血管搏动状况。Allen 试验是判断尺、桡动脉是否通畅的有效方法之一。

（1）动脉损伤：表现为皮肤颜色苍白、皮温降低、指腹瘪陷、毛细血管回流缓慢或消失、动脉搏动减弱或消失。

（2）静脉回流障碍：表现为皮肤青紫、肿胀、毛细血管回流加快、动脉搏动存在。

5. 骨关节损伤的检查　X 线平片检查最重要，除常规正侧位片外，还应拍摄特殊体位片，如斜位、舟骨位以防止骨重叠阴影的干扰。CT 检查适用于复杂腕骨骨折，MRI 检查适用于韧带及三角纤维软骨复合体损伤。

四、现场急救

1. 止血　局部加压包扎是手外伤最简单而行之有效的止血方法，可用于创面止血，以及腕平面的尺桡动脉断裂出血。

2. 创口包扎　采用无菌敷料或清洁布类包扎伤口，创口内不宜用药水或抗感染药物。

3. 局部固定　可因地制宜、就地取材，如木板、竹片、硬纸板，固定至腕平面以上，以减轻疼痛，防止组织进一步损伤。

4. 迅速转运　赢得处理的最佳时间。

ⓘ 提示

　　手外伤时禁忌采用束带类物在腕平面以上捆扎，捆扎过紧、时间过长易导致手指坏死；若捆扎压力不够，只将静脉阻断而动脉未能完全阻断，出血会更加严重。

五、治疗原则

1. **早期彻底清创**　清创应在良好的麻醉和气囊止血带控制下进行，从浅到深，按顺序将各种组织清晰辨别、认真清创，以防漏诊，利于修复和防止进一步损伤组织。

2. **组织修复**

（1）清创后尽可能一期修复手部的肌腱、神经、血管、骨等组织。争取在伤后6~8小时内进行。

（2）受伤>12小时，创口污染严重，组织损伤广泛，或缺乏必要的条件，则可延期（3周左右）或二期修复（12周左右）。

（3）影响手部血液循环的血管损伤应立即修复，骨折、关节脱位应及时复位固定。

3. **一期闭合创口**

（1）皮肤裂伤，可直接缝合。

（2）碾压撕脱伤要根据皮肤活力判断切除多少组织。

（3）当有皮肤缺损时，若基底软组织良好或周围软组织可覆盖深部重要组织，可采用自体皮肤移植。

（4）若神经、肌腱、骨关节外露应采用皮瓣转移修复。

4. **术后处理**　肌腱缝合后固定3~4周，神经修复4周，关节脱位3周，骨折4~6周。术后10~14天依据创面愈合情况拆除伤口缝线。

5. **手部骨折与脱位**　治疗的最终目的是恢复手的运动功能，治疗原则包括骨折准确复位、有效固定、早期康复锻炼。

（1）开放性的骨折脱位：应立即复位，恢复患肢（指）血供，保护重要的血管神经、尽早修复撕裂的关节囊、韧带。常用的手部骨折固定方式有克氏针固定、微型钢板螺钉固定、微型外固定支架固定等。

（2）闭合、无明显移位骨折或经复位后较稳定的骨折：可采用非手术治疗，固定时间4~6周。

（3）末节指骨骨折：多无明显移位，一般无需内固定。末节指骨远端的粉碎性骨折可视为软组织损伤进行处理，如有甲下血肿，可在指甲上刺孔引流，达到减压和止痛的目的。

6. **肌腱损伤修复**　均应一期修复。

7. **神经损伤修复**　手部开放性神经断裂，在有条件时应尽量在清创时一期修复，否则，清创缝合后应及时转院，待2~3周后，伤口无感染再行修复。若创口污染重或合并皮肤缺损，可在清创时将神经两断端的神经外膜固定于周围组织，防止神经退缩，以利于二期修复。

第二节 断肢(指)再植

一、分类

1. 完全性断肢(指) 外伤所致肢(指)断离,没有任何组织相连或虽有受伤失活组织相连,清创时必须切除。

2. 不完全性断肢(指) 凡伤肢(指)断面有主要血管断裂合并骨折脱位,伤肢断面相连的软组织少于断面总量的1/4,伤指断面相连皮肤不超过周径的1/8,不吻合血管,伤肢(指)远端将发生坏死。

二、断肢(指)急救

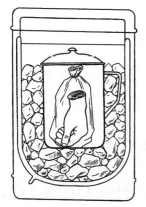

图 5-59-2 断手的保存法

包括止血、包扎、固定、离断肢(指)保存,迅速转运。离断肢(指)断面应用清洁敷料包扎以减少污染。若受伤现场离医院较远,离断肢(指)应采用干燥冷藏法保存(图 5-59-2)。切忌将离断肢(指)浸泡于任何溶液中。到达医院后,检查断肢(指),用无菌敷料包裹,放于无菌盘中,置入4℃冰箱内。

三、适应证

1. 全身情况 良好的全身情况是再植的必要条件,若为复合伤或多发伤,应以抢救生命为主,将断肢(指)置于4℃冰箱内,待生命体征稳定后再植。

2. 肢体损伤程度

(1)锐器切割伤只发生离断平面的组织断裂,断面整齐、污染轻、重要组织挫伤轻,再植成活率高。

(2)碾压伤的组织损伤严重,若损伤范围不大,切除碾压组织后将肢(指)体进行一定的短缩,仍有较高的再植成活率。

(3)撕脱伤的组织损伤广泛,血管、神经、肌腱从不同平面撕脱,常需复杂的血管移植,再植成功率较低,即使成功,功能恢复差。

3. 断肢(指)离断平面与再植时限 断肢(指)再植手术一般以外伤后6~8小时为限。断指因组织结构特殊,对全身情况影响不大,可延长至12~24小时。高位断肢再植时间应严格控制在6~8小时之内。

4. 年龄 老年患者体质差,经常合并有慢性器质性疾病,是否再植应慎重。

四、禁忌证

1. 合并全身性慢性疾病,或合并严重脏器损伤,不能耐受长时间手术,有出血倾向者。

2. 断肢（指）多发骨折、严重软组织挫伤、血管床严重破坏，血管、神经、肌腱高位撕脱，预计术后功能恢复差。

3. 断肢（指）经刺激性液体或其他消毒液长时间浸泡者。

4. 高温季节，离断时间过长，断肢未经冷藏保存者。

5. 合并精神异常，不愿合作，无再植要求者。

五、手术原则

1. 彻底清创　一般分两组同时清创离断肢（指）体的远近端，仔细寻找、修整、标记血管、神经、肌腱。

2. 修整重建骨支架　为了减少血管神经缝合后张力，适当修整和缩短骨骼，骨折固定要求简便迅速、剥离较少、固定可靠、利于愈合。可根据情况，选用螺丝钉、克氏针、钢丝、髓内钉、钢板内固定或外固定架等。

3. 缝合肌肉、肌腱　缝合的肌肉、肌腱以满足手的功能为标准，不必将所有的肌腱缝合。断指再植缝合指深屈肌腱和伸指肌腱。

4. 重建血液循环　将动、静脉彻底清创至正常组织，在无张力下吻合，若有血管缺损应行血管移位或移植。吻合主要血管如尺、桡动脉和手指的双侧指固有动脉。吻合血管应尽可能多，动脉、静脉比例以 1∶2 为宜。一般先吻合静脉，后吻合动脉。

5. 缝合神经　神经尽可能一期修复。无张力状态下缝合神经外膜，若有缺损，应行神经移植。

6. 闭合创口　断肢（指）再植后创口应尽可能闭合，无法闭合时可采用负压封闭技术。皮肤缝合时，为了避免形成环形瘢痕，可采用"Z"字成形术。

7. 包扎　用温生理盐水清洗血迹，多层无菌敷料松软包扎，指间分开，指端外露，以便观察肢（指）远端血运。石膏托固定手腕于功能位，固定范围根据离断肢（指）平面，从指尖到前臂，甚至超过肘关节。

六、术后护理

1. 一般护理　病房室温保持在 20~25℃，抬高患肢处于心脏水平。

2. 密切观察全身反应　一般低位断肢（指）再植术后全身反应较轻。

3. 定期观察再植肢（指）体血液循环，及时发现和处理血管危象　再植肢（指）体一般于术后 48 小时容易发生动脉供血不足或静脉回流障碍，因此应每 1~2 小时观察一次，与健侧对比，做好记录。

4. 防止血管痉挛、抗血液凝固治疗　除保温、止痛、禁止吸烟外，在臂丛或硬膜外留置导管，定期注入麻醉药品。适当应用抗凝解痉药物，如低分子右旋糖酐，还可用低分子肝素、复方丹参液等。

5. 抗生素应用　肢体离断时，污染较重，加之手术时间长，应采用抗生素，以预防感染。

6. 再植肢（指）康复治疗　骨折愈合拆除外固定后,应积极进行功能锻炼,并辅以物理治疗,促进功能康复。若肌腱粘连应行松解术,若神经、肌腱需二期修复,应尽早进行。

○ 经 典 试 题 ○

〔执〕男,24岁。在工厂流水线工作时,电锯切割致左手示指离断。对断指正确的保存方法是用无菌纱布包好放置在
　　　　A. 干燥冷藏容器中　　　　　　　B. 乙醇水溶液中
　　　　C. 甲醛水溶液中　　　　　　　　D. 生理盐水中
　　　　E. 冰箱冷冻室中
【答案】
A

○ 温 故 知 新 ○

手外伤及断肢（指）再植
- 手外伤
  - 正常手的姿势
    - 手的休息位　即手自然静止的状态
    - 手的功能位　呈握球状
  - 损伤原因　刺伤、切割伤、钝器伤、挤压伤和火器伤
  - 检查　皮肤、肌腱、神经、血管和骨关节损伤
  - 现场急救　止血,创面包扎,局部固定和迅速转运
  - 治疗原则　早期彻底清创,清创后尽可能一期修复手部肌腱、神经、血管、骨等,一期闭合创口
  - 术后固定　肌腱缝合后3~4周,神经修复4周,关节脱位3周,骨折4~6周
- 断肢（指）再植
  - 离断肢（指）应采用干冷藏法保存,到达医院后可将断肢（指）置入4℃冰箱内
  - 急救　止血、包扎、固定、离断肢（指）保存,迅速转运
  - 再植时限
    - 以外伤后6~8小时为限,可延长至12~24小时
    - 高位断肢再植时间应严格控制在6~8小时之内
  - 手术原则　彻底清创、修整重建骨支架、缝合肌（肉）腱、重建血液循环、缝合神经、闭合创口和包扎
  - 术后护理
    - 室温保持在20~25℃,抬高患肢处于心脏水平
    - 观察全身反应、再植肢（指）体血液循环,防止血管痉挛、抗血液凝固治疗、抗生素应用、再植肢（指）康复治疗

第六十章

下肢骨、关节损伤

第一节 髋关节脱位

一、髋关节后脱位

1. 脱位机制　髋关节后脱位大部分发生于交通事故。坐于汽车内的人处于屈膝及髋关节屈曲内收位，股骨轻度内旋，当膝部受到撞击时，股骨头从髋关节囊的后下部薄弱区脱出。

2. 分类（表 5-60-1）

表 5-60-1　髋关节后脱位的分类

分类	临 床 特 点
Ⅰ型	单纯脱位或伴髋臼后壁小骨折片
Ⅱ型	股骨头脱位，合并髋臼后壁一大块骨折
Ⅲ型	股骨头脱位，合并髋臼后壁粉碎性骨折
Ⅳ型	股骨头脱位，合并髋臼后壁和顶部骨折
Ⅴ型	股骨头脱位，合并股骨头骨折

3. 临床表现和诊断

（1）明显外伤史，通常暴力很大。例如车祸或高处坠落。

（2）有明显的疼痛，髋关节不能主动活动。

（3）患肢短缩，髋关节呈屈曲、内收、内旋畸形。

（4）可在臀部摸到脱出的股骨头，大转子上移明显。

（5）合并坐骨神经损伤者，多表现为以腓总神经损伤为主的体征，出现足下垂、趾背伸无力和足背外侧感觉障碍等。多为神经受牵拉引起的暂时性功能障碍，或受到股骨头、髋臼骨折块的轻度捻挫所致，大多数患者可于伤后逐渐恢复，经 2~3 个月仍无恢复迹象者，再考虑手术探查。

（6）X 线检查可了解脱位情况以及有无骨折，必要时行 CT 检查了解骨折移位情况。

4. 治疗

（1）Ⅰ型损伤的治疗

1）复位：复位宜早，最初 24~48 小时是复位的黄金时期，应尽可能在 24 小时内复位完

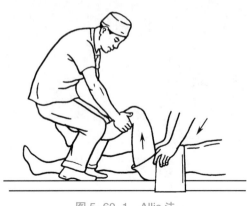

图 5-60-1　Allis 法

毕，48~72 小时后再行复位十分困难，并发症增多，关节功能亦明显减退。常用的复位方法为 Allis 法，即提拉法（图 5-60-1）。

2）固定、功能锻炼：复位后用绷带将双踝暂时捆在一起，于髋关节伸直位下将患者搬运至床上，患肢做皮肤牵引或穿丁字鞋 2~3 周。卧床期间做股四头肌收缩动作。2~3 周后开始活动关节。4 周后扶双拐下地活动。3 个月后可完全承重。

（2）Ⅱ~Ⅴ型损伤的治疗：考虑到合并有关节内骨折，主张早期切开复位与内固定。

二、髋关节前脱位

1. 脱位机制　多发生于交通事故和高处坠落伤，髋关节处于外展、外旋位时受到轴向直接暴力。

2. 临床表现和诊断　有强大暴力所致外伤史。患肢呈外展、外旋和屈曲畸形，根据典型的畸形表现，不难区分前脱位和后脱位。腹股沟处肿胀，可摸到股骨头。X 线检查可了解脱位方向。

3. 治疗

（1）复位：在全身麻醉或椎管内麻醉下手法复位。如手法复位失败，应尽早切开复位。

（2）固定和功能锻炼：同髋关节后脱位。

三、髋关节中心脱位

1. 脱位机制　来自侧方的暴力，直接撞击在股骨粗隆区，可以使股骨头水平向内移动，穿过髋臼内侧壁而进入骨盆腔。如果受伤时下肢处于轻度内收位，则股骨头向后方移动，产生髋臼后部骨折。如下肢处于轻度外展与外旋位，则股骨头向上方移动，产生髋臼爆破型粉碎性骨折，此时髋臼的各个区域都有损伤。

2. 临床表现和诊断

（1）一般为高能量损伤。多为交通事故，或自高空坠落。

（2）后腹膜间隙内往往出血很多，可出现出血性休克。

（3）髋部肿胀、疼痛、活动障碍；大腿上段外侧方往往有大血肿；肢体短缩情况取决于股骨头内陷的程度。

（4）常合并腹部内脏损伤。

（5）X 线检查可明确伤情，CT 三维成像可立体再现髋臼骨折情况。

3. 治疗　髋关节中心脱位可出现低血容量性休克及合并有腹部内脏损伤,必须及时处理。股骨头内移较明显的,需用股骨髁上骨牵引,但常难奏效,需根据髋臼骨折类型早期切开复位同时固定髋臼骨折。

第二节　股骨近端骨折

一、股骨颈骨折

1. 解剖概要　股骨头、颈与髋臼共同构成髋关节,是躯干与下肢的重要连接装置及承重结构。

（1）股骨颈的长轴线与股骨干纵轴线之间形成颈干角,为 110°～140°,平均 127°。在重力传导时,力线并不沿股骨颈中心线传导,而是沿股骨小转子、股骨颈内缘传导。若颈干角变大,为髋外翻,变小为髋内翻。颈干角改变,使力的传导也发生改变,容易导致骨折和关节软骨退变,发生创伤性关节炎。从矢状面观察,股骨颈的长轴线与股骨干的纵轴线也不在同一平面上,股骨颈有向前的角,称为前倾角（12°～15°）。

> **提示**
>
> 儿童颈干角大于成年人,前倾角较成人稍大。

（2）成人股骨头的血液供应来源

1）股骨头圆韧带内的小凹动脉,供应股骨头凹部。

2）股骨干滋养动脉升支,沿股骨颈进入股骨头。

3）旋股内、外侧动脉的分支,是股骨头、颈的重要营养动脉。旋股内、外侧动脉的分支互相吻合,在股骨颈基底部形成动脉环,并发出分支营养股骨颈。

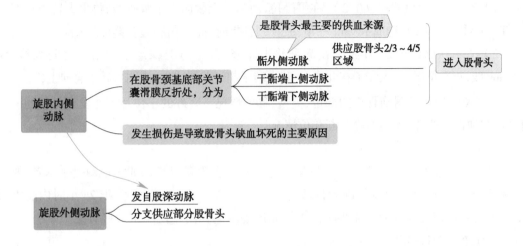

2. 病因　中、老年人多见，与骨质疏松导致的骨量下降有关，遭受轻微扭转暴力则可发生骨折。多数情况下是在走路跌倒时发生骨折。青少年股骨颈骨折较少，常需较大暴力引起，不稳定型多见。

3. 分类

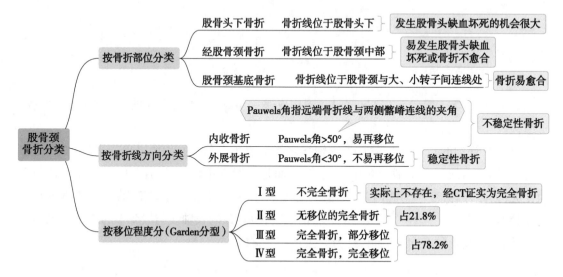

4. 临床表现和诊断

（1）中老年人有跌倒受伤史，伤后感髋部疼痛，下肢活动受限，不能站立和行走，应怀疑股骨颈骨折。有时伤后并不立即出现活动障碍，仍能行走，但数天后，髋部疼痛加重，逐渐出现活动后疼痛更重，甚至完全不能行走，这说明受伤时可能为稳定骨折，以后发展为不稳定骨折而出现功能障碍。股骨颈骨折伤后很少出现髋部肿胀及瘀斑，可出现局部压痛及轴向叩击痛。

（2）查体见患肢出现外旋畸形，一般在45°~60°。若外旋畸形达到90°，应怀疑有转子间骨折。

（3）肢体测量可发现患肢短缩。

1）Bryant 三角（图 5-60-2）：在平卧位，由髂前上棘向水平画垂线，再由大转子与髂前上棘的垂线画水平线，构成 Bryant 三角，股骨颈骨折时，此三角底边较健侧缩短。

2）Nélaton 线（图 5-60-3）：在侧卧并半屈髋，由髂前上棘与坐骨结节之间画线，为 Nélaton 线，正常情况下，大转子在此线上，若大转子超过此线之上，表明大转子有向上移位。

（4）X 线检查可明确骨折的部位、类型、移位情况。髋部的正位片不能发现骨折的前后移位，需加拍侧位片，才能准确判断移位情况。

5. 治疗

（1）年龄过大，全身情况差，合并有严重心、肺、肾、肝等功能障碍不能耐受手术者，要尽早预防和治疗并发症，全身情况允许后尽早尽快手术治疗。在待手术期，24 小时内能完成手术的患者可以穿防旋鞋，24 小时内不能完成手术的要给予皮牵引或胫骨结节牵引，牵引重量为体重的 1/11~1/7。

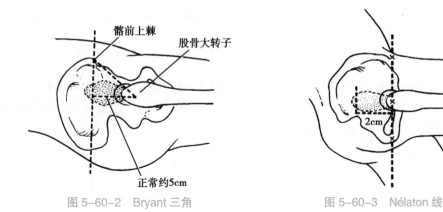

图 5-60-2　Bryant 三角　　　　　　图 5-60-3　Nélaton 线

（2）手术治疗：①闭合复位内固定。②切开复位内固定,适用于手法复位失败,或固定不可靠,或青壮年的陈旧骨折不愈合。③人工关节置换术,对全身情况尚好,预期寿命比较长的 GardenⅢ、Ⅳ型股骨颈骨折的老年患者,选择全髋关节置换术;对全身情况差,合并症比较多,预期寿命比较短的老年患者选择半髋关节置换术。

二、股骨转子间骨折

1. 解剖概要　股骨上端上外侧为大转子,下内侧为小转子。大转子、小转子及转子间均为松质骨。转子间处于股骨干与股骨颈的交界处,是承受剪切应力最大的部位。由于力线分布的特殊性,在股骨颈、干连接的内后方,形成致密的纵行骨板,称为股骨矩。股骨矩的存在决定了转子间骨折的稳定性。

2. 病因　股骨转子间骨折好发于中老年骨质疏松患者,多由间接外力引起。也可为直接暴力引起。

3. 分类

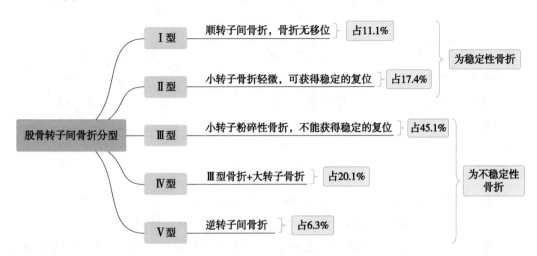

4. 临床表现和诊断　受伤后,转子区出现疼痛、肿胀、瘀斑和下肢不能活动。转子间压痛,下肢外旋畸形明显,可达 90°,有轴向叩击痛。测量可发现下肢短缩。X 线可明确骨折的类型及移位情况。

5. 治疗

(1) 对有手术禁忌者,采用胫骨结节或股骨髁上外展位骨牵引等非手术治疗。

(2) 手术治疗的目的是尽可能达到解剖复位,恢复股骨矩的连续性,矫正髋内翻畸形,坚强内固定,早期活动,避免并发症。

第三节　股骨干骨折

一、解剖概要

股骨干骨折是指转子下、股骨髁上这一段骨干的骨折。股骨干是人体最粗、最长、承受应力最大的管状骨。由于股骨的解剖及生物力学特点,需遭受强大暴力才能发生股骨干骨折,同时骨折后的愈合与重塑时间也更长。

二、病因

1. 重物直接打击、车轮碾轧、火器性损伤等直接暴力作用于股骨,容易引起股骨干的横形或粉碎性骨折,同时伴有广泛软组织损伤。

2. 高处坠落伤、机器扭转伤等间接暴力作用,常导致股骨干斜形或螺旋形骨折,周围软组织损伤较轻。

三、分类（表 5-60-2）

各部位由于所附着的肌起止点的牵拉而出现典型的移位。

表 5-60-2　股骨干骨折的分类

分类	近折端	远折端
股骨干上 1/3 骨折	向前、外及外旋方向移位	向内、后方向移位
股骨干中 1/3 骨折	向外成角	—
股骨干下 1/3 骨折	向前移位	向后方移位

四、临床表现和诊断

1. 根据受伤后出现的骨折特有表现即可作出临床诊断。

2. X 线正、侧位片检查,可明确骨折的准确部位、类型和移位情况。

3. 股骨干下 1/3 段骨折有可能损伤腘动脉、腘静脉和胫神经、腓总神经,应仔细检查远端肢体的血液循环及感觉、运动功能。

4. 单一股骨干骨折因失血量较多，可能出现休克前期临床表现，若合并多处骨折，或双侧股骨干骨折，发生休克的可能性很大，应对患者的全身情况作出正确判断。

五、治疗

1. 非手术治疗　3岁以下儿童采用垂直悬吊皮肤牵引，成人和3岁以上儿童多采用手术内固定治疗。对于存在手术禁忌证的，可行持续牵引8~10周。

2. 手术治疗　成人股骨干骨折手术多采用钢板、带锁髓内钉固定。儿童股骨干骨折多采用弹性钉内固定。

3. 其他　严重的开放性骨折可用外固定架治疗。

第四节　股骨远端骨折

一、解剖概要

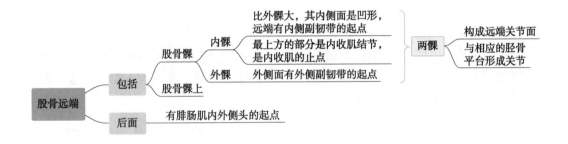

二、分型和损伤机制

1. 股骨髁上骨折　是指发生于股骨髁至股骨远端干骺端，即密质骨和松质骨移行部位的骨折，多为高能量损伤及由高处坠落所致。远端骨折块由于腘绳肌、腓肠肌的牵拉而向后移位，有可能损伤血管和神经。

2. 股骨髁骨折　可损伤关节面或改变下肢负重力线，多需手术切开复位内固定。

3. 股骨髁间骨折　累及股骨远端关节面，常称为T形或Y形骨折。

三、临床表现和诊断

1. 膝关节和股骨远端部位有肿胀、畸形和压痛。骨折端有异常活动和骨擦感。若大腿张力较高，应警惕骨筋膜室综合征的发生。

2. 当小腿血运差，足背动脉搏动弱，怀疑有血管损伤时，应采用多普勒超声检查，明确有无腘动脉损伤，必要时进行血管造影。

3. 常规拍摄股骨远端正、侧位 X 线平片。如果骨折粉碎较严重,应在牵引下拍片,更有利于判断骨折的分型。

 提示

　　车祸等高能量创伤所致的股骨远端骨折,应同时拍摄骨盆 X 线平片,以免漏诊。

四、治疗

1. 非手术治疗　包括闭合复位、骨牵引、管形石膏固定等。
2. 手术治疗　手术治疗目的是解剖复位、坚强内固定和早期进行康复锻炼。绝大多数股骨远端骨折都应采用手术治疗。

第五节　髌骨骨折

一、解剖概要

　　髌骨是人体最大的籽骨。髌骨与其周围的韧带腱膜共同形成伸膝装置,是下肢活动中十分重要的结构。若髌骨被切除,髌韧带更贴近膝的活动中心,使伸膝的杠杆力臂缩短,股四头肌则需要比正常多 30% 的肌力才能伸膝,多数患者尤其是老年人不能承受这种力,故髌骨骨折后应尽可能恢复其完整性。

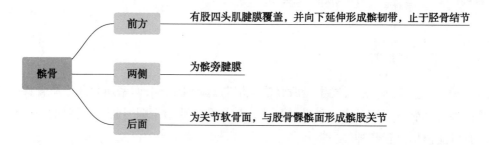

二、病因和分类

　　直接暴力常致髌骨粉碎骨折,如跌倒时跪地;肌肉牵拉常致髌骨横形骨折,如跌倒时,为了防止倒地,股四头肌猛烈收缩以维持身体稳定,将髌骨撕裂。

三、临床表现和诊断

　　伤后膝前肿胀,有时可扪及骨折分离出现的凹陷。膝关节的正、侧位 X 线检查可明确骨折的部位、类型及移位程度。应重视髌骨骨折的合并伤,避免漏诊。

四、治疗（表 5-60-3）

表 5-60-3 髌骨骨折的治疗

骨折情况	治疗措施
无移位的髌骨骨折	采用非手术治疗。保持膝关节伸直位,用石膏托或下肢支具固定4~6周
移位 <0.5cm 的横形骨折	采用非手术治疗,在治疗过程中注意观察骨折端移位情况
移位 >0.5cm 的分离骨折	应手术治疗,采用切开复位、克氏针钢丝张力带固定或钢丝捆扎固定
髌骨上极或下极骨折	骨折块较大,仍可采用上述方法治疗;若骨折块太小,可予以切除,用钢丝缝合重建髌韧带,术后膝关节伸直位固定4~6周
粉碎骨折	①关节软骨面不平整,应手术治疗,恢复关节面的平滑,复位后用钢丝环绕捆扎固定,术后膝关节伸直位固定4~6周 ②对严重粉碎骨折,无法恢复髌骨软骨面完整性时,可摘除髌骨,修补韧带

第六节 膝关节韧带损伤

一、解剖概要

膝关节的关节囊松弛薄弱,关节的稳定性主要依靠韧带和肌肉（表 5-60-4）。以内侧副韧带最为重要。

表 5-60-4 膝关节的韧带

项目	内侧副韧带	外侧副韧带	前交叉韧带	后交叉韧带
起自	股骨内上髁	股骨外上髁	股骨髁间窝外侧面的后部	股骨髁间窝的内侧面
止于	胫骨内髁	腓骨小头	胫骨髁间嵴的前方	胫骨髁间嵴的后方
作用	膝关节伸直时韧带拉紧	膝关节伸直时韧带拉紧	膝关节完全屈曲和内旋胫骨时,防止胫骨向前移动	在膝关节屈曲时可防止胫骨向后移动
损伤机制	为膝外翻暴力所致,多见于运动创伤,如足球、滑雪、摔跤等竞技项目	主要为膝内翻暴力所致	膝关节伸直位内翻损伤和膝关节屈曲位外翻损伤可致;膝关节后方暴力也可致。多见于竞技运动创伤	来自前方的使胫骨上端后移的暴力所致。单独损伤少见

提示

　　前交叉韧带断裂可同时合并有内侧副韧带与内侧半月板损伤,称为 O'Donoghue 三联征。

二、病理变化

韧带的损伤可分为扭伤(即部分纤维断裂)、部分韧带断裂、完全断裂和联合性损伤。

三、临床表现

有外伤病史。以青少年多见,男性多于女性;以运动员最为多见。受伤时有时可听到韧带断裂的响声,很快便因剧烈疼痛而不能再继续运动或工作。膝关节处出现肿胀、压痛与积血,膝部肌痉挛,患者不敢活动膝部,膝关节处于强迫体位,或伸直,或屈曲。膝关节侧副韧带的断裂处有明显的压痛点,有时还会摸到蜷缩的韧带断端。

四、特殊试验(表 5-60-5)

表 5-60-5　膝关节韧带损伤的特殊试验

名称	检查方法	临床意义
侧方应力试验	在急性期可于局部麻醉后进行操作。在膝关节完全伸直位与屈曲 30° 位置下做被动膝内翻与膝外翻动作,并与对侧进行比较	如有疼痛或发现内翻、外翻角度超出正常范围并有弹跳感时,提示有侧副韧带扭伤或断裂
抽屉试验	急性期建议在麻醉下进行操作。膝关节屈曲 90°,检查者固定患者足部,用双手握住胫骨上段做拉前和推后动作,并注意胫骨结节前后移动的幅度	前移增加表示前交叉韧带断裂(图 5-60-4);后移增加表示后交叉韧带断裂
Lachman 试验	患者屈膝 20°~30°,检查者一手握住股骨远端,另一手握住胫骨近端,对胫骨近端施加向前的应力,可感觉到胫骨的前向移动,并评定终点的软硬度,与对侧膝关节进行比较	比抽屉试验阳性率高
轴移试验	患者侧卧,检查者一手握住足踝部,另一手在膝外侧并对腓骨头向前施力,使患者充分伸膝,内旋外翻胫骨,然后缓慢屈曲膝关节,至屈曲 20°~30° 位时突然出现错动与弹跳,为阳性	用来检查前交叉韧带断裂后出现的膝关节不稳定。阳性提示前外侧旋转不稳定

五、辅助检查

1. 普通 X 线平片　只能显示撕脱的骨折块。
2. 应力位 X 线平片　可明确有无内、外侧副韧带损伤。

3. MRI 检查　可清晰显示前、后交叉韧带的情况,还可发现韧带结构损伤与隐匿骨折。

4. 关节镜检查　对诊断交叉韧带损伤十分重要。75% 急性创伤性关节血肿可发现为前交叉韧带损伤,其中 2/3 病例同时伴有内侧半月板撕裂,1/5 病例伴有关节软骨面缺损。

六、治疗

1. 内侧副韧带损伤　①扭伤或部分性断裂(深层)可以保守治疗,用长腿管形石膏固定 4~6 周。②完全断裂者应及早修补。

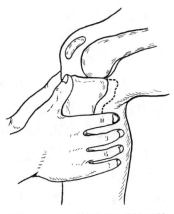

图 5-60-4　抽屉试验前拉阳性

2. 外侧副韧带断裂　应立即手术修补。

3. 前交叉韧带完全断裂　主张在关节镜下行韧带重建手术。

4. 后交叉韧带断裂　目前偏向于在关节镜下早期修复重建。

第七节　膝关节半月板损伤

一、解剖概要

半月板是一种月牙状纤维软骨,充填在股骨与胫骨关节间隙内,每个膝关节有两个半月板(图 5-60-5):①内侧半月板,比较大,近似 C 形。②外侧半月板,较小,近似 O 形。半月板有助于保持膝关节的稳定性,可承受重力、吸收震荡,润滑关节,协同膝关节的伸屈与旋转活动。

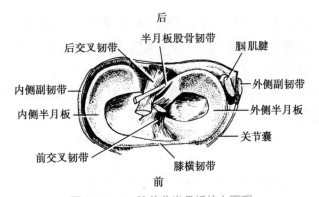

图 5-60-5　膝关节半月板的上面观

二、损伤机制

研磨力量是产生半月板破裂的主要原因。产生半月板损伤必须有四个因素:膝半屈、内收或外展、重力挤压和旋转力量。

三、临床表现

1. 只有部分急性损伤病例有外伤病史,慢性损伤病例无明确外伤病史。多见于运动员与体力劳动者,男性多于女性。

2. 受伤后膝关节剧痛,不能伸直,并迅速出现肿胀,有时有关节内积血。

3. 急性期过后转入慢性阶段。此时肿胀已不明显,关节功能亦已恢复,但总感到关节疼痛,活动时有弹响。有时在活动时突然听到"咔嗒"一声,关节便不能伸直,忍痛挥动几下小腿,再听到"咔嗒声",关节又可伸直,此种现象称为关节交锁。

4. 慢性阶段的体征有关节间隙压痛、弹跳、膝关节屈曲挛缩与股内侧肌的萎缩。

5. 特殊试验(表 5-60-6)

表 5-60-6　膝关节半月板损伤的特殊试验

名称	临 床 特 点
过伸试验	膝关节完全伸直并轻度过伸时,半月板破裂处受牵拉或挤压而产生疼痛
过屈试验	将膝关节极度屈曲,破裂的后角被卡住而产生疼痛
半月板旋转挤压试验(McMurray 试验)	半月板撕裂的患者通常在检查中可感受到后外侧或者后内侧出现疼痛,有时可出现典型的"弹响"
研磨试验(Apley 试验)	若外旋产生疼痛,提示为内侧半月板损伤;再将小腿上提,并做内旋和外旋运动,如外旋时引起疼痛,提示为内侧副韧带损伤
蹲走试验	检查半月板后角有无损伤

四、辅助检查

1. X 线平片　不能显示半月板形态,可用于除外膝关节其他病变与损伤。

2. MRI 检查　可清晰显示出半月板有无变性、撕裂,有无关节积液与韧带的损伤。但其准确性不及关节镜检查。

3. 关节镜检查　可以发现影像学检查难以察觉的半月板损伤,同时发现有无交叉韧带、关节软骨和滑膜病变。

 提示

> 关节镜技术不仅可用于诊断,还可以进行手术操作。

五、治疗

急性半月板损伤时可用长腿石膏托固定 4 周。有积血者可于局麻下抽尽后加压包扎。

急性期过后疼痛减轻,可以开始进行股四头肌锻炼。症状不能消除者考虑手术。

第八节　胫骨平台骨折

一、解剖概要

胫骨上端与股骨下端形成膝关节。与股骨下端接触的面为胫骨平台,有两个微凹的凹面,并有内侧或外侧半月板增强凹面,与股骨髁的相对面吻合,增加膝关节的稳定性。胫骨平台骨折后使内、外平台受力不均,久之易发骨关节炎。胫骨平台骨折常合并半月板损伤、交叉韧带损伤。

二、病因

1. 间接暴力　高处坠落伤时,足先着地,再向侧方倒下,力的传导由足沿胫骨向上,坠落的加速度使体重的力向下传导,共同作用于膝部,由于侧方倒地产生的扭转力,导致胫骨内侧或外侧平台塌陷骨折。

2. 直接暴力　当暴力直接打击膝内侧或外侧时,使膝关节发生外翻或内翻,可导致外侧或内侧平台骨折或韧带损伤。

三、Schatzker 分型

Schatzker 分型是当前应用最广泛的分型(表 5-60-7、图 5-60-6)。

表 5-60-7　胫骨平台骨折的分型

分型	含义	发生比例	临床特点
Ⅰ型	外侧平台劈裂骨折,无关节面塌陷	15.0%	多发生于年轻人,骨折移位时常有外侧半月板撕裂,或向四周移位或半月板嵌入骨折间隙
Ⅱ型	外侧平台劈裂,关节面塌陷	23.2%	多发生于 40 岁以上的患者
Ⅲ型	外侧平台单纯压缩骨折	14.5%	压缩部分常位于关节中心部分,因压缩部位、大小、程度及外侧半月板的损伤情况不同,这种损伤可以是稳定或不稳定骨折
Ⅳ型	胫骨内侧平台骨折	14.5%	多由中等至高能量暴力致伤,常合并膝关节脱位、血管损伤
Ⅴ型	双侧平台骨折	12.0%	易合并血管神经损伤
Ⅵ型	双侧平台骨折加胫骨干与干骺端分离	20.8%	X 线片示粉碎爆裂骨折,常合并膝部软组织严重损伤、骨筋膜室综合征、严重神经血管损伤

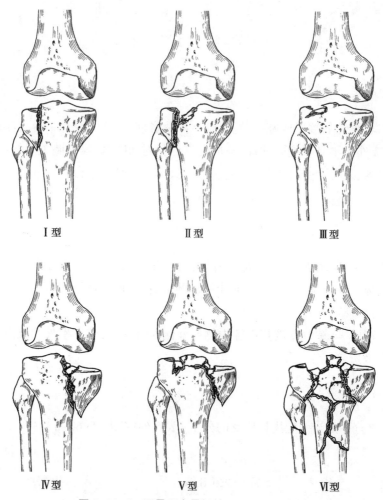

I 型　　　　　II 型　　　　　III 型

IV 型　　　　　V 型　　　　　VI 型

图 5-60-6　胫骨平台骨折的 Schatzker 分型

> ⓘ 提示
>
> 　　IV 型、V 型、VI 型胫骨平台骨折均可由高能量暴力损伤所致。

四、临床表现

　　胫骨平台骨折时,出现膝部疼痛、肿胀和下肢不能负重等症状。膝关节主动、被动活动受限,胫骨近端和膝关节局部触痛。检查时应注意骨折部位软组织覆盖情况和神经、血管情况。尽早发现腘动脉的合并损伤极为重要。对于高能量所致的胫骨平台骨折,应仔细检查患肢有否出现静息痛、被动牵拉相关肌肉诱发剧痛、小腿骨筋膜室紧张及足部感觉减弱等体征。

五、辅助检查（表5-60-8）

表5-60-8 胫骨平台骨折的辅助检查

项目	临床意义
正、侧位X线平片	可诊断骨折
CT	可了解骨折块移位和关节面塌陷的形态
MRI	可清楚显示损伤的半月板、韧带、关节软骨及关节周围软组织等改变，还能显示骨挫伤，并能判断病变的严重程度
血管造影检查	高能量暴力所造成的胫骨平台骨折和/或膝关节脱位，可导致血管损伤，对怀疑血管损伤或存在不能解释的骨筋膜室综合征的患者，应行此检查

六、治疗

胫骨平台骨折的治疗以恢复关节面的平整，平台宽度，韧带的完整性及膝关节活动范围为目的。

1. 无移位的胫骨平台骨折　可采用下肢石膏托固定4~6周，即可进行功能锻炼。

2. 移位的胫骨平台骨折　为不稳定的关节内骨折，坚持解剖复位，坚强固定，有骨缺损时植骨填充，早锻炼晚负重的原则。

第九节　胫腓骨干骨折

一、解剖概要

1. 胫骨　和股骨一样，是承重的重要骨骼。

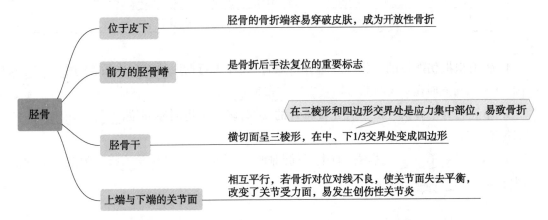

（1）胫骨上1/3骨折：可致胫后动脉损伤，引起下肢严重血液循环障碍，甚至缺血坏死。

（2）胫骨中、下1/3骨折：胫骨的营养血管从胫骨干上、中1/3交界处进入骨内，中、下1/3的骨折使营养动脉损伤，供应下1/3段胫骨的血液循环显著减少；同时下1/3段胫骨几乎无肌附着，由胫骨远端获得的血液循环很少，因此下1/3段骨折愈合较慢，容易发生延迟愈合或不愈合。

2. 小腿的肌筋膜与胫骨、腓骨和胫腓骨间膜一起构成四个筋膜室。由于骨折后骨髓腔出血，或肌肉损伤出血，或血管损伤出血，均可引起骨筋膜室综合征，导致肌缺血坏死，后期成纤维化，将严重影响下肢功能。

3. 腓骨　腓骨不产生单独运动，但可承受1/6的负重。腓骨颈有移位的骨折可引起腓总神经损伤。

二、病因

不同损伤因素可引起不同形态的胫腓骨骨折，如重物撞击、车轮碾轧等，可引起胫腓骨同一平面的横形、短斜形或粉碎性骨折。如合并软组织开放伤，则成为开放性骨折。在高处坠落伤，足着地，身体发生扭转时，可引起胫、腓骨螺旋形或斜形骨折。

三、分类

1. 胫腓骨干双骨折，最多见，表明所遭受的暴力大，骨和软组织损伤重，并发症多。
2. 单纯胫骨干骨折。
3. 单纯腓骨干骨折。

四、治疗

1. 无移位的胫腓骨干骨折　采用石膏固定。
2. 有移位的横形或短斜形胫腓骨骨折　采用手法复位，石膏固定。
3. 不稳定的胫腓骨干骨折　采用微创或切开复位，可选择钢板螺钉或髓内针固定。
4. 软组织损伤严重的开放性胫腓骨干双骨折，在进行彻底的清创术后，选用髓内针或外固定架固定，同时做局部皮瓣或肌皮瓣转移覆盖创面。
5. 单纯胫骨干骨折　由于有完整腓骨的支撑，多不发生明显移位，用石膏固定10~12周后可下地活动。
6. 单纯腓骨干骨折　若不伴有上、下胫腓联合分离，亦不需特殊治疗。为减少下地活动时疼痛，用石膏固定3~4周。

第十节 踝 部 骨 折

一、解剖概要

1. 踝关节由胫骨远端、腓骨远端和距骨体构成。胫骨远端内侧突出部分为内踝，后缘呈唇状突起为后踝，腓骨远端突出部分为外踝。外踝与内踝不在同一冠状面上，较内踝略偏后。

2. 由内踝、外踝和胫骨下端关节面构成踝穴，包容距骨体。距骨体前方较宽，后方略窄，使踝关节背屈时，距骨体与踝穴匹配性好，踝关节较稳定；在跖屈时，距骨体与踝穴的间隙增大，因而活动度增大，使踝关节相对不稳定，这是踝关节在跖屈位容易发生损伤的解剖因素。

3. 正常情况下，以足外缘与小腿垂直为中立位 $0°$，踝关节可背屈 $20°~30°$，跖屈 $45°~50°$，内翻 $30°$，外翻 $30°~35°$。

二、病因

多由间接暴力引起，大多数是在踝跖屈时扭伤所致。

三、分类

1. Ⅰ型，内翻内收型。
2. Ⅱ型，分为外翻外展型和内翻外旋型两个亚型。
3. Ⅲ型，外翻外旋型。
4. 垂直压缩型（Pilon 骨折）。

> ⓘ 提示
>
> Ⅱ型骨折均为三踝骨折，下胫腓韧带完整、不发生踝关节脱位是其骨折特征。

四、临床表现和诊断

踝部肿胀明显，瘀斑，内翻或外翻畸形，活动障碍。检查可在骨折处扪到局限性压痛。踝关节正位、侧位 X 线平片可明确骨折的部位、类型、移位方向。对Ⅲ型骨折，需检查腓骨全长，若腓骨近端有压痛，应补充拍摄 X 线平片，以明确腓骨近端有无骨折。

五、治疗

按一般的原则,先手法复位外固定,失败后则采用切开复位内固定。

1. 无移位的和无下胫腓联合分离的单纯内踝或外踝骨折　在踝关节内翻(内踝骨折时)或外翻(外踝骨折时)位石膏固定6~8周。固定期间可进行邻近关节功能锻炼,预防肌肉萎缩和深静脉血栓形成。

2. 有移位的内踝或外踝单纯骨折　应切开复位,松质骨螺钉内固定。

3. 下胫腓联合分离　常在内、外踝损伤时出现,应首先复位、固定骨折,才能使下胫腓联合复位。为防止术后不稳定,在固定骨折、进行韧带修复的同时,用螺钉固定或高强度线进行下胫腓联合的仿生固定,石膏固定4~6周。螺钉应于术后10~12周下地部分负重前取出。

第十一节　踝部扭伤

一、解剖概要

踝关节的主要韧带:①内侧副韧带,是踝关节最坚强的韧带。主要功能是防止踝关节外翻。②外侧副韧带,是踝部最薄弱的韧带。③下胫腓韧带,可加深踝穴的前、后方,稳定踝关节。

> **ⓘ 提示**
>
> 若踝关节的内侧副韧带损伤,将出现踝关节侧方不稳定;若外侧副韧带损伤,将出现踝关节各方向不稳定。

二、临床表现和诊断

1. 踝部扭伤后出现疼痛,肿胀,皮下瘀斑,活动踝关节疼痛加重。检查可发现伤处有局限性压痛点,踝关节跖屈位加压,使足内翻或外翻时疼痛加重,应诊断为踝部韧带损伤。

2. 在加压情况下的极度内翻位行踝关节正位X线平片,可发现外侧关节间隙显著增宽,或在侧位片上发现距骨向前半脱位,多为外侧副韧带完全损伤。踝关节正、侧位摄片可发现撕脱骨折。

三、治疗

1. 急性损伤应立即冷敷,以减少局部出血及肿胀。48小时后可局部理疗,促进组织愈合。

2. 韧带部分损伤或松弛者，在踝关节背屈 90°位，极度内翻位（内侧副韧带损伤时）或外翻位（外侧副韧损伤时）石膏固定，或用宽胶布、绷带固定 2~3 周。

3. 韧带完全断裂合并踝关节不稳定者，或有小的撕脱骨折片，可采用石膏固定 4~6 周。若有骨折片进入关节，可切开复位，固定骨折片，或直接修复断裂的韧带。术后用石膏固定3~4 周。

4. 对反复损伤韧带松弛、踝关节不稳定者，宜采用自体肌腱转移或异体肌腱移植修复重建踝稳定性，以保护踝关节。后期可致踝关节脱位，关节软骨退变致骨关节炎。经保守治疗无效，可行手术治疗。

附：跟 腱 断 裂

一、解剖概要

小腿后方的腓肠肌和比目鱼肌肌腱向下合并成为一粗而十分坚强的肌腱，称为跟腱，止于跟骨结节后方。主要功能是跖屈踝关节，维持踝关节的平衡及跑跳、行走。跟腱内侧有跖肌腱伴行向下。跖肌收缩力较弱。

二、临床表现和诊断

在受伤时，可听到跟腱断裂的响声，立即出现跟部疼痛，肿胀，瘀斑，行走无力，不能提跟。检查可在跟腱断裂处扪到压痛及凹陷、空虚感。部分损伤者伤后功能障碍不明显，以至当作软组织损伤治疗。超声检查可探到跟腱损伤的部位、类型。

三、治疗

极少见的闭合性部分跟腱断裂可在踝关节悬垂松弛位，用石膏固定 4~6 周。完全断裂者应早期手术，切开或微创缝合或修补断裂跟腱。开放性跟腱损伤原则上应早期清创，修复跟腱。陈旧性跟腱完全断裂应手术治疗。

第十二节　足 部 骨 折

一、跟骨骨折

1. 解剖概要　跟骨是足骨中最大的骨，以松质骨为主，呈不规则长方体而略有弓形。跟骨后端为足弓的着力点之一。跟骨与距骨形成距跟关节。

2. 病因　主要原因是高处坠落，足跟着地。

3. 分型（表 5-60-9）　严重粉碎骨折，最大骨块 <3cm，称为跟骨骨性毁损伤。

表 5-60-9　跟骨骨折的分型

骨折分型	含　义
Ⅰ型	指无论有几条骨折线，都没有移位
Ⅱ型	指后关节面损伤成两部分的骨折
Ⅲ型	指后关节面损伤成 3 个部分的骨折
Ⅳ型	指后关节面损伤成 4 个及 4 个以上的骨折

4. 临床表现和诊断　在坠落伤后出现跟部疼痛，肿胀，皮下瘀斑，足底扁平及局部畸形，不能行走。检查跟部有局限性压痛，跟骨横径较健侧增宽，应怀疑有跟骨骨折。踝关节正位、侧位和跟骨轴位 X 线平片，可明确骨折的类型、移位程度。

5. 治疗　治疗原则是恢复距下关节的对位关系和跟骨结节关节角，纠正跟骨变宽，维持正常的足弓高度和负重关系。

二、跖骨骨折

在大多数情况下，跖骨骨折为直接暴力引起，如重物打击、车轮碾轧等。少数情况下，由长期慢性损伤（如长跑、行军）致第 2 或第 3 跖骨干发生疲劳骨折。在足的 5 个跖骨中，2~4 跖骨发生骨折机会最多。第 2~4 的单一跖骨干骨折常无明显移位，不需特殊治疗，休息 3~4 周即可下地活动。

三、趾骨骨折

1. 病因　多为直接暴力损伤，如重物高处落下直接打击足趾，或走路时踢及硬物等。重物打击伤常导致粉碎性骨折或纵形骨折，同时合并趾甲损伤，开放骨折多见。踢撞硬物致伤多发生横形或斜形骨折。

2. 治疗　无移位的趾骨骨折，石膏托固定，2~3 周即可带石膏行走，6 周去石膏行走。有移位的单个趾骨骨折，行手法复位，将邻趾与伤趾用胶布一起固定，可早期行走。

◦ 经 典 试 题 ◦

（研）1. 判断大转子上移的测量参数是

　　A. Cobb 角

　　B. Bryant 三角

　　C. Codman 三角

　　D. Pauwels 角

（研）2. 髌骨骨折的治疗原则有

A. 解剖复位，保持关节面平整

B. 尽可能保留髌骨

C. 稳定固定情况下早期活动

D. 屈曲位膝关节固定

（执）3. 女，56 岁。急刹车受伤致髋关节剧痛 3 小时，查体：右髋关节活动受限，屈曲内收、内旋畸形，右髋关节屈伸活动障碍。最可能的损伤是

A. 髋关节脱位合并股神经损伤

B. 髋关节脱位

C. 髋关节骨折

D. 髋关节脱位合并闭孔神经损伤

E. 髋关节脱位合并坐骨神经损伤

【答案与解析】

1. B　2. ABC

3. B。解析：患者有外伤史，主要表现为髋关节剧痛，屈曲、内收、内旋畸形，符合髋关节后脱位的特点。髋关节后脱位可导致坐骨神经损伤，多表现为以腓总神经损伤为主的体征，出现足下垂、趾背伸无力和足背外侧感觉障碍等。髋关节前脱位表现为外展、外旋和屈曲畸形。故选 B。

○ 温 故 知 新 ○

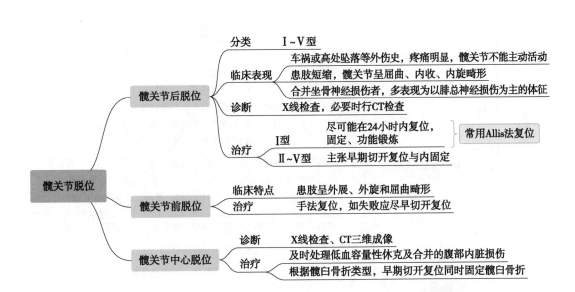

成人股骨头的血供 — 骺外侧动脉是股骨头最主要的供血来源

股骨头下骨折发生股骨头缺血坏死的机会很大

下肢骨骨折

股骨颈骨折
- 分类
  - 按骨折部位分 — 股骨头下、经股骨颈、股骨颈基底骨折
  - 按骨折线方向分 — 内收、外展骨折
  - 按移位程度 — I~IV型
- 临床表现
  - 中老年人有跌倒受伤史,伤后感髋部疼痛,下肢活动受限,不能站立和行走
  - 患肢外旋45°~60°
  - 判断患肢短缩 — Bryant三角和Nélaton线
- 诊断 — X线检查
- 治疗 — 手术治疗包括闭合复位内固定、切开复位内固定和人工关节置换术

股骨转子间骨折
- 临床特点 — 受伤后转子区出现疼痛、肿胀、瘀斑和下肢不能活动,下肢外旋达90°
- 治疗 — 多主张早期手术治疗

下1/3段骨折可能损伤腘动脉、腘静脉和胫神经、腓总神经

股骨干骨折
- 分类 — 分为上1/3、中1/3和下1/3骨折
- 治疗
  - 3岁以下儿童采用垂直悬吊皮肤牵引
  - 成人和3岁以上儿童多采用手术内固定治疗

股骨远端骨折
- 分类 — 股骨髁上骨折、股骨髁骨折和股骨髁间骨折
- 治疗 — 绝大多数股骨远端骨折都应采用手术治疗

髌骨骨折
- 病因 — 直接暴力致粉碎骨折;肌肉牵拉致横形骨折
- 治疗
  - 非手术治疗 — 无移位,移位<0.5cm的横形骨折
  - 手术治疗 — 移位>0.5cm的分离骨折,髌骨上极或下极骨折,粉碎骨折 — 适应证

胫骨平台骨折
- 分型 — I~VI型
- 临床表现 — 膝部疼痛、肿胀,下肢不能负重,膝关节活动受限,胫骨近端和膝关节局部触痛等
- 辅助检查 — 正、侧位X线平片,CT,MRI,血管造影检查
- 治疗
  - 无移位:下肢石膏托固定4~6周,功能锻炼
  - 移位:坚持解剖复位、坚强固定

胫腓骨干骨折
- 解剖
  - 胫骨上1/3骨折 — 可致下肢严重血液循环障碍、缺血坏死
  - 胫骨下1/3骨折 — 愈合较慢,容易发生延迟愈合或不愈合
  - 腓骨 — 腓骨颈的移位骨折可引起腓总神经损伤
- 治疗
  - 无移位的胫腓骨干骨折、单纯的胫骨干或腓骨干骨折 — 石膏固定
  - 有移位的横形或短斜形胫腓骨干骨折 — 手法复位、石膏固定
  - 不稳定的胫腓骨干骨折 — 微创或切开复位、钢板螺钉或髓内针固定
  - 软组织损伤严重的开放性胫腓骨干双骨折 — 清创、髓内针或外固定架固定、皮瓣覆盖创面

踝部骨折 — 先手法复位外固定,失败后则采用切开复位内固定

跟骨骨折 — 恢复距下关节的对位关系和跟骨结节关节角,纠正跟骨变宽,维持正常的足弓高度和负重关系

下肢骨关节损伤
- 膝关节韧带损伤
  - 特殊试验
    - 侧方应力试验（+） →侧副韧带扭伤或断裂
    - 抽屉试验
      - 前移增加→前交叉韧带断裂
      - 后移增加→后交叉韧带断裂
    - Lachman试验 比抽屉试验阳性率高
    - 轴移试验（+） →前外侧旋转不稳定
  - 临床表现
    - 青少年男性、运动员多见
    - 受伤时有时可听到韧带断裂的响声，膝关节处肿胀、压痛与积血，侧副韧带断裂处有明显压痛点等
  - 辅助检查 X线平片（普通、应力位）、MRI、关节镜检查
- 膝关节半月板损伤
  - 特殊试验 过伸试验、过屈试验，McMurray试验、研磨试验、蹲走试验
  - 辅助检查 X线平片、MRI、关节镜检查（可诊断，还可手术操作）
  - 治疗 急性损伤时可用长腿石膏托固定4周，症状不能消除者考虑手术
- 踝部扭伤
  - 临床表现
    - 局部疼痛，肿胀，皮下瘀斑，活动踝关节疼痛加重
    - 伤处有局限性压痛点，踝关节跖屈位加压，使足内翻或外翻时疼痛加重
  - 辅助检查 X线平片

第六十一章

脊柱、脊髓损伤

一、脊柱骨折

1. 概述

（1）脊柱骨折包括颈椎、胸椎、胸腰段（最多见）及腰椎的骨折，占全身骨折的 5%~6%。脊柱骨折可以并发脊髓或马尾神经损伤，特别是颈椎骨折–脱位合并颈脊髓损伤可高达 70%，可严重致残甚至危及生命。

（2）从解剖结构和功能上可将整个脊柱分成前、中、后三柱。中柱和后柱组成椎管，容纳脊髓和马尾神经，该区的损伤可以累及神经系统，特别是中柱的损伤，碎骨片和髓核组织可以从前方突入椎管，损伤脊髓或马尾神经，因此对每个脊柱骨折病例都必须了解有无中柱损伤。

（3）胸腰段脊柱（T_{10}~L_2）位于胸腰椎生理弧度的交汇部，是应力集中之处，因此该处容易发生骨折。

2. 分类

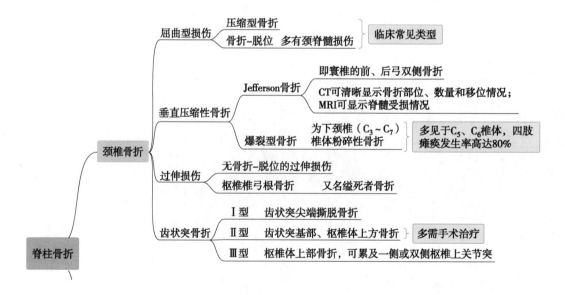

脊柱骨折

屈曲型损伤
— 压缩型骨折
— 骨折-脱位　多有颈脊髓损伤 ——「临床常见类型」

颈椎骨折

垂直压缩性骨折
— Jefferson骨折
　— 即寰椎的前、后弓双侧骨折
　— CT可清晰显示骨折部位、数量和移位情况；MRI可显示脊髓受损情况
— 爆裂型骨折　为下颈椎（C_3~C_7）椎体粉碎性骨折 ——「多见于C_5、C_6椎体，四肢瘫痪发生率高达80%」

过伸损伤
— 无骨折-脱位的过伸损伤
— 枢椎椎弓根骨折　又名缢死者骨折

齿状突骨折
— Ⅰ型　齿状突尖端撕脱骨折
— Ⅱ型　齿状突基部、枢椎体上方骨折 ——「多需手术治疗」
— Ⅲ型　枢椎体上部骨折，可累及一侧或双侧枢椎上关节突

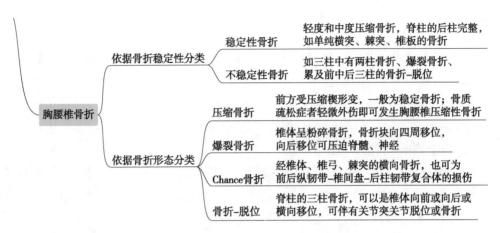

3. 临床表现

（1）外伤史：如交通事故、高空坠落、重物撞击腰背部、塌方事件等。应询问受伤时间、受伤方式、受伤后姿势与伤后肢体活动情况。

（2）主要临床症状：①局部疼痛。②站立及翻身困难。③腹膜后血肿刺激腹腔神经丛，使肠蠕动减慢，常出现腹痛、腹胀，甚至肠麻痹症状。④如有瘫痪，则表现为四肢或双下肢感觉、运动障碍。

（3）合并症：应注意是否合并有颅脑、胸、腹和盆腔脏器的损伤。

（4）体征（表 5-61-1）

表 5-61-1　脊柱骨折的体征

项目	内　　容
体位	能否站立行走，是否为强迫体位
压痛	从上至下逐个按压或叩击棘突，如发现位于中线部位的局部肿胀和明显的局部压痛，提示后柱已有损伤
畸形	胸腰段脊柱骨折常可看见或扣及后凸畸形
感觉	检查躯干和四肢的痛觉、触觉、温度觉，并注明是"正常、减退、消失或过敏"。注意检查会阴部感觉
肌力	分为 6 级，即 0~5 级
反射	膝、踝反射，病理反射，肛门反射和球海绵体反射等

4. 影像学检查

（1）X 线平片：在斜位片上可以了解有无椎弓峡部骨折。

（2）CT：压痛区域的 CT 及三维重建；必要时可拍摄脊柱全长 CT 三维重建。

（3）MRI：可用于疑有脊髓、神经损伤或椎间盘与韧带损伤时。

（4）其他：如超声检查腹膜后血肿，电生理检查四肢神经情况。

5. 诊断　根据外伤史、体格检查和影像学检查一般均能作出诊断。但应包括病因诊断（外伤性或病理性骨折）、骨折部位和骨折类型。

6. 急救搬运　正确的方法是采用担架、木板或门板运送。

> ⓘ **提示**
>
> 　　脊柱骨折无论采用何种搬运方法,都应该注意保持伤员颈部的稳定性,以免加重颈脊髓损伤。

7. 治疗

(1)上颈椎(寰椎和枢椎)损伤

1)寰椎前后弓骨折:即 Jefferson 骨折。不压迫颈髓。患者仅有颈项痛,偶有压迫枕大神经引致该神经分布区域疼痛。治疗可行 Halo 架固定 12 周或颅骨牵引治疗。对骨折移位明显者需手术治疗。

2)寰枢椎脱位:压迫颈髓,属于不稳定型损伤。需在牵引复位后行寰枢椎融合术。

3)齿状突骨折:对Ⅰ型、Ⅲ型和没有移位的Ⅱ型齿状突骨折,一般采用非手术治疗。Ⅱ型骨折移位 >4mm 者,一般主张手术治疗。

4)枢椎椎弓根骨折:无移位者可行牵引或 Halo 架固定 12 周。若椎体向前移位,则为枢椎创伤性滑脱,应行颅骨牵引复位、植骨融合内固定。

(2)下颈椎(C_3~C_7)损伤

1)压缩性骨折:最常见于 C_4~C_5 或 C_5~C_6。椎体压缩 <1/3 的压缩骨折,行头颈胸支具固定 8~12 周;>1/3 的不稳定骨折,应行骨折椎体次全切除,植骨融合内固定。

2)爆裂骨折:常累及椎管合并脊髓损伤。行前路手术,骨折椎体次全切除,植骨融合内固定。

3)骨折-脱位:若无椎间盘突出,可行颅骨牵引复位,及前路椎间融合,也可行后路切开复位固定术。若合并急性椎间盘突出,在复位前需先行前路椎间盘切除和植骨融合内固定,再行后路切开复位内固定。

4)颈椎过伸性损伤:椎管狭窄的患者常需行后路椎板成形术扩大椎管容积。

(3)胸腰椎骨折:根据胸腰椎骨折分型和严重程度评分,即 TLICS 评分系统,指导治疗(表 5-61-2)。TLICS≥5 分者建议手术治疗;≤3 分者建议非手术治疗;等于 4 分者既可手术,也可非手术治疗。

表 5-61-2　TLICS 评分系统

骨折特点	分数	骨折特点	分数
损伤形态		神经损伤情况	
压缩(爆裂)	1(+1)	无损伤	0
平移/旋转	3	神经根损伤	2
分离	4	脊髓/圆锥损伤,完全性	2
后方韧带复合体完整性		脊髓/圆锥损伤,不完全性	3
无损伤	0	马尾神经损伤	3
可疑/不确定	2		
损伤	3		

二、脊髓损伤

1. 概述 脊髓损伤是脊柱骨折的严重并发症。胸腰段损伤使下肢的感觉与运动产生障碍,称为截瘫;而颈段脊髓损伤后,双上肢也有神经功能障碍,为四肢瘫痪。

2. 病理生理

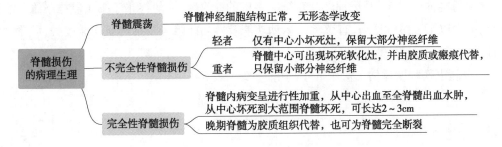

3. 临床表现

（1）脊髓震荡:表现为损伤平面以下感觉、运动及反射完全消失或大部分消失。一般经过数小时至数天,感觉和运动开始恢复,不留任何神经系统后遗症。

（2）不完全性脊髓损伤:损伤平面以下保留某些感觉和运动功能（表5-61-3）。

表 5-61-3 不完全性脊髓损伤的临床表现

类型	临 床 表 现
前脊髓综合征	颈脊髓前方受压严重,有时可引起脊髓前中央动脉闭塞,出现四肢瘫痪,下肢瘫痪重于上肢瘫痪,但下肢和会阴部仍保持位置觉和深感觉,有时甚至还保留有浅感觉
后脊髓综合征	脊髓受损平面以下运动功能和痛温觉、触觉存在,但深感觉全部或部分消失
脊髓中央管周围综合征	多数发生于颈椎过伸性损伤。表现为损伤平面以下的四肢瘫,上肢重于下肢,没有感觉分离
脊髓半切综合征	又名 Brown-Séquard 综合征。表现为损伤平面以下同侧肢体的运动及深感觉消失,对侧肢体痛觉和温觉消失

 提示

前脊髓综合征在不完全性脊髓损伤中预后最差。

（3）完全性脊髓损伤

1）脊髓休克期:指脊髓实质完全性横贯性损害,损伤平面以下的最低位骶段感觉、运动功能完全丧失,包括肛门周围的感觉和肛门括约肌的收缩运动丧失。

2）胸段脊髓损伤表现为截瘫,颈段脊髓损伤则表现为四肢瘫。上颈椎损伤的四肢瘫均为痉挛性瘫痪。下颈椎损伤的四肢瘫,上肢表现为弛缓性瘫痪,下肢仍为痉挛性瘫痪。

（4）脊髓圆锥损伤:正常人脊髓终止于第1腰椎体的下缘,故第12胸椎和第1腰椎骨折可发生脊髓圆锥损伤,表现为会阴部（鞍区）皮肤感觉缺失,括约肌功能丧失致大小便不能控制和性功能障碍,双下肢的感觉和运动仍保持正常。

（5）马尾神经损伤:马尾神经起自第2腰椎的骶脊髓,一般终止于第1骶椎下缘。表现为损伤平面以下弛缓性瘫痪,有感觉及运动功能及性功能障碍及括约肌功能丧失,肌张力降低,腱反射消失,没有病理性锥体束征。

4. 脊髓损伤程度评估　常用 ASIA 功能分级（表 5-61-4）。

表 5-61-4　ASIA 功能分级

级别	损伤程度	功　　能
A	完全损伤	损伤平面以下无任何感觉、运动功能保留
B	不完全损伤	损伤平面以下,包括腰骶段感觉存在,但无运动功能
C	不完全损伤	损伤平面以下有运动功能,一半以上关键肌肉肌力 <3 级
D	不完全损伤	损伤平面以下有运动功能,一半以上关键肌肉肌力 ≥3 级
E	正常	感觉和运动功能正常

5. 影像学检查　X 线平片和 CT 检查为最常规检查,可发现损伤部位的脊柱骨折或脱位。MRI 检查可能观察到脊髓损害变化。

6. 电生理检查　体感诱发电位检查（SEP）和运动诱发电位检查（MEP）可了解脊髓的功能状况,二者均不能引出者为完全性截瘫。

7. 并发症　包括呼吸衰竭与呼吸道感染（是颈脊髓损伤的严重并发症）、泌尿生殖道的感染和结石、压疮和体温失调。

8. 治疗

（1）非手术治疗:伤后 6 小时内是关键时期,24 小时内为急性期,应尽早治疗。

1）药物治疗:对受伤在 8 小时以内者,可选用甲泼尼龙冲击治疗。

2）高压氧治疗:一般伤后 4~6 小时内应用,可收到良好效果。

3）其他:自由基清除剂、改善微循环药物、兴奋性氨基酸受体拮抗药等。

（2）手术治疗:手术只能解除对脊髓的压迫和恢复脊柱的稳定性,目前还无法使损伤的脊髓恢复功能。

手术指征:①脊柱骨折－脱位有关节突交锁者。②脊柱骨折复位不满意,或仍有脊柱不稳定因素存在者。③影像学显示有碎骨片突入椎管内压迫脊髓者。④截瘫平面不断上升,提示椎管内有活动性出血者。

经典试题

（执）诊断脊髓损伤最有价值的检查是

    A. MRI   B. ECT

    C. X 线片   D. CT

    E. 超声

【答案】

A

温 故 知 新

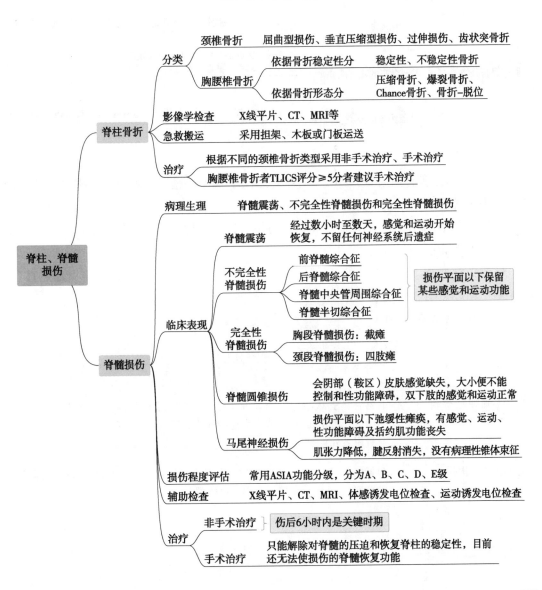

第六十二章

骨盆、髋臼骨折

一、骨盆骨折

1. 分类

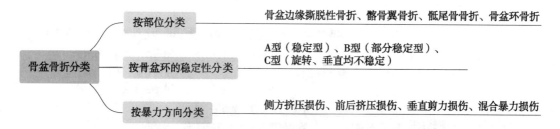

2. 临床表现

（1）外伤史：多有强大暴力外伤史，主要是车祸、高空坠落和工业意外。多存在严重的多发伤，休克常见。

（2）骨盆骨折的体征：①骨盆分离试验与挤压试验阳性。②肢体长度不对称。③会阴部瘀斑是耻骨和坐骨骨折的特有体征。

3. 影像学检查
X线检查可显示骨折类型及骨折块移位情况，CT的三维重建更直观。骶髂关节情况以CT检查更为清晰。

4. 合并症（表5-62-1）

表5-62-1　骨盆骨折的合并症

名称	表现
腹膜后血肿	骨盆各骨主要为松质骨，邻近又有许多动脉、静脉丛，血液供应丰富。骨折可引起广泛出血，可形成巨大血肿如为腹膜后主要大动、静脉破裂，可迅速导致患者死亡
盆腔内脏器损伤	包括膀胱、后尿道与直肠损伤。耻骨支骨折移位容易引起尿道损伤、会阴部撕裂，可造成直肠损伤或阴道壁撕裂
神经损伤	主要是腰骶神经丛与坐骨神经损伤
脂肪栓塞与静脉栓塞	盆腔内静脉丛破裂可引起脂肪栓塞

5. 急救处理

（1）监测血压和脉搏，脉搏变化比血压变化更敏感、更快。

（2）快速建立输血补液通道，应建立于上肢或颈部。

（3）视病情情况及早完成 X 线和 CT 检查，并检查有无其他合并损伤。

（4）嘱患者排尿，血尿表示有肾或膀胱损伤。不能自主排尿者，应行导尿。无法导出尿液时，可于膀胱内注入无菌生理盐水后再予以回吸，注入多抽出少提示有膀胱破裂可能。尿道口流血、导尿管难以插入膀胱内提示有后尿道断裂。

（5）有腹痛、腹胀及腹肌紧张等腹膜刺激症状者可行诊断性腹腔穿刺。如抽吸出不凝的血液，提示腹腔内脏器破裂的可能。

（6）超声检查可作为腹、盆腔脏器损伤的筛查方法。

6. 治疗措施

（1）应根据全身情况决定治疗步骤，有腹内脏器损伤及泌尿道损伤者应与相关科室协同处理。在进行腹腔手术时，应注意切勿打开腹膜后血肿。

（2）骨盆骨折本身的处理

1）骨盆边缘性骨折：无移位者不必特殊处理，可卧床休息 3~4 周。

2）骶尾骨骨折：骶骨有明显移位者需手术治疗。无移位者，可采用非手术治疗，以卧床休息为主。有移位的尾骨骨折，可将手指插入肛门内，将骨折片向后推挤复位，但易再移位。

3）耻骨联合分离：单纯性耻骨联合分离且较轻者，可用骨盆兜悬吊固定。耻骨联合分离 >2.5cm 者，目前大都主张手术治疗，可采用钢板螺钉内固定。

4）骨盆环双处骨折伴骨盆环断裂：对于不稳定的骨盆环骨折，多采用手术复位及钢板螺钉内固定，必要时辅以外支架固定。

二、髋臼骨折

1. 概述　髋臼系位于髋骨中下部的半球形深凹，向前、下、外倾斜。由髋骨的前柱（髂耻柱）、前壁和后柱（髂坐柱）、后壁组成。髋臼骨折的治疗应尽可能恢复其前后柱的解剖关系。

2. 病因　髋臼骨折是由强大暴力作用于股骨头和髋臼之间造成的。

3. 分型　①单一骨折，包括后壁骨折、后柱骨折、前壁骨折、前柱骨折、横断骨折 5 类。②复合骨折，包括 T 形骨折、后柱伴后壁骨折、横断伴后壁骨折、前柱伴后半横形骨折、双柱骨折 5 类。

4. 治疗

（1）保守治疗：主要是卧床和牵引。适用于：无移位或移位 <3mm；严重骨质疏松者；局部或其他部位有感染者；有手术禁忌证，如其他系统疾病，不能耐受手术者；闭合复位且较稳定的髋臼骨折。

（2）手术指征：髋关节不稳定及移位 >3mm 者，尤其是双柱骨折有错位者。最佳手术时机多认为在伤后 4~7 天。应急诊手术的情况如下：

1）髋关节脱位不能闭合复位。

2）髋关节复位后不能维持复位。

3）合并神经损伤，且进行性加重。

4）合并血管损伤。

5）开放性髋臼骨折。

⑥ 提示

髋关节是全身负荷最大的关节，故有移位的髋臼骨折原则上应该手术治疗，尽可能解剖复位、牢固固定及早期功能锻炼。

○ **经 典 试 题** ○

〔执〕男，50岁。车祸致下腹部受伤2小时。查体：T 36.8℃，P 90次/min，R 20次/min，BP 140/70mmHg，双肺呼吸音清，未闻及干湿啰音，心律齐，未闻及杂音，下腹膨隆，有压痛，无肌紧张，移动性浊音阴性，耻骨联合处压痛，骨盆分离挤压试验阳性。予导尿，导尿管插入后仍未引出尿液，导尿管尖端见血迹。最可能的原因是

  A. 导尿管阻塞   B. 导尿管插入方法不对

  C. 骨盆骨折并膀胱损伤   D. 导尿管插入深度不足

  E. 骨盆骨折合并尿道断裂

【答案与解析】

E。解析：患者有车祸致下腹部受伤史，查体见移动性浊音阴性，耻骨联合处压痛，骨盆分离挤压试验阳性，符合骨盆骨折的体征。予导尿，导尿管插入后仍未引出尿液，导尿管尖端见血迹提示尿道断裂。故选E。

○ **温 故 知 新** ○

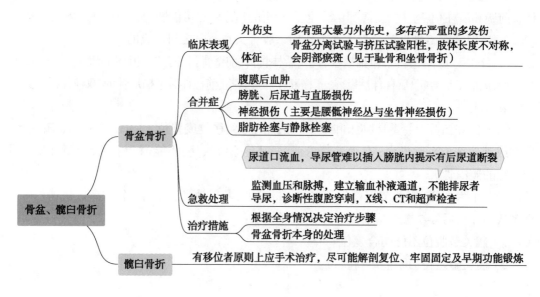

第六十三章

周围神经损伤

第一节 概　述

一、分类

周围神经损伤按照损伤程度、性质分为神经传导功能障碍、神经轴索中断和神经断裂三类。

二、病理和再生

1. 神经断裂

（1）神经纤维远端发生华勒（Waller）变性。远端轴索及髓鞘伤后数小时即发生结构改变，2~3天逐渐分解成小段或碎片，5~6天后，吞噬细胞增生，吞噬清除碎裂溶解的轴索与髓鞘。与此同时施万细胞增生。约在伤后3天达到高峰，持续2~3周，形成施万鞘包裹的中空管道，为近端再生的轴索长入奠定基础。近端亦发生类似变化，但范围仅限于1~2个郎飞结。

（2）神经胞体的改变称为轴索反应，即胞体肿大，胞质尼氏体溶解或消失。

（3）神经终末靶器官（运动终板、感觉小体）发生变性萎缩，甚至消失。

2. 神经再生
表现为伤后1周，近端轴索长出许多再生的支芽，如神经两断端连接，再生的支芽可长入远端的施万鞘内，以每天1~2mm的速度生长，直至终末器官功能恢复。同时施万细胞逐渐围绕再生的轴索形成新的髓鞘。

3. 伤后神经远端分泌释放一些神经活性物质，如神经营养因子和神经生长因子，可诱导近端再生的神经纤维按感觉和运动特性定向长入远端，并能促进其生长。神经修复后，要经过变性、再生、穿越修复处瘢痕及终末器官、生长成熟等过程，生长周期长。

三、临床表现和诊断（表5-63-1）

表5-63-1　临床表现和诊断

	临床表现	神经损伤
运动功能障碍	神经损伤后，其支配的肌肉呈弛缓性瘫痪，主动运动、肌张力和腱反射均消失	桡神经肘上损伤——垂腕畸形 尺神经腕上损伤——爪形手

续表

临床表现		神经损伤
感觉功能异常	皮肤感觉有触、痛和温度觉。神经断裂后,皮肤感觉消失	正中神经损伤——示、中指远节感觉消失;尺神经损伤——小指感觉消失
自主神经功能障碍	以交感神经功能障碍为主。早期:皮肤潮红、皮温增高、干燥无汗等。晚期:皮肤苍白、皮温降低、自觉寒冷,皮纹变光滑,指甲增厚、纵嵴、弯曲,生长缓慢等	无汗表示神经损伤,从无汗到有汗表示神经功能恢复,且恢复早期为多汗

 提示

神经断裂修复后替代视觉辨别物体质地和形状的实体感觉难以恢复。

1. 叩击试验(Tinel征)　局部按压或叩击神经干,局部出现针刺性疼痛,并有麻痛感向该神经支配区放射为阳性,表示为神经损伤部位。若从神经修复处向远端沿神经干叩击,Tinel征阳性则是神经恢复的表现。因此Tinel征对神经损伤诊断及功能恢复的评估有重要意义。

2. 神经电生理检查　肌电图检查和体感诱发电位对于判断神经损伤的部位和程度,以及观察损伤神经再生及功能恢复情况有重要价值。

四、治疗

治疗原则是尽可能早期恢复神经的连续性。

1. 闭合性损伤　大部分神经为钝挫伤、牵拉伤,多为神经传导功能障碍和神经轴索断裂,一般能自行恢复。应观察3个月,若神经功能无恢复,或部分神经功能恢复后停留在一定水平不再有进展,则应手术探查。

2. 开放性损伤　可根据损伤的性质、程度和污染情况决定手术时机(表5-63-2)。

表5-63-2　周围神经开放性损伤的治疗

方法	手术时机	适应证
一期修复	伤后6~8小时内	污染轻的切割伤,且具备技术和设备条件
延期修复	伤后2~4周	未行一期修复神经,且伤口无感染者
二期修复	伤后2~4个月	伤口曾感染或火器伤、高速震荡伤,其损伤的程度和范围不易确定

第二节 上肢神经损伤

一、臂丛神经损伤

1. 上臂丛的 C_5、C_6 神经根或上干损伤　因冈上肌、冈下肌、三角肌、小圆肌、肱二头肌麻痹表现为肩外展和屈肘功能障碍。

2. 下臂丛的 C_8、T_1 神经根或下干损伤　表现为尺神经支配肌肉麻痹及部分正中神经和桡神经功能障碍。

3. 全臂丛损伤　表现为整个上肢肌呈弛缓性麻痹。若臂丛神经为根性撕脱伤,可出现Horner 征,即病侧眼睑下垂、眼裂变窄、瞳孔缩小、额面部无汗等。

4. 感觉障碍　臂丛神经根的感觉支配:C_5:上臂外侧;C_6:前臂外侧及拇、示指;C_7:中指;C_8:环、小指及前臂内侧;T_1:上臂内侧中、下部。

二、正中神经损伤

1. 概述

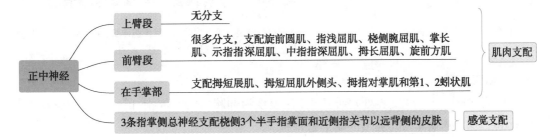

2. 临床表现

(1) 腕部损伤:正中神经所支配的鱼际肌和蚓状肌麻痹,表现为拇指对掌功能障碍和手的桡侧半感觉障碍,特别是示、中指远节感觉消失。

(2) 肘上损伤:正中神经所支配的前臂肌亦麻痹,除上述表现外,另有拇指和示、中指屈曲功能障碍。

三、尺神经损伤

1. 概述　尺神经为臂丛内侧束延续,于肱动脉内侧下行。

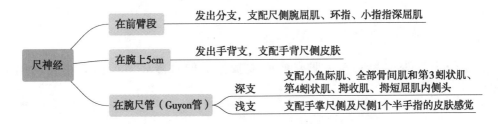

2. 临床表现

（1）腕部损伤：主要表现为骨间肌、第3蚓状肌、第4蚓状肌、拇收肌麻痹所致环、小指爪形手畸形及手指内收、外展障碍和Froment征以及手部尺侧半和尺侧1个半手指感觉障碍，特别是小指感觉消失。

（2）肘上损伤：除腕部损伤表现外，另有环、小指末节屈曲功能障碍，一般仅表现为屈曲无力。

四、桡神经损伤

1. 概述 桡神经来自臂丛后束，经腋动脉之后，在肩胛下肌、大圆肌表面斜向后下，经肱骨桡神经沟至臂外侧，沿肱三头肌外侧头下行，于肱桡肌与桡侧腕长伸肌之间进入前臂，分为深、浅两支。深支又称骨间背侧神经，绕桡骨颈、穿旋后肌入前臂背侧。

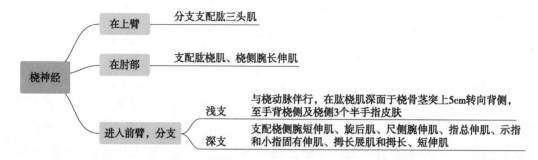

2. 临床表现

（1）肱骨中、下1/3交界处桡神经损伤：表现为伸腕、伸拇、伸指、前臂旋后障碍及手背桡侧（虎口区）感觉异常。典型的畸形是垂腕。

（2）桡骨头脱位所致的桡神经深支损伤：因桡侧腕长伸肌功能完好，故伸腕功能基本正常，仅有伸拇、伸指障碍，无手部感觉障碍。

 提示

> 尺神经腕部、肘上损伤引起爪形手，肱骨中、下1/3交界处桡神经损伤引起垂腕。

第三节 下肢神经损伤

一、股神经损伤

股神经损伤表现为股四头肌麻痹所致膝关节伸直障碍及股前和小腿内侧感觉障碍。

二、坐骨神经损伤（表 5-63-3）

表 5-63-3　坐骨神经损伤

部位	表　现
高位损伤	①髋关节后脱位、臀部外伤、臀肌挛缩手术以及臀部肌内注射药物等引起 ②股后部肌肉及小腿和足部所有肌肉全部瘫痪，导致膝关节不能屈，踝关节与足趾运动功能完全丧失，呈足下垂 ③小腿后外侧和足部感觉丧失
股后中、下部损伤	腘绳肌正常，膝关节屈曲功能保留，仅表现踝、足趾功能障碍

三、胫神经损伤

股骨髁上骨折及膝关节脱位易损伤胫神经，引起小腿后侧屈肌群及足底内在肌麻痹，出现踝跖屈、内收、内翻障碍，足趾跖屈、外展和内收障碍，小腿后侧、足背外侧、跟外侧和足底感觉功能障碍。

四、腓总神经损伤

腓骨头、颈部骨折易引起腓总神经损伤，导致小腿前外侧伸肌麻痹，出现踝背伸、外翻功能障碍，呈足内翻下垂畸形。伸踇、伸趾功能丧失，小腿前外侧和足背前、内侧感觉障碍。

第四节　周围神经卡压综合征

一、腕管综合征

1. 概述　腕管综合征是正中神经在腕管内受压而表现出的一组症状和体征。

2. 病因　包括外源性压迫，管腔本身变小（如腕横韧带增厚），管腔内容物增多、体积增大（如腕管内腱鞘囊肿、神经鞘膜瘤），职业因素（如木工长期过度用力使用腕部）。

3. 临床表现

（1）症状：中年女性多见，男性常有职业病史。患者首先感到桡侧三个手指端麻木或疼痛，持物无力，以中指为甚。夜间或清晨症状最重，适当抖动手腕可以减轻。有时疼痛牵涉到前臂。

（2）查体：拇、示、中指有感觉过敏或迟钝。大鱼际肌萎缩，拇指对掌无力。腕部正中神经 Tinel 征阳性。屈腕试验（Phalen 征）常阳性。腕管内有炎症或肿块者，局部隆起、有压痛或可扪及肿块边缘。

（3）电生理检查：大鱼际肌肌电图及腕－指的正中神经传导速度测定有神经损害。

腕管综合征是周围神经卡压综合征中最常见的一种。

二、肘管综合征

1. 概述 肘管综合征是尺神经在肘部尺神经沟内因慢性损伤而产生的症状和体征。

2. 病因 常见原因为肘外翻、尺神经半脱位、肱骨内上髁骨折和创伤性骨化。

3. 临床表现

（1）症状：首先表现手背尺侧、小鱼际、小指及环指尺侧半皮肤感觉异常，通常为麻木或刺痛。继发生感觉异常一定时间后，可出现小指对掌无力及手指收、展不灵活。

（2）查体：手部小鱼际肌、骨间肌萎缩，及环、小指呈爪状畸形。前述区域皮肤痛觉减退。夹纸试验阳性及尺神经沟处 Tinel 征阳性，Froment 征阳性。

（3）电生理检查：肘下尺神经传导速度减慢，小鱼际肌及骨间肌肌电图异常。

（4）基础疾病表现：如肘外翻、尺神经沟处增厚或有肿块。X 线平片显示局部有移位骨块或异常。

三、旋后肌综合征

1. 概述 旋后肌综合征是指桡神经深支（骨间背神经）在旋后肌腱弓附近被卡压，以前臂伸肌功能障碍为主要表现的一种综合征。

2. 病因 可见于手工业工人、键盘操作者及某些运动员，旋后肌处良性占位性病变以及桡神经在旋后肌内行径异常。

3. 临床表现

（1）常表现为桡神经深支支配的肌肉不完全性麻痹，包括拇指外展、伸直障碍，2~5 掌指关节不能主动伸直，而前臂旋后障碍可能较轻。腕关节可主动伸直，但偏向桡侧。没有虎口区感觉异常。

（2）电生理检查可见上述肌的失神经改变和前臂段桡神经运动传导速度减慢，而感觉传导速度正常。

四、梨状肌综合征

1. 概述 梨状肌综合征是坐骨神经在臀部受到卡压的一种综合征，在下肢神经慢性损伤中最为多见。

2. 临床表现 主要表现为坐骨神经痛，疼痛从臀部经大腿后方向小腿和足部放射。疼痛较剧烈、行走困难。检查时患者有疼痛性跛行，轻度小腿肌萎缩，小腿以下皮肤感觉异常。有时臀部可扪及条索状（纤维瘢痕）或块状物（骨痂）。"4"字试验时予以外力拮抗可加重或诱发坐骨神经痛,臀部压痛处 Tinel 征可阳性。有髋臼骨折病史者 X 线片上可显示移位的骨块或骨痂。

───○ 经 典 试 题 ○───

（执）男,38 岁。右上指刀割伤 3 小时。查体：T 36.9℃,P 102 次 /min,BP 120/70mmHg,双肺呼吸音清,未闻及干湿啰音,心律齐,未闻及杂音,腹软,无压痛,右手小指及环指的小指半侧感觉明显减退,手指内收障碍。损伤的神经是

　　A. 肌皮神经　　　　　　　　　　B. 正中神经
　　C. 尺神经　　　　　　　　　　　D. 腋神经
　　E. 桡神经

【答案】

C

───○ 温 故 知 新 ○───

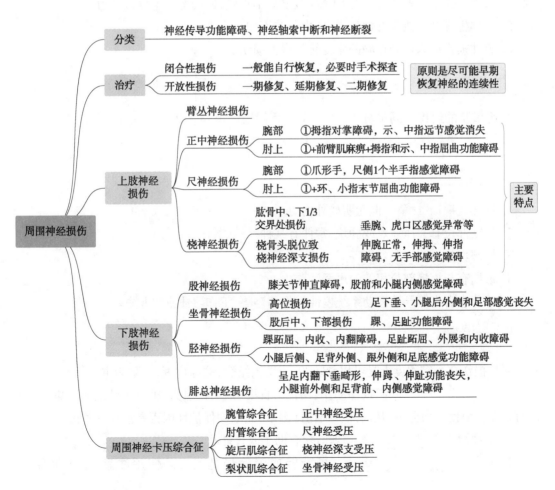

第六十四章

运动系统慢性损伤

第一节 概 述

一、病因

1. 全身疾病造成的局部组织病理性紧张、痉挛。
2. 由于环境温度变化引起局部血管痉挛，循环供给下降，局部代谢产物积聚。
3. 长期、反复、持续地重复同一个姿势，超越了人体局部的代偿能力。
4. 操作中技术不熟练、注意力不集中、姿势不正确，使局部产生异常应力。
5. 身体生理结构或姿态性异常，应力分布不均。
6. 急性损伤后未得到正确的康复转为慢性损伤。

二、分类

按所累及的组织不同可分为四类：①软组织慢性损伤。②骨的慢性损伤。③软骨（包括关节软骨和骨骺软骨）的慢性损伤。④周围神经卡压伤。

三、临床特点

1. 局部长期慢性疼痛，但无明确外伤史。
2. 特定部位有一压痛点或肿块，常伴有某种特殊的体征。
3. 局部炎症无明显急性炎症表现。
4. 近期有与疼痛部位相关的过度活动史。
5. 部分患者有可导致运动系统慢性损伤的姿势、工作习惯或职业史。

四、治疗原则

慢性损伤在一定程度上是可以预防的，应防治结合，去除病因，以防为主。

1. 减少损伤因素　限制致伤动作、纠正不良姿势、增强肌力、维持关节的非负重活动和适时改变姿势使应力分散，从而减少损伤性因素，而增加保护性因素是治疗的关键。
2. 物理治疗　理疗、按摩等物理治疗有助于改善症状。
3. 合理应用非甾体抗炎药　可减轻或消除局部炎症。使用注意：①短期用药。

②病灶局限且较表浅者使用非甾体抗炎药的外用剂型。③为减少对胃肠道损害,可用选择性环氧化酶2抑制剂、前体药物及各种缓释剂、肠溶片、栓剂等,也可同时加用胃黏膜保护剂。④对肾功能不全者,可选用半衰期短、对肾血流量影响较小的药物。⑤为减少对肝功能的影响,可选用结构简单、不含氮的药物,避免使用吲哚美辛、阿司匹林。⑥非甾体抗炎药应单用,合用的抗炎镇痛效果不但不会增加,反而会使药物副作用倍增。

4. 糖皮质激素　应合理、正确使用,局部注射有助于抑制损伤性炎症,减轻粘连。

5. 手术治疗　适用于狭窄性腱鞘炎、神经卡压综合征、腱鞘囊肿等非手术治疗无效的慢性损伤。

第二节　慢性软组织损伤

一、腰腿痛

1. 病因　四大基本病因包括创伤、炎症、肿瘤和先天性疾患。

2. 疼痛性质　①局部疼痛,由病变本身或继发性肌痉挛所致。②牵涉痛或感应痛,亦称反射痛。③放射痛,为神经根受到损害的特征性表现。

3. 压痛点　常见:①肋脊角。②第3腰椎横突尖。③骶棘肌。④$L_5 \sim S_1$棘突间。⑤骶髂关节上部。⑥臀肌髂嵴起点。⑦臀上皮神经。

4. 治疗　绝大多数腰腿痛患者可经非手术治疗缓解或治愈。腰腿痛病因明确,如腰椎间盘突出症等,经严格非手术治疗无效后,可考虑手术治疗。

二、颈肩痛

1. 病因　包括急性创伤、慢性劳损、颈椎结构性异常、环境因素、心理因素及其他(病毒感染或风湿病等)。

2. 临床表现　主要表现为颈项肩背部的慢性疼痛,晨起或天气变化及受凉后症状加重,活动后则疼痛减轻,常反复发作。急性发作时,局部肌肉痉挛、颈项僵直、活动受限。局部可扪及明显的痛点、痛性结节(筋膜脂肪疝)、索状物,局部肌肉痉挛等。

3. 诊断　结合病史、症状及体征多可做出诊断,患者多有风寒潮湿环境下的生活工作史或慢性劳损史。X线检查可显示一定程度的退变性改变,亦可无阳性发现。

4. 治疗　本病以非手术治疗为主,针对病因采取相应措施,防治结合。

三、棘上、棘间韧带损伤

1. 病因　①长期伏案弯腰工作者,不注意定时改变姿势;脊柱因伤病不稳定,棘上、棘间韧带经常处于紧张状态产生小的撕裂损伤、出血及渗出。如伴有退行性变,则更易损伤。这种损伤性炎症刺激分布到韧带的腰神经后支的分支,即可发生腰痛。②因暴力所致棘上、棘间韧带破裂,如伤后固定、制动不良而形成较多瘢痕,也是慢性腰痛的原因。

2. 临床表现　①多无明确外伤史。②腰痛长期不愈,以弯腰时明显,但在过伸时因挤压病变的棘间韧带,也可引起疼痛。部分患者疼痛可向骶部或臀部放射但不会超过膝关节。③检查时在损伤韧带处棘突或棘间有压痛,但无红肿。有时可触及棘上韧带在棘突上滑动。④棘间韧带损伤可通过超声或 MRI 证实。

3. 治疗　绝大多数可经非手术治疗治愈。若劳损因素仍然存在,不易短期内治愈。

（1）非手术治疗:出现症状后应尽可能避免弯腰动作,局部注射糖皮质激素,应用腰围制动;理疗有一定疗效。推拿、按摩仅能缓解继发性骶棘肌痉挛。

（2）手术治疗:病程长、非手术治疗无效者,有报道称可行筋膜条带修补术,但其疗效尚不肯定。

> **ⓘ 提示**
>
> 　　中胸段棘上韧带损伤多见。L_5~S_1 处无棘上韧带,且处于活动的腰椎和固定的骶椎之间,受力最大,故此处棘间韧带受损机会最大。

第三节　骨的慢性损伤

一、疲劳骨折

1. 概述　疲劳骨折中约 80% 发生于足部。

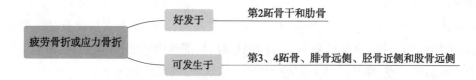

2. 病因

（1）基本病因:慢性损伤是疲劳骨折的基本病因。新兵训练或长途行军易发生这种骨折,故又称为行军骨折。

（2）重要危险因素:包括疲劳性骨折的既往史、身体素质差、体力活动的量和强度增加、女性及月经不规律、身高体重指数低、钙及维生素 D 不足、骨的健康状况差、解剖异常及生物力学状况差。

（3）老人多患骨质疏松,如因慢性支气管炎而长期咳嗽,肋间肌反复强烈收缩可产生肋骨疲劳骨折。

3. 临床表现

（1）损伤部位出现逐渐加重的疼痛为其主要症状。早期常为前足痛,疼痛在训练中或训练结束时尤为明显。

（2）查体有局部压痛及轻度骨性隆起,但无反常活动。少数可见局部软组织肿胀。

4. 辅助检查

（1）X线平片:在出现症状的2~3周内常无明显异常,可能要数月后才会出现异常表现。

（2）放射性核素骨显像或MRI:适用于当临床疑有疲劳骨折,而X线检查阴性者。MRI的特异性较高,发病早期即可发现骨折区域水肿信号增强。

5. 治疗　疲劳骨折仅需局部牢固的外固定和正确的康复功能锻炼。一经确诊应早期石膏固定6~8周,延迟治疗可发生缺血性坏死造成病废。在恢复训练前必须制定妥善计划,纠正错误动作、姿势,避免多走路,以免再伤。老人肋骨疲劳骨折时,除了抗骨质疏松治疗外,还应治疗慢性咳嗽等原发疾病。

二、月骨缺血性坏死

1. 病因　月骨位于近排腕骨中心,活动度大,稳定性较差。其血供主要依靠桡腕关节囊表面小血管和腕骨间韧带内小血管。对腕部活动频繁者,尤其是某些手工业工人,风镐、振荡器操作者,长期对月骨产生振荡、撞击,使关节囊、韧带小血管损伤、闭塞,导致月骨缺血。缺血的月骨骨髓内压力增高,进一步使循环受阻,产生缺血性坏死。

2. 临床表现　好发于20~30岁的青年人,缓慢起病,腕关节胀痛、乏力,活动时加重,休息后缓解。随疼痛加重,腕部逐渐肿胀、活动受限而无法坚持原工作。查体可见腕背轻度肿胀,月骨区有明显压痛,叩击第3掌骨头时月骨区疼痛。腕关节各方向活动均可受限,以背伸最明显。

3. 辅助检查

（1）X线平片:早期无异常,数月后可见月骨密度增加,表面不光滑,形态不规则。骨中心有囊状吸收。周围腕骨有骨质疏松。

（2）放射性核素骨显像:可早期发现月骨处有异常放射性浓聚。

4. 治疗　早期可将腕关节固定在背伸20°~30°位,直至月骨形态和血供恢复为止。月骨已完全坏死、变形者,可行月骨切除。缺损处可用骨填充或人工假体植入。对于体力劳动者,若桡腕关节骨关节炎非常严重,应考虑桡腕关节融合术。

第四节　软骨的慢性损伤

一、髌骨软骨软化症

1. 病因　①先天性因素,如髌骨发育障碍、位置异常等。②膝关节长期、用力、快速屈伸,增加髌股关节的磨损,如自行车、滑冰运动员的训练。③滑液成分异常使髌骨软骨营养不良,易受到轻微外力而产生退行性变。

2. 临床表现

（1）青年运动员较多见,表现为髌骨下疼痛或膝前痛,随病程延长,疼痛时间多于缓解时间,以致不能下蹲,上、下台阶困难或突然打软腿无力而摔倒。查体见髌骨边缘压痛。

（2）X线平片:早期无异常,晚期可见髌骨边缘骨赘形成,髌股关节面不平滑或间隙狭窄。尚可发现部分病因,如小髌骨等畸形。

（3）放射性核素骨显像检查:有早期诊断意义。

3. 治疗　以非手术治疗为主。

二、胫骨结节骨软骨病

1. 概述　胫骨结节是髌韧带的附着点。18岁前此处易受损而产生骨骺炎甚至缺血坏死。

2. 病因　股四头肌的牵拉常使尚未骨化的胫骨结节骨骺产生撕裂。男性青少年运动时,缺乏正确指导可导致胫骨结节骨软骨病。

3. 临床表现

（1）9~14岁好动的儿童常见,在积极参加体育运动的青少年中发病率约为20%,其中25%~50%为双侧发病,常有近期剧烈运动史。临床上以胫骨结节处逐渐出现疼痛、隆起为特点,疼痛与活动有明显关系。

（2）检查可见胫骨结节明显隆起,皮肤无炎症。局部质硬、压痛较重。做伸膝抗阻力动作、牵拉股四头肌或下蹲完全屈曲膝关节时疼痛加剧。

（3）对非典型患者,X线平片可显示胫骨结节骨骺增大、致密或碎裂,周围软组织肿胀等。

4. 治疗　①大多数患者保守治疗有效果。通常在18岁后胫骨结节与胫骨上端骨化后,症状即自行消失,但局部隆起不会改变。②偶有成年后尚有小块碎裂骨骺未与胫骨结节融合而症状持续,此时可行钻孔或植骨术以促进融合。③手术治疗仅用于保守治疗失败者,常应在胫骨近端生长板闭合后再实施手术,部分骨切除术或胫骨结节切除术都有利于缓解症状。

提示

胫骨结节骨软骨病呈良性自限性。

三、股骨头骨软骨病

1. **病因**　股骨头骨骺的骨化中心在 1 岁以后出现,18~19 岁骨化融合。在此年龄阶段中均有可能发病。由于各种原因所致的成人股骨头缺血性坏死不包括在本病范畴。多数学者认为慢性损伤是重要因素。

2. **病理**　股骨头骨骺发生缺血后,病理发展过程分为缺血期、血供重建期、愈合期和畸形残存期。

3. **临床表现**　本病好发于 3~10 岁男性儿童,单侧发病较多,髋部疼痛,且逐渐加重。少数患者以患肢膝内上方牵涉痛为首诊主诉。随疼痛加重而出现跛行和摇摆步态。Thomas 征阳性。跛行,患肢肌萎缩,内收肌痉挛。患髋内旋、外展、后伸受限较重。晚期患肢较健侧稍有短缩。

4. **辅助检查**　X 线平片后期显示股骨头密度增高,骨骺碎裂、变扁,股骨颈增粗及髋关节部分性脱位等。放射性核素骨显像早期诊断率高。

5. **治疗**　原则:①应使股骨头完全包容在髋臼内。②避免髋臼外上缘对股骨头的局限性压应力。③减轻对股骨头的压力。④维持髋关节良好的活动范围。

（1）非手术治疗:用支架将患髋固定于外展 40°、轻度内旋位,支架使用 1~2 年,直到股骨头完全重建为止。

（2）手术治疗:包括滑膜切除术,股骨转子下内旋、内翻截骨术,骨盆截骨术,血管植入术等。

第五节　其　　他

一、滑囊炎

1. **分类**

（1）滑囊炎根据其病因、性质可分为创伤性滑囊炎、化脓性滑囊炎、结核性滑囊炎、类风湿性滑囊炎、痛风性滑囊炎、化学性滑囊炎等。

（2）滑囊炎按病程有急慢性之分,以慢性滑囊炎多见。常与职业有关,如矿工的髌前滑囊炎和鹰嘴滑囊炎(矿工肘)。

2. **临床表现**　无明显原因在关节或骨突出部逐渐出现一圆形或椭圆形肿物,缓慢长大伴压痛。在某些关节部位常伴有部分功能障碍。局部肿物表浅者可触及清晰的边界,有波动感，皮肤无细菌性炎症表现；部位深者，边界不清。随病情进展，关节滑动度将逐渐减少，晚期可见关节部位肌肉萎缩。超声和 MRI 可鉴别实质性肿瘤。

3. 治疗

（1）避免继续摩擦和压迫，关节制动并辅以物理治疗。

（2）对于无相对禁忌证者，主张开始治疗时使用非甾体抗炎药，可与局部注射联用。

（3）经穿刺抽出囊内积液，然后注入醋酸泼尼松龙，加压包扎，有时可治愈。

（4）对非手术治疗无效者可考虑做滑囊切除术，但有复发可能。

二、狭窄性腱鞘炎

1. 病因　手指长期快速活动，如织毛衣、管弦乐的练习或演奏等；手指长期用力活动，如洗衣、书写文稿、打字机、电脑操作等慢性劳损是主要病因。

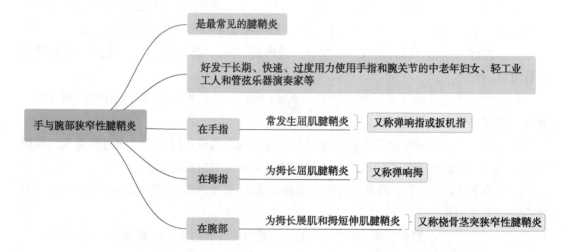

2. 病理　狭窄性腱鞘炎并非单纯腱鞘的损伤性炎症，肌腱和腱鞘均有水肿、增生、粘连和变性。腱鞘的水肿和增生使"骨－纤维隧道"狭窄，进而压迫本已水肿的肌腱，在环状韧带区腱鞘腔特别狭窄而坚韧，故使水肿的肌腱被压成葫芦状阻碍肌腱的滑动。如用力伸屈手指，葫芦状膨大部在环状韧带处强行挤过，就产生弹拨动作和响声，并伴有疼痛，故称弹响指（图 5-64-1）。

3. 临床表现

（1）弹响指和弹响拇：起病缓慢。初时，晨起患指发僵、疼痛，缓慢活动后即消失。随病程延长逐渐出现弹响伴明显疼痛，严重者患指屈曲，不敢活动。各手指发病的频度依次为中、环指＞示、拇指＞小指。体检时可在远侧掌横纹处触及黄豆大小的痛性结节，屈伸患指该结节随屈肌腱上、下移动，或出现弹拨现象，并感到弹响即发生于此处。

小儿拇长屈肌腱鞘炎常为双侧性，表现为拇指屈伸时发生弹响，或指间关节交锁于屈曲位，掌指关节皮下可触及痛性结节。

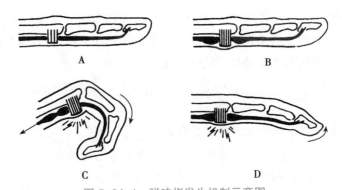

图 5-64-1　弹响指发生机制示意图

A. 正常肌腱和腱鞘的示意图；B~D. 狭窄性腱鞘炎时肌腱和腱鞘、手指屈伸的示意图。

（2）桡骨茎突狭窄性腱鞘炎：腕关节桡侧疼痛，逐渐加重，无力提物。皮肤无炎症表现，在桡骨茎突表面或其远侧有局限性压痛，有时可触及痛性结节。握拳尺偏腕关节时，桡骨茎突处出现疼痛，称为 Finkelstein 试验阳性。

4. 治疗

（1）通常在初始治疗中使用保守疗法，包括调整手部活动、夹板固定或 / 和短期使用 NSAID。对于保守治疗后症状未能改善的患者，可行局部糖皮质激素注射。对于症状严重或扳机征发作频繁的患者，首次就诊时即注射糖皮质激素可能有益。非手术治疗无效时可考虑行狭窄的腱鞘切开减压术。

（2）小儿先天性狭窄性腱鞘炎保守治疗通常无效，应行手术治疗。

三、腱鞘囊肿

1. 临床表现

（1）以女性和青少年多见。腕背、桡侧腕屈肌腱及足背发病率最高。病变部出现一缓慢长大肿物，肿物较小时无症状，长大到一定程度活动关节时有酸胀感。

（2）检查可发现 0.5~2.5cm 的圆形或椭圆形肿物，表面光滑，不与皮肤粘连。因囊内液体充盈，张力较大，扪之如硬橡皮样实质性感觉。如囊颈较小者，略可推动；囊颈较大者，则不易推动。用粗针头穿刺可抽出透明胶冻状物。

2. 治疗　腱鞘囊肿有时可被挤压破裂而自愈。临床治疗方法较多，但复发率高。

四、肱骨外上髁炎（网球肘）

1. 病因及病理　在前臂过度旋前或旋后位，被动牵拉伸肌（握拳、屈腕）和主动收缩伸肌（伸腕）将对肱骨外上髁处的伸肌总腱起点产生较大张力，如长期反复这种动作即可引起该处的慢性损伤。凡需反复用力活动腕部的职业和生活动作均可导致这种损伤，如网球运动员、钳工等。肱骨外上髁炎的基本病理变化是慢性损伤性炎症。

2. 临床表现

（1）患者逐渐出现肘关节外侧痛，在用力握拳、伸腕时疼痛加重以致不能持物。严重者拧毛巾、扫地等细小的生活动作均感困难。查体在肱骨外上髁、桡骨头及两者之间有局限性、极敏锐的压痛。皮肤无炎症，肘关节活动一般不受影响。

（2）伸肌腱牵拉试验（Mill征）：伸肘握拳，屈腕，然后前臂旋前，此时肘外侧出现疼痛为阳性。

3. 治疗　非手术治疗对绝大多数患者有效。限制以用力握拳、伸腕为主要动作的腕关节活动是治疗和预防复发的关键。对非手术治疗效果不佳的顽固疼痛者，可施行伸肌总腱起点剥离松解术或卡压神经血管束切除术，或结合关节镜手术。

> **ⓘ 提示**
>
> 肱骨外上髁炎是伸肌总腱起点处的一种慢性损伤性炎症，因早年发现网球运动员易患此病，故又称"网球肘"。

五、粘连性肩关节囊炎（又称肩周炎、冻结肩、五十肩等）

1. 病因

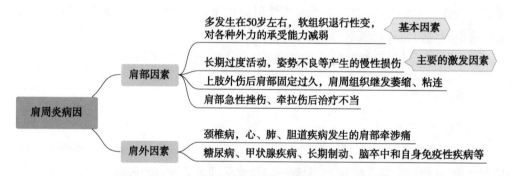

2. 病理　肌肉和肌腱、滑囊以及关节囊发生慢性损伤和炎症，最终导致关节囊慢性纤维化、关节囊腔粘连和狭窄。喙肱韧带呈束带状增厚挛缩是外旋受限的主要原因。

3. 临床特点

（1）本病有自限性，一般在6~24个月可自愈，但部分不能恢复到正常功能水平。

（2）多为中老年患病，女性多于男性，左侧多于右侧，亦可两侧先后发病。

（3）肩各方向主动、被动活动均不同程度受限，以外旋外展和内旋后伸最重。逐渐出现肩部某一处局限性疼痛，与动作、姿势有明显关系。随病程延长，疼痛范围扩大，并牵涉到上臂中段，同时伴肩关节动受限。若勉强增大活动范围会引起剧烈锐痛。严重时患肢不能梳头和反手触摸背部。夜间因翻身移动肩部而痛醒。初期患者尚能指出明确的痛点，后期疼痛范围扩大。

（4）影像学：X 线平片可见肩关节结构正常，不同程度骨质疏松，MRI 见关节囊增厚，肩部滑囊可有渗出。MRI 对鉴别诊断意义较大。

4. 鉴别诊断　需与肩袖损伤、肩峰下撞击综合征、肩关节不稳、颈椎病等进行鉴别。

5. 治疗　目的：缓解疼痛，恢复功能，避免肌肉萎缩。

（1）早期给予理疗、针灸、适度的推拿按摩，可改善症状。

（2）痛点局限时，可局部注射醋酸泼尼松龙，能明显缓解疼痛。

（3）疼痛持续、夜间难以入睡时，可短期服用非甾体抗炎药。

（4）每日进行肩关节的主动活动，活动以不引起剧痛为限。

（5）对症状持续且重者，以上治疗无效时，在麻醉下采用手法或关节镜下松解粘连，然后再注入类固醇或透明质酸钠。

（6）肩外因素所致粘连性肩关节囊炎除局部治疗外，还需对原发病进行治疗。

> ⓘ 提示
>
> 　　粘连性肩关节囊炎又称肩周炎、冻结肩、五十肩等，以肩关节周围疼痛、各方向活动受限为特点，尤其是外展外旋和内旋后伸活动。

◦ 经 典 试 题 ◦

（执）1. 女，54 岁。手指有弹响指，最有可能的疾病是

　　A. 痛风

　　B. 风湿热

　　C. 狭窄性腱鞘炎

　　D. 骨关节炎

　　E. 类风湿关节炎

（研）2. 关于肩周炎的治疗，可以采用的措施有

　　A. 临床观察

　　B. 物理治疗

　　C. 三角巾悬吊固定

　　D. 关节镜松解术

【答案】

1. C　2. ABD

○ 温 故 知 新 ○

- **运动系统慢性损伤**
  - **治疗原则** —— 应防治结合，去除病因，以防为主
  - **慢性软组织损伤** —— 腰腿痛，颈肩痛，棘上、棘间韧带损伤　以非手术治疗为主
  - **骨的慢性损伤**
    - **疲劳骨折**
      - 基本病因 —— 慢性损伤
      - 临床特点 —— 损伤部位逐渐加重的疼痛，局部压痛及轻度骨性隆起
      - 辅助检查 —— MRI的特异性较高
      - 治疗 —— 局部牢固的外固定和正确的康复功能锻炼
    - **月骨缺血性坏死** —— 腕部活动频繁者多见，20~30岁好发，早期可将腕关节固定在背伸20°~30°位
  - **软骨的慢性损伤**
    - **髌骨软骨软化症** —— 以非手术治疗为主
    - **胫骨结节骨软骨病**
      - 保守治疗 —— 人多数患者保守治疗有效果，症状常在18岁后自行消失
      - 手术治疗 —— 仅用于保守治疗失败者
    - **股骨头骨软骨病**
      - 病理 —— 缺血期、血供重建期、愈合期和畸形残存期
      - 临床特点 —— 3~10岁男性儿童多见，单侧发病较多／逐渐加重的髋部疼痛，跛行和摇摆步态，Thomas征阳性等
      - X线平片 —— 股骨头密度增高，骨骺碎裂、变扁，股骨颈增粗及髋关节部分性脱位等
      - 治疗 —— 支架固定、手术治疗
  - **其他**
    - **滑囊炎** —— 以慢性滑囊炎多见，对非手术治疗无效者可考虑做滑囊切除术，但有复发可能
    - **狭窄性腱鞘炎**
      - 病因 —— 手指长期快速、用力活动等慢性劳损是主要病因
      - 临床表现 —— 弹响指和弹响拇、桡骨茎突狭窄性腱鞘炎（Finkelstein试验阳性）
      - 治疗 —— 非手术治疗无效时可考虑狭窄的腱鞘切开减压术／小儿先天性狭窄性腱鞘炎应行手术治疗
    - **腱鞘囊肿** —— 以女性和青少年多见，有时可被挤压破裂而自愈
    - **肱骨外上髁炎**
      - 临床特点 —— 肘关节外侧痛，在用力握拳、伸腕时疼痛加重；Mill征阳性等
      - 治疗 —— 限制以用力握拳、伸腕为主要动作的腕关节活动是治疗和预防复发的关键
    - **粘连性肩关节囊炎**
      - 病程呈自限性，部分不能恢复到正常功能水平
      - 临床特点 —— 多为中老年患病，肩各方向主动、被动活动均受限，以外旋外展和内旋后伸最重
      - 治疗 —— 理疗、痛点注射、短期服用非甾体抗炎药、主动活动肩关节、手术治疗、原发病治疗

第六十五章

股骨头坏死

一、病因

1. **创伤性因素** 是常见原因。股骨颈骨折、髋关节外伤性脱位及股骨头骨折均可引起股骨头坏死。

2. **非创伤性因素** ①肾上腺糖皮质激素，临床中此种病因导致的股骨头坏死较多见。②乙醇中毒，我国北方地区多见，可能与乙醇引起肝内脂肪代谢紊乱有关。③减压病。④镰状细胞贫血。⑤其他：系统性红斑狼疮、抗磷脂综合征、戈谢病、易栓症等。⑥特发性股骨头坏死。

二、病理

1. **肉眼观察**

（1）髋关节：早期可见髋关节滑膜增厚、水肿、充血。

（2）股骨头：早期股骨头软骨较完整，但随病变逐渐加重，可见软骨表面压痕，关节软骨下沉，触之有乒乓球样浮动感，甚至发生软骨龟裂、剥脱，使软骨下骨质外露。更严重者可出现股骨头变形，头颈交界处明显骨质增生。

（3）髋臼：髋臼软骨表面早期无改变，晚期常见软骨面不平整，髋臼边缘骨质增生等退行性骨关节炎改变。

2. **显微镜观察** 沿股骨头的冠状面做一整体大切片，股骨头坏死的典型病理改变分五层：A层为关节软骨；B层为坏死的骨组织；C层为肉芽组织；D层为反应性新生骨；E层为正常组织。

三、临床表现

1. **症状** 非创伤性股骨头坏死多见于中年男性，多双侧受累。早期多为腹股沟、臀部和大腿部位为主的关节痛，偶伴有膝关节疼痛。疼痛间断发作并逐渐加重，如果是双侧病变可呈交替性疼痛。

2. **体征** 腹股沟区深部压痛，可放射至臀或膝部，"4"字试验阳性。还可有内收肌压痛，髋关节活动受限，其中以内旋、屈曲、外旋活动受限最为明显。

提示

股骨头坏死与外伤、酗酒、应用激素等密切相关,注意询问病史。

四、诊断技术

1. X 线平片表现（表 5-65-1）

表 5-65-1　股骨头坏死的 X 线平片表现

分期	股骨头	关节间隙	股骨头负重区
Ⅰ期（软骨下溶解期）	外形完整	正常	关节软骨下骨质中可见 1~2cm 宽的弧形透明带,构成"新月征",有重要诊断价值
Ⅱ期（股骨头修复期）	外形完整	正常	关节软骨下骨质密度增高,周围可见点状及斑片状密度减低区及囊性改变,病变周围常见一密度增高的硬化带包绕着上述病变区
Ⅲ期（股骨头塌陷期）	失去了圆而光滑的外形	正常	软骨下骨呈不同程度的变平和塌陷,软骨下骨的骨密度增高,Shenton 线基本保持连续
Ⅳ期（股骨头脱位期）	变扁平	变窄	严重塌陷,股骨头内下方骨质一般均无塌陷,外上方成为较高的残存突起;股骨头向外上方移位,Shenton 线不连续

2. CT　可发现早期细微骨质改变,可用于确定是否存在骨塌陷,及显示病变延伸范围。

3. MRI　是一种有效的非创伤性的早期诊断方法。

4. 放射性核素扫描及 γ 闪烁照相　对股骨头缺血性坏死的早期诊断具有重要的价值。

5. 组织学检查　为创伤性操作,很大程度上已被 MRI 取代。

五、治疗

1. 非手术治疗

（1）包括保护性负重、药物治疗、物理治疗及康复锻炼等。适用于非负重面坏死且病灶范围小,股骨头外形基本正常且广泛硬化的病例。

（2）病变侧应严格避免负重,可扶拐、用助行器行走,不提倡使用轮椅。非甾体抗炎药、抗凝药、血管扩张剂、双膦酸盐等对特定类型患者可能有一定疗效。中药和物理治疗也有一定的疗效。

2. 手术治疗　包括髓芯减压术、带血管蒂骨移植、截骨术和关节置换术。

◦ 经 典 试 题 ◦

（执）诊断早期股骨头坏死最敏感的是

    A. 超声   B. MRI

    C. 血管造影   D. CT

    E. X 线

【答案】

  B

◦ 温 故 知 新 ◦

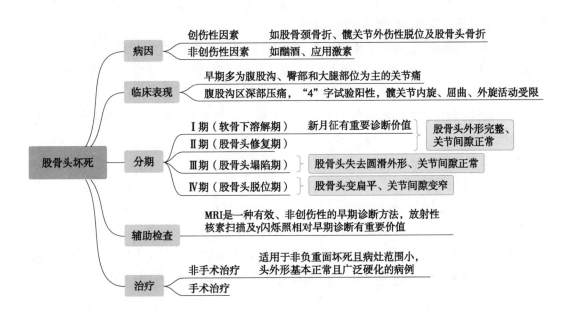

第六十六章

颈、腰椎退行性疾病

第一节 颈椎退行性疾病

一、颈椎病

1. **概述** 颈椎病是指因颈椎间盘退变及其继发性改变,刺激或压迫相邻脊髓、神经、血管等组织而出现一系列症状和体征的综合征。

（1）颈椎功能单位:由两个相邻椎体、椎间盘关节突关节和钩椎关节（又称 Luschka 关节或钩突）构成。颈椎活动度较大,故易退变。颈椎运动范围大、易受劳损的节段最易发病,如 $C_5 \sim C_6$ 最常见, $C_4 \sim C_5$ 及 $C_6 \sim C_7$ 次之。

（2）病因:包括颈椎间盘退行性变（是颈椎病发生和发展的最基本原因）、损伤和颈椎发育性椎管狭窄。

2. **分型及临床表现**

（1）神经根型颈椎病

1）症状:表现为神经根性刺激症状,开始多为颈肩痛,短期内加重,并向上肢放射。可有皮肤麻木、过敏等异常,上肢肌力下降、手指动作不灵活。

2）体征:病侧颈部肌肉痉挛,颈肩部肌肉压痛,患肢活动受限。上肢牵拉试验（Eaton 试验）及压头试验（Spurling 征）可阳性,表现为诱发根性疼痛（图 5-66-1、图 5-66-2）。

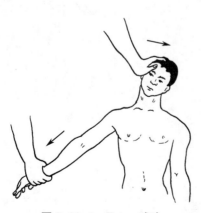

图 5-66-1 Eaton 试验

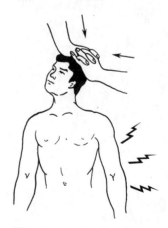

图 5-66-2 Spurling 征

3）不同颈神经根受累的表现（表 5-66-1）

表 5-66-1 不同颈神经根受累的表现

椎间盘	颈神经根	症状	体征
C_2~C_3	C_3	颈后部疼痛及麻木,特别是乳突及耳郭周围	无肌力减弱或反射改变
C_3~C_4	C_4	颈后部疼痛及麻木并沿肩胛提肌放射,伴有向前胸放射	无肌力减弱或反射改变
C_4~C_5	C_5	沿一侧颈部及肩部放射,在三角肌处感麻木,三角肌无力和萎缩	无反射改变
C_5~C_6	C_6	沿上臂和前臂外侧向远端放射痛至拇指和示指、拇指尖。手背第一背侧骨间肌处麻木	肱二头肌肌力和肱二头肌反射减弱
C_6~C_7	C_7	沿上臂和前臂背侧中央向远端放射痛至中指,亦可至示指和环指	肱三头肌肌力和肱三头肌反射减弱
C_7~T_1	C_8	可引起指屈肌和手部骨间肌的肌力减弱,及环指、小指和手掌尺侧的感觉丧失	无反射的改变

（2）脊髓型颈椎病（最严重）

1）症状：上肢或下肢麻木无力、僵硬、双足踩棉花感,束带感,双手精细动作障碍。后期可出现二便功能障碍。

2）体征：可有感觉障碍平面,肌力减退,四肢腱反射活跃或亢进,而浅反射减弱或消失。Hoffmann 征、Babinski 征等病理征可呈阳性。

（3）椎动脉型颈椎病：可出现头晕、恶心、耳鸣、偏头痛等,或转动颈椎时突发眩晕而猝倒。因椎动脉周围有大量交感神经的节后纤维可出现自主神经症状,表现为心悸、心律失常、胃肠功能减退等。

（4）交感型颈椎病：有交感神经抑制或兴奋的症状,表现为症状多,体征少。患者可感到颈项痛,头痛、头晕;面部或躯干麻木发凉,痛觉迟钝;感心悸、心律失常;亦可有耳鸣、听力减退,或诉记忆力减退、失眠等症状。

 提示

颈椎病的分型中以神经根型颈椎病的发病率最高。

3. 影像学检查（表 5-66-2）

4. 诊断 中年以上患者,根据病史和体格检查,结合辅助检查,一般能做出诊断。

5. 鉴别诊断

（1）神经根型颈椎病：需与周围神经卡压综合征（如胸廓出口综合征、肘管综合征和尺管综合征等）和肩周炎进行鉴别。

（2）脊髓型颈椎病：需与肌萎缩侧索硬化症、脊髓空洞症相鉴别。

表 5-66-2 颈椎病的影像学检查

检查项目	临 床 意 义
X 线	主要用以排除其他病变。可示颈椎曲度改变,生理前凸减小、消失或反张,椎体前后缘骨赘形成及椎间隙狭窄,颈椎斜位片可见椎间孔狭窄等。动力位过伸、过屈位摄片可显示颈椎节段性不稳定
CT	可示颈椎间盘突出,颈椎管矢状径变小,黄韧带骨化,硬膜外腔脂肪消失,脊髓受压等征象
MRI	可见椎管内突出、硬膜外腔消失,椎间盘呈低信号,脊髓受压或脊髓内出现高信号区

（3）椎动脉型颈椎病：要与前庭疾患、脑血管病、眼肌疾患等相鉴别,应排除梅尼埃病。

（4）交感型颈椎病：应排除心脑血管疾病,并与引起眩晕的疾病（如脑源性、耳源性、眼源性眩晕）相鉴别。

6. 治疗

（1）非手术治疗：包括颈椎牵引、颈部制动、颈部理疗、改善不良工作体位和睡眠姿势、调整枕头高度等方法。常配合应用非甾体抗炎药和肌肉松弛剂、神经营养药等。

（2）手术适应证：神经根性疼痛剧烈,保守治疗无效;脊髓或神经根明显受压,伴有神经功能障碍;症状虽然不甚严重但保守治疗半年无效,或影响正常生活和工作者。

二、颈椎间盘突出症

1. 病因和病理　当颈椎间盘退变时,后侧纤维环部分损伤或断裂,在轻微外力下使颈椎过伸或过屈运动,前者致近侧椎骨向后移位,后者致近侧椎骨向前移位,使椎间盘纤维环突然承受较大的牵张力,导致其完全断裂,髓核组织从纤维环破裂处经后纵韧带突入椎管,压迫脊髓和神经根而产生相应症状和体征。

2. 临床表现　多发生于 40~50 岁,突出部位以 $C_5\sim C_6$、$C_4\sim C_5$ 为最多。

（1）椎间盘组织压迫颈神经根

1）症状：出现颈项痛、颈肩痛或上肢放射痛,疼痛较重,向神经根分布范围放射,病程较久者以麻木感为主。严重时表现为突然短期内不能抬举上肢,或手部无力。

2）体征：颈部处于强迫体位或者颈部僵硬,活动受限,类似"落枕",$C_2\sim T_1$ 神经支配区可有相应部位的感觉障碍,病肢肌力下降,腱反射减弱或消失,Hoffmann 征阴性或阳性。

（2）椎间盘组织压迫脊髓：可有四肢感觉、运动障碍或括约肌功能障碍,也可表现为截瘫、四肢瘫或 Brown-Sequard 综合征等。

3. 影像学检查

（1）X 线检查：可观察颈椎的退行性病变。

（2）CT 扫描：可显示椎间盘突出的类型,骨赘形成与否,是否合并后纵韧带和黄韧带肥厚、钙化或骨化,关节突关节的增生肥大程度,椎管形态的改变。

（3）MRI 检查:可显示颈椎的解剖学形态,是本病的重要诊断依据。

4. 诊断与鉴别诊断　根据典型的临床表现和影像学检查,可诊断。应与颈椎管狭窄症、椎管内肿瘤及肩关节周围疾患等进行鉴别。

5. 治疗　对于神经根压迫症状为主者,先采取非手术治疗。若非手术治疗无效,疼痛加重,甚至出现肌肉瘫痪等症状时,应及时手术。

第二节　腰椎退行性病变

一、腰椎间盘突出症

1. 病因　包括椎间盘退变（是根本原因）、积累损伤（为主要原因）、妊娠、遗传因素、发育异常等。

2. 病理（表 5-66-3）

表 5-66-3　腰椎间盘突出症的病理

分型	临 床 特 点	处理
膨出型	纤维环有部分破裂,但表层完整,此时髓核因压力向椎管内局限性隆起,但表面光滑	常用保守治疗
突出型	纤维环完全破裂,髓核突向椎管,但后纵韧带仍然完整	常需手术治疗
脱出型	髓核穿破后纵韧带,形同菜花状,但其根部仍然在椎间隙内	手术治疗
游离型	大块髓核组织穿破纤维环和后纵韧带,完全突入椎管,与原间盘脱离	手术治疗
Schmorl 结节及经骨突出型	前者指髓核经上下软骨板的发育性或后天性裂隙突入椎体松质骨内;后者是髓核沿椎体软骨终板和椎体之间的血管通道向前纵韧带方向突出,形成椎体前缘的游离骨块	保守治疗

3. 发病机制

（1）椎间盘承受躯干及上肢的重量,在日常生活及劳动中,易发生劳损。椎间盘仅有少量血液供应,营养主要靠软骨终板渗透,较有限,从而极易发生退变。

（2）关于椎间盘突出产生腰腿痛的机制,目前的看法有:①机械性压迫。②炎症反应:突出的髓核作为生物化学和免疫学刺激物,引起周围组织及神经根的炎症反应,可能是引起患者临床症状的原因。

4. 临床表现（表 5-66-4）　20~50 岁的男性患者常见。患者多有弯腰劳动或长期坐位工作史,首次发病常在半弯腰持重或突然扭腰动作过程中发生。

表 5-66-4　腰椎间盘突出症的临床表现

临床表现	特　　　点
腰痛	腰痛可出现在腿痛之前,亦可在腿痛同时或之后出现
坐骨神经痛	约 95% 的椎间盘突出发生在 $L_4\~L_5$ 及 $L_5\~S_1$ 间隙,故多伴坐骨神经痛。疼痛多逐渐发生,呈放射性,由臀部、大腿后外侧、小腿外侧至足跟部或足背
马尾综合征	中央型腰椎间盘突出可压迫马尾神经,出现大小便障碍,鞍区感觉异常
腰椎侧凸 (图 5-66-3)	①突出髓核在神经根的肩部→上身向健侧弯曲,腰椎凸向病侧可松弛受压的神经根 ②突出髓核在神经根的腋部→上身向病侧弯曲,腰椎凸向健侧可缓解疼痛
腰部活动受限	以前屈受限最明显(前屈位时进一步促使髓核向后移位并增加对受压神经根的牵张)
压痛及骶棘肌痉挛	大部分患者在病变间隙的棘突间有压痛。约 1/3 患者有腰部骶棘肌痉挛,使腰部固定于强迫体位
直腿抬高试验及加强试验	抬高在 60° 以内即可出现坐骨神经痛,称为直腿抬高试验阳性。在直腿抬高试验阳性时,缓慢降低患肢高度,待放射痛消失,再被动背屈踝关节以牵拉坐骨神经,如又出现放射痛,称为加强试验阳性
神经系统表现	感觉异常、肌力下降、反射异常

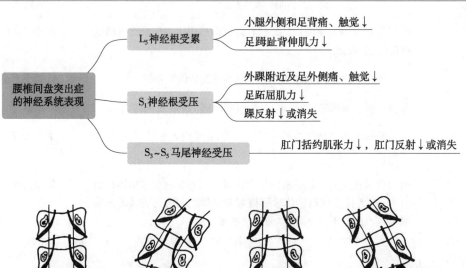

图 5-66-3　姿势性脊柱侧凸与缓解神经根受压的关系

A. 椎间盘突出在神经根腋部时;B. 神经根所受压力可因脊柱凸向健侧而缓解;C. 椎间盘突出在神经根外侧时;D. 神经根所受压力可因脊柱凸向病侧而缓解。

5. 影像学及其他检查

（1）X 线平片：通常作为常规检查。可显示正常，也可见腰椎侧弯，生理前凸减少或消失，椎间隙狭窄，纤维环钙化、骨质增生、关节突肥大、硬化等退变的表现。

（2）造影检查：可间接显示有无椎间盘突出及程度。在一般诊断方法不能明确时才慎重进行。

（3）CT：能更好地显示脊柱骨性结构的细节。

（4）MRI：能清楚地显示出人体解剖结构的图像，对本病诊断有极大帮助。

（5）其他：肌电图等电生理检查有助于本病诊断，可推断神经受损的节段。

6. 诊断与鉴别诊断　典型的腰椎间盘突出症患者，根据病史、症状、体征以及 X 线平片上相应的节段有椎间盘退行性改变者，即可初步诊断。如仅有 CT、MRI 表现而无临床表现者，不应诊断为本病。腰椎间盘突出症需与腰肌劳损、第三腰椎横突综合征、梨状肌综合征、腰椎管狭窄症、腰椎结核等进行鉴别。

7. 治疗（表 5-66-5）

表 5-66-5　腰椎间盘突出症的治疗

方法	非手术治疗	手术治疗
适应证	①初次发病，病程较短者。②休息后症状可自行缓解者。③因全身疾病或有局部皮肤疾病，不能实行手术者。④不同意手术者	①腰腿痛症状严重，反复发作，经半年以上非手术治疗无效，且病情逐渐加重，影响工作和生活者。②中央型突出有马尾神经综合征，括约肌功能障碍者，应按急诊进行手术。③有明显的神经受累表现者
内容	①卧床休息，一般严格卧床 3 周，带腰围逐步下地活动。②非甾体抗炎药。③牵引疗法，骨盆牵引最常用。④理疗	①传统开放手术。②显微外科腰椎间盘摘除术。③微创椎间盘摘除手术。④人工椎间盘置换术

二、腰椎管狭窄症

1. 临床表现

（1）症状：腰椎管狭窄多为退行性椎管狭窄，故中老年患者多见。患者往往有腰痛多年，后出现一侧或双侧下肢痛，每因站立或行走后疼痛加重。有时伴有感觉异常。还可出现神经源性间歇性跛行。

（2）查体：往往表现为症状重，体征轻。常腰椎前凸减小，腰椎前屈正常、背伸受限，腰椎后伸时，可感腰骶部痛，或下肢痛并麻木，可出现神经根受压的体征，严重时引起马尾神经压迫症，导致括约肌功能障碍。

2. 影像学检查

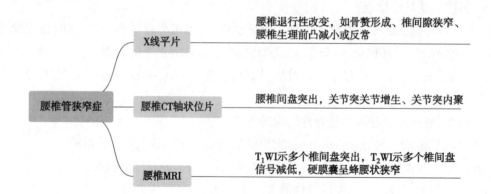

3. 治疗　症状轻时可行非手术治疗,包括卧床休息、物理治疗和非甾体抗炎药。经非手术治疗无效、腰骶部疼痛较重、有明显间歇性跛行、影像学检查椎管狭窄严重者,则行单纯椎管减压术或减压植骨融合内固定术。

经典试题

（研）1. 腰椎间盘突出症患者髓核突出于神经根外侧,患者减轻疼痛的代偿性姿势变位是

　　A. 腰椎凸向健侧

　　B. 腰椎凸向患侧

　　C. 腰椎无侧凸变化

　　D. 腰椎前凸消失

（执）2. 男,50岁。无明显诱因出现左肩、上臂、前臂外侧放射痛3个月。既往体健。查体:T 36.6℃,P 82 次/min,BP 100/60mmHg,双肺呼吸音清,未闻及干湿啰音,心律齐,未闻及杂音,腹软,无压痛,未触及包块,肩关节活动正常,上肢感觉及肌力均正常。Eaton 试验和 Spurling 试验阳性。首先考虑的诊断是

　　A. 冈上肌腱炎

　　B. 肩峰撞击综合征

　　C. 肩袖损伤

　　D. 神经根型颈椎病

　　E. 粘连性肩关节囊炎

【答案】

1. B　2. D

温 故 知 新

颈、腰椎退行性疾病
- 颈椎病
  - 分型
    - 神经根型 【发病率最高】
      - 特点：颈肩痛并向上肢放射，上肢肌力下降，Eaton试验和Spurling征阳性
      - 鉴别疾病：胸廓出口综合征、肘管综合征、肩周炎等
    - 脊髓型
      - 特点：肢体麻木无力、僵硬、双足踩棉花感，束带感
        腱反射活跃或亢进，浅反射减弱或消失，Hoffmann征、Babinski征等可阳性
      - 鉴别疾病：肌萎缩侧索硬化症、脊髓空洞症等
    - 椎动脉型
      - 特点：头晕、恶心、耳鸣、偏头痛等，转动颈椎时眩晕、猝倒等
      - 鉴别疾病：前庭疾患、脑血管病、眼肌疾患等
    - 交感型
      - 特点：有交感神经抑制或兴奋的症状
      - 鉴别疾病：排除心脑血管疾病，与脑源性、耳源性眩晕等相鉴别
  - 辅助检查：X线（可见颈椎曲度改变，椎体前后缘骨赘形成及椎间隙狭窄等）、CT、MRI
  - 治疗
    - 非手术治疗：颈椎牵引、颈部制动和理疗、非甾体抗炎药等
    - 手术治疗
- 颈椎间盘突出症
  - 临床表现
    - 压迫颈神经根症状
    - 压迫脊髓症状
  - 治疗：对于神经根压迫症状为主者，先行非手术治疗；若无效，疼痛加重，出现肌肉瘫痪等时，应手术
- 腰椎间盘突出症
  - 病因：椎间盘退变是根本病因
  - 病理：膨出型、突出型、脱出型、游离型、Schmorl结节及经骨突出型
  - 临床表现
    - 20～50岁的男性患者常见，首次发病常见于半弯腰持重或突然扭腰动作过程
    - 腰痛、坐骨神经痛、马尾综合征、感觉异常、肌力下降、反射异常
    - 腰椎侧凸、腰部活动受限、直腿抬高试验及加强试验（+）
  - 辅助检查：X线（常作为常规检查）、CT、MRI（对诊断有极大帮助）等
  - 治疗
    - 非手术治疗：卧床休息、非甾体抗炎药、牵引、理疗
    - 手术治疗：经皮内镜下腰椎间盘切除术近来应用较多
- 腰椎管狭窄症：常表现为症状重、体征轻，症状轻时可行非手术治疗，必要时手术治疗

第六十七章

骨与关节化脓性感染

第一节　化脓性骨髓炎

一、急性血源性骨髓炎

1. 概述　急性血源性骨髓炎多发生于儿童及青少年，以骨质吸收、破坏为主。

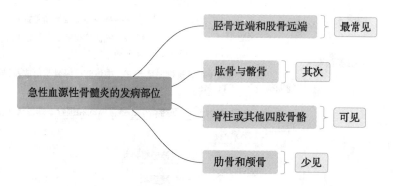

2. 病因　溶血性金黄色葡萄球菌是最常见的致病菌，乙型链球菌占第二位。大肠埃希菌、流感嗜血杆菌、产气荚膜杆菌、肺炎球菌和白色葡萄球菌可见。

3. 发病机制

（1）致病菌系经过血源性播散，先有身体其他部位的感染性病灶，一般位于皮肤或黏膜处，如疖、痈、扁桃体炎和中耳炎等。

（2）原发病灶处理不当或机体抵抗力下降、营养不良、疲劳等情况下，细菌易进入血液循环，发生菌血症或诱发脓毒症。菌栓进入骨营养动脉后往往受阻于长骨干骺端的毛细血管内，原因是该处血流缓慢，容易使细菌停滞。

（3）儿童骨骺板附近的微小终末动脉与毛细血管往往更为弯曲而成为血管祥，该处血流丰富而流动缓慢，细菌更易沉积，儿童长骨干骺端为好发部位。

（4）发病前往往有外伤史，局部外伤后组织创伤、出血，可能是本病诱因。

4. 病理　病理变化为骨质破坏与死骨形成，后期有新生骨，成为骨性包壳。病理改变过程见图 5-67-1。

大量的菌栓停滞在长骨的干骺端，阻塞了小血管，迅速发生骨坏死，并有充血、渗出与白细胞浸润，可形成脓肿。脓肿可向长骨两端蔓延，脓液还可突破干骺端的皮质骨，还可穿入关节。

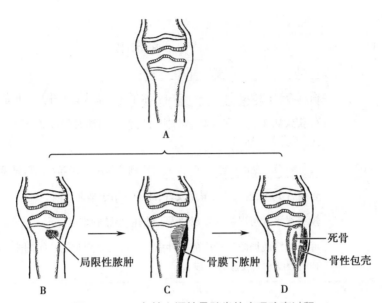

图 5-67-1 急性血源性骨髓炎的病理改变过程

A. 正常；B. 局限性脓肿；C. 脓液穿入骨膜下形成骨膜下脓肿；D. 骨膜下脓肿逐渐增大，压力增高穿破骨膜流入软组织（脓肿排出体外可形成窦道），并有死骨形成（还可形成骨性包壳）。

小儿骨骺板对感染抵抗力较强，具有屏障作用，因此由于直接蔓延而发生关节炎的机会甚少，但小儿股骨头骺板位于髋关节囊内，骨髓炎可以直接穿破干骺端骨密质而进入关节引起化脓性关节炎。成人骺板已经融合，脓肿可直接进入关节腔形成髋关节化脓性关节炎。

5. 临床表现

（1）全身症状：最典型的是恶寒、高热、呕吐，呈脓毒症样发作。起病急，有寒战，继而高热至 39℃ 以上，有明显的脓毒症症状。

（2）局部表现

1）早期患区剧痛，患肢半屈曲状，周围肌痉挛，因疼痛抗拒做主动与被动运动。局部皮温增高，有局限性压痛，肿胀并不明显。

2）数天后局部水肿，压痛更明显，说明该处已形成骨膜下脓肿，穿破后成为软组织深部脓肿，此时疼痛反可减轻，但局部红、肿、热、压痛都更明显。如果病灶邻近关节，可有反应性关节积液。脓液沿着髓腔播散，则疼痛与肿胀范围更严重，整个骨干都存在着骨破坏后，有发生病理性骨折的可能。

3）自然病程可以维持 3~4 周。脓肿穿破后疼痛即刻缓解，体温逐渐下降，形成窦道，病变转入慢性阶段。

6. 临床检查（表 5-67-1 ）

表 5-67-1　急性血源性骨髓炎的临床检查

检查项目	临 床 特 点
血常规	白细胞计数增高,中性粒细胞可 >90%
生化检查	血沉增快;血 C 反应蛋白（CRP）水平在骨髓炎诊断中更有价值、更敏感
血培养	可获致病菌。在寒战高热期抽血培养或初诊时每隔 2 小时培养 1 次,共 3 次,可提高阳性率
局部脓肿分层穿刺	涂片发现脓细胞或细菌即可确诊,穿刺液做细菌培养与药敏试验
X 线	起病后 14 天内往往无异常发现,故不可用于早期诊断
CT	较 X 线平片可以提前发现骨膜下脓肿,小脓肿难以显示
MRI	可早期发现局限于骨内的炎性病灶,并能观察到病灶的范围,病灶内炎性水肿的程度和有无脓肿形成

7. 诊断与鉴别诊断

（1）考虑急性骨髓炎可能的表现:①全身中毒症状,高热寒战,局部持续性剧痛,长骨干骺端疼痛剧烈而不愿活动肢体,局部深压痛。②白细胞总数增高,中性粒细胞增高,血培养阳性。③分层穿刺见脓液和炎性分泌物。④X 线平片征象,2 周左右方有变化。⑤MRI 检查有早期诊断价值。

（2）急性血源性骨髓炎需与蜂窝织炎和深部脓肿、风湿病与化脓性关节炎、骨肉瘤和尤因肉瘤相鉴别。

8. 治疗

（1）抗生素治疗:对疑有骨髓炎者应立即开始足量抗生素治疗。由于致病菌大都为溶血性金黄色葡萄球菌,要联合应用抗生素,一种针对革兰氏阳性球菌,而另一种则为广谱抗生素,待检出致病菌后再予以调整。

（2）手术治疗

1）手术目的:①引流脓液,减少脓毒症症状。②阻止急性骨髓炎转变为慢性骨髓炎。

2）手术时机:手术治疗宜早,最好在抗生素治疗后 48~72 小时仍不能控制局部症状时进行手术,也有主张提前为 36 小时。

提示

延迟手术只能达到引流的目的,不能阻止急性骨髓炎向慢性阶段演变。

3）手术方式:包括钻孔引流术或开窗减压。一般避免用刮匙刮髓腔。

（3）全身辅助治疗：高热时降温，补液，补充热量。化脓性感染时患者往往会有贫血，可隔1~2天输给少量新鲜血，以增加患者的抵抗力。

（4）局部辅助治疗：患肢行石膏托固定，具有止痛、防止关节挛缩畸形和病理性骨折的作用。如果包壳不够坚固，可用管形石膏2~3个月，并在窦道所在的石膏上开洞换药。

二、慢性血源性骨髓炎

1. 概述　慢性血源性骨髓炎是因急性化脓性骨髓炎未能彻底控制，反复发作演变造成的，以死骨形成和新生骨形成为主。

2. 病理　由于死骨形成，较大死骨不能吸收，进而成为异物及细菌病灶，引起周围炎性反应及新骨增生，形成包壳，骨质增厚粗糙。如形成窦道，常经年不愈。软组织损毁严重可形成瘢痕。窦道长期排液会刺激窦道口皮肤，部分会恶变成鳞状上皮癌。如窦道引流不畅，可引起全身症状。

3. 临床表现

（1）临床上进入慢性炎症期时，在病变不活动阶段可以无症状，有局部肿胀，骨质增厚，表面粗糙，肢体增粗及变形。如有窦道，伤口长期不愈，偶有小块死骨排出。

（2）有时伤口暂时愈合，但由于存在感染病灶，炎症扩散，可引起急性发作，表现为疼痛，表面皮肤红、肿、热及压痛。体温可升高1~2℃，可有全身中毒症状。全身健康状况较差时，也易引起急性发作。

（3）由于炎症反复发作，多处窦道，对肢体功能影响较大，有肌肉萎缩；如发生病理性骨折，可有肢体短缩或成角畸形，多有关节挛缩或僵硬。

4. 诊断　根据病史和临床表现，诊断不难。特别是有经窦道排出过死骨，诊断更易。

（1）X线平片：可显示有虫蛀状骨破坏与骨质稀疏，并逐渐出现硬化区。表现为浓白致密，边缘不规则，完全孤立的死骨及大量较致密的新骨形成，骨膜反应为层状，部分呈三角状，状如骨肿瘤。

（2）CT：可显示出脓腔与小型死骨。

（3）造影：部分病例可经窦道插管注入碘水造影剂以显示脓腔。

5. 治疗　以手术治疗为主，原则是清除死骨、炎性肉芽组织和消灭死腔。

（1）手术指征：有死骨形成，有死腔及窦道流脓者均应手术治疗。

（2）手术禁忌证

1）慢性骨髓炎急性发作时不宜做病灶清除术，应以抗生素治疗为主，积脓时宜切开引流。

2）大块死骨形成而包壳尚未充分生成者，过早取掉大块死骨会造成长段骨缺损，该类病例不宜手术取出死骨，须待包壳生成后再手术。

（3）手术方式：碟形手术、肌瓣填塞、闭式灌洗、病骨整段切除或截肢、缺损骨修复和伤口闭合（一期缝合，并留置负压吸引管）。

三、局限性骨脓肿

1. 概述 布劳德脓肿（Brodie 脓肿）为局限性骨脓肿，通常发生于长骨的干骺端，多见于胫骨、股骨和肱骨。形成的主要原因是细胞的毒力不大和机体抵抗力较强。

2. 临床表现 患者通常无急性血源性骨髓炎的病史。起病时一般无明显症状，仅于数月或数年第一次发作时才有局部红肿和疼痛。病程往往呈迁延性持续数年之久。当劳累或轻微外伤后局部有疼痛及皮温升高，罕见有皮肤发红，使用抗生素后炎症表现迅速消退。少数病例炎症不能控制时，可出现穿破流脓。

3. X 线平片 表现为骨的囊性病变，周围有硬化骨包绕。

4. 治疗 偶有发作时可以使用抗生素，反复急性发作的需手术治疗。手术时间为在两次急性发作的间歇期。术前术后都需使用抗生素。

四、硬化性骨髓炎

1. 概述 如病变部位骨质有较广泛增生，使髓腔消失，循环较差，发生坚实性弥散硬化性骨髓炎，又名 Garré 骨髓炎，最常发生在股骨和胫骨，以间歇疼痛为主。本病多发生在长管状骨骨干，以胫骨为好发部位。

2. 临床特点 硬化性骨髓炎起病时为慢性病程，局部常有疼痛及皮肤温度高，很少有红肿，穿破更为罕见。使用抗生素后症状可缓解，多次发作后骨干可以增粗。

3. 辅助检查 X 线平片可见大量骨密质增生，大片浓白阴影分层。CT 检查可探查出 X 线平片难以辨出的小透亮区。

4. 治疗 使用抗生素可以缓解急性发作所致的疼痛，部分病例抗生素难以奏效而需作手术治疗。

五、创伤后骨髓炎

1. 概述 创伤后骨髓炎的最常见原因是开放性骨折术后感染，其次为骨折切开复位或其他骨关节手术后出现感染。

2. 临床表现 急性期感染以髓腔内感染最严重，有高热、寒战等毒血症症状，与急性血源性骨髓炎相似。慢性期感染为骨折附近的皮肤肌肉坏死感染，使失去血供的骨折段显露于空气中干燥坏死，病程转入慢性，往往还伴有感染性骨不连或骨缺损。

3. 治疗原则

（1）急性期立即敞开创口引流，以免脓液进入骨髓腔内。

（2）全身性使用抗生素。

（3）分次清创,清除创口内异物、坏死组织与游离碎骨片。

（4）用管形石膏固定,开窗换药;或用外固定支架固定,方便换药。

（5）慢性期时可在骨密质上钻洞。

（6）有骨缺损者可手术植骨,有皮肤缺损者必要时须植皮。

（7）开放性骨折有大段骨坏死者,在取出坏死骨后必须在短期内安装上外固定器,并在合适的时间内做植骨术。

六、化脓性脊椎炎

1. 概述　化脓性脊椎炎比较少见。临床上有两种类型,一种为椎体化脓性骨髓炎,另一种为椎间隙感染。

2. 椎间隙感染的辅助检查　①X 线检查,早期往往无异常发现。至少在 1 个月后才出现椎体内虫蚀状破坏,一旦出现 X 线征象后,发展迅速,向邻近椎体蔓延,可见椎旁脓肿。经过治疗后约 1/2 病例病变局限于椎间盘内,另 1/2 病例炎症扩散至邻近椎体,后期出现骨桥,极为坚硬,但很少有骨性融合。②MRI 检查,可发现椎体内破坏灶有硬化骨形成。

3. 治疗

（1）以非手术疗法为主,选用足量抗生素与全身支持疗法。

（2）手术仅适用于:①神经症状进行性加重。②骨质破坏明显,脊柱畸形及不稳定。③有较大脓肿形成。④感染复发。⑤保守治疗无效。手术可行病变椎间盘切除,椎管及神经根周围减压并同时做病变椎体植骨融合内固定。因手术难度较大,手术者必须具备丰富的临床经验。

第二节　化脓性关节炎

一、概述

化脓性关节炎为关节内化脓性感染。多见于儿童,好发于髋、膝关节。

二、病因

常见致病菌为金黄色葡萄球菌。细菌进入关节内的途径有:①血源性传播。②邻近关节附近的化脓性病灶直接蔓延至关节腔内。③开放性关节损伤发生感染。④医源性感染。本章节只叙述血源性化脓性关节炎。

三、病理（表 5-67-2）

表 5-67-2　化脓性关节炎的病理

项目	浆液性渗出期	浆液纤维蛋白性渗出期	脓性渗出期
滑膜	明显充血、水肿,有白细胞浸润和浆液性渗出物	滑膜炎症因滑液中出现了酶类物质而加重,血管通透性明显增加	已破坏
关节软骨	未破坏	有纤维蛋白沉积,软骨基质破坏,软骨崩溃、断裂与塌陷	已破坏
渗出物	含大量白细胞	变混浊,数量增多,细胞亦增加	明显脓性
关节功能	不遗留功能障碍	关节粘连与功能障碍	关节重度粘连,呈纤维性或骨性强直,重度关节功能障碍
病理改变	可逆性	部分为不可逆性	不可逆性

四、临床表现

1. 起病急骤,有寒战、高热（可 >39℃ ）等症状,甚至谵妄、昏迷,小儿多见。

2. 病变关节迅速出现疼痛与功能障碍,浅表关节,如膝、肘关节局部红、肿、热、痛明显,关节常处于半屈曲位。深部关节,局部红、肿、热都不明显,关节往往处于屈曲、外旋、外展位。

3. 关节腔内积液在膝部最明显,可见髌上囊明显隆起,浮髌试验可为阳性。

五、临床检查

1. 血液学检查　白细胞计数增高,可见多量中性多核白细胞。血沉增快。寒战期抽血培养可检出病原菌。

2. 关节液检查　外观可为浆液性（清的）,纤维蛋白性（混的）或脓性（黄白色）,镜检可见多量脓细胞,或涂片做革兰氏染色,可见成堆阳性球菌。

3. X 线表现　早期只可见关节周围软组织肿胀的阴影,膝部侧位片可见明显的髌上囊肿胀,儿童病例可见关节间隙增宽。骨骼改变征象:骨质疏松→关节间隙进行性变窄→软骨下骨质破坏使骨面毛糙,并有虫蚀状骨质破坏。后期可出现关节挛缩畸形,关节间隙狭窄,骨性强直。

六、诊断

根据全身与局部症状和体征可诊断。关节穿刺和关节液检查对早期诊断很有价值。

> **ⓘ 提示**
>
> X线表现出现较晚，不能作为化脓性关节炎的诊断依据。

七、鉴别诊断

化脓性关节炎需与关节结核、风湿性关节炎、类风湿关节炎、创伤性关节炎、痛风相鉴别。

八、治疗

1. **早期足量全身性使用抗生素**。

2. **关节腔内注射抗生素**　每天做一次关节穿刺，抽出关节液后，注入抗生素。如果抽出液逐渐变清，局部症状和体征缓解，说明治疗有效，可使用至关节积液消失，体温正常。如果抽出液性质转劣而变更混浊、脓性，说明治疗无效，应改为灌洗或切开引流。

3. **经关节镜治疗**　适用于膝关节化脓性炎症或股骨下端慢性骨髓炎。

4. **关节腔持续性灌洗**　适用于表浅的大关节（如膝关节）。

5. **关节切开引流**　适用于较深的大关节（如髋关节）。

6. **被动活动**　为防止关节内粘连，尽可能保留关节功能，可做持续性关节被动活动。

7. **手术治疗**　后期病例如有陈旧性病理性脱位者可行矫形手术，髋关节强直者可行全髋关节置换手术。术前、术中和术后都须使用抗生素。

◦ 经 典 试 题 ◦

〔执〕1. 急性化脓性骨髓炎早期诊断最有价值的检查是

 A. 超声　　　　　　　　　　B. CT

 C. X线　　　　　　　　　　D. 白细胞计数

 E. 局部分层穿刺涂片

〔研〕（2~3题共用题干）

 男孩，10岁。左大腿下段疼痛伴高热40℃1天，怀疑为急性化脓性骨髓炎。

 2. 体格检查有力的证据是

 A. 左股骨下端皮温升高　　　　B. 左股骨下端肿胀

 C. 左股骨下端（干骺端）深压痛　　D. 左膝关节伸屈受限

 3. 最有价值的辅助检查是

 A. 血培养　　　　　　　　　B. 血常规

 C. X线检查　　　　　　　　D. 骨髓穿刺

【答案】

1. E　2. C　3. D

◦ 温 故 知 新 ◦

好发人群　　儿童及青少年

致病菌　　溶血性金黄色葡萄球菌最常见

病理　　骨质破坏与死骨形成，后期有新生骨，成为骨性包壳

临床表现　　明显的脓毒症症状，患区红、肿、热、剧痛，局限性压痛

急性血源性骨髓炎

临床检查　　局部脓肿分层穿刺 〉有助于早期诊断

血常规、血培养、X线、CT、MRI检查

治疗
- 抗生素治疗　　足量、联合应用抗生素
- 手术治疗　　最好在抗生素治疗后48~72小时仍不能控制局部症状时进行
- 其他　　降温、补液、补充热量，患肢行石膏托固定

慢性血源性骨髓炎

病理　　以死骨形成和新生骨形成为主

临床特点　　经窦道排出过死骨

慢性骨髓炎急性发作时、大块死骨形成而包壳尚未充分生成者禁忌手术

治疗　　以手术治疗为主，原则是清除死骨、炎性肉芽组织和消灭死腔

化脓性骨髓炎

局限性骨脓肿　　主要原因是细胞的毒力不大和机体抵抗力较强

硬化性骨髓炎　　使用抗生素治疗，难以奏效者需做手术治疗

创伤后骨髓炎　　最常见原因是开放性骨折术后感染

化脓性脊椎炎　　以非手术疗法为主，选用足量抗生素与全身支持疗法

骨与关节化脓性感染

化脓性关节炎

发病　　儿童的髋、膝关节多见

致病菌　　金黄色葡萄球菌常见

病理分期　　浆液性渗出期、浆液纤维蛋白性渗出期、脓性渗出期

临床表现
- 全身　　起病急，寒战、高热等
- 局部
  - 浅表关节
    - 红、肿、热、痛明显，关节常呈半屈曲位
    - 膝部关节腔内积液，髌上囊明显隆起，浮髌试验阳性
  - 深部关节：局部红、肿、热不明显，关节常处于屈曲、外旋、外展位

诊断　　关节穿刺和关节液检查对早期诊断很有价值

治疗
- 抗生素治疗
- 关节腔内注射抗生素
- 经关节镜治疗　　膝关节化脓性炎症或股骨下端慢性骨髓炎
- 关节腔持续性灌洗　　表浅大关节
- 关节切开引流　　较深大关节
- 被动活动
- 后期病例必要时手术治疗

〉适用情况

第六十八章

骨与关节结核

第一节 概　论

一、概述

骨与关节结核是由结核分枝杆菌侵入骨或关节而引起的一种继发性感染性疾病。发病的高危人群包括：既往感染过结核者、高发区移民、糖尿病或慢性肾功不全者、营养不良者、长期使用免疫抑制剂者。艾滋病（AIDS）患者也易同时感染骨关节结核。80% 以上的原发病灶在肺和胸膜，其余在消化道和淋巴结。原发病灶中的结核分枝杆菌一般是通过血流到达骨和关节，少数是由邻近病灶蔓延而至。

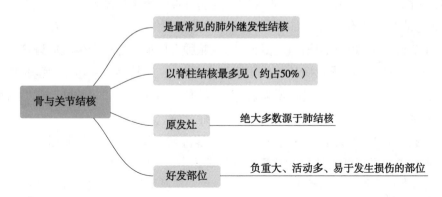

二、病理

骨与关节结核的最初病理变化是单纯性滑膜结核或单纯性骨结核（多见）。如果病变进一步发展，结核病灶侵及关节腔，破坏关节软骨面，称为全关节结核。全关节结核若不能控制，便会出现破溃，产生瘘管或窦道，并引起继发感染，此时关节已完全毁损，必定会遗留各种关节功能障碍（图 5-68-1）。

三、临床表现

1. 患者常有肺结核病史或家庭结核病史，任何年龄可见，男女发病率无差异。

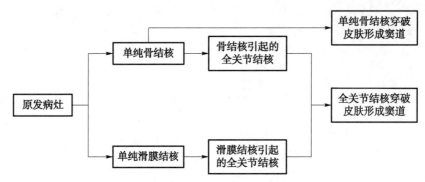

图 5-68-1　骨关节结核临床病理发展示意图

2. 起病多较缓慢,症状隐匿,可无明显全身症状或只有轻微结核中毒症状。全身症状包括午后低热、乏力、盗汗、消瘦、食欲缺乏、贫血等。少数起病急骤,可有高热,一般见于儿童。

3. 关节病变大多为单发性,少数为多发性。部分患者起病前往往有局部外伤史。病变部位初起隐痛,活动后加剧。儿童患者常有"夜啼"。部分患者因病灶脓液破入关节腔而产生急性症状,此时疼痛剧烈。髋关节与膝关节神经支配有重叠现象,故髋关节结核患者亦可主诉膝关节疼痛。浅表关节检查可见关节肿胀、积液、压痛。关节常处于半屈曲状态。晚期可见肌肉萎缩,关节呈梭形肿胀。病理性脱位与病理性骨折不少见。

4. 脊柱结核主要有疼痛、肌肉痉挛、神经功能障碍等。大多数患者有寒性脓肿生成。脓肿可位于病灶局部,也可形成流注脓肿。寒性脓肿会压迫脊髓而产生肢体瘫痪。

5. 结核进一步发展,导致病灶部位积聚了大量脓液、结核性肉芽组织、死骨和干酪样坏死组织。由于无红、热等急性炎症反应表现,故结核性脓肿称为"冷脓肿"或"寒性脓肿"。寒性脓肿破溃产生混合性感染,出现局部急性炎症反应。

6. 晚期后遗症　①关节腔粘连导致关节功能障碍。②畸形,如关节屈曲挛缩畸形、脊柱后凸畸形。③小儿骨骺破坏导致肢体不等长等。

四、临床检查(表 5-68-1)

表 5-68-1　骨与关节结核的临床检查

检查方法	临床特点
血常规	轻度贫血,白细胞计数一般正常,部分可升高,有混合感染时白细胞计数升高
血沉(ESR)	在病变活动期明显增快,静止期一般正常,可用来检测病变是否静止和有无复发
C反应蛋白(CRP)	可用于诊断结核活动性及临床疗效的判定
细菌学	脓或关节液涂片镜检找到抗酸杆菌或结核分枝杆菌培养阳性可诊断为结核病,但阳性率较低

续表

检查方法	临床特点
结核菌素试验（PPD）	强阳性者对成年人有助于支持结核病的诊断，或考虑为近期有结核感染,但尚未发病;对儿童特别是 1 岁以下儿童可作为结核诊断的依据
γ干扰素释放试验	可用于结核病或结核潜伏感染者的诊断。以 T 细胞斑点试验（T-SPOT.TB）最常用。灵敏度高,诊断快准。但有一定的假阳性率
X 线检查	一般起病 6~8 周后才有相应改变,故不能作出早期诊断
CT	显示病灶位置、死骨、软组织病变程度,特别是对显示寒性脓肿有独特优点。可在 CT 导引下穿刺抽脓和活检
MRI	可在结核炎症浸润阶段即显示异常信号,有助于早期诊断;还可以观察脊柱结核有无脊髓受压和变性
超声	可探查深部寒性脓肿的位置和大小,定位穿刺抽脓进行涂片和细菌培养
关节镜检查	关节镜检查及滑膜活检对诊断滑膜结核很有价值

五、治疗

1. 全身治疗

（1）支持治疗:注意休息、避免劳累,合理加强营养,每日摄入足够的蛋白质和维生素。有贫血者应纠正贫血。

（2）抗结核药物治疗:治疗原则为早期、联合、适量、规律、全程。常用的一线药物为异烟肼、利福平、吡嗪酰胺、链霉素、乙胺丁醇。主张联合用药,异烟肼与利福平为首选药物。

2. 局部治疗

（1）局部制动:有石膏固定、支具固定、牵引等。

（2）局部注射:局部注射抗结核药物最适用于早期单纯性滑膜结核病例。

> **提示**
>
> 不主张对寒性脓肿进行反复抽脓、注入抗结核药物,多次操作会导致混合性感染和形成窦道。

（3）手术治疗（表 5-68-2）

表 5-68-2 手术治疗

名称	适应证
脓肿切开引流术	中毒症状明显,全身状况不好,不能耐受病灶清除术者
病灶清除术	①经保守治疗效果不佳,病变仍有进展。②有明显的死骨及较大脓肿形成。③窦道流脓经久不愈。④脊柱结核有脊柱不稳定、脊髓马尾神经受压或严重后凸畸形等

续表

名　称	适　应　证
关节融合术	用于关节不稳定者
截骨术	用以矫正畸形
人工关节置换术	可改善关节功能,但要严格把握适应证
椎管减压术	用于出现脊髓和马尾神经受压迫症状或截瘫患者
植骨融合内固定术	用于骨质破坏严重,脊柱不稳定患者等

第二节　脊柱结核

一、脊柱结核

1. 概述　脊柱结核绝大多数发生于椎体,附件结核仅有 1%~2%。腰椎结核发生率最高,其次是胸椎、颈椎。儿童、成人均可发生。

2. 病理

（1）分型（表 5-68-3）

表 5-68-3　椎体结核的分型

项目	中心型脊柱结核	边缘型脊柱结核
好发人群	10 岁以下儿童	成人
好发部位	胸椎	腰椎
侵犯椎体	病变进展快,整个椎体被压缩成楔形。一般只侵犯一个椎体,可累及邻近椎体	病变局限于椎体的上下缘,很快侵犯至椎间盘及相邻的椎体。特征是椎间盘破坏
椎间隙	正常	变窄

（2）椎体破坏后形成的寒性脓肿的表现

1）椎旁脓肿:脓液汇集在椎体的前方、后方或两侧,以前方和两侧多见。如向后方可进入椎管内,压迫脊髓和神经根。

2）流注脓肿:椎旁脓肿沿着肌肉筋膜间隙向下方流动,在远离病灶的部位出现流注脓肿,如腰大肌脓肿、髂窝脓肿、腰三角脓肿、腹股沟深部脓肿;它还能绕过股骨上端的后方,流注至大腿外侧,甚至沿阔筋膜向下流至膝上部位。

3. 临床表现

（1）结核全身中毒症状:起病缓慢,有午后低热、疲倦、消瘦、盗汗、食欲缺乏与贫血等全身症状。儿童常有夜啼、呆滞或性情急躁等。

（2）局部表现:主要有疼痛、肌肉痉挛、脊柱或活动受限、神经功能障碍等。疼痛是最先出现的症状。有时以截瘫、后凸畸形、窦道为主诉。

（3）颈椎结核：颈部疼痛,上肢麻木等,咳嗽、喷嚏时会使疼痛与麻木加重。神经根受压时则疼痛剧烈。有咽后壁脓肿者影响呼吸与吞咽,睡眠时有鼾声。后期可摸到冷脓肿所致的颈部肿块。

（4）胸椎结核：有背痛,下胸椎病变有时表现为腰骶部疼痛。脊柱后凸十分常见。

（5）腰椎结核：在站立与行走时,往往双手扶住腰部,头及躯干向后倾,使重心后移,尽量减轻体重对病变椎体的压力。后期患者有腰大肌脓肿形成,可在腰三角、髂窝或腹股沟处看到或摸到脓肿（寒性脓肿）。患者从地上拾物时,不能弯腰,需挺腰屈膝屈髋下蹲才能取物,称拾物试验阳性（图 5-68-2）。

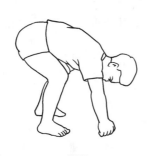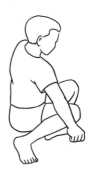

A. 阴性　　　　　　　　　　　　　　　B. 阳性

图 5-68-2　拾物试验

> ⓘ 提示
>
> 　腰椎结核患者拾物试验阳性。

4. 影像学检查

（1）X 线平片：表现以骨质破坏和椎间隙狭窄为主。可见脊柱侧弯或后凸畸形。椎旁软组织阴影（腰大肌）增宽。

1）中心型结核：骨质破坏集中在椎体中央,侧位片比较清楚。很快出现椎体压缩成楔状,前窄后宽。

2）边缘型结核：骨质破坏集中在椎体的上下缘,表现为进行性椎间隙狭窄,并累及邻近两个椎体。

（2）CT：可显示病灶部位,骨质破坏的程度,有无空洞和死骨形成。对腰大肌脓肿有独特的诊断价值。

（3）MRI：对脊柱结核具有早期诊断价值。

5. 诊断　　根据病史、症状、体征和辅助检查可诊断。

6. 鉴别诊断（表 5-68-4）

表 5-68-4　脊柱结核的鉴别诊断

名称	鉴 别 要 点
强直性脊柱炎	多数有骶髂关节炎,以后背疼痛为主。X 线检查无骨破坏与死骨,脊柱呈"竹节"样改变。胸椎受累后会出现胸廓扩张受限等临床表现,血清 HLA-B27 检查多阳性
化脓性脊柱炎	发病急,有高热及明显疼痛,早期血培养可检出致病菌。X 线检查有助于鉴别
腰椎间盘突出症	X 线平片上无骨质破坏,CT、MRI 检查可发现突出的椎间盘压迫硬膜囊或神经根
脊柱肿瘤	多见于老年人,X 线平片可见椎体骨破坏,可累及椎弓根,椎间隙高度正常,一般无椎旁软组织块影
嗜酸性肉芽肿	多见于胸椎,12 岁以下儿童多见。整个椎体均匀性变扁成线条状,上下椎间隙正常,无发热等全身症状
退行性脊柱骨关节病	为老年性疾病,椎间隙变窄,邻近的上下关节突增生,硬化,无骨质破坏与全身症状

7. 治疗

（1）全身治疗

1）支持治疗：注意休息、避免劳累,合理加强营养。

2）抗结核药物治疗：有效的药物治疗是杀灭结核分枝杆菌、治愈脊柱结核的根本措施。

（2）局部治疗：包括矫形治疗、脓肿穿刺或引流、窦道换药和手术治疗（表 5-68-5）。

表 5-68-5　脊柱结核的手术治疗

项目	内 容
手术适应证	①经保守治疗效果不佳,病变仍有进展。②病灶内有较大的死骨及寒性脓肿。③窦道经久不愈。④骨质破坏严重,脊柱不稳定。⑤出现脊髓和马尾神经受压迫症状或截瘫。⑥严重后凸畸形
手术原则	①术前 4~6 周规范抗结核化疗,控制混合感染。②术中彻底清除病灶,解除神经及脊髓压迫,重建脊柱稳定性。③术后继续完成全疗程规范化疗

二、脊柱结核并发截瘫

1. 截瘫发生率　由高到低为胸椎结核 > 颈椎、颈胸段和胸腰段 > 腰椎。脊柱附件结核少见,一旦发病,容易发生截瘫。

2. 发病机制　①早期瘫痪,发病时病灶处于活动期,也称为病变活动型截瘫。及时手术清除致压物,减压效果良好。②迟发性瘫痪,发生于病变已静止的后期,甚至已愈合后多年,可称为骨病变静止型截瘫。致瘫的原因主要是瘢痕组织形成对脊髓产生环形压迫。

3. 临床表现和诊断

（1）脊柱结核的全身症状和局部表现。

（2）脊髓受压迫的临床表现,初始表现为背部疼痛和病变节段束带感,是神经根受刺激的结果,然后出现瘫痪。瘫痪的表现:运动障碍(最早)→感觉障碍→大小便功能障碍(最迟)。自主神经功能障碍表现为截瘫平面以下的皮肤干燥无汗。

(3)CT 和 MRI 检查:可显示病灶部位、破坏程度、脊髓受压情况。

4. 治疗 原则上应手术治疗。部分不能耐受手术者可先做非手术治疗,待情况好转时再争取手术。

第三节 髋关节结核

一、病理

1. 早期髋关节结核为单纯性滑膜结核(多见)或单纯性骨结核。单纯性骨结核的好发于髋臼上缘及股骨头的边缘部分。

2. 后期会产生寒性脓肿与病理性脱位。

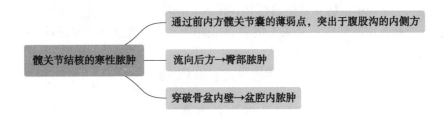

髋关节结核的寒性脓肿 —— 通过前内方髋关节囊的薄弱点,突出于腹股沟的内侧方

—— 流向后方→臀部脓肿

—— 穿破骨盆内壁→盆腔内脓肿

二、临床表现

1. 起病缓慢,有低热、乏力、倦怠、食欲缺乏、消瘦及贫血等全身症状。

2. 多为单发性,早期可有疼痛。初起时疼痛不剧烈,休息后会好转。在小儿则表现为夜啼。儿童患者常诉膝部疼痛。随疼痛的加剧出现跛行。至后期,会在腹股沟内侧与臀部出现寒性脓肿。破溃后形成慢性窦道。

3. 股骨头破坏明显时会形成病理性脱位,通常为后脱位。早期髋关节前侧可有压痛,继而股四头肌和臀肌显著萎缩。患肢出现屈曲、外展、外旋畸形,随病情发展,髋关节出现屈曲、内收、内旋畸形,髋关节强直与下肢不等长最常见。

三、特殊检查

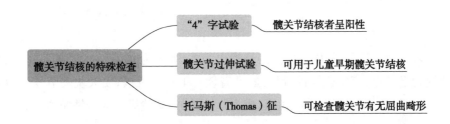

髋关节结核的特殊检查 —— "4"字试验 —— 髋关节结核者呈阳性

—— 髋关节过伸试验 —— 可用于儿童早期髋关节结核

—— 托马斯(Thomas)征 —— 可检查髋关节有无屈曲畸形

四、辅助检查

1. X线平片　对诊断髋关节结核十分重要。局限性的骨质疏松通常是最早的放射学表现,关节间隙轻度狭窄更应注意。后期常有破坏性关节炎伴有少量反应性硬化表现。偶尔可在数周内迅速出现空洞和死骨。严重者股骨头几乎消失。后期可出现病理性脱位。

2. CT 与 MRI　可帮助早期诊断。

五、诊断与鉴别诊断

根据病史、症状、体征、实验室和影像学检查可做出诊断。须与一过性髋关节滑膜炎、儿童股骨头骨软骨病、类风湿关节炎、化脓性关节炎、强直性脊柱炎进行鉴别。

六、治疗

1. 全身支持治疗　改善全身情况,增强机体的抵抗力。

2. 药物治疗　在结核病灶活动期和手术前、后,规范应用抗结核药物。

3. 牵引　有髋部剧烈疼痛及肌肉痉挛或屈曲畸形者应做皮肤牵引或骨牵引以缓解疼痛、矫正畸形。

4. 手术治疗(表 5-68-6)　适用于非手术治疗无效者。

表 5-68-6　髋关节结核的手术治疗

类型	手 术 方 法
单纯滑膜结核	①关节内注射抗结核药物 ②无效者行滑膜切除术,术后皮肤牵引 + 丁字鞋功能位制动 3 周
单纯骨结核	尽早行病灶清除术
早期髋关节结核	及时行病灶清除术
晚期髋关节结核	①病变静止,髋关节纤维性强直者→髋关节融合术 ②髋关节明显屈曲内收或外展畸形者→转子下截骨矫形术 ③结核病灶完全控制,为恢复关节功能者→关节成形术(人工髋关节置换术)

第四节　膝关节结核

一、病理

起病时以滑膜结核多见,以炎性浸润和渗出为主,表现为膝关节肿胀和积液。病变经滑膜附着处侵袭至骨骼,产生边缘性骨侵蚀,沿着软骨下潜行发展,使大块关节软骨板剥落而形成全关节结核。至后期则有脓液积聚,成为寒性脓肿,破溃后形成慢性窦道。关节韧带结构的毁坏引起病理性半脱位或脱位。病变静止后产生膝关节纤维性强直,有时还伴有屈曲挛缩。

二、临床表现

1. 起病缓慢,有低热、乏力、疲倦、食欲缺乏、消瘦、贫血等全身症状。血沉增快。儿童有夜啼表现。

2. 膝关节肿胀和积液十分明显。可见膝眼饱满,髌上囊肿大,浮髌试验阳性。膝关节穿刺抽液阳性。膝关节屈曲挛缩。后期寒性脓肿形成,溃破后成慢性窦道,经久不愈合。或因韧带的毁损而产生病理性脱位。病变静止或愈合后膝关节呈纤维性强直。双下肢不等长。

提示

膝关节结核占全身骨关节结核的第二位,仅次于脊柱结核。

三、辅助检查

1. X 线平片　早期见髌上囊肿胀,局限性骨质疏松。病程较长者可见到进行性关节间隙变窄、边缘性骨侵蚀。后期见骨质破坏、关节间隙消失,甚至胫骨向后半脱位、骨硬化。

2. CT 与 MRI　可看到 X 线平片不能显示的病灶,特别是 MRI 有早期诊断价值。

四、治疗

1. 全身治疗　单纯滑膜结核应用全身抗结核药治疗。在结核病灶活动期和手术前、后规范应用抗结核药物治疗。

2. 非手术治疗　包括关节腔穿刺注药、关节制动、窦道换药。

3. 手术治疗　经过局部药物治疗后,如果不见好转,滑膜肿胀肥厚,再考虑施行滑膜切除术。全关节结核,如果病变进展明显不能控制或有积脓,需行病灶清除术。一般 15 岁以上关节破坏严重并有畸形者,在病灶清除后,同时行膝关节加压融合术。

⋄ 经 典 试 题 ⋄

(执)1. 脊柱结核与脊柱肿瘤的鉴别诊断中最有价值的检查是

　　A. 穿刺活检　　　　　　　　B. 脊髓造影

　　C. 血沉　　　　　　　　　　D. X 线片

　　E. 超声

（执）2. 男，35 岁。腰背部疼痛 3 个月，伴有乏力、盗汗。查体：双下肢感觉、运动功能正常。X 线显示 $L_2 \sim L_3$ 椎间隙狭窄，腰大肌影增宽。最适宜的治疗方法是

    A. 抗结核药物治疗

    B. 局部注射抗炎药物

    C. 腰背部理疗按摩

    D. 加强腰背肌锻炼

    E. 立即行病灶清除手术

（研）3. 成人脊柱结核区别于脊柱肿瘤的 X 线特点有

    A. 椎体骨质破坏

    B. 椎间隙狭窄，消失

    C. 脊柱侧弯，后凸畸形

    D. 椎旁软组织阴影增宽

【答案】

1. A 2. A 3. BD

温 故 知 新

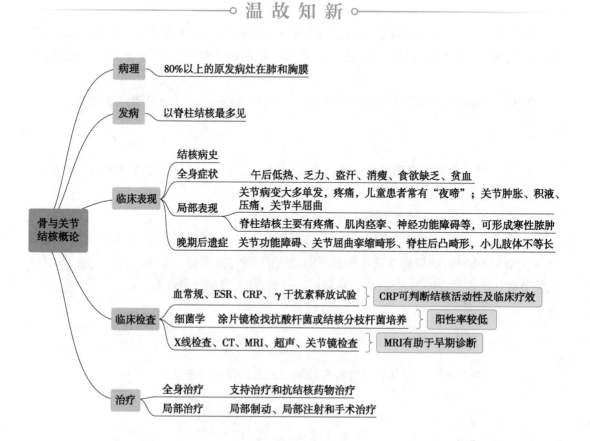

骨与关节结核
- 脊柱
  - 脊柱结核
    - 病理
      - 中心型　胸椎好发、椎间隙正常
      - 边缘型　腰椎好发、椎间隙变窄
      - 椎体破坏后形成寒性脓肿　椎旁脓肿、流注脓肿
    - 临床表现
      - 结核全身中毒症状
      - 局部表现　｜疼痛最先出现｜
        - 疼痛、肌肉痉挛、脊柱或活动受限、神经功能障碍等
      - 颈椎、胸椎、腰椎结核
    - X线平片　骨质破坏和椎间隙狭窄为主；脊柱侧弯或后凸畸形，椎旁软组织阴影（腰大肌）增宽
    - 鉴别诊断　强直性脊柱炎、化脓性脊柱炎、腰椎间盘突出症、脊柱肿瘤等
    - 治疗
      - 全身治疗
      - 局部治疗　矫形治疗、脓肿穿刺或引流、窦道换药和手术治疗
  - 脊柱结核并发截瘫　胸椎结核发生率最高，原则上均应手术治疗
- 髋关节结核
  - 病理
    - 早期　单纯性滑膜结核（多见）或单纯性骨结核
    - 后期　寒性脓肿与病理性脱位
  - 临床表现
    - 全身结核中毒症状
    - 多单发，疼痛，可有小儿夜啼、儿童膝部疼痛，跛行，腹股沟内侧与臀部寒性脓肿，形成慢性窦道
    - 股骨头病理性脱位，髋关节压痛，患肢屈曲、外展、外旋→屈曲、内收、内旋，髋关节强直与下肢不等长最常见
  - 特殊检查　"4"字试验、髋关节过伸试验、托马斯（Thomas）征
  - 辅助检查　X线平片、CT与MRI
  - 治疗　全身支持治疗、药物治疗、牵引和手术治疗
- 膝关节结核
  - 临床特点　结核全身中毒症状、膝关节肿胀和积液明显、浮髌试验阳性、膝关节屈曲挛缩等
  - 治疗　全身治疗，关节腔穿刺注药、关节制动、窦道换药，手术治疗

第六十九章

非化脓性关节炎

第一节 骨 关 节 炎

一、概述

骨关节炎（OA）是一种以关节软骨退行性变和继发性骨质增生为特征的慢性关节疾病。亦称为骨关节病、退行性关节炎、增生性关节炎、老年性关节炎等。

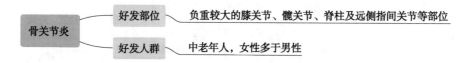

二、病因

一般认为是多种致病因素包括机械性和生物性因素的相互作用所致。年龄是主要高危因素，其他因素包括外伤、肥胖、遗传、炎症、代谢等。女性发病率较高，在绝经后明显增加，可能与关节软骨中雌激素受体有关。

三、分类

1. 原发性骨关节炎　发病原因不明，无明确的全身或局部诱因，与遗传和体质因素有一定的关系。多见于 50 岁以上的中老年人。

2. 继发性骨关节炎　可发生于青壮年，可继发于创伤（关节内骨折）、炎症、关节不稳定（关节囊或韧带松弛）、慢性反复的积累性劳损或先天性疾病（先天性髋关节脱位）、关节畸形（如膝内翻、膝外翻引起的关节力学改变等），在原有病变基础上发生骨关节炎。

四、病理

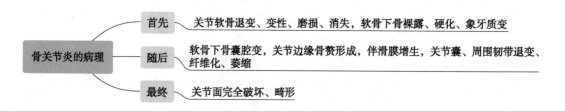

提示

　　骨关节炎最早、最主要的病理变化发生在关节软骨。

五、临床表现

1. 症状和体征（表 5-69-1）

表 5-69-1　骨关节炎的症状和体征

表现	内　　　容
关节疼痛及压痛	初期为轻度或中度间断性隐痛，休息时好转，活动后加重，疼痛常与天气变化有关。晚期可出现持续性疼痛或夜间痛。关节局部有压痛，在伴有关节肿胀时尤为明显
关节僵硬	在早晨起床时关节僵硬及发紧感，也称之晨僵，活动后可缓解。关节僵硬常为几分钟至十几分钟，很少超过 30 分钟
关节肿大	手部关节肿大变形明显，可出现 Heberden 结节和 Bouchard 结节。部分膝关节因骨赘形成或关节积液也会造成关节肿大
骨擦音（感）	由于关节软骨破坏、关节面不平，关节活动时出现骨擦音（感），多见于膝关节
关节无力、活动障碍	关节疼痛、活动度下降、肌肉萎缩、软组织挛缩可引起关节无力，行走时软腿或关节交锁，不能完全伸直或活动障碍

　　2. 实验室检查　血常规、蛋白电泳、免疫复合物及血清补体等指标一般在正常范围。伴有滑膜炎可出现 CRP 和 ESR 轻度升高。继发性骨关节炎患者可出现原发病的实验室检查异常。

　　3. X 线检查　非对称性关节间隙变窄，软骨下骨硬化和囊性变，关节边缘增生和骨赘形成或伴不同程度的关节积液，部分关节内可见游离体。严重者出现关节畸形，如膝内翻。

六、治疗

　　1. 非药物治疗　是症状不重的骨关节炎患者的首选。包括患者教育、物理治疗、行动支持和改变负重力线。

　　2. 药物治疗　①局部药物治疗，首选非甾体抗炎药类局部外用药。②全身镇痛药物。③关节腔药物注射。

　　3. 手术治疗　包括：①游离体摘除术。②通过关节镜行关节清理术。③截骨术。④关节融合术和关节置换术等。

第二节　强直性脊柱炎

一、概述

强直性脊柱炎（AS）是以骶髂关节和脊柱附着点炎症为主要病变的疾病。其特点是病变常从骶髂关节开始逐渐向上蔓延至脊柱，导致纤维性或骨性强直和畸形。好发于 16~30 岁的青、壮年，男性占 90%，有明显的家族遗传史。

 提示

> 强直性脊柱炎与人类白细胞相关抗原 HLA-B27 强关联。

二、病理

基本病理为原发性、慢性、血管翳破坏性炎症，韧带骨化属继发的修复过程。病变一般自骶髂关节开始，缓慢沿着脊柱向上伸延，累及椎间小关节的滑膜和关节囊，以及脊椎周围的软组织，至晚期可使整个脊柱周围的软组织钙化、骨化，导致严重的驼背。病变也可同时向下蔓延，波及双髋关节，少数也可累及膝关节。

三、临床表现

1. 早期

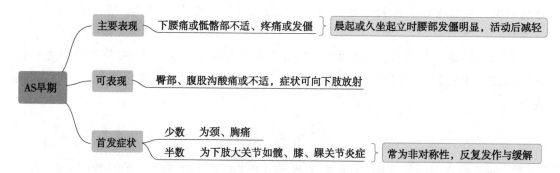

2. 晚期　脊柱僵硬可致躯干和髋关节屈曲，最终发生驼背畸形，严重者可强直 >90° 屈曲位，不能平视，视野仅限于足下。胸椎呈后凸，骨性强直而头部前伸畸形。由于颈、腰部不能旋转，侧视时必须转动全身。髋关节受累则呈摇摆步态。

3. 其他　个别患者症状始自颈椎，逐渐向下波及胸椎和腰椎，称 Bechterew 病，容易累及神经根而发生上肢瘫痪、呼吸困难。

四、实验室检查

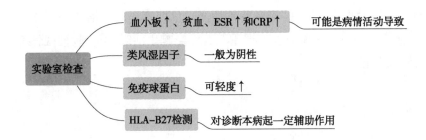

五、X 线表现

1. 早期　骶髂关节骨质疏松,关节边缘呈虫蚀状改变,间隙不规则增宽,软骨下骨有硬化致密改变。

2. 病变进展后　关节面渐趋模糊,间隙逐渐变窄,直至双侧骶髂关节完全融合。可见"竹节样脊柱"。

3. 晚期　累及髋关节呈骨性强直。

六、诊断标准

1. 纽约标准　具备④,并分别附加①~③的任何 1 条可确诊:①下腰背痛至少持续 3 个月,疼痛随活动改善,但休息不减轻。②腰椎在前后和侧屈方向活动受限。③胸廓扩展范围小于同年龄和性别的正常值。④双侧骶髂关节炎Ⅱ~Ⅳ级,或单侧骶髂关节炎Ⅲ~Ⅳ级。

2. 欧洲脊柱关节病研究组标准　炎性脊柱痛或非对称性以下肢关节为主的滑膜炎,并附加①~⑦的一项,即:①阳性家族史。②银屑病。③炎性肠病。④关节炎前 1 个月内的尿道炎、宫颈炎或急性腹泻。⑤双侧臀部交替疼痛。⑥肌腱末端病。⑦骶髂关节炎。

七、鉴别诊断

主要与类风湿关节炎和髂骨致密性骨炎相鉴别(表 5-69-2)。

表 5-69-2　强直性脊柱炎与类风湿关节炎的鉴别

鉴别要点	强直性脊柱炎	类风湿关节炎
好发人群	男性	女性
骶髂关节受累	均有	很少
受累范围	全脊柱自下而上的受累	只侵犯颈椎
外周关节	受累较少、非对称性,以下肢关节为主	多关节、对称性和四肢大小关节均可发病
类风湿结节	无	有
类风湿因子	阴性	阳性率占 60%~95%
其他	HLA-B27 阳性居多	与 HLA-DR4 相关

八、治疗

治疗目的是解除疼痛,防止畸形和改善功能。早期疼痛时可给予非甾体抗炎药。症状缓解后,鼓励患者行脊柱功能锻炼。有严重驼背而影响生活时,可行腰椎截骨矫形。髋关节强直者可行髋关节置换术。

第三节　类风湿关节炎

一、概述

类风湿关节炎(RA)是一种病因尚未明了的以关节病变为主的非特异性炎症,以慢性、对称性、多滑膜关节炎和关节外病变为主要临床表现,属于自身免疫性疾病。好发于手、腕、足等小关节,反复发作,呈对称分布。20~45 岁女性多见。

二、病因

可能与自身免疫反应、感染、遗传因素(发病率在类风湿关节炎患者家族中明显增高)有关。

三、病理

基本病理变化是关节滑膜的慢性炎症。

四、临床表现(表 5-69-3)

表 5-69-3　类风湿关节炎的临床表现

表现	内　容
关节疼痛与压痛	绝大多数患者发病初期为关节肿胀。关节疼痛的轻重常与其肿胀程度相关联
关节肿胀	表现为关节周围均匀性肿大,例如近端指间关节的梭形肿胀
晨僵	95% 以上的患者有关节晨僵。起床后经活动或温暖后晨僵症状可减轻或消失。晨僵常伴有肢端或指 / 趾发冷和麻木感
关节摩擦音	类风湿关节炎炎症期,检查关节运动时常可感到细小的捻发音或有握雪感,以肘、膝关节为典型
多关节受累	受累关节多为双侧性、对称性,掌指关节或近侧指间关节常见,其次是手、腕、膝等关节
关节活动受限或畸形	晚期出现关节畸形,如手指的鹅颈畸形,掌指关节尺偏畸形,膝关节内、外翻畸形等

> **提示**
>
> 　　类风湿关节炎的表现为全身多发性和对称性慢性关节炎,其特点是关节痛和肿胀反复发作伴进行性发展,最终导致关节破坏、强直和畸形。

五、辅助检查

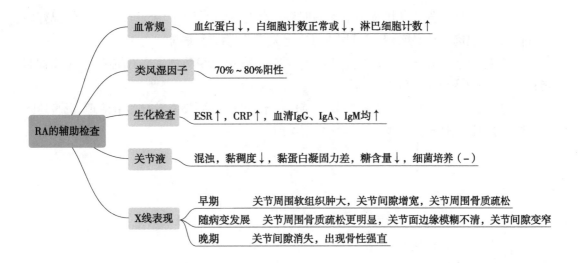

- **血常规**　血红蛋白↓,白细胞计数正常或↓,淋巴细胞计数↑
- **类风湿因子**　70%～80%阳性
- **生化检查**　ESR↑,CRP↑,血清IgG、IgA、IgM均↑
- **关节液**　混浊,黏稠度↓,黏蛋白凝固力差,糖含量↓,细菌培养（−）
- **X线表现**
  - 早期　　关节周围软组织肿大,关节间隙增宽,关节周围骨质疏松
  - 随病变发展　关节周围骨质疏松更明显,关节面边缘模糊不清,关节间隙变窄
  - 晚期　　关节间隙消失,出现骨性强直

（RA的辅助检查）

六、诊断

确认本病需具备下列 4 条或 4 条以上标准。

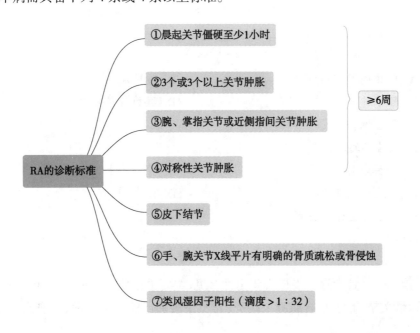

RA的诊断标准

- ①晨起关节僵硬至少1小时
- ②3个或3个以上关节肿胀
- ③腕、掌指关节或近侧指间关节肿胀
- ④对称性关节肿胀

（①②③④ ≥6周）

- ⑤皮下结节
- ⑥手、腕关节X线平片有明确的骨质疏松或骨侵蚀
- ⑦类风湿因子阳性（滴度>1∶32）

七、鉴别诊断

需与风湿性关节炎、强直性脊柱炎、痛风等相鉴别。

八、治疗

本病目前尚无特效疗法。治疗目的在于控制炎症,减轻症状,延缓病情进展,保持关节功能和防止畸形。

1. 一般处理　急性发热及关节疼痛时卧床休息,鼓励每天起床适当活动。情况好转时,进行关节肌肉活动锻炼,夜间可用支具固定关节,鼓励康复锻炼。

2. 药物治疗　第一线药物主要是非甾体抗炎药;第二线药物主要有抗疟药、免疫抑制剂;第三线药物主要是激素。

3. 手术治疗　早期可做受累关节滑膜切除术,也可在关节镜下行关节清理、滑膜切除术;晚期可根据病情行人工关节置换术(最终手段)。

经 典 试 题

(研)1. 首发累及近端指间关节、掌指关节和腕关节的风湿性疾病是

    A. 类风湿关节炎　　　　　　　　B. 骨关节炎

    C. 强直性脊柱炎　　　　　　　　D. 系统性红斑狼疮

(执)(2~3题共用题干)

男,31岁。双侧臀区交替性疼痛9年余,间断腰痛6年,疼痛主要发生在夜间,伴有晨僵。近3周症状加重,有夜间痛醒现象。查体:腰部活动受限,右侧"4"字试验阳性。实验室检查:ESR 24mm/h,HLA-B27(+)。

2. 最可能的诊断是

    A. 腰椎间盘突出症　　　　　　　B. 类风湿关节炎

    C. 腰椎肿瘤　　　　　　　　　　D. 腰椎管狭窄症

    E. 强直性脊柱炎

3. 最恰当的治疗是

    A. 骨科牵引　　　　　　　　　　B. 骨科手术

    C. 口服甲氨蝶呤　　　　　　　　D. 休息、理疗

    E. 口服非甾体抗炎药

【答案与解析】

1. A

2. E。解析:强直性脊柱炎以青年男性多见,主要侵犯骶髂关节及脊柱,外周关节受累多以膝、踝、髋关节为主,常有肌腱末端炎;常见下腰痛或骶髂部不适、疼痛或发僵;辅助检

查示 HLA-B27 多阳性,类风湿因子阴性,骶髂关节及脊柱可见特有 X 线改变。ESR 增快提示可能为强直性脊柱炎病情活动。根据题干信息,该患者符合上述特点,考虑为强直性脊柱炎。故选 E。

3. E。解析:强直性脊柱炎的治疗目的是解除疼痛,防止畸形和改善功能。早期疼痛时可给予非甾体抗炎药。严重驼背而影响生活者、髋关节强直者可手术治疗。故选 E。

○ 温 故 知 新 ○

骨关节炎

- 好发部位　膝、髋关节、脊柱及远侧指间关节等
- 病因　年龄是主要高危因素
- 分类　原发性、继发性骨关节炎
- 临床表现　关节疼痛及压痛、关节僵硬、关节肿大、骨擦音(感)、关节无力、活动障碍
- 辅助检查
  - 血常规、蛋白电泳、免疫复合物及血清补体等一般正常,CRP和ESR可轻度↑
  - X线:非对称性关节间隙变窄,关节边缘增生和骨赘形成,可有关节畸形
- 治疗　非药物治疗(如患者教育、物理治疗等)、药物治疗、手术治疗

非化脓性关节炎

强直性脊柱炎

- 概述　以骶髂关节和脊柱附着点症为主要病变,青壮年男性好发
- 临床表现
  - 早期　主要为下腰痛或骶髂部不适、疼痛、发僵（晨起或久坐起立时发僵明显,活动后减轻）
  - 晚期　躯干和髋关节屈曲,驼背畸形,胸椎后凸,摆摆步态等
- 辅助检查
  - HLA-B27多阳性
  - X线可见"竹节样脊柱"、髋关节骨性强直等
- 诊断　纽约标准、欧洲脊柱关节病研究组标准
- 治疗
  - 非甾体类抗炎药｛早期
  - 髋关节置换术｛髋关节强直时

类风湿关节炎

- 概述　好发于手、腕、足等小关节,20～45岁女性多见
- 基本病理　关节滑膜的慢性炎症
- 临床表现
  - 关节疼痛、压痛、肿胀,晨僵（晨僵至少1小时）
  - 关节摩擦音（可呈捻发音或握雪感）
  - 多关节受累,活动受限或畸形
- X线表现　关节间隙增宽→变窄→消失,关节周围骨质疏松,出现骨性强直
- 治疗　一般处理、药物治疗(非甾体抗炎药为一线药物)和手术治疗

第七十章

骨 肿 瘤

第一节 概 论

一、定义

凡发生在骨内或起源于各种骨组织成分的肿瘤,不论是原发性、继发性还是转移性统称为骨肿瘤。

二、发病情况

1. 良性原发性骨肿瘤(以骨软骨瘤和软骨瘤多见)比恶性(以骨肉瘤和软骨肉瘤多见)多见。

2. 骨肿瘤发病与年龄有关,如骨肉瘤多发生于青少年,骨巨细胞瘤主要发生于成人。

3. 骨肿瘤多见于长骨生长活跃的部位即干骺端,如股骨远端、胫骨近端、肱骨近端,而骨骺常很少受影响。

三、临床表现

1. 骨肿瘤的部分表现(表 5-70-1)

表 5-70-1 骨肿瘤的部分表现

项目	良性骨肿瘤	恶性骨肿瘤
疼痛与压痛	多无疼痛,但骨样骨瘤可因反应骨的生长而产生剧痛。恶变或合并病理性骨折时,疼痛可突然加重	几乎均有局部疼痛,初为间歇性、轻度疼痛,后为持续性剧痛、夜间痛
局部肿块和肿胀	肿块常质硬而无压痛,生长缓慢,常被偶然发现	局部肿胀和肿块多发展迅速,局部血管多怒张

 提示

疼痛是肿瘤生长迅速的最显著症状。

2. 功能障碍和压迫症状　①邻近关节的肿瘤,可使关节活动功能障碍。②良、恶性脊髓肿瘤都可引起压迫症状,甚至截瘫。③若肿瘤血运丰富,可出现局部皮温增高,浅静脉怒张。④位于骨盆的肿瘤可引起消化道和泌尿生殖道机械性梗阻症状。

3. 病理性骨折　轻微外伤引起病理性骨折是某些骨肿瘤的首发症状,也是恶性骨肿瘤和骨转移癌的常见并发症。

4. 其他　晚期恶性骨肿瘤可出现贫血、消瘦、食欲缺乏、体重下降、低热等全身症状。远处转移多为血行转移,偶见淋巴转移。

四、诊断

1. 影像学检查

（1）X 线检查:能反映骨与软组织的基本病变。

1）良性骨肿瘤:界限清楚、密度均匀。多为膨胀性病损或者外生性生长。病灶骨质破坏呈单房性或多房性,内有点状、环状、片状骨化影,周围可有硬化反应骨,通常无骨膜反应。

2）恶性骨肿瘤:①病灶多不规则,呈虫蛀样或筛孔样,密度不均,界限不清。②若骨膜被肿瘤顶起,骨膜下产生新骨,呈现出三角形的骨膜反应阴影称 Codman 三角,多见于骨肉瘤。若骨膜的掀起为阶段性,可形成同心圆或板层排列的骨沉积,X 线平片表现为"葱皮"现象,多见于尤因肉瘤。③肿瘤生长迅速,超出骨皮质范围,同时血管随之长入,肿瘤骨与反应骨沿放射状血管方向沉积,表现为"日光射线"形态。④某些生长迅速的恶性肿瘤很少有反应骨,X 线平片表现为溶骨性缺损,骨质破坏。前列腺癌骨转移,可激发骨的成骨反应。

（2）CT 和 MRI 检查:可为骨肿瘤的存在及确定骨肿瘤的性质提供依据,更清楚地显示肿瘤的范围,识别肿瘤侵袭的程度,以及与邻近组织的关系。

（3）ECT 检查:可明确病损范围,先于其他影像学检查几周或几个月,可显示骨转移瘤的发生,但特异性不高,不能单独作为诊断依据。

（4）DSA 检查:可显示肿瘤血供情况,以利于做选择性血管栓塞和注入化疗药物。化疗前后对比检查可了解新生血管的改变,监测化疗的效果。

2. 病理检查　病理组织学检查是骨肿瘤确诊的唯一可靠检查。

3. 生化测定

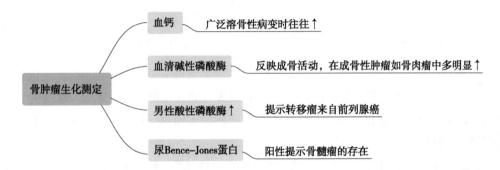

五、外科分期

1. 外科分级（G）

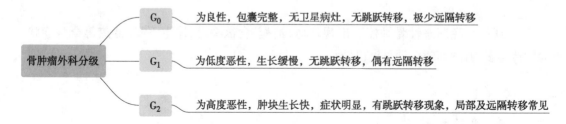

骨肿瘤外科分级

G_0　为良性，包囊完整，无卫星病灶，无跳跃转移，极少远隔转移

G_1　为低度恶性，生长缓慢，无跳跃转移，偶有远隔转移

G_2　为高度恶性，肿块生长快，症状明显，有跳跃转移现象，局部及远隔转移常见

2. 肿瘤解剖定位（T）　T_0 为囊内；T_1 为间室内；T_2 为间室外。

3. 区域性或远处转移（M）　M_0 为无转移；M_1 为转移。

六、治疗

骨肿瘤的治疗应以外科分期为指导，手术疗法应按外科分期来选择手术界限和方法，尽量达到既切除肿瘤，又保全肢体。

1. 良性骨肿瘤的外科治疗　包括刮除植骨术和外生性骨肿瘤的切除。

2. 恶性骨肿瘤的外科治疗

（1）保肢手术

1）手术关键：采用合理外科边界完整切除肿瘤，在正常组织中完整切除肿瘤，截骨平面应在肿瘤边缘 3~5cm，软组织切除范围为反应区外 1~5cm。

2）适应证：①肢体发育成熟。②II_A 期或化疗敏感的 II_B 期肿瘤。③血管神经束未受累，肿瘤能够完整切除。④术后局部复发率和转移率不高于截肢；术后肢体功能优于义肢。⑤患者要求保肢。

（2）截肢术

3. 其他治疗　放疗、化疗和血管栓塞治疗等。

第二节　良性骨肿瘤

一、骨样骨瘤

1. 概述　骨样骨瘤是一种孤立性、圆形的、成骨性的良性肿瘤，较少见。常发生于儿童和少年，好发部位以下肢长骨为主。病灶呈圆形或卵圆形瘤巢，肿瘤直径很少超过 1cm。CT检查有助于发现瘤巢。

2. 临床表现　主要症状是疼痛，有夜间痛，进行性加重，多可服用阿司匹林止痛，并以此作为诊断依据。关节附近的病损,可影响关节功能。

3. 治疗 手术治疗,将瘤巢及其外围的骨组织彻底清除。

二、骨软骨瘤

1. 概述

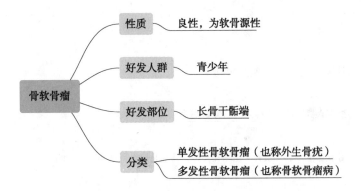

2. 临床表现 可长期无症状,多因无意中发现骨性包块而就诊。若肿瘤压迫周围组织或其表面的滑囊发生炎症,则可产生疼痛。体格检查所见肿块较 X 线平片显示大。发生恶性变时可出现疼痛、肿胀、软组织包块等。

3. X 线表现 ①单发或多发,在干骺端可见从皮质突向软组织的骨性突起,其皮质和松质骨以窄小或宽广的蒂与正常骨相连,彼此髓腔相通,皮质相连续,突起表面为软骨帽,不显影,厚薄不一,有时可呈不规则钙化影。②发生恶性变时可见原来稳定的骨软骨瘤再度生长,骨质破坏,呈现云雾状改变以及钙化不规则等表现。

4. 治疗 一般不需治疗,若肿瘤生长过快,有疼痛或影响关节活动功能;影响邻骨或发生关节畸形;压迫神经、血管以及肿瘤自身发生骨折;肿瘤表面滑囊反复感染;或病变活跃有恶变可能者应行切除治疗。

三、软骨瘤

1. 概述 软骨瘤是一种松质骨的、透明软骨组织构成的、软骨源性的良性肿瘤,好发于手和足的管状骨。多发性软骨瘤恶变多形成软骨肉瘤。

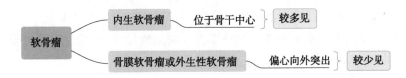

2. 临床表现 以无痛性肿胀和畸形为主。有时也因病理性骨折或偶然发现。

3. X 线表现 内生软骨瘤显示髓腔内有椭圆形透亮点,呈溶骨性破坏,皮质变薄无膨胀,溶骨区内有间隔或斑点状钙化影。骨膜下软骨瘤在一侧皮质形成凹形缺损,并可有钙化影。

4. 治疗　以手术治疗为主。采用刮除或病段切除植骨术,预后好。

第三节　骨巨细胞瘤

一、概述

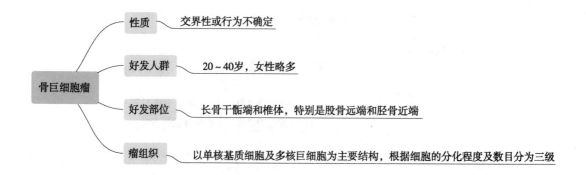

二、临床表现

主要症状为疼痛和肿胀,与病情发展相关。局部包块压之有乒乓球样感觉和压痛,病变的关节活动受限。

三、辅助检查

1. X 线检查　特征为骨端偏心位、溶骨性、囊性破坏而无骨膜反应,病灶膨胀生长、骨皮质变薄,呈肥皂泡样改变。侵袭性强的肿瘤可穿破骨皮质致病理性骨折。

2. 血管造影　显示肿瘤血管丰富,并有动静脉瘘形成。

四、治疗

1. $G_0T_0M_{0-1}$　以手术治疗为主,采用切除术加灭活处理,再植入自体或异体骨或骨水泥,但易复发。对于复发者,应做切除或节段切除术或假体植入术。

2. $G_{1-2}T_{1-2}M_0$　采用广泛或根治切除,化疗无效。

3. 其他　对发生于手术困难部位如脊椎者可采用放化疗,但放疗后易肉瘤变。目前靶向药物可用于难治性骨巨细胞瘤。

第四节 原发性恶性骨肿瘤

一、骨肉瘤

1. 概述

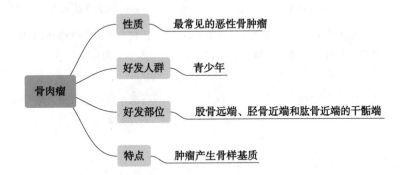

2. 临床表现 主要症状为局部疼痛,多为持续性,逐渐加重,夜间尤重。可伴有局部肿块,附近关节活动受限。局部表面皮温升高,静脉怒张。可伴全身恶病质表现。溶骨性骨肉瘤因侵蚀皮质骨而导致病理性骨折。

3. 辅助检查

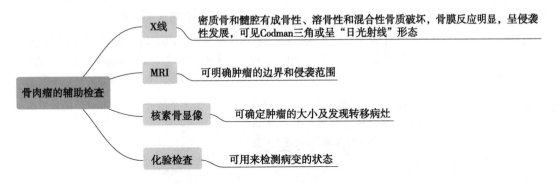

4. 治疗

(1) $G_2T_{1-2}M_0$: 采取综合治疗。术前大剂量化疗,然后根据肿瘤浸润范围做根治性切除瘤段、植入假体的保肢手术或截肢术,术后继续大剂量化疗。

(2) $G_2T_{1-2}M_1$: 除上述治疗外,还可行手术切除转移灶。

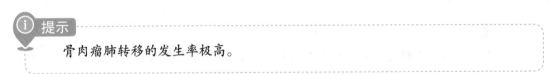

提示

骨肉瘤肺转移的发生率极高。

二、软骨肉瘤和骨纤维肉瘤（表 5-70-2）

表 5-70-2　软骨肉瘤和骨纤维肉瘤

项目	软骨肉瘤	骨纤维肉瘤
概述	好发于成人和老年人，男性稍多于女性，骨盆最多见	好发于四肢长骨干骺端，以股骨多见
临床表现	发病缓慢，以疼痛和肿胀为主	主要症状为疼痛和肿胀
X 线表现	一密度减低的溶骨性破坏，边界不清，病灶内有散在的钙化斑点或絮状骨化影，典型者可有云雾状改变	骨髓腔内溶骨性破坏，呈虫蚀样，边界不清，很少有骨膜反应
治疗	以手术治疗为主	根据外科分期采用广泛性或者根治性局部切除或截肢术

三、尤因肉瘤和骨髓瘤（表 5-70-3）

表 5-70-3　尤因肉瘤和骨髓瘤

项目	尤因肉瘤	骨髓瘤
好发人群	儿童	40 岁以上男性
好发部位	长骨骨干、骨盆和肩胛骨	为含有造血骨髓的骨骼，依次为脊椎、骨盆、肋骨、颅骨和胸骨等
临床表现	主要为局部疼痛、肿胀，并进行性加重。全身情况迅速恶化，常伴低热、白细胞计数升高和 ESR 升高	有一个长短不定的无症状期，少数以背痛为首发症状。广泛的骨骼溶骨性破坏引起疼痛、病理性骨折、高钙血症、贫血和恶病质
X 线检查	常见长骨骨干或扁骨发生较广泛的浸润性骨破坏，表现为虫蛀样溶骨改变，界限不清；外有骨膜反应，呈板层状或"葱皮状"表现	主要为多个溶骨性破坏和广泛的骨质疏松
治疗	①对放疗极为敏感。尤因肉瘤易早期转移，单纯放疗远期疗效差 ②现多采用放疗加化疗和手术（保肢或截肢）的综合治疗	①以化疗和放疗为主 ②预防感染和肾衰竭有助于提高骨髓瘤的存活率 ③出现病理性骨折和脊髓压迫者可行外科治疗

> （i）提示
>
> 　　尤因肉瘤是表现为各种不同程度神经外胚层分化的圆形细胞肉瘤。以含糖原的小圆细胞为特征。

四、恶性淋巴瘤和脊索瘤（表 5-70-4）

表 5-70-4 恶性淋巴瘤和脊索瘤

项目	恶性淋巴瘤	脊索瘤
概述	40~60 岁好发，以疼痛和肿块为主要表现，常发生病理性骨折	大部分发生在脊椎和颅底，以骶尾椎最多见
X 线平片	①广泛不规则溶骨，有时呈"溶冰征" ②骨膜反应少见	①单腔性、中心性、溶骨性中轴骨的破坏病灶，可伴软组织肿块和散在钙化斑，骨皮质变薄呈膨胀性病变 ②无骨膜反应
治疗	以放射疗法和化学疗法为首选，手术为辅	以手术治疗为主。对不能切除或切除不彻底的肿瘤，可行放疗

第五节 转移性骨肿瘤

一、概述

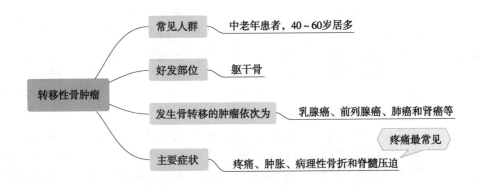

二、辅助检查（表 5-70-5）

表 5-70-5 转移性骨肿瘤的辅助检查

检查项目	临床意义
X 线检查	可见溶骨性（如甲状腺癌和肾癌）、成骨性（如前列腺癌）和混合性的骨质破坏，以溶骨性为多见，病理性骨折多见
骨扫描	是检测转移性骨肿瘤敏感的方法
实验室检查	溶骨性骨转移时，血钙升高；成骨性骨转移时血清碱性磷酸酶升高；男性前列腺癌骨转移时酸性磷酸酶升高

三、治疗

<u>通常采用姑息疗法</u>。应采取积极态度,以延长寿命、缓解症状、改善生活质量为目的。治疗时需针对原发癌和转移瘤进行治疗,采用化疗、放疗和内分泌治疗。

第六节　其他病损

其他病损主要包括骨囊肿、动脉瘤性骨囊肿、骨嗜酸性肉芽肿和骨纤维发育不良(表 5-70-6)。

骨囊肿是一种发生于髓内、通常是单腔的、囊肿样局限性瘤样病损,囊肿腔内含有浆液或血清样液体。有些骨囊肿骨折后可自愈。对于患儿年龄小(<14 岁),病灶紧邻骨骺,应慎选手术治疗。用甲泼尼龙注入囊腔有一定的疗效,可恢复正常骨结构。

表 5-70-6　其他病损

	骨囊肿	动脉瘤性骨囊肿	骨嗜酸性肉芽肿	骨纤维发育不良
好发人群	儿童和青少年	青少年	青少年	青少年和中年
好发部位	长管状骨干骺端,依次为肱骨近段、股骨近端、胫骨近端和桡骨远端	长骨干骺端,如肱骨近段和脊柱	颅骨、肋骨、脊柱和肩胛骨等,长骨病损多见于干骺端和骨干,单发病灶较多	可累及单骨或多骨
临床表现	多无明显症状,有时局部有隐痛或肢体局部肿胀。多在发生病理性骨折后就诊	主要为疼痛和肿胀,大多数以病理性骨折就诊	受累部位的疼痛和肿胀	病损进展较慢,常无自觉症状,病理性骨折常见
X 线检查	干骺端圆形或椭圆形界限清楚的溶骨性病灶,骨皮质有不同程度的膨胀变薄,单房或多房性,经常毗邻骨骺生长板,但不越过生长板	长骨骨干或干骺端的气球样、透亮的膨胀性、囊状溶骨性改变,偏心,边界清晰,有骨性间隔,将囊腔分隔成蜂窝状或泡沫状	孤立而界限分明的溶骨性缺损,可偏于一侧而引起骨膜反应。椎体的嗜酸性肉芽肿可表现为扁平椎体	受累骨骼膨胀变粗,密质骨变薄,典型特征是呈磨砂玻璃样改变,界限清楚。股骨近端的病损可使股骨颈弯曲,酷似"牧羊人手杖"
治疗	单纯性骨囊肿的标准治疗为病灶刮除,自体或异体骨移植填充缺损	主要为刮除植骨术	刮除植骨术或放射疗法	刮除植骨术;对腓骨、肋骨,可做节段性切除;有畸形者,可行截骨矫形术

附：关节与腱鞘的瘤样病损和肿瘤

一、滑膜性软骨化生

滑膜性软骨化生多见于 40 岁以上，以膝关节最常见。主要症状为活动时突然出现膝关节交锁。X 线平片显示钙化的软骨瘤。治疗采用滑膜广泛切除术及关节内游离体摘除术。

二、绒毛结节性滑膜炎

绒毛结节性滑膜炎好发年龄为 20~40 岁，以膝关节最多见，膝关节可触及柔韧肿块，并有弥漫性压痛，甚至可侵蚀骨组织。腱鞘也可发生，手的屈肌腱鞘比较多见，形成孤立性硬韧结节。关节积液可抽出血性或黄褐色液体。可手术切除病变滑膜，术后应辅以放疗。

三、滑膜肉瘤

滑膜肉瘤是起源于滑膜组织的恶性肿瘤。好发部位为大腿、臀部、肩胛带或上臂。临床表现为关节附近的无痛肿块。多发生于肌腱和筋膜上。手术治疗为主，主要为广泛切除或截肢。术前辅助放疗可提高疗效。

经典试题

（研）1. 最常见的原发性恶性骨肿瘤是
A. 骨纤维肉瘤　　　　　　　　B. 尤因肉瘤
C. 软骨肉瘤　　　　　　　　　D. 骨肉瘤

（执）2. 男，18 岁。左大腿肿胀、疼痛 3 周，呈持续性，逐渐加剧，夜间尤重。查体：左大腿局部压痛，皮温高，静脉怒张。X 线片显示左股骨下端骨质破坏，可见 Codman 三角。应首先考虑的诊断是
A. 骨肉瘤　　　　　　　　　　B. 转移性骨肿瘤
C. 骨软骨瘤　　　　　　　　　D. 骨纤维发育不良
E. 骨巨细胞瘤

（研）3. 关于骨巨细胞瘤，下列说法正确的有
A. 是一种生物学行为不确定的肿瘤　B. 好发年龄为 20~40 岁
C. X 线显示骨端偏心性溶骨性破坏　D. 治疗以化疗和放疗为主

【答案】
1. D　2. A　3. ABC

温 故 知 新

骨肿瘤
├─ 良性骨肿瘤
│　├─ 骨样骨瘤　　儿童和少年常见，下肢长骨好发，手术治疗
│　├─ 骨软骨瘤
│　│　├─ 发病　　青少年的长骨干骺端好发
│　│　├─ X线表现　干骺端向外的骨性突起，表面为软骨帽，不显影，厚薄不一，有时可呈不规则钙化影
│　│　└─ 治疗　　一般不需治疗，必要时手术治疗
│　└─ 软骨瘤　　以手术治疗为主
├─ 骨巨细胞瘤
│　├─ 好发部位　长骨干骺端和椎体 } 特别是股骨远端和胫骨近端
│　├─ 临床表现　疼痛和肿胀，局部包块压之有乒乓球样感觉，关节活动受限
│　├─ X线表现　骨端偏心位、溶骨性、囊性破坏而无骨膜反应，膨胀生长，骨皮质变薄，呈肥皂泡样改变
│　└─ 治疗　　以手术治疗为主，化疗无效
├─ 原发性恶性骨肿瘤
│　├─ 骨肉瘤（最常见）
│　│　├─ 好发部位　股骨远端、胫骨近端和肱骨近端的干骺端
│　│　├─ X线表现　成骨性、溶骨性、混合性骨质破坏，骨膜反应明显，Codman三角
│　│　└─ 治疗　　综合治疗，化疗、保肢手术或截肢术
│　├─ 尤因肉瘤
│　│　├─ 发病　　儿童的长骨骨干、骨盆和肩胛骨好发
│　│　├─ X线表现　长骨骨干或扁骨发生较广泛的浸润性骨破坏，有骨膜反应，呈板层状或"葱皮状"表现等
│　│　└─ 治疗　　多采用放疗加化疗和手术（保肢或截肢）的综合治疗
│　└─ 其他　　软骨肉瘤、骨纤维肉瘤、恶性淋巴瘤、骨髓瘤、脊索瘤
├─ 转移性骨肿瘤　好发于躯干骨，骨扫描是检测的敏感方法，多采用姑息疗法
├─ 其他病损
│　├─ 骨囊肿
│　│　├─ 发病　　儿童和青少年的长管状骨干骺端好发
│　│　├─ X线表现　干骺端圆形或椭圆形界限清楚的溶骨性病灶，骨皮质膨胀变薄
│　│　└─ 治疗　　单纯性骨囊肿的标准治疗为病灶刮除，自体或异体骨移植填充缺损
│　└─ 动脉瘤样骨囊肿、骨嗜酸性肉芽肿、骨纤维发育不良　可选刮除植骨术
└─ 关节与腱鞘的瘤样病损和肿瘤
　　├─ 滑膜性软骨化生　治疗采用滑膜广泛切除术及关节内游离体摘除术
　　├─ 绒毛结节性滑膜炎　可手术切除病变滑膜，术后应辅以放疗
　　└─ 滑膜肉瘤　手术治疗为主

医学生骨科实习提要

1. 扎实基础,练好基本功 掌握骨折的定义、成因、愈合过程及影响愈合的因素、并发症等,熟悉骨科常见病的成因、机制、诊断、鉴别诊断和治疗。

2. 学习骨科急救的处理 骨折,特别是严重的骨折,如骨盆骨折、股骨骨折等常是全身严重多发性损伤的一部分。现场急救不仅要注意骨折的处理,更重要的是要注意全身情况的处理。骨折急救的目的是用最为简单而有效的方法抢救生命、保护病肢、迅速转运,以便尽快妥善处理。熟悉骨科急救常用技术,并了解急救流程。

3. 主动学习 在骨科重点学习的专科知识技能主要包括以下内容。

(1)了解骨科常见病如腰椎间盘突出、颈椎病、骨关节炎,常见骨折、脱位等的检查方法,包括上、下肢肌力检查、脊柱和骨关节检查方法,并能结合其他辅助检查作出初步诊断和鉴别诊断。

(2)熟练掌握骨科换药和拔除引流方法,了解常见骨折的手法复位和石膏制作,熟悉皮牵引和骨牵引、局部封闭等操作。

(3)熟悉腰椎穿刺、关节穿刺等操作的适应证、流程和术后注意事项。

(4)熟练掌握骨科基本查体,学习外科手术基本操作,积极学习如灌肠、导尿、插胃管、术前备皮等相关护理技术。